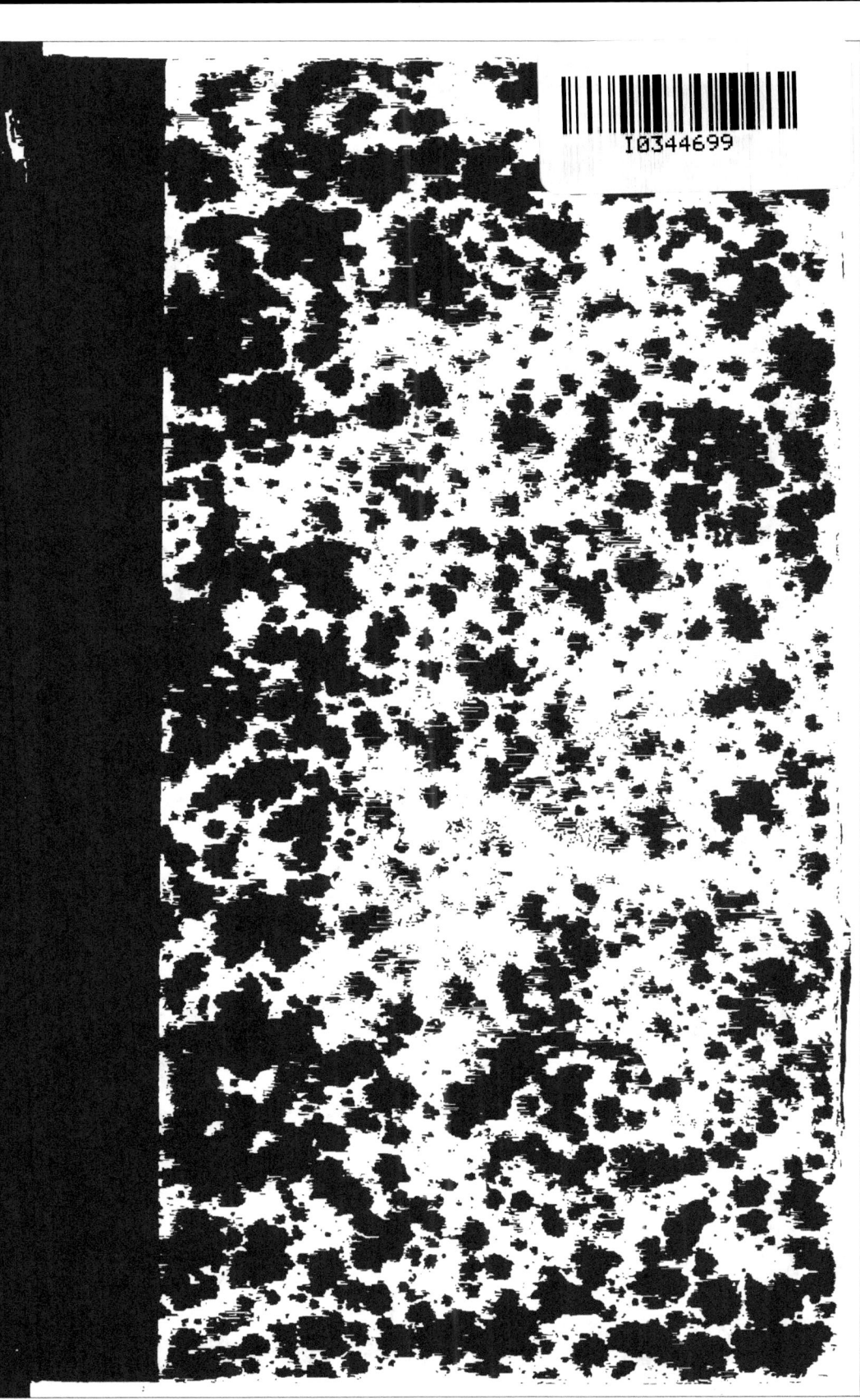

HISTOIRE
DE L'ANATOMIE
ET
DE LA CHIRURGIE,
TOME V.

HISTOIRE DE L'ANATOMIE
ET
DE LA CHIRURGIE,

CONTENANT

L'origine & les progrès de ces Sciences ; avec un Tableau Chronologique des principales Découvertes, & un Catalogue des ouvrages d'Anatomie & de Chirurgie, des Mémoires Académiques, des Dissertations insérées dans les Journaux, & de la plupart des Theses qui ont été soutenues dans les Facultés de Médecine de l'Europe :

Par M. PORTAL,

Lecteur du Roi, & Professeur de Médecine au Collége Royal de France, Professeur d'Anatomie de Monseigneur le Dauphin, de l'Académie Royale des Sciences, &c. &c. &c.

Ex his enim patebit, quot res quæ vulgò, ob historiæ ignorationem, repertæ à posterioribus credebantur, quanto antea propositæ fuerint : *Morgagni, Epistola ad Valsalva tract. de aure.*

TOME CINQUIEME.

A PARIS,

Chez P. FR. DIDOT le jeune, Quai des Augustins.

M. DCC. LXX.
Avec Approbation, & Privilége du Roi.

HISTOIRE DE L'ANATOMIE ET DE LA CHIRURGIE.

SUITE DE LA SECONDE PARTIE.

CHAPITRE XV.

Epoque intéressante à la Chirurgie.

MORAND.

LA Chirurgie fait enfin mettre à profit les vastes connoissances que les Anatomistes ont acquises sur la structure du corps humain; cette Science s'est beaucoup plus perfectionnée dans l'espace des quarante dernieres années qu'elle n'avoit fait durant plusieurs siecles. La fondation de l'Académie de Chirurgie de Paris n'a pas peu concouru à en accélérer les progrès : non-seulement elle a publié des ouvrages qui prouvent combien ses Membres sont utiles à la société ; mais encore elle a excité dans ce Royaume & dans le Pays étranger, une émulation qui a donné lieu à mille écrits utiles. M. Morand est un de ceux qui a le plus contribué à cette révolution heureuse.

MORAND (Sauveur), célébre Chirurgien, Chevalier de l'Ordre du Roi, des Académies Royales des Sciences & de Chirurgie, Membre de celles de Rouen, Londres, Petersbourg, Stockolm, Bologne, Florence, Cortone, Porto (a) & Harlem, né à Paris en 1697.

Traité de la Taille au haut appareil, &c. avec une Dissertation de M. Morand, & une lettre de M. Winslow sur la même matiere. *Paris* 1728, in-8°. & en Anglois par J. Douglas. *Lond.* 1729, in-8°.

Ce livre renferme le résultat avantageux de plusieurs opérations de la taille, que M. Morand a fait par la méthode du haut appareil; & afin de donner à ses observations tout le poids qu'elles méritent, il y a ajouté un extrait des travaux de Franco, de Rousset, de Douglas, & de Cheselden : cependant l'effet du haut appareil ne fut pas constant, & les succès éclatants que Cheselden retiroit de l'opération latérale, déterminerent M. Morand à aller en Angleterre pour l'y voir opérer. De retour en France, il n'eut rien de plus à cœur que d'en faire lui-même des épreuves : elles furent salutaires & aux malades qui se confierent à ses soins, & à la Chirurgie qui profita de ses observations. M. Morand publiera dans peu ses observations sur la taille latérale, & donnera l'histoire de cette opération.

Réfutation d'un passage du Traité des Opérations de Sharp. Paris 1739, in-12.

Discours pour prouver qu'il est nécessaire à un Chirurgien d'être lettré. Paris 1743, in-4°.

L'Auteur y prouve savament, qu'il est nécessaire à un Chirurgien d'avoir des connoissances étendues sur différentes branches de la Médecine, pour exercer son Art avec avantage.

Catalogue des piéces d'Anatomie, instruments, machines qui composent l'arsénal de Chirurgie à Petersbourg, Paris 1759, in-12.

On y trouve la description & l'éloge des piéces d'Anatomie que Mademoiselle Bihéron fait avec tant

---

(a) Cette Académie de Chirurgie a été établie depuis peu par le Roi de Portugal.

d'art, & qu'elle a fourni pour cet arsenal, dont M. Morand a eu la direction pendant le régne de l'Impératrice Elizabeth.

Opuscules de Chirurgie. Paris 1768, in-4°.

» Je crois, dit ce célébre Chirurgien, avoir de
» très bonnes raisons pour publier cet ouvrage, & sans
» avoir besoin de les détailler, j'ose assurer qu'elles
» ne peuvent échapper à ceux qui se donneront la pei-
» ne de comparer ensemble le quatrieme volume
» des mémoires de l'Académie Royale de Chirurgie,
» avec le second & le troisieme ». M. Morand a cru
ne devoir pas priver le public d'un travail qu'il avoit
fait, persuadé qu'il trouveroit place parmi ceux des
Membres de l'Académie de Chirurgie, & il a donné
à cet ouvrage le titre d'opuscules, parcequ'il embrasse différents sujets avec des titres particuliers. M.
Morand y donne l'extrait des ouvrages des Académiciens, publiés depuis 1751 jusqu'en 1760, & y joint
les éloges de MM. Bassuel, Malaval, Verdier,
Garengeot, Daviel & Faget; ils sont faits d'après
nature, & M. Morand apprécie en connoisseur ce
que chacun d'eux a fait pour l'avancement de son
art. On y trouve un mémoire sur la vie & les écrits
d'Habicot, un discours dans lequel M. Morand prouve qu'il est nécessaire aux Chirurgiens d'être lettrés,
& dont j'ai déja parlé. Ce Chirurgien rapporte dans
ce même ouvrage plusieurs piéces qui peuvent servir
à l'Histoire de la Chirurgie ; mais ce qui nous intéresse le plus, sont ses observations sur les plaies de la
tête, & sur un abcès du cerveau d'une nature singuliere.

Ce Chirurgien est l'Auteur de plusieurs mémoires
& observations qu'on trouve insérées dans le recueil
de l'Académie Royale des Sciences.

En 1718, M. Morand communiqua à l'Académie
l'histoire d'une poule, dans laquelle il trouva une
grosse tumeur attachée au mésentere par un pédicule, & dans cette tumeur un œuf monstrueux. Selon la
conjecture de M. Morand, l'œuf après sa fécondation
étoit tombé dans le bas-ventre, & avoit contracté
une adhérence avec le mésentere : il a trouvé ce fait
remarquable par son analogie avec des fœtus hu-

mains, qui se sont nourris dans les trompes ou dans la cavité du bas-ventre.

Il lut la même année à l'Académie l'observation d'une hydropisie singuliere ; dès qu'on eut fait la ponction, au lieu de l'eau il passa par l'ouverture une membrane extrêmement fine & d'une certaine longueur : l'eau coula par l'ouverture après la sortie de cette membrane, & M. Morand présume que cette membrane étoit le débris d'un kiste.

Le malade mourut, M. Morand ouvrit son corps, & trouva le reste du kiste. Il communiqua ce supplément à l'observation en 1719.

En 1721, M. Morand communiqua à l'Académie l'histoire d'un hydropique, auquel il fit cinquante-sept fois la ponction, & auquel il tira quatre cents quatre-vingt cinq pintes d'eau, sans compter cinq pintes qui sortirent après l'ouverture du cadavre, dans lequel on trouva le foie squirrheux, & les vaisseaux lymphatiques très gonflés. Il lut la même année l'observation d'un anévrisme de l'aorte, proche du cœur.

Observations sur les cataractes des yeux. H. 1722.

Cet habile Chirurgien distingue les cataractes membraneuses, de celles qui sont produites par l'opacité du crystallin. Les cataractes membraneuses ne dépendent point, selon lui, de l'épaississement de l'humeur aqueuse ; ce sont des membranes de l'œil, naturellement transparentes, mais qui sont devenues opaques. M. Morand observe judicieusement que le crystallin est revêtu de deux membranes, l'une propre & l'autre qui lui est commune avec l'humeur vitrée, & il dit que ces deux membranes peuvent perdre leur transparence.

Sur des sacs membraneux pleins d'hydatides sans nombre, attachés à plusieurs visceres du bas-ventre. M. 1722.

Ces sacs qui produisirent divers symptomes étoient très nombreux & d'une égale grandeur, placés derriere la vessie, sur le foie, la rate, l'épiploon, & le péritoine lui même en étoit pourvu. Ces hydatides ont été connues de plusieurs anciens ; Bartholin croyoit

croyoit qu'elles étoient produites par la dilatation des vaisseaux lymphatiques ; plusieurs Ecrivains ont adopté son opinion, & nous les avons déja souvent cités dans cette Histoire. M. Morand soutient le même sentiment, qui n'a point été adopté par M. Monro, qui prouve que les hydatides ont plutôt leur siege dans le tissu cellulaire, que dans les vaisseaux lymphatiques. Je me suis rendu aux raisons de M. Monro dans mon *Précis de Chirurgie*.

En 1723, M. Morand donna d'ultérieures remarques en faveur de son opinion sur la formation des hydatides, & fit quelques observations sur l'hydrophtalmie & la transparence des humeurs, & traita de la même matiere en 1727.

Description d'un réseau osseux, observé dans les cornets du nez de plusieurs quadrupedes. M. 1724.

Le sujet de ce mémoire est entierement nouveau, & contient quelques remarques applicables à la Physique du corps humain.

Observation d'une plaie singuliere à la vessie, H. 1725.

Sur le sac & le parfum de la civette, M. 1728.

M. Morand compare dans cet excellent mémoire la matiere soyeuse que ce sac contient, avec les poils qu'on trouve quelquefois dans les parties intérieures du corps de l'homme. L'origine de ces poils, suivant lui, pourroit bien être une matiere grasse & onctueuse, qui ayant séjourné dans des follicules s'épaissit au point nécessaire pour faire des brins velus ou soyeux, lorsqu'elle aura été filée par des trous excréteurs ou par des pores. Les observations de M. Morgagni & Haller semblent fournir une preuve à l'opinion de M. Morand ; ils ont démontré que les poils se formoient dans les parties les plus grasses.

En 1729, M. Morand communiqua à l'Académie Royale des Sciences, l'histoire d'une tumeur singuliere au bas-ventre, qui avoit produit un déplacement des visceres, & celle d'une palpitation du cœur survenue à un homme, dans lequel on trouva une des valvules mitrales de l'oreillette gauche changée en une espece de poche, dont le fonds regardoit l'oreillette, & l'ouverture le ventricule ; elle étoit épaisse

Tome V. B

en divers points, ainsi que les autres valvules du cœur.

Observations Anatomiques sur une altération singuliere du cryſtallin, & de l'humeur vitrée, M. 1730.

Cet œil appartenoit à un homme borgne depuis plus de vingt ans, que M. Morand diſſéqua peu de tems après ſa mort. Le cryſtallin lui parut pétrifié, & l'humeur vitrée oſſifiée.

Sur l'opération latérale de la taille, M. 1731.

M. Morand, qui à l'imitation de Cheſelden, avoit abandonné la méthode au haut appareil, & avoit adopté l'opération latérale de la taille, communique ici les obſervations qu'il a faites avec M. Perchet; elles ſont fort avantageuſes. De ſeize calculeux taillés par cette méthode, il n'en mourut que deux, & même d'une cauſe indépendante de l'opération.

Sur quelques accidents remarquables dans les organes de la circulation, M. 1732.

Il prouve par deux obſervations qui lui ſont propres, que le ventricule droit & le ventricule gauche du cœur, peuvent s'ouvrir & donner lieu à une mort ſubite. Ces obſervations ne ſont point nouvelles; mais elles donnent un nouveau dégré d'évidence à celles qu'ont rapporté les Auteurs, tels que Bohnius, Morgagni, &c. &c.

Deſcription Anatomique d'un mouton monſtrueux. M. 1733.

Sur la réunion des deux bouts de l'inteſtin, une portion du canal étant réduite. M. 1735.

M. Morand joint dans ce mémoire l'obſervation à la théorie la plus ſavante; il expoſe les moyens curatifs qu'il faut ſuivre, & ceux que la nature emploie pour la guériſon. Les faits qui ſont dans ce mémoire étant également utiles, il eſt difficile d'en faire un extrait.

Obſervation ſur une plaie du cœur. M. 1735.

Sur le changement qui arrive aux arteres coupées. M. 1736.

M. Morand compte pour une des plus puiſſantes cauſes qui arrêtent les hémorrhagies, la reſtriction & le racourciſſement de l'artere; & il conclut que les changements qui arrivent aux arteres, contribuent à la ceſſation des hémorrhagies, conjointement avec le caillot, généralement dans tous les cas ; & s'il est possible que l'artere seule ou le caillot seul l'opere, les cas qu'on apportera en preuve seront toujours fort rares.

En 1737, M. Morand donna la description d'une tête humaine, qu'on avoit fait bouillir dans de la lie de vin couverte de cryftaux lumineux, &c. &c. &c. celle d'une carpe hérmaphrodite, & le résultat de quelques opérations de la taille, qu'il avoit vu faire à Rouen, &c.

Observations Anatomiques sur la sangsue. M. 1739.

En 1740 il communiqua quelques observations favorables à la méthode de tailler par l'appareil latéral.

Examen des remédes de Mademoiselles Stephens pour la pierre. Premier mémoire 1740.

Observations sur les remédes de Mademoiselle Stephens pour la pierre. Second mémoire 1741.

M. Morand prétend que ce remède pris avec précaution, diffout les graviers ou les pierres qui n'ont que très peu de confiftance; mais qu'il ne produit aucun effet sur celles qu'on nomme pierres murales.

Sur des pierres de fiel singulieres. M. 1741.

Il établit, d'après ses observations, trois espèces de pierres biliaires : savoir, celles qui sont faites par couches ; celles qu'il appelle faites par côtes, & celles qui tiennent des deux premieres, & où l'on distingue séparément des couches & des côtes. M. Morand parle d'une pierre luisante au dedans & au dehors comme du verre.

En 1742, M. Morand montra à l'Académie un crâne humain, qui avoit neuf lignes & demie d'épaisseur sans diploé, & dont la substance étoit presque semblable à celle de l'ivoire.

En 1743 il parla à l'Académie, d'après M. Cruger, Chirurgien du Roi de Dannemarck, de deux matrices trouvées dans une femme morte en couche, ayant chacune une trompe, un ligament large, un ligament rond, un orifice ; le tout pour un seul vagin qui leur étoit commun.

M. Morand communiqua la même année à l'Académie, la description d'un ovaire contenant plusieurs offements & un paquet de cheveux : cette observation appartient à M. le Riche, Chirurgien Major de Strasbourg.

Il donna encore l'histoire de plusieurs tailles latérales faites avec succès, par MM. Vacher, le Cat, &c.

Observations Anatomiques sur quelques parties du cerveau. M. 1744.

M. Morand fut nommé Commissaire par l'Académie Royale des Sciences, pour examiner le fonds des objections que M. Aubert, Médecin à Brest, faisoit à M. Winslow, touchant la description des ventricules que M. Winslow avoit donnée dans son exposition Anatomique. Pour concilier les deux partis, M. Morand consulte la nature, & tandis qu'il examine la structure du cerveau, il découvre que dans la cavité digitale il existe une apophyse ou protubérance de la moëlle allongée, qu'il nomme l'*ergot*, parcequ'elle ressemble tout-à-fait à la partie de la patte des oiseaux, qui porte ce nom, par son contour, sa forme & sa grosseur, avec cette différence, dit M. Morand, que sans en représenter toute l'épaisseur, elle en montre le relief seulement. M. Morand parle d'un second enfoncement de la cavité de l'hypocampus, qu'il nomme anchyroïde, connu de M. Lieutaud. M. Morand a joint à ce mémoire deux figures très intéressantes, où tous les objets sont représentés.

M. Morand rendit compte la même année à l'Académie du succès avec lequel M. Grillet son éleve, & Chirurgien de la Religion à Malte, y a pratiqué avec succès l'opération de la taille latérale.

En 1745 M. le Duc d'Aiguillon ayant fait voir à l'Académie un petit lievre monstrueux, composé de deux corps joints ensemble, M. Morand fut chargé d'en donner une description, &c.

Il apprit la même année de nouveaux succès de la taille latérale, de la part de MM. Vacher & du Rocher.

Description Anatomique d'un veau monstrueux, M. 1745.

En 1746, M. Morand fit voir deux fœtus monstrueux, dont l'un lui avoit été envoyé de Besançon par M. Vacher, & l'autre de l'Isle en Flandres par M. l'Ecluse.

Il communiqua à l'Académie une observation de M. Guillerme, Chirurgien, sur un fœtus rendu en lambeaux par le fondement.

On lit dans l'histoire de l'Académie de la même année, que MM. Morand, l'Abbé Nollet & Lasône, sont les premiers qui ayent pensé à électriser les paralytiques.

Description d'un faon de biche monstrueux, envoyé par le Roi à l'Académie, M. 1747.

Histoire de l'enfant de Joigny, qui a été trente-un ans dans le ventre de sa mere, avec des remarques sur les phénomenes de cette espece, M. 1748.

M. Morand rapporte les observations les plus notables insérées dans des ouvrages peu connus, & il recommande de pratiquer l'opération Césarienne, en quelqu'endroit que soit l'enfant, lorsque la vie de la mere est en danger.

Description d'un hermaphrodite que l'on voyoit à Paris en 1749. M. 1750.

Suivant l'Auteur, le sexe masculin dominoit sur le sexe féminin dans cet hérmaphrodite qui paroissoit avoir à l'extérieur toutes les parties de la génération de l'homme & de la femme : M. Morand pense qu'il n'avoit point de matrice, & il détaille les raisons sur lesquelles il fonde son opinion.

En 1751, M. Morand fit part à l'Académie d'une observation de M. *Bagard*, Médecin à Nancy, sur l'accouchement d'un enfant monstrueux dont il donne la description.

En 1752 il apprit à l'Académie que M. Gaillard, Chirurgien en chef de l'Hôtel-Dieu de Poitiers, trouva à l'ouverture d'un cadavre une hernie formée par une grande portion du cœcum très dilatée, qui passoit par une rupture faite au péritoine, & qui contenoit plusieurs corps étrangers singuliers.

Description Anatomique de l'état dans lequel se sont trouvées les os ramollis d'une femme. M. 1753.

Tous les os, excepté les dents, furent trouvés ramollis à la suite d'une maladie, dont M. Morand fait un exposé fidele, & dont je ne parle pas pour plus grande briéveté.

En 1755, M. Morand communiqua à l'Académie

10 HISTOIRE DE L'ANATOMIE

XVIII. Siec
1728.

l'observation d'une femme tuée par l'irruption d'une vapeur souterraine, avec un détail des blessures profondes qu'on trouva sur son corps.

MORAND.

Il fit voir à l'Académie un cochon monstrueux, & parla d'un enfant dont l'intestin rectum s'ouvroit dans la vessie.

En 1756 il montra à l'Académie une rate dont la plus grande partie étoit ossifiée, & le cœur d'un homme mort subitement, dans la substance duquel il trouva diverses ossifications.

En 1758 M. Morand montra à l'Académie une rate humaine, ossifiée dans quelques-unes de ses parties, & parla de deux concrétions osseuses trouvées à la base du cœur.

En 1760 il donna à l'Académie la description d'un enfant venu à terme, auquel il manquoit plusieurs parties.

Sur les nains, H. 1764.

On y trouve la description de deux nains, & des remarques historiques sur cette espece d'hommes. M. Morand en établit de deux sortes, les uns sont nés tels dans toutes leurs propoortions & sans aucune difformité, & sont les véritables nains; l'accroissement des autres a été gêné ou rendue inégal par quelque maladie, & suivant M. Morand ceux-là ne sont pas nains, mais contrefaits, &c. &c.

M. Morand est Auteur de plusieurs autres observations insérées dans les Journaux & Recueils Académiques, & principalement dans les premiers volumes de l'Académie Royale de Chirurgie; c'est lui qui en a publié le second & troisieme, à la tête desquels il a mis une savante préface: celle qui est à la tête des mémoires des prix, est aussi de M. Morand.

EULER.

Euler (Léonard), de l'Académie des Sciences de Paris, de Petersbourg, de celle de Berlin, & de la Société Royale de Londres.

Diss. de sono. Basil. 1728.

Ce Physicien détermine la vîtesse du son, d'après les plus justes expériences; il en examine les différentes especes, & en indique les propriétés avec plus d'exactitude qu'on n'avoit fait avant lui; mais comme ses travaux ont un rapport plus direct à la Physique qu'à l'Anatomie, nous les passerons sous silence.

Tentamen novæ theoriæ musicæ. Petropol. 1739, in-4°.

Opuscula 1. de lumine. Berolini 1746, in-4o.
Alterum de sono. Ibid. 1750.

Euler est l'Auteur de plusieurs mémoires insérés dans le Recueil de l'Académie de Berlin : voici ceux qui ont le plus de rapport à notre objet.

Sur la lumiere & les couleurs, Tome premier 1745.

Ce Physicien croit que comme le son consiste dans la propagation d'un mouvement vibratoire de l'air, il est très vrai-semblable que la lumiere consiste dans la propagation du mouvement vibratoire d'un autre milieu élastique, qu'il nomme l'æther, &c. &c.

Fauchard (Pierre), Chirurgien Dentiste à Paris, éleve d'Alexandre Poteler, & Chirurgien Major des Vaisseaux du Roi, exerça son art pendant plus de quarante ans avec la plus grande célébrité. Il est mort le 22 Mars 1761; l'ouvrage qu'il a composé est une preuve de son profond savoir.

Le Chirurgien Dentiste, ou Traité des dents. Paris 1728, in-12. 2 vol. 1746, in-12. 2 vol. & en Allemand, à Berlin 1733, in-8°.

C'est le meilleur ouvrage que nous ayons sur cette matiere : Fauchard a surpassé ses prédécesseurs, & à peine trouve-t-il d'égaux dans ceux qui lui ont succédé. Il ne pouvoit consulter que deux ou trois Auteurs : Hemard est celui qui lui a le plus fourni sur les maladies, & Eustache sur la structure des dents. Il désigne plus de cent maladies des dents, distinctes les unes des autres, & a décrit avec quelque exactitude l'abcès qui attaque leur substance intérieure, sans altérer la substance corticale (a), & il célébre l'eau stiptique de M. Lemeri pour arrêter l'hémorrhagie. Ce Dentiste a inventé plusieurs piéces artificielles pour remplacer une partie des dents, ou pour remédier à leur perte totale. Il employoit avec le plus grand succès cinq sortes d'obturateurs du palais, qu'il a fait dépeindre dans une planche particuliere, & person-

---

(a) Pag. 174, tome premier, derniere édition.

ne n'a mieux adapté que lui une ou plusieurs dents artificielles. Avant lui on ne plomboit presque point les dents ; mais il s'est servi de ce secours avec le plus grand avantage. Il arrachoit les racines des dents avec adresse, plomboit les dents cariées avec dextérité, & lorsqu'une dent étoit chancelante, il tâchoit de l'affermir avec un fil de métal, & par ce secours il est souvent parvenu à leur rendre leur fixité naturelle. Ses planches sont au nombre de quarante-deux, l'Auteur y a fait dépeindre les instruments qu'il a inventés, ou dont il se servoit le plus fréquemment.

Romano (Antoine).
Il acido ritornato nel sangue. Venet. 1728, in-4°.

Rucker (J D.).
De mesenterio ejusque morbis. Leid. 1728, in-4°.

Geelhausen (J. Henri), Docteur en Médecine.
De pulmonibus non natorum aquæ innatantibus. Prague 1728, in-4°.

Geelhausen dit que les poumons des personnes mortes de suffocation ou de quelque suppuration dans ce viscere s'enfoncent dans l'eau, tandis que ceux des fœtus qui n'ont point respiré surnâgent ; ces faits sont extraordinaires, mais Geelhausen ne les appuye d'aucune expériences, &c.

Soumain, Chirurgien de Paris & de Monseigneur le Duc d'Orléans.
Relation de l'ouverture du corps d'une femme trouvée presque sans cœur. Paris 1728, in-12.

Les palpitations extraordinaires furent les principaux symptomes de cette maladie, & la femme étant morte on vit » que toute la baze du cœur, toute la
» graisse, les oreillettes droites & gauches, tout le
» ventricule droit, presque tout le gauche, la cloi-
» son moyenne, les colonnes charnues, l'artere & la
» veine du poumon, le tronc de la veine-cave, par-
» tie de celui de l'aorte, les arteres coronaires &
» toutes les valvules de ces vaisseaux ; que toutes ces
» parties, dis-je, étoient totalement détruites & ron-
» gées : & qu'en un mot l'on peut dire que la malade
» vivoit sans cœur, puisque la portion restante ne

ꝓ pouvoit abſolument ſuppléer, ni en tout ni en par-
ꝓ tie, à la fonction de ce viſcere (a) ꝓ.

Soumain eſt l'Auteur d'une obſervation ſur une opération Céſarienne faite avec ſuccès ſur une femme vivante, inſérée dans le premier volume des Mémoires de l'Académie Royale de Chirurgie.

Perliz (Daniel).
Theoria caloris mathematica. Witteb. 1728, in-4°.

Clauder (Chriſtian Erneſt).
Mirabilis calculi humani hiſtoria. Chemniz 1728, in-4°.

Il parle d'un calcul trouvé dans le ſcrotum, & il conſeille de pratiquer l'opération de la bronchotomie ſur le corps des noyés, qu'il croit pouvoir dans divers cas ramener à la vie par ce ſecours.

Praxis medico legalis, &c. Altenburg 1736, in-4°.

Coe (T.).
Diſp de fluxu muliebri menſtruo. Leid. 1728.

Ferri (Fabrice Jean).
De generatione viventium in triplici ſtatu, univoco, analogo, & æquivoco, ad mentem Hippocratis. Ferrar. 1728, in-8°.

Buxtorf (J.) Médecin de Bâle.
Diſp. de viſu. Baſil. 1728, in-4°.
Theſes anatomico-botanicæ. Baſil. 1733, in-4°.

Cet ouvrage n'eſt point mauvais; on y trouve une planche dans laquelle l'Auteur a fait repréſenter les nerfs du crâne, à peu près comme M. de Haller les a fait dépeindre.

On trouve de J. Louis Buxtorf, Docteur en Médecine, deux obſervations très intéreſſantes, dans le Tome VI des Actes Helvétiques.

Wegelinus (Sylveſtre Samuel), Médecin de Straſbourg.
Diſſert. inaug. de aſcide veſicali. Argent. 1728, in-4°.

Grateloup (Benoit François), Médecin de Straſbourg, a ſoutenu ſous la Préſidence de Saltzmann :
Theſes medicæ miſcellaneæ. Argentor. 1728, in-4°.

L'Auteur admet la cataracte cryſtalline, & parle ſuccinctement de la méthode de Douglas & de Che-

(a) Pag. 21.

selden, qu'il ne regarde point comme suffisante pour toute sorte de pierres.

Neumann (J. Gottlob).

Vom umlauffe des geblutes. Dresd. 1728, in-8°.

(Anonyme). *Ordnung des hebammen meisters und samtlichen hebammen der stadt Strasburg.* ibid. 1728, in-fol,

Cet ouvrage contient diverses questions médico-légales pour les Accoucheurs & Accoucheuses de Strasbourg; on y défend d'accélérer l'accouchement.

Ostens (Guillaume).

Disp. de sanguine. Leidæ 1728, in-4°.

Becker (J. Frideric).

De fistulis uretræ virilis. Hall. 1728, in-4°.

Schreiber (Jean Frédéric), Docteur en Médecine de l'Université de Leyde, disciple de Boerhaave.

Disp. de fletu. Leid. 1728, in-8°. 1729, in-8°.

Il y propose une théorie sur la cause de la douleur & sur toutes les sensations désagréables de l'ame.

Elementa medicinæ physico mathematicorum. Pars prima. Lipf. 1731, in-8°.

Schreiber accommode sa diction à celle des Mathématiciens, blâmant par-tout les définitions des anciens, & en proposant de nouvelles. Il fait des remarques assez intéressantes sur le nombre, la position & la figure des arteres; il examine le premier linéament de la fibre, & il prétend que chacun d'eux est joint aux ligaments collatéraux par une matiere glutineuse.

Epistola ad A. Haller de medicamento Johannæ Stephens contra calculum renum & vesicæ divulgato & inefficaci & noxio. Gotting. 1744, in-4°.

Ce Médecin fait les réflexions les plus judicieuses contre l'usage des lithontriptiques, & principalement contre celui de Mademoiselle Stephens.

Costar (Jacques Jean), Docteur Régent de la Faculté de Médecine de Paris.

An dura meninx habeat motum à se? Parif. 1728 négativè.

Jussieu (Bernard de), un des plus célebre Botanistes de nos jours, Docteur en Médecine, des Facultés de Paris & de Montpellier, Professeur de Botanique au Jardin Royal, de l'Académie Royale des Sciences, &c. — XVIII. Siec. 1728. JUSSIEU.

Estne suus lymphæ, ut sanguini, propria per vasa circuitus? Paris 1728. affirmat.

An a ligatura polypi narium tutior curatio? 1734. affirmat. Respondente Joseph de Jussieu, Juniore.

An minor in fœtu quàm in adulto, partium solidarum abrasio? 1731, affirmat.

Il parut la même année (1728) à Venise un Journal intitulé : — JOURNAL DE VENISE.

Opusculi scientifichi e filologici. In venezia 1728, & suiv 50 vol.

On y trouve divers articles d'Anatomie & de Chirurgie : tels que la description d'un fœtus sans cerveau, par Charles *Girolami*. Hyacinthe de *Christophoro* & *Guillielmini*, y ont traité du mouvement du cœur, & de quelques points relatifs à l'histoire du fœtus : *Rosetti*, des esprits, qui a été contredit par Dominique de *Maurodenoja*. Rouhaut y a donné l'histoire d'une grossesse ventrale ; Constance *Gatta*, d'une grossesse prodigieusement longue ; Joseph *Badia* y examine s'il existe du fer dans le sang, & y conclut pour l'affirmative *Lunadei* y décrit un fœtus à deux têtes ; Martial *Reghelini* donne l'histoire d'un somnanbule ; *Coggrossi*, la description des mamelles ; *Nuvoleti*, celle d'un monstre ; & on y trouve plusieurs piéces concernant la dispute de Fanton & de Pachioni, sur les mouvements & la structure de la dure mere, & quelques piéces relatives à l'Histoire Naturelle, &c. &c.

D'Obyns (Jean), Chirurgien & Lithotomiste de l'Hôpital de Saint Barthelemi à Londres, & Membre de la Société Royale. — D'OBYNS.

Description de plusieurs pierres trouvées dans les reins d'une personne ouverte. Transact. Phil. 1728, n. 402.

Price (Charles), Etudiant en Médecine au Collége de la Trinité à Oxford. — PRICE.

Sur le velouté de l'estomac des bœufs, & l'épiderme qui couvre les conduits par où les aliments passent, ibid. 1728, n. 404.

XVIII. Siec.
1728.
SLOANE.

Sloane (Hans), Médecin du Roi d'Angleterre, Président du Collége des Médecins de Londres, Président de la Société Royale de cette Ville, Associé étranger de l'Académie Royale des Sciences de Paris, de celles de Madrid & de Petersbourg, &c. s'est rendu célèbre par ses connoissances sur la Botanique & l'histoire Naturelle. Il est Auteur de quelques ouvrages & de plusieurs mémoires ; on trouve dans le suivant des détails relatifs à l'Anatomie.

Mémoires sur les dents & autres ossemens de l'éléphant trouvés en terre. Transact. Phil. 1728, n. 403 & 404.

Sloane a communiqué plusieurs observations à l'Académie Royale des Sciences, qu'on trouve dans les volumes de l'Histoire de cette Société. En 1742 il donna la maniere de châtrer les poissons pour les engraisser.

WALTHIER.

Walthier, Médecin Suisse, a donné dans le *Journal de Trévoux* 1728, mois de Juillet, l'histoire d'un œil cataracté, qu'il a disséqué chez Santorini, dans lequel il a trouvé une membrane dans une des chambres de l'œil, & dont le crystallin n'avoit point perdu sa transparence.

1729.
MANNE.

Manne (Louis François), Chirurgien d'Avignon, Correspondant de l'Académie Royale de Chirurgie de Paris, de la Société Royale des Sciences de Montpellier, & de l'Institut de Bologne, a publié :

Observation de Chirurgie, au sujet d'une playe à la tête. Avignon 1729, in-12.

Il y eut fracture au crâne avec plaie du cerveau, & une piéce d'os implantée dans ce viscere jusqu'à la substance médullaire ; cependant le malade a été parfaitement guéri, sans qu'il ait paru aucun symptome, ce qui rend le cas très singulier. L'Auteur a ajouté à cette observation ses réflexions sur les plaies de la tête, & elles sont très solides.

Observation de Chirurgie, au sujet d'un polype. Avignon 1747, in-8°.

Ce polype étoit d'un volume prodigieux, il remplissoit la narrine gauche, & se prolongeant dans le pharinx produisoit des symptomes les plus fâcheux. Manne entreprit l'opération, & la méthode de l'extirpation lui parut préférable à toutes les autres: il la fit avec le plus grand succès. Il a joint à cette observation l'histoire de plusieurs autres analogues qui lui font honneur, &c. On y trouve la figure de deux polypes extrarodinaires. ...

Scherb (J. G.), Médecin de Leyde.
De calculo receptaculi chyli causa hydropis. Leid. 1729, in-4°.

Bouguer (Pierre), Physicien, de l'Académie Royale des Sciences, Professeur Royal d'Hydrographie au Havre de Grace. &c. &c.
Essai d'optique sur la gradation de la lumiere. Paris 1729, in-12.

Les remarques Anatomiques qu'il fait sur l'organe de la vue, sont empruntées pour la plupart des ouvrages de Maître-Jan, & de Saint-Yves; il pense que la lumiere s'affoiblit en traversant l'air & le verre, &c.

Amman (Jean).
De venis in corpore humano bibulis. Leid. 1729, in-4°.

Borosnay (Martin Nagy).
De potentia & impotentia animæ humanæ in corpus organicum. Hall. 1729, in-4°.

Il y combat l'opinion de Stahl.

Duddell (Benoît), Oculiste Anglois, disciple de Woolhouse, a publié un ouvrage très estimé des connoisseurs.
Treatise on the diseases of the horny coat in the eyes. Lond. 1729, 8°.

Suivant la remarque de M. Demours, Duddell savoit que la cornée est divisée en deux lames, d'une nature bien différente; & suivant M de Haller, Duddell a décrit le ganglion ophtalmique. A l'exemple de Woolhouse son maître, il faisoit de fréquentes scarifications; il ne vouloit pas qu'on enlevât les taches de la cornée en la ratissant. Duddell prétendoit qu'à l'âge de seize ans, la cornée devient plus opaque, & il savoit que la cataracte dépend de l'opacité du crystallin, ou de la membrane qui le revêt, ou de l'un & de l'autre.

Supplément of the treatise of the diseases of the horny coat of the eyes. Lond. 1736, in-8°.

Dans ce Supplément, Duddell blâme Taylor de scarifier la sclérotique avec la lancette. Il rapporte un exemple en faveur de l'opinion de ceux qui regardent la rétine comme l'organe de la vision. Duddell parle d'un sujet, dont la choroïde étoit altérée, & la rétine saine, & qui n'avoit senti aucune altération dans la cornée. Cet Oculiste approuve la scarification de l'œil au commencement de la goutte sérene.

Appendice to the treatise of te diseases of the horny coat of the eyes. Lond. 1738.

Duddel y parle de divers objets relatifs aux fonctions & aux maladies des yeux. Il y traite du sac lacrymal, de l'adhérence de la paupiere à l'œil, de l'incision de l'iris, & blâme Cheselden de l'avoir proposée ; de l'adhérence de la cataracte, de l'opacité de l'humeur vitrée, de cette maladie dans laquelle les malades croient toujours avoir devant les yeux des objets qui n'y sont point. Duddell en attribue la cause à quelques hydatides qu'il croit se former alors dans la membrane arachnoïde. Il parle d'une lentille ramollie, sortie par une ouverture faite à la cornée ; d'une tumeur à la membrane arachnoïde, qui faisoit que la personne qui en étoit attaquée voyoit les objets plus grands. Enfin, Duddell, suivant M. de Haller, a traité de la fistule à l'anus.

Mœrhing.

De visu. Leydæ, 1729, in-4°.

Wood (W.), Anatomiste Anglois a publié

Mechanical essay on the heart. Londres, 1729, in 4°.

Wood se propose, dans cet ouvrage, d'exposer la vraie direction des fibres musculeuses du cœur. Il prétend qu'elles viennent des tendons qui en bordent les orifices : & il suit du reste Lower dans tous ses détails, il en a emprunté jusqu'aux figures : cependant, il assure que le ventricule gauche est plus long que le droit, & qu'il reçoit plus de nerfs, &c.

Heyman (A. B.), Médecin de Leyde.

De pericardio sano & morboso. Leidæ, 1729, in-4°.

I. G. H. (Heyman) est l'Auteur d'un Commentaire

ET DE LA CHIRURGIE.

ſur les Inſtituts de Boheraave, qui parut à Leyde en 1744, & ſuiv. & dans lequel on trouve peu de remarques anatomiques propres à Heyman, qui a fait uſage des diſſertations ſoutenues dans l'Univerſité de Leyde, & a profité des Ouvrages & du Commentaire de M. de Haller.

XVIII. Siec.
1729.
HEYMAN.

Paris (Joachim).
Della lithotomia. Palermo, 1729, in-8°.
Gernek (Adam-Joſeph).
Vindiciæ Artis chirurgicæ. Vienn. 1729, in-4°.
Power (Richard).
De urinæ ſecretione. Leyd. 1729.
Hebenſtreit (J. Chryſ.).
De corporis humani machina divinâ Sapientiâ & Providentiâ teſte. Leypſ. 1729, in-4°.
Maſſuet (Pierre), Doct. en Méd. de l'Un. de Leyde, né à Mouzon-ſur-Meuſe en 1698.
De generatione ex animalculo in ovo. Leydæ, 1729.

PARIS.
GERNEK.
POWER.
HEBENS-TREIT.
MASSUET.

Cet Auteur regarde comme évidente l'opinion de Leewenhoeck ſur les animalcules, &c. &c.

C'eſt à M. Maſſuet que nous ſommes redevables des traductions Françoiſes de pluſieurs bons Ouvrages, tels que celui de Deventer ſur le manuel des accouchements, & celui de Verduyn ſur l'amputation à lambeau : il a joint à ce dernier livre une préface & des notes très ſavantes ſur l'hiſtoire de cette opération. Les augmentations qu'il y a faites ſont plus conſidérables que l'ouvrage même.

Juch (Herman-Paul), Profeſſeur de Médecine dans l'Univerſité d'Erfort, eſt l'auteur de pluſieurs diſſertations ſoutenues ſous ſa préſidence. Les ſuivantes ſont de notre objet.

JUCH.

Diſp. de urinæ ſecretione & excretione. Erf. 1729, in-4°.
De animalculis ſpermaticis. Ibid. 1731, in-4°.
Theoria ætatum. Ibid. 1733, in-4°.
De viis & motu chyli. Ibid. 1744.
Bubbe (J.).
Nachricht Was von dem blutaſſer uberhaupt inſonderheit vonder adtr und pulſader eroſmneg Ingl. dem Schrepfer und anlegen der blutegel zu halter ſey. Gotha, 1729, in 4°.
Schutzer (J. Chriſtop.).

BUBBE.
SCHUTZER.

De fabrica & morbis ligamentorum uteri. Harderö, 1729, in-4°.

On y trouve une description confuse des ligaments postérieurs & inférieurs de la matrice.

Poleni (Jean), Physicien d'Italie.

Fasciculus epistolarum mathematicarum. Patav. 1729, in-4°.

L'Auteur tâche, dans quelques-unes de ces lettres, d'expliquer l'action musculaire, & pour y mieux réussir, il fait une application des Mathématiques à l'Anatomie. Il pense qu'on ne peut rendre raison de la contraction de la fibre, en admettant la dilatation, parcequ'elle ne lui est point proportionnée.

De motu musculorum epistola, 1754, in-4°.

Stoller (Jean-Augustin).

Untersuchung des Wachstums der menschen in die lange. Magdebourg, 1729, in-8°.

Henricus (Maurice-Henri), Médecin.

Disp. de Cataracta. Hall. 1729.

Aubrey.

Sea surgeon. London, 1729, in-12.

Brinius (Thomas), Italien, Docteur en Médecine.

L. de spiritibus animalibus. Venet, 1729, in-4°.

Il nie l'existence du fluide nerveux, & emprunte, pour prouver son opinion, les raisons que Bidloo a alléguées en faveur de cet argument. Brinius a tenté de prouver la contraction musculaire, par la seule élasticité de la fibre, mais il n'a pu y réussir.

Duccini (Joseph), Professeur en Médecine, dans l'Université de Pise.

Sopra la natura de liquidi del corpo umano. Lucca, 1729, in-12.

Cet enthousiaste trouve dans tout le corps humain, tout l'attirail d'un laboratoire de Chymie. Il adopte la fermentation dans l'homme, & tous les effets qu'elle opere dans un récipient. Il va plus loin, car il blâme ceux qui ne l'ont point admise & parle indécemment de leurs écrits. Ainsi des ignorants & des gens à système se plaisent à renouveller les opinions les plus absurdes.

Weiss

Weiss (Jacques-Nicolas), Professeur en Médecine à Altorf, & de l'Académie des Curieux de la Nature, est Auteur de plusieurs Programmes d'Anatomie.

De viscerum & glandularum & uberum analogia. Altdorf, 1729, in-4°.

De structura venarum ad movendum sanguinem diverse aptata. Ibid. 1732, in-4°.

L'Auteur nous avertit qu'avant d'injecter dans les vaisseaux sanguins, il avoit le soin de tenir très long temps le sujet dans de l'eau tiede; & même qu'il poussoit, dans les vaisseaux, une certaine quantité de liqueur colorée, avant d'injecter de la cire fondue.

Exercit. de musculorum abdominis. Altdorf, 1733, in-4°.

Programma. de usu musculorum abdominalium. Ibid. 1733.

Progr. quo ad anatomen publicam corporis feminini invitat Ibid. 1733.

Weiss y a joint quelques observations anatomiques sur la structure du canal thorachique, sur quatre veines émulgentes trouvées dans un sujet, & sur les sinus sphénoïdaux, &c.

De discrimine motus elastici & vitalis fibrarum. Ibid. 1735, in-4°.

Prog. ad anatomen publicam juvenis. Ibid. 1739, in-4°.

Il y est question de quelques ossifications de la dure-mere, & d'une obliquité de la matrice.

Prog. ad anat. publ. corporis masculini 1740, in-4°.

De arteriis viscerum propriis. 1744, in-4°.

Il y parle du duvet intérieur des vaisseaux sécrétoires, décrit par M. Winslow, & auquel cet Anatomiste attribue la propriété d'attirer un liquide analogue.

Disput. quod alia sensatio alium motum inferat 1745.

Weiss traite de l'écoulement des lochies dans un programme d'Anatomie, publié en 1745.

Sellius (Burchaudus Adam), Docteur en Médecine de l'Université de Kiel.

De allantoïde. Kiel 1729, in-4°.

De anatomicæ historiæ scriptoribus atque commentariis. Ibid. 1731, 1734, in-4°.

Cet Auteur y donne une notice assez juste de plusieurs Ecrivains en Anatomie, & releve quelques fautes qui se trouvent dans l'Histoire de l'Anatomie donnée par Goëlicke.

Scoti (Guillaume).

Prolusiones medicæ IV. habitæ in gymnasio Patavino. Patav. 1729, in-8°.

Il a avancé, contre l'opinion de Pacchioni, que les parties solides de notre corps ne jouissent pas d'un mouvement qui leur soit propre; & croit qu'il y a un nitre aërien qui pénetre le poumon après avoir été dissous par la salive.

Fremont (Desiré Claude), Docteur Régent de la Faculté de Médecine de Paris.

Conferat-ne ventriculi motus ad elaborationem chyli? Paris. 1729, affirmativè.

Boyer (Jean-Baptiste), natif de Marseille, Chevalier de l'Ordre de Saint Michel, ancien Doyen de la Faculté de Médecine de Paris, Inspecteur des Hôpitaux Militaires du Royaume, Censeur Royal, de la Société Royale de Londres, mort le 2 Avril 1768, est Auteur de quelques thèses sur plusieurs points d'Anatomie & de Chirurgie, qui ont été soutenues sous sa Présidence dans les Ecoles de la Faculté de Médecine de Paris.

Utrum in gravidis totus uterus æqualiter extendatur? Paris. 1729. Respond. Franç. Jos. Hunauld, négative.

An fistulæ ani sectio chirurgica? 1734, Resp. Jacob. Franç. Vandermonde, affirmativè.

An in omni tumore ut plurimum sit tentanda resolutio? 1742, affirmat.

An pharyngis musculi ipsum dilatent constringantve? Resp. Honor. Petiot.

On y conclut que les muscles du pharynx servent à le resserrer.

Platner (Jean Zacharie), célèbre Professeur de Médecine dans l'Université de Leipsick, excella dans le traitement des maladies des yeux & dans la Chirurgie en général. Il est Auteur de plusieurs Dissertations d'Anatomie ou de Chirurgie soutenues sous sa Présidence, insérées dans le Recueil des Académies, ou publiées dans différents Journaux.

Disp. de scarificatione oculorum. Lipsf. 1729.
De chirurgia artis medica parente, 1721.
De fistula lacrymali, 1724.
De arte obstetricia veterum, 1735.
De ossium epiphysibus, 1736.
De curatione τȣ αποσκεπαρνισμȣ, 1737.
De calculo ad vesicam adherente, 1737.
De risu à splene, 1738.
De noxis ex cohibita suppuratione, 1740.
De vulneribus superciliis illatis, 1741.
De iis qui ex tuberculis gibbosi fiunt, 1744.
De hydrocele, 1745.
Dissertationes & opuscula varia. Lipsf. 1749, in-4°.

C'est un recueil des différentes dissertations que je viens d'énoncer, & l'Editeur a mis à la tête de l'ouvrage l'histoire de Platner son Auteur.

Institutiones chirurgiæ rationalis tum medicæ tum manualis. Lipsf 1745, in-8°. 1758, in-8°. 1761, in-8°. Venet. 1747, in-4°.

C'est un précis de Chirurgie très bien fait, l'Auteur a puisé dans les meilleures sources, & a fait usage de ses propres observations. Les signes qui indiquent ou contre indiquent les opérations sont détaillés avec la derniere exactitude. Quant à la manœuvre, Platner s'est principalement étendu sur l'opération du trépan dont il recommande l'usage ; il veut qu'on trépane le sternum lorsqu'on soupçonne un abcès dans le médiastin : il traite de la cataracte, dont il admet la membraneuse & la crystalline ; & de la lithotomie dont il fait une histoire suivie, rapportant les méthodes fort au long, sur-tout celle de Raw. Ce Médecin veut qu'on recoure à la bronchotomie pour tâcher de ramener les noyés à la vie. Il a parlé fort au long du spina bifida, des maladies des articulations, & de différentes especes de cautere. Il s'est montré partisan des sutures dans le traitement des plaies, même de celles des tendons : on y lit plusieurs observations intéressantes par leur sujet & par la clarté & la simplicité avec laquelle Platner les expose ; il y donne l'histoire d'un ganglion très singulier, placé au tendon d'Achille, & qui parvint à un volume aussi considérable que celui de la tête.

Bourguet (Louis).
Lettres Philosophiques Amsterdam 1729, in-12.
L'Auteur y traite de plusieurs points relatifs à l'Anatomie ou à la Physiologie ; mais plutôt en Physicien qu'en Anatomiste.

Chauvet (M.), Médecin de l'Hôpital de Toulon, a communiqué à l'Académie des Sciences en 1729, l'histoire d'un déplacement de l'estomac, des intestins & de la rate, il étoit tel qu'ils s'étoient insinués dans la poitrine.

Masson (M.), Docteur en Médecine de la Faculté de Montpellier, & Médecin à Beziers, envoya en 1729 à l'Académie des Sciences une observation très circonstanciée d'une superfétation, & une autre d'une gonorrhée qui avoit son siege dans les glandes de Littre.

LEDRAN.

Dran (Henri François le), un des grands Chirurgiens de notre siecle, natif de Paris, Chirugien Juré de Saint Côme, ancien Prevôt de sa Compagnie, ancien Chirurgien Major de l'Hôpital de la Charité, & Démonstrateur d'Anatomie dans le même Hôpital ; de l'Académie Royale de Chirurgie, & Chirurgien Consultant des Camps & Armées du Roi, est Auteur de plusieurs ouvrages de Chirugie qui ont mérité une approbation générale.

Parallele des différentes manieres de tirer la pierre hors de la vessie. Paris 1730, in-8°. 1757, in-8°. 2 vol. En Allemand, *Berlin* 1737, in-8°. & en Anglois, Londres, 1738, in-8°.

Cet habile Chirurgien examine dans cet ouvrage les différentes méthodes de tailler, qui ont eu le plus de célébrité. Il donne avant que d'entrer en matiere une description succincte des parties contenues dans le bassin, & il décrit la vessie suivant les parties que l'on coupe dans les différentes opérations. Il a connu les replis du péritoine qui fixent la vessie aux os pubis, & il leur attribue l'usage de ligaments : il a encore donné quelques observations sur le tissu cellulaire qui enveloppe la vessie, &c. Il a fait représenter le bassin dans la position où il est lorsqu'on opere suivant la méthode de Raw; il a fait dépeindre une moitié de bassin sciée verticalement, méthode dont M. P. Camper a retiré les plus grands avantages. M. le Dran s'étend peu sur le petit appareil : il dit même qu'à l'égard des pierres qui sont dans la vessie, on sait qu'il est absolument pernicieux d'entreprendre de faire l'extraction par le petit appareil.

Il se montre plus partisan du grand appareil; il faisoit l'incision un peu plus bas que les Colots n'avoient coutume de la faire; il ouvroit le col de la vessie, &c. &c.

En suivant cette méthode, il tailla en 1728 & en 1729 seize malades, à plusieurs desquels il tira des pierres de six à huit onces, & dont aucun d'eux ne périt : il prétend que ceux qui pratiquent cette opération agissent avec trop de précipitation, ne mesurent point le dégré d'incision, ou font en retirant la pierre des dilacérations qu'ils eussent pu prévenir en agissant avec plus de circonspection. Il trouve en général moins d'avantages que d'inconvenients dans le haut appareil; cependant il n'en proscrit pas totalement l'usage. L'opération latérale de M. Raw lui paroît très dangéreuse, si l'on se sert de la sonde que M. Albinus a décrit; il prétend qu'on risque d'inciser très souvent le rectum. M. le Dran a imaginé une nouvelle sonde pour subvenir à cet inconvénient, & il assure qu'ayant taillé, depuis, plus de soixante cadavres & plusieurs malades affligés de la pierre, il ne lui est jamais arrivé d'ouvrir le rectum; il allégue en sa faveur le témoignage de MM. Verdier & Morand, quoiqu'on l'eût facilement cru sur sa parole. Il fait plusieurs objections à la méthode de Cheselden ; mais en général il conclut, que lorsqu'on soupçonne que le corps de la vessie est affecté, il ne faut point recourir au haut appareil ; mais que si le corps de la vessie est sain & la pierre trop grosse, on doit recourir à cette méthode. Les figures qu'on trouve dans cet ouvrage ont été dessinées par Rennus, Médecin du Roi Stanislas, disciple de M. le Dran.

Observations de Chirurgie auxquelles on a joint plusieurs réflexions en faveur des Etudians. Paris 1731, in-12. 2 vol. en Allemand. *Nuremberg* 1738, in-8°. & en Anglois, *Londres* 1739, in-8°

Elles sont au nombre de cent quinze, & roulent sur les sujets les plus épineux de la Chirurgie ; l'Auteur y détaille en peu de mots les symptomes de la maladie, & le traitement qu'il a suivi ; il insiste beaucoup sur le traitement qu'il a suivi, & rapporte l'histoire d'une hernie au cerveau, des polypes qu'il a traités par le séton, ce que personne ne faisoit de son tems : ce qu'il dit sur les plaies, les ulceres, sur les contusions au crâne, est du plus grand prix. Il rapporte la méthode qu'il a suivie dans l'amputation du bras, dans son articulation avec l'épaule (*obs.* 43). Il n'a point retiré de l'avantage dans la position que M. Winslow conseille de donner au malade pour réduire une hernie, &c. &c. & il a inventé un nouvel instrument pour inciser le sac herniaire. Ces observations sont rapportées avec tant de clarté & de franchise, qu'on reconnoît par-tout la probité de l'Auteur ; il ne dissimule point ses mauvais succès, & rapporte sans ostentation les cas où il a fait briller son industrie & son savoir, &c &c.

Traité ou réflexions tirées d^e la pratique sur les plaies d'armes à feu. Paris 1737, in-12. 1759, in-12. & traduit en Allemand, *Nuremberg.* 1740, in-8°.

Cet ouvrage est le fruit que M. le Dran a retiré des Campagnes qu'il a faites avec les Armées Françoises ; les préceptes qu'on avoit sur cette matiere étoient épars & isolés dans divers ouvrages qui en contenoient plusieurs de vicieux, adoptés par la plûpart des Chirurgiens.

M. le Dran a senti l'utilité d'un nouveau Traité sur

les plaies d'armes à feu, qui fût fondé sur la pratique, & non sur des conjectures ; & il a noblement rempli son objet. Il prétend qu'il y a contusion dans toutes les plaies d'armes à feu, recommande l'usage des grandes incisions, blâme celui des tentes, des pansements fréquents ; indique plusieurs nouveaux appareils, & examine scrupuleusement les plaies des différentes parties du corps, &c. &c.

XVIII. Siec.
1730.
LE DRAN.

Traité des opérations de Chirurgie. Paris 1742, in-8°. Bruxelles 1745, in-8°. & traduit en Anglois par Gratakerus, avec des additions de Cheselden. *Londres* 1749, in-8°.

Cet ouvrage est bon & presque entierement nouveau ; l'Auteur parle toujours d'après sa pratique, & expose en peu de mots les grands principes de la Chirurgie. Il présente sous un nouveau degré d'évidence l'inflammation & les maladies qui en dépendent ; il préfere l'usage du cautere à l'incision, lorsqu'il s'agit d'ouvrir un abcès critique, & il établit d'après l'observation différents genres de gangrene. Il préfere les incisions aux simples mouchetures ; blâme avec raison l'usage des sutures dans le cas de plaie aux tendons, & préfere pour la réunion des plaies de l'estomac & des intestins, la suture à anse qu'il décrit à sa maniere, à celle de Pelletier, &c. La chaleur vitale est le meilleur résolutif qu'il connoisse, aussi recommande-t-il de repousser dans le bas-ventre les intestins ou l'épiploon lorsqu'on les voit noirâtres ; il n'adopte dans ces sortes de plaies aucune situation, sachant que la plus commode devient avec le tems insupportable. Il a souvent retranché une portion viciée de l'épiploon sans en faire la ligature, & il prétend qu'on ne risque pas autant que les Auteurs le croyent, d'ouvrir l'artere épigastrique en dilatant l'anneau, parcequ'elle passe derriere la hernie & non au-devant. Il donne de nouveaux préceptes sur la hernie de la vessie, & on peut les joindre avec fruit à ceux que MM. Meri & Verdier, &c. ont donnés de cette espece de hernie ; le traitement que M. le Dran indique pour la hernie crurale me paroît nouveau, &c.

XVIII. Siec.
1730.
LE DRAN.

Cet habile Chirurgien a parlé avec connoissance des hydropisies en général & en particulier, & il donne pour signe de l'épanchement dans une des cavités de la poitrine le gonflement des extrémités du même côté : il traite des hydropisies enkistées, & il aime mieux ouvrir les kistes par une incision suffisamment grande, que de faire la simple ponction. Cet Observateur judicieux dit, en traitant de l'hydrocele par épanchement, avoir vu des tumeurs aqueuses grosses comme des grains de raisins, placées d'espace en espace le long du cordon spermatique, &c. ce qui constitue une nouvelle espece d'hydrocele. Il veut que dans la fistule à l'anus, après avoir emporté la partie viciée par le stilet dont on a formé une anse, &c. on fasse avec le bistouri plusieurs taillades pour faire suppurer les bords de la plaie, qu'il traite ensuite simplement jusqu'à parfaite guérison. M. le Dran parle des hémorrhoïdes dans un chapitre particulier, & toujours mieux qu'on n'avoit fait avant lui : il a examiné les accidens auxquels les calculs biliaires donnent lieu ; les pierres qui se forment dans les poumons produisent à la longue un inflammation dans ce viscere, qui dégénére en suppuration. M. le Dran parle des pierres dans le sac lacrymal, de celles qui se trouvent dans le prépuce, & qui se forment dans les jointures des gouteux, dans les glandes, dans les voies urinaires, &c. Il n'a pas craint d'emporter une pierre adhérente à la vessie, &c. & ce Chirurgien a cru devoir nous décrire les différentes figures de la vessie telles qu'il les a observées : il a fait quelque changement à la méthode de Cheselden, & a prétendu que l'empieme dans lequel on indique un lieu de nécessité pour l'opération, n'est pas un véritable empieme ; mais un simple abcès dans les parties contenantes de la poitrine : enfin on doit consulter ce que cet Auteur dit sur le polype, & les plaies de la tête, &c. &c.

Consultations sur la plûpart des maladies qui sont du ressort de la Chirurgie, Paris 1763, in-8°.

Cet ouvrage répond en tout à la haute réputation de son Auteur : on y trouve les plus importantes obfervations fur les maladies de la veffie ; M. le Dran parle prefque toujours dans cet ouvrage d'après fa propre pratique, &c. &c. &c.

Traité économique de l'Anatomie du corps humain. Paris 1768, in-12.

On ne reconnoît plus l'Auteur des excellents ouvrages de Chirurgie dont je viens de parler, quand on lit l'Abrégé Economique du corps humain : à peine y trouve-t-on la nomenclature de quelques parties, & au lieu de defcriptions on y lit des hypothèfes furannées ; il n'y a aucun détail Anatomique fur le péritoine, & l'Auteur a omis de parler de plufieurs autres parties. Il y a feize planches, mais dont aucune n'eft originale ; l'Auteur les a extraites de Verrehyen, de Cowper, &c. &c.

M. le Dran eft Auteur d'un nombre confidérable d'obfervations, qui font le fruit de fa grande pratique, qu'il a communiquées à l'Académie de Chirurgie, & elles ne déparent point les volumes de cette Société, &c. &c. &c.

Je fortirois des bornes que je me fuis prefcrites, fi j'entrois dans de plus longs détails fur les travaux de cet homme célébre.

Goerée (Guillaume).

Natuurlyken fchilderkonftig ontwerp der menfchkunde. Amftel. 1730, in-8°. édit 2. M. de Haller dit que la premiere édition parut en 1683, (*a*).

On y lit quelques remarques fur les mufcles, fur les os, & fur les changements que les vives paffions de l'ame produifent fur le vifage, &c.

Neufville (Louis de), Médecin de Leyde, & difciple d'Albinus

Difp. de allantoïde. Leidæ 1730, in-4°. 1736, in-8°.

Cet Auteur voudroit nous perfuader, que fi l'on injecte par l'uretre une liqueur dans la veffie, après l'avoir foufflée, on la verra fortir par l'ouraque. La même chofe, dit Neufville arrivera, fi après avoir rempli la veffie d'une liqueur, l'uretre étant lié, on

_____
(*e*) Elem. Phyfiol. T. VIII. Catal. fub fine.

en comprime les parois. Cet Ecrivain nous apprend qu'Albinus a démontré à ses disciples l'ouraque d'un adulte, dont la cavité n'étoit pas entierement effacée ; mais cette observation n'a rien d'extraordinaire, si on la compare à plusieurs que nous avons rapportées. Neufville dit que ce même Professeur a fait voir l'allantoïde d'un fœtus humain qui avoit environ sept semaines, attachée par de petits fibres, placées entre l'amnios & le chorion, dans l'endroit où le chorion adhere au placenta. La figure de cette membrane allantoïde étoit semblable à une vessie allongée, & beaucoup plus ample que la vessie urinaire : on voyoit distinctement l'ouraque placée à la partie latérale du cordon ombilical, se terminer dans l'allantoïde, &c.

Tellier (le), Médecin à Peronne.

Réflexions critiques sur l'Emménologie de Freind. Paris 1730, in-8°.

Le sang menstruel, suivant cet Auteur, est porté à la matrice par des arteres en plus grande quantité que les veines ne le rapportent, & comme ces arteres s'ouvrent dans la cavité de la matrice par plusieurs ramifications, le sang doit s'écouler dans ce viscere lorsqu'il est trop abondant. Le Tellier prétend, contre l'opinion de Freind, & avec raison, que les vaisseaux ne sont point déchirés, mais simplement dilatés par le sang excrémentitiel.

Courcelles (David Corneille), Docteur en Médecine.

De nutritione. Leid. 1730, in-4°.

Icones musculorum plantæ pedis. Leid. 1739, in-4°.

Ces planches sont au nombre de sept, & l'on y voit les différentes parties du pied, représentées avec beaucoup d'ordre ; l'Auteur suit la méthode d'Albinus, il procéde de l'extérieur à l'intérieur, & montre les parties couche par couche, telles qu'elles se présentent.

On voit dans la premiere figure l'aponévrose plantaire ; dans la seconde les muscles dans leur position naturelle ; dans la troisieme le muscle perforé renversé, & les tendons du perforant, &c. Dans la quatrieme paroissent les muscles lombricaux, &c. Dans la cinquieme les interosseux inférieurs. Dans la sixieme les interosseux supérieurs, &c. & dans la septieme les phalanges du pouce, & les principaux muscles qui s'y attachent. A chacune des planches il a joint les parties voisines; & en suivant cet ordre, il a été à même de donner par des planches une idée exacte des muscles nombreux & compliqués du pied.

Les descriptions sont encore meilleures que les planches: Courcelles dit s'être convaincu que l'aponévrose plantaire peut facilement se diviser en deux lames; celle qui est contiguë aux muscles fournit plusieurs productions, qui s'enfonçant entre leurs interstices, produisent autant de gaînes particulieres, &c. Il a vu le long fléchisseur des doigts seulement divisé en trois tendons, & il a décrit les différentes gaînes dans lesquelles sont reçus les tendons du pied. Courcelles a trouvé deux petits tendons de communication, entre ceux du sublime & du profond, &c. Il a dépeint le muscle transversal.

Icones musculorum capitis. Leid. 1743, in-4°.

Ces figures sont aussi intéressantes que les premieres. Courcelles suit encore l'ordre d'Albinus dans l'exposition: les plus petits muscles sont représentés avec ordre & nêteté. Les figures des muscles du pharinx & de la luette méritent la considération des Anatomistes. Courcelles a donné une bonne figure du contourné de la luette; mais les descriptions sont supérieures aux planches. Courcelles parle des papilles nerveuses qu'on apperçoit à la pointe de la langue, comme si elles étoient percées, &c. Il fait quelques remarques solides sur le tissu cellulaire du bras, & il dit avoir vu l'huile de térébenthine injectée dans les arteres du bras, transuder dans le tissu cellulaire voisin, &c. &c.

Etlinger (Laurent).

De nutritione. Erfurt. 1730, in-40.

L'Auteur y suit de très près les principes de Boerhaave, &c.

Beher (George Henri), Docteur en Médecine de l'Université de Strasbourg.

De pancreate & ejus liquore Argent. 1730.
Physiologia medica. Argent 1736, in-4°.
Ce précis de Physiologie est assez bien fait, l'Auteur y suit les principes de Boerhaave & des meilleurs Physiologistes qui l'avoient précédé.

QUESNAY.

Quesnay (François), naquit en 1694 à Merey, près Montfort-Lamaury : il fut d'abord maître Chirurgien de Mante, où il exerça cet Art avec célébrité. Sa réputation lui mérita la place de Secrétaire perpétuel de l'Académie Royale de Chirurgie, & bientôt après celle de Médecin ordinaire & consultant du Roi. Il a été adopté pour Membre des Académies Royales des Sciences de Paris & de Londres, & a publié divers ouvrages, & plusieurs mémoires académiques.

Observations sur les effets de la saignée. Paris, 1730, in-12. 1750, in-12.

Dans la premiere édition, M. Quesnay rapporte ses expériences, dont il croit que le résultat prouve la dérivation, & que la révulsion n'est autre chose que la dérivation elle-même. M. Quesnay y ajoute diverses remarques critiques sur le traité de l'usage des différentes sortes de saignées de *M. Sylva*.

La seconde édition est beaucoup plus étendue. M. Quesnay admet dans la saignée trois effets, l'évacuation, la spoliation & la dimotion. Il entend par la spoliation une diminution de quelques-unes des humeurs, qui à proportion sont enlevées par la saignée en plus grande quantité que les autres. La dimotion est le déplacement des humeurs, qui, suivant les Auteurs, dépend de la dérivation & de la révulsion, mais que M. Quesnay ne veut point admettre. Cet Auteur ne s'en tient point à des détails théoriques ; il en déduit des corollaires lumineux à la pratique de la Médecine & de la Chirurgie, joignant à ses propres observations celles des Ecrivains les plus célèbres & les plus dignes de foi.

Essai physique sur l'économie animale. Paris, 1736, 1747, in-12, 3 vol.

Ce n'est pas là le meilleur ouvrage de M. Quesnay. Les explications qu'il propose pour rendre raison de l'ordre, & l'harmonie de l'économie animale, sont le fruit de son imagination, plutôt que celui de l'expérience & de l'observation, qui doivent trouver place même dans les livres de Physiologie. M. Quesnay fait consister l'économie animale dans les parties qui sont, selon lui, tantôt métalliques, tantôt salines, & quelquefois huileuses : les parties intégrantes salines sont ou acides, ou alkalines, ou neutres ; au lieu que les parties intégrantes huileuses, sont ou minérales, ou fermentées, ou putrides ; ces termes sont empruntés de la Chymie, & l'application à l'homme en est très difficile & souvent impossible. Pour rendre raison du mouvement musculaire, M. Quesnay prétend que la fibre musculaire, selon lui creuse & cylindrique, est remplie de sang ou de lymphe, qu'elle est entourée de fibrilles nerveuses, qui, venant à se contracter, en diminuent le diametre, & la rendent en même tems plus courte. Cet Auteur entre dans d'autres détails, mais qui sont pour la plupart conformes à la théorie de Bernouilli sur le mouvement musculaire. M. Quesnay pour expliquer la génération, admet dans la semence de l'homme le germe de l'embryon, & dans les ovaires de la femme, des œufs destinés à les recevoir & à les feconder. Cette théorie a été proposée par Delaunay & quelques autres Ecrivains dont il a été déja question dans cette Histoire. M. Quesnay attribue aux orifices des vaisseaux secretoires une certaine sensibilité qui les met en état de recevoir certains fluides préférablement à d'autres, &c. &c.

Traité de la suppuration. Paris, 1749, in-12.

Suivant l'Auteur, il y a deux sortes de pus louable ; l'un est causé par l'inflammation, & l'autre est le produit de l'action organique, particulierement des chairs qui se reproduisent. Cette division n'est pas purement scholastique : M. Quesnay l'établit sur diverses preuves. Il fait voir que la production du pus dans les inflammations est l'effet de l'action des artères sur les humeurs qu'elles contiennent. C'est donc dans les arteres même que se forme le pus, qui est le produit de l'inflammation. Ce pus, suivant notre Auteur, qui est beaucoup plus fluide que le sang contenu avec lui dans ces mêmes vaisseaux, se rassemble & s'extravase seul, pour former les abcès qui suivent les inflammations. Il s'écoule donc alors des arteres dans le tissu cellulaire, par les routes qui fournissent naturellement un passage au fluide que les arteres capillaires déposent continuellement dans le tissu cellulaire.

M. Quesnay fait voir par quelle méchanique ce pus est repompé dans la masse du sang, &c. Il ne pense pas que le pus d'un abcès au cerveau, repompé dans la masse du sang, puisse donner lieu à l'abcès au foie. Il établit le tems qu'il convient d'ouvrir un abcès, indique le cas qui exigent l'application du cautere, ou la nécessité de l'incision Ces faits sont savamment exposés, & c'est dans l'ouvrage même qu'il faut en chercher la solution. M. Quesnay n'admet qu'une seule extension pour toute régénération. Il proscrit, du traitement des abcès, l'usage des répercussifs & des tentes, & ne fait pas grand cas des suppuratifs ; mais il trouve de grandes propriétés dans le sel ammoniac appliqué sur les parties contuses.

Traité de la gangrene. Paris, 1749, in-12.

Cet ouvrage est divisé en deux parties. M. Quesnay traite dans la premiere de la gangrene humide, & dans la seconde de la gangrene seche. Il établit différents genres de causes de la gangrene humide ; savoir, la contusion, la stupéfaction, l'infiltration, l'étranglement, les morsures vénimeuses, l'inflammation, la congélation, la brûlure & la pourriture. Il explique chacune de ces especes fort au long ; & indique le traitement qui leur convient.

M. Quesnay comprend, sous le genre de la gangrene seche, toutes celles qui ne sont pas suivies d'engorgement, mais d'un desséchement qui préserve la partie morte de tomber en dissolution putride. Il ne trouve que deux genres de causes qui peuvent produire cet effet: celles qui interceptent immédiatement le sang ou les esprits, & celles qui éteignent l'action organique des vaisseaux artériels d'une partie, & qui, par cette extinction, en causent ensuite la perte. M. Quesnay prescrit le traitement le plus favorable à chaque espèce de gangrene, en combinant les observations les plus intéressantes & les plus authentiques à une théorie savante & réfléchie. Le public qui a su apprécier le mérite de cet ouvrage, en a fait le plus grand cas, & les plus grands Chirurgiens le regardent comme un chef d'œuvre de l'art.

Observation sur la conservation de la vue. Paris, 1760, in-4°.

M. Quesnay est l'Auteur d'une excellente Préface placée à la tête des *Mémoires de l'Académie de Chirurgie*, & de plusieurs Mémoires très intéressants. Il prouve dans cette préface, que la connoissance des lettres est très utile aux Chirurgiens, &c. &c.

Sur les vices des humeurs. M. T. 1, pag. 1.

M. Quesnay croit que les Anciens ont eu raison de penser que le froid étoit une qualité active ; qu'ils ont mieux connu que les Modernes les effets de la chaleur dans le corps, & qu'ils se sont très sagement servis du terme de qualité occulte, pour désigner une cause cachée, &c. M. Quesnay rapporte plusieurs observations qui prouvent que l'humeur cancéreuse prend le dernier dégré d'acrimonie, & fait diverses remarques relatives à la pratique de la Chirurgie. Ce mémoire est peu susceptible d'un extrait.

Précis de diverses observations sur le trépan dans les cas douteux. M. T. 1, pag. 188.

Les observations que M. Quesnay rapporte prouvent qu'on peut appliquer le trépan sur les sutures & sur les sinus du crâne, sans accidents fâcheux ; qu'il n'y a presque point de danger de multiplier les couronnes du trépan, & qu'on risque d'en courir un fort grand si l'on en omet l'application, &c. M. Quesnay admet l'existence du contre-coup, dont il établit la réalité par diverses observations, &c. & assure qu'on peut, dans certains cas, emporter une portion du cerveau avec avantage, &c. Ces mémoires sont très intéressants.

Précis d'observations, où l'on expose les différents cas où il est nécessaire de multiplier l'application du trépan, & où l'on montre, par des exemples remarquables, que le crâne peut être ouvert avec succès dans une grande étendue, lorsque les cas l'exigent. T. 1, pag. 251.

Précis d'observations sur les exfoliations des os du crâne, avec des remarques sur les moyens dont on se sert pour hâter l'exfoliation des os ou pour l'éviter. T. 1, pag. 293.

Remarques sur les plaies du cerveau, &c. &c. &c. T. 1, pag. 310.

On trouve, dans les mêmes Mémoires de l'Académie de Chirurgie, plusieurs observations de M. Quesnay, dont divers Académiciens ont fait usage.

Sur un os arrêté dans l'œsophage, repoussé avec l'éponge, montée sur une tige de baleine & renfermée dans un boyau de mouton. Mémoire de M. Hevin. T. 1, pag. 522.

Sur un os tiré du fondement avec des pincettes. ibid.

Sur un bec de lievre guéri sans suture (avec une plaque de baleine), &c. Tom. 1, page 613. Mem. de M Lafaye.

Moyen pour arrêter le sang de l'artere intercostale (c'est un jetton d'ivoire attaché à un ruban). T. 2, pag. 126. Mem. de M. Bellocq.

MARESCOT. Marescot (François), Auteur Italien, a publié en sa langue:

Relation d'une opération singuliere d'une tumeur carcinomateuse, placée à la langue. Bologne, 1730, in-4º.

Je n'ai pu me procurer cet ouvrage, qui a échappé aux recherches de M. de Haller.

GEELHAUSEN. Geelhausen (Pierre-Guillaume), Médecin de Strasbourg.

De differente fluidorum in corpore humano secretione. Argent. 1730, in-4º.

CHEVALIER. Chevalier (Pierre), Docteur Régent de la Faculté de Médecine de Paris.

Réflexions

Réflexions critiques sur le traité de l'usage des différentes saignées. Paris 1730, in-12.

C'est du Traité de M. Sylva dont parle M. Chevalier ; il y soutient que la saignée à la jugulaire est dérivative par rapport au cerveau, & il ne croit pas que la saignée du bras produise des effets si fâcheux dans les maladies de la tête que le présumoit M. Sylva. Je sortirois de mon objet si je donnois une plus ample analyse du Traité de M. Chevalier. Je ferai seulement observer que cet ouvrage contient plusieurs remarques intéressantes sur la communication & la distribution des rameaux de l'aorte, & de ceux des veines jugulaires. M. Chevalier a raison de dire, que M. Winslow n'est pas le premier qui ait découvert l'anastomose des mammaires internes avec l'épigastrique ; elle avoit été décrite par plus de cinquante Anatomistes précédents, dont j'ai déjà parlé.

Brunner (J. D. Ehrhardt), Médecin de Strasbourg, & parent du célèbre Brunner.

De partu præter naturali ob situm placentæ super orificium internum uteri. Argent. 1730.

Schacherus, Hoorne, & en dernier lieu M. J. L. Petit avoient observé un cas semblable ; mais Brunner a profité de sa propre observation pour donner un abrégé des accouchements : il décrit assez au long ceux qui sont naturels, & passe ensuite à ceux qui sont contre nature.

Wenckler (Christophe Nicolas).

Dissert. chirurgico-medica de ideo-syncrasia cutis ab emplastris sese exerente. Argent. 1730.

Schobinger (Jean Gaspard), Médecin de Basle, a soutenu pour son Doctorat.

Dissert. de fistula lacrymali. Basil. 1730.

Cette Dissertation ne contient rien de nouveau, mais tous les points sont discutés avec beaucoup d'érudition & de clarté.

Gaspart (Jean), Médecin de Strasbourg.

Disp. de exostosi cranii rariore. Argent. 1730.

L'Auteur y rapporte plusieurs observations de cette maladie.

Adolphus (Simon).

Theses anatomico-medicæ miscellaneæ. Hall. 1730, in-4°.

Burghart (Geofroi Henri).
De terminis pubertatis. Francof. ad Viad. 1730, in-4°.

Tronchin (Théodore), citoyen de Geneve, noble de Parme & de Plaisance, premier Médecin de l'Infant d'Espagne Don Ferdinand Duc de Parme, & de M. le Duc d'Orléans, Docteur en Médecine de l'Université de Leyde, ancien Inspecteur des Hôpitaux & du Collége des Médecins d'Amsterdam, ancien Professeur de Médecine à Geneve, Aggrégé à l'Université de Médecine de Montpellier, Associé étranger de l'Académie Royale de Chirurgie de Paris, Membre de la Société Royale de Londres, des Académies de Berlin, de Stockolm, d'Edimbourg, &c.

Dissertatio anatomica de nympha. Leid. 1730, in-4°. 1736, in-8°.

Pringle (Jean), célébre Médecin de la Reine d'Angleterre, de la Société Royale de Londres, où il exerce la Médecine avec le plus grand succès, s'est acquis par ses profondes connoissances la réputation d'un des plus grands Médecins d'Angleterre.

Disp. de marcore senili. Leid. 1730.

M. Pringle y suit les principes de Boerhaave son maître. Il est l'Auteur d'un très bon ouvrage sur les maladies des Armées, mais dont je ne parlerai pas, étant éloigné de mon objet; c'est aux Historiens de la Médecine à en faire connoître le mérite, & à en celébrer l'Auteur, très digne de leurs éloges.

Souiller, Ecuyer, Maître Chirurgien, & Anatomiste Royal en l'Université de Montpellier, envoya à l'Académie des Sciences, en 1730, une observation sur un abcès singulier du foie.

Fay (M. du), Médecin du Port de l'Orient, communiqua en 1730 à l'Académie des Sciences, une observation sur quatre dents, deux incisives, & deux canines, venues à un homme à l'âge de quatre vingt quatre ans; & en 1739 l'histoire d'une plaie au crâne très compliquée.

Stobœus a donné dans les mémoires de Suede (1730) une description assez circonstanciée du cœur de la tortue.

Cassebohm (Jean Frédéric), célèbre Professeur en Médecine dans l'Université de Halles-Magdebourg, a rendu son nom recommandable par des ouvrages d'Anatomie généralement estimés.

Disp. de aure interna. Francof. ad Viad. 1730.

L'Auteur donne dans cette thèse un extrait de ses travaux sur l'oreille, qu'il détaille plus au long dans l'ouvrage suivant :

De aure humana tractatus, Tom. II & III. *Hall.* 1730, in-4°.

Cassebohm décrit dans ces trois Traités la partie de l'os temporal, qui concourt à la formation du crâne, l'oreille externe & la cavité du tympan : il indique les développements successifs de l'os temporal, fait voir comment se forment les angles de la portion pierreuse ; assure avec raison que l'apophyse mastoïde ne se développe qu'avec l'âge, & que dans le fœtus il n'y a à la place de cette éminence osseuse, qu'un tubercule cartilagineux. Cassebohm a ajouté à la description que Duvernei avoit donnée du cercle osseux ; il a décrit l'*hiatus Fallopii*, que quelques Anatomistes François ont connu sous le nom impropre de *trou anonyme de M. Ferrein*. Cassebohm parle des fontanelles postérieures décrites par Nicolaï, & qu'un Anatomiste de nos jours croit avoir découvertes.

La description que Cassebohm donne de l'oreille externe, répond par son exactitude à celle de l'oreille interne ; mais il en a pris les principaux articles dans les ouvrages des Anatomistes qui l'ont précédé.

Celle de la cavité du tympan est nouvelle à plusieurs égards ; Cassebohm en indique les dimensions qu'elle a dans les divers âges, la position des fenêtres, de la trompe d'Eustache, & de l'ouverture des cellules mastoïdiennes ; il fait voir que le muscle interne du marteau est séparé de la trompe d'Eustache par une languette osseuse, & il a vu dans quelques sujets l'ouverture des cellules mastoïdiennes bouchée par une membrane.

De aure humana tractatus IV. *Halæ* 1734, in-4° avec les précédents.

Cassebohm a trouvé dans les apophyses du marteau, de l'enclume, & dans les branches de l'étrier, des conduits qu'il décrit dans ce Traité. Il a tâché de déterminer l'étendue & la position de l'aqueduc de Fallope, & les articulations des osselets de l'ouïe ; & il l'a supérieurement fait : ce qu'il dit sur les nerfs de la cavité du tympan mérite aussi de la considération, &c.

De aure humana tractatus V & VI. *Halæ* 1735, in-4°.

Notre Anatomiste décrit le vestibule, le limaçon, & les canaux demi-circulaires ; il prétend que la rampe du limaçon est percée à sa base & à sa pointe. Il regarde les cercles sonores de Valsalva comme un être de raison, &c. Il a déterminé l'étendue des canaux demi-circulaires du fœtus & de l'adulte, &c.

Les différentes parties que Cassebohm a décrites, sont représentées dans autant de figures particulieres de la derniere exactitude.

Progr. de differentia fœtus in adulto. Hall. 1730.

L'Auteur y remarque avec raison que la position du ventricule du fœtus est plus perpendiculaire qu'horisontale, ce qui est contraire à ce qu'on observe dans l'adulte.

Methodus secandi musculos. Hall. 1739, in-8°. & en Allemand, ibid. 1740, in-4°.

C'est un des meilleurs Traités que nous ayons sur l'administration Anatomique ; il est court, mais rempli de préceptes qui sont le fruit des travaux de son Auteur : cependant il faut avouer que Cassebohm doit à Albinus plusieurs remarques sur l'art de disséquer les muscles.

De methodo secandi viscera. Hall. 1740, in-8°. Berlin 1746, in-8°.

On doit faire autant de cas de cet ouvrage que des précédents : Cassebohm y fait plusieurs bonnes observations sur le tissu cellulaire des ventricules & des intestins, sur la structure de la rate qu'il croit cellulaire, sur la position du canal alimentaire, &c. sur la structure de la capsule de Glisson, de la vésicul du fiel, &c. &c. &c. Il croit que le corps d'Higmore est folide & non creux, que les ligaments ronds font compofés de fibres appartenantes à l'utérus. Il décrit l'épiderme de la matrice, prétend que les caroncules ne font pas des parties de l'himen, & fait quelques bonnes remarques fur la ftructure du fphincter, fur celle du canal thorachique, dont il décrit les différences : il prétend que la rétine naît des bords du cryftallin, &c. &c.

XVIII. Siec.
1730.
CASSEBOHM.

Nourfe (Edmond), Chirurgien de l'Hôpital Saint Barthelemi, Démonftrateur d'Anatomie dans l'amphithéâtre des Chirurgiens, & de la Société Royale de Londres.

NOURSE.

Defcription d'un accouchement contre nature par l'anus. Tranfact. Phil. 1730, n°. 416.

Sur des pierres trouvées dans un fac formé par un prolongement des tuniques de la veffie, ibid. 1741, n°. 462.

Il y a joint une figure qui eft très curieufe.

Timmius (Jean), Docteur en Médecine de Breme, eft l'Auteur de plufieurs ouvrages très eftimés.

TIMMIUS.

Anatomæ des rukgrades. Brem. 1730, in 8°.

Einiger Engellander und frantzofen anmerkungen uber den fleifchnitt nach dem Englifchen apparatu. Brem 1731., in-8°.

M. Haller nous apprend que le fonds de cet ouvrage eft extrait de ceux de MM. Morand & Platner.

Anmerkungen in erofnungen von korpern. Bremæ 1735, in-8°.

Il eft rempli d'obfervations de plaies confidérables du fpina ventofa, & de l'anévrifme.

Samlung zur vorberei tung des menfchlichen korpers gehoriger fchriften. Bremæ 1735, in-8°.

Ofervationes anatomico - practicæ rariores. Bremæ 1735, in-8°.

Ces obfervations font intéreffantes : l'Auteur donne l'hiftoire de plufieurs maladies qu'il a traitées, & celle des ouvertures de cadavre qu'il a faites ; il y en a quelques-unes fur les maladies du poumon & du foie, dont on pourra profiter. Timmius y a joint une defcription de la moëlle épiniere, & il trouve une fi

D iij

42 HISTOIRE DE L'ANATOMIE

XVIII. Siec.
1730.
TIMMIUS.

grande perfection dans la structure de cette partie, qu'il s'en sert pour prouver l'existence de Dieu.

Comment in Dionis von erzeng und geburt des menschen. Brema 1745, in-8°.

Ce sont quelques remarques de Timmius sur le traité de la génération de Dionis.

Ce même Médecin a traduit en Hollandois l'ouvrage de Maître Jan, sur les maladies des yeux, celui d'Anel sur les moyens de traiter la fistule lacrymale; une lettre de Palfyn à Woolhouse, & quelques observations de Palfyn sur la cataracte.

1731.
BURGMANN.

Burgmann (Pierre Christophe), Docteur en Médecine, disciple d'Heister.

Examen hypotheseos stahlianæ de anima rationali, pars 1. *Rostoch* 1731, & pars 2, 1734, in-8°.

De singulari tunicarum utriusque oculi expansione. Rostoch 1739, in-4°.

Il a fait l'observation de cette derniere thèse sur le cadavre d'un pendu dont le cerveau étoit en putréfaction. Burgmann croit que le cerveau se corrompant devient capable d'une expansion très considérable, & que réduit en putréfaction, une portion ayant pénétré les orbites a alongé les membranes de l'œil : explication futile.

MOLINA.

Molina (Jean Ximenez), Espagnol, a publié :
Cartilla physiologica galenica & spagirica. Murciæ 1731.

MEIBOMIUS.

Meibomius (Brandus), Professeur en Médecine dans l'Université d'Helmstadt, est l'Auteur de plusieurs bonnes dissertations; les suivantes lui font trouver place dans cette histoire.

Disp. de conceptione. Helmstadt, 1731.
De conceptu, ibid. 1734.
De pilis eorumque usu, 1740.

TITSING.

Titsing (Abraham), Chirurgien d'Amsterdam & Auteur satyrique qui s'est attiré par ses écrits l'inimitié de plusieurs de ses confreres.

Heelkondige verhandelingen over de steen & steensnyden van F. Jacques uytgevonden, van Rau beschaaft, en door J. Denys verdonkert. Amstel. 1731, in-8°.

Ce Chirurgien critique vivement Denys & son ouvrage, & prend le parti de Uylhoorn & de Jean Sermes ; il prétend que Denys n'a pu découvrir le secret de Raw, & qu'il n'a aucune teinture des belles lettres. Du reste, il fait quelques remarques sur la maniere dont on pratique l'opération de la taille en Hollande, & rapporte quelques observations relatives aux maladies de la vessie.

Heelkundige ver handeling over de tegennatuurlyke splyting der ruggeraat. Amsterd. 1732, in-8°.

Il prétend contre l'opinion de Uylhoorn que le spina bifida ne peut être produit par la forte flexion de l'épine de l'enfant lorsqu'il se renverse dans l'utérus ; l'hydrocephale en est selon lui la véritable cause, ou bien il est produit par un affection notable dans les fonctions de l'ame de la mere. Titsing prend dans cet ouvrage le parti de la Médecine que Vylhoorn sembloit avoir méprisée, &c. &c. Vylhoorn répondit à cet ouvrage : *voyez* ce qui a été dit à son article.

Verdonkerde heelkonst der Amsterdamers. Amsterdam. 1735, in-4°.

L'Auteur dit dans cet ouvrage avoir vu plusieurs fois le tibia fracturé en long ; il rapporte quelques observations relatives aux plaies, ulceres, abcès, fractures & luxations ; mais il les expose avec tant de confiance & de vanité, qu'il donne par-tout, suivant M. de Haller, des marques d'un amour propre insuportable.

Diana ontdeckende de dwaasheit der vroedmeesteren. Amsterd. 1750, in-4°.

Fitzgerald (Gerard), Professeur en Médecine dans l'Université de Montpellier, & de la Société Royale des Sciences, étoit de Limeric en Irlande, & mourut en 1748 : il est Auteur de quelques ouvrages.

Disp. de catameniis. Monspel. 1731, in-8°.

De visu, ibid. 1741, in-8°.

Traité des maladies des femmes, traduit du Latin. Avignon, 1758, in-12.

La description que l'Auteur donne des parties de

44 HISTOIRE DE L'ANATOMIE

XVIII siec. 1731

la génération de la femme, est extraite de divers Auteurs que Fitzgerald n'a pas même toujours bien entendus.

COHAUSEN. Cohausen (J. Henri), célébre Médecin de Munster.

Lucina Ruyschiana. Amstel. 1731, in-8°.

Cet Auteur prétend que le muscle utérin de Ruysch ne differe en rien des autres muscles du corps, & que son véritable usage est de faciliter la sortie de l'enfant, & non d'opérer le détachement du placenta.

ALBRECHT. Albrecht (J. Guillaume), d'abord Professeur de Médecine à Erfort, & ensuite à Gottingue.

Observationes anatomicæ. Erfurt. 1731, in-4°.

Cet Auteur pense que la vessie d'un homme robuste peut être divisée en six tuniques, parmi lesquelles il n'en admet pas de musculeuses; parcequ'elle n'est formée que par des paquets de fibres séparés & irréguliers: il prétend que les pores de la vessie sont imperméables à l'air. En injectant la veine pulmonaire gauche, Albrecht a remarqué que l'injection passoit dans une veine qui perce la plevre à quatre ou cinq pouces des vertébres, & qui reçoit des branches des parties des environs. Il pense qu'il y a toujours une communication entre les vaisseaux pulmonaires & ceux du thorax, &c.

Paranesis ad artis medicæ cultores. Gotting. 1735, in 4°.

Albrecht a pris l'isthme de Vieussens pour une valvule qu'il croit avoir découverte.

OSTERLING. Osterling (J.), Médecin de Leyde.
Disp. de olfactu. Leid. 1731.

COLONNE. Colonne.
De la nature & de la génération des choses. Paris 1731, in-12.
Ce Physicien y renouvelle le systême de Platon.

SWART. Swart (Jacques).
Disp. de saliva. Leid. 1731.

HAGEN. Hagen (Gott. Frédéric).
De mensura soni articulati. Hall. 1731.

HOFFMANN. Hoffmann (Adolphe Frédéric).

De rebus physiologicis novæ hypotheses. Erfurt, 1731, in-4°.

Cet ouvrage mérite d'être consulté, par les réflexions physiologiques qu'il contient. Hoffmann assigne les poids spécifiques à la plupart de nos humeurs; il trouve dans les glandes divers sphincters qui permettent ou qui défendent l'entrée au liquide suivant sa nature, &c.

Bernhardus (Christian), Médecin de Halle.
Diss. de nutritione fœtus per funiculum umbilicalem. Halæ. Magd 1732.

Gueriniere (de la).
Ecole de Cavalerie contenant l'Ostéologie, &c. Paris 1730, in 12.

L'Auteur y donne un exposé succinct des parties du cheval.

Mazzacuratti (Jean-Baptiste).
Istoria intorno l'infirmita, morte e sezzione di Giulio Galli, &c. Rimini, 1731, in-8°. ouvrage très estimé.

Baget (Jean), Maître Chirurgien juré de Paris, Démonstrateur en Anatomie & en Chirurgie.
Ostéologie, premier traité, dans lequel on considere chaque os, par rapport aux parties qui le composent, &c. Paris, 1731, in-12.

C'est un des meilleurs traités d'Ostéologie que nous ayons annoncé. L'Auteur y donne une description de chaque os en particulier, & en examine fort au long la connexion avec les os voisins. Il a connu toutes les parties des os du palais, & a parlé des autres os du crâne avec assez d'exactitude. Il a donné aux os du carpe des noms particuliers. Ce qu'il dit sur les ligaments de la jambe & les cartilages semi-lunaires, est déduit de la nature même des parties ; & il a décrit les os du pied avec la derniere précision ; cependant on ne peut le louer d'avoir cru que les os de la face étoient articulés par synévrose, &c.

Thiessen (Geofroi), Médecin de Konisberg a publié les deux dissertations suivantes.
Disp. de materie cerace ejusque injectione anatomica. Regiomont. 1731.

Observ. de calculo raræ magnitudinis à virgine per uretram sponte & feliciter excluso. ibid. 1741, in-4°.

Dans la premiere dissertation, l'Auteur donne une maniere d'injecter qu'il dit lui être propre, & lui avoir bien réussi.

MAURER. Maurer (J. George) Médecin Allemand.

Vade mecum chirurgicum. Schafhusæ, 1731, in-8°.

Ce livre a été imprimé à Francfort & à Leipsick, sous le titre

Grundliche einleitung zur chirurgie. 1737, in-8°.

On trouve encore de cet Auteur la dissertation suivante,

De pulsu cordis. Altdof. 1738.

RAST. Rast (Christian-Frid.).

De utero. Regiomont 1731, in-4°.

Il y a quelques bonnes observations sur les vaisseaux de la matrice,

MEZA. Meza (Daniel de), Médecin de Leide.

Disp. de αἱματώσει. Leidæ, 1731, in-4°.

SCHWENKE Schwenke (Martin-Guillaume).

De operatione inguinali. Leidæ, 1731, in-4°.

VONK. Vonk (Mathias Lambert):

De ingestorum assimilatione in chylum. Leidæ, 1731.

RICHTER. Richter (Ernest-Euseb), a publié, pour la Médecine du barreau, un ouvrage intitulé,

Digesta medica seu decisiones medico forenses. Lipf. 1731, in-4°.

C'est un recueil de quatre-vingt-dix observations médico légales, dans lesquelles l'Auteur rapporte les jugemens rendus dans diverses Facultés, sur-tout dans celle de Leipsick.

PARADYS. Paradys (David), disciple d'Albinus.

De oculorum fabrica. Leidæ, 1731.

Il y parle, d'après Albinus son maître, de la membrane médullaire du corps vitré.

KNIGTH. Knigth (Thomas).

Vindication of a late essay on the transmutation of blood. Lond. 1731, in 8°.

Cet Auteur traite du sang, & regarde les globules comme des vésicules d'air, recouvertes d'une croute visqueuse fournie par le chyle. Il prétend que la couleur rouge dépend du soufre joint à l'alkali, & cela, parceque le sang blanchit lorsqu'on le mêle avec un acide. Les aliments, selon lui, ne se dissolvent dans l'estomac, que parcequ'ils sont chargés d'un acide qui en unit les molécules, lequel venant à s'en dégager, les molécules sont séparées les unes des autres.

On catholicus. Lond. 1749, in-8°.

On y lit quelques remarques sur les propriétés du lithontriptique de Mlle. Stephens. Knigth dit qu'on doit attribuer ses bons effets au feu qui est contenu dans la chaux qui entre dans la composition de ce médicament.

Denys (Jacques), natif de Leyde, fut d'abord Chirurgien d'un des vaisseaux de Hollande. De retour dans sa patrie, il y suivit les célèbres Professeurs de Médecine, principalement Raw avec lequel il s'occupa beaucoup de l'opération de la taille : souvent il pansoit les calculeux que Raw avoit taillés ; & il tailloit lui-même lorsque Raw étoit surchargé d'occupations. Elevé par un si grand maître, Denys hérita de sa haute réputation. Dès que Raw fut mort, il devint le lithotomiste le plus exercé de la Hollande. Il cultiva l'art des accouchements avec célébrité, & par ces deux occupations il s'acquit de richesses immenses.

Observationes chirurgicæ de calculo renum, vesicæ, urethræ lithotomia, & vesicæ punctura. Lugd. Batav. 1731, in-8°.

C'est un des meilleurs ouvrages Latins sur la lithotomie. Denys y expose les signes du calcul avec la plus grande sagacité. Il décrit les variétés qu'on observe à la vessie & à l'uretre. Il parle d'un calcul qui étoit incrusté de poils : décrit la méthode de la taille au haut appareil ; mais il la trouve insuffisante dans plusieurs cas. Il préfère la methode de Raw à toutes les autres, & il se félicite d'être le seul qui la connoisse. Si on l'en croit, il l'a toujours pratiquée avec succès, principalement parcequ'il connoissoit les signes qui indiquent ou contre indiquent la présence du calcul : il ne veut pas qu'on entreprenne l'opération de la taille, lorsque les pierres sont trop grosses, trop petites, qu'elles ont des aspérités, ou qu'elles sont adhérentes. Denys a fait dépeindre dans cet ouvrage environ cinquante calculs des plus singuliers, & le trois-quarts dont il se servoit pour percer la vessie, dans les cas d'ischurie : il y en a un qui a trois ouvertures latérales.

Verhandelingen over het ampt der vroemeesters en vroedvrouwen met aanmerkingen der selven konst rakende. Leid. 1733, in-4°.

Le témoignage que M. de Haller rend de cet ouvrage, est des plus avantageux. La plus saine pratique en fait la base, & la théorie en est entierement bannie. On y trouve une histoire suivie des moles, des accouchements monstrueux. L'Auteur indique les moyens qu'il a suivis pour arrêter les hémorrhagies de la matrice. Il expose la manœuvre qu'il a employée dans les différentes especes d'accouchements que sa grande pratique lui a fournie. M. de Haller la trouve plus facile à mettre en exécution que celle de Lamotte, excepté que Denys se servoit d'un lacq pour extraire par les pieds les enfans foibles. Il perçoit avec le doigt la tête de l'enfant mort lorsqu'il vouloit l'extraire.

HUNONI. Hunoni (H. V.), Médecin de Leyde.
Disp. de ortu, progressu, & occasu hominis. Leidæ, 1731.

KORNMANN. Kornmann (Jacques-Michel).
Hochstnothiger unterricht von der geburt des menschen. Erfurt. 1731, in-8°.

M. de Haller dit que cet Auteur y traite des accouchements.

HAHNIUS. Hahnius (Jean-Geofroi), Docteur en Médecine, a donné à la suite de son traité des fievres une dissertation, qui a pour titre.
Diss. de aëris inspirati in pulmones effectu. Lips. 1731, in 4°.

Il admet l'introduction de l'air dans le sang par cette voie, & releve plusieurs propositions de Keil sur l'action du cœur.

NEBEL. Nebel (Guillaume Bernard), Médecin d'Heidelberg.

De partu tredecimeſtri legitimo. Heidelberg. 1731, in-4°.

De lethalitate vulneris pericardii, ibid. 1739, in-4°.

Bergen (Charles Auguſte de), célébre Profeſſeur de Médecine dans l'Univerſité de Francfort.

Diſſ. de nervo intercoſtali. Francof. 1731.

Cette theſe qui mérite l'attention des Anatomiſtes, eſt diviſée en trois parties. Dans la premiere l'Auteur donne, d'après les Ecrivains, une deſcription très étendue du nerf intercoſtal ; il dit avec raiſon qu'Euſtache eſt un des premiers qui en ait parlé. Dans la ſeconde partie Bergen ajoute ſes propres recherches ; il prétend que le nerf intercoſtal eſt produit par des rameaux que lui fourniſſent les nerfs intervertébraux, & que la branche nerveuſe qui ſe joint à la ſixieme paire monte au lieu de deſcendre, comme quelques-uns l'ont dit. Bergen obſerve que le nerf intercoſtal ne communique pas toujours avec la cinquieme paire. Il décrit les plexus thorachiques & abdominaux très au long, & avec plus d'exactitude qu'on n'avoit fait avant lui, de ſorte que ſa théſe mérite des éloges à l'Auteur. Dans la troiſieme partie Bergen recherche les uſages des nerfs, & ce qu'il dit ſur la ſympathie eſt nouveau & utile.

De membrana cellulosa. Francof. 1732.

Bergen prouve que c'eſt à tort qu'on confond ſous le nom de membrane adipeuſe tout le tiſſu cellulaire, qui eſt formé de divers filaments, leſquels s'inſinuent dans les interſtices des fibres. Bergen fait voir que le tiſſu cellulaire a ſon ſiege dans toutes les parties du corps, & indique les endroits où il ſe trouve en plus grande quantité que dans d'autres, ce qui rend ſa théſe recommendable.

Programma ad demonſtrationes anatomicas in corpore feminino incohandas, &c Francof. 1734.

Icon nova ventriculorum cerebri. Francof. 1734.

Bergen y a fait dépeindre l'hypocampus & les trois cornes du ventricule droit ou gauche, & a fait remarquer que les ſillons tranſverſes qu'on voit ſur la surface supérieure du corps calleux étoient l'empreinte des veines.

Program. de pia matre. Norimberg. 1736, in-4°.

Il regarde l'arachnoïde comme une véritable membrane, & il trouve dans la pie-mere la structure du tissu cellulaire : suivant Bergen l'arachnoïde recouvre simplement le cerveau, & la pie-mere s'enfonce dans ses propres circonvolutions. On observe facilement l'arachnoïde, comme ledit Bergen, à la base du cerveau sur le pont de Varole, & sur la queue de la moëlle allongée.

Dis. de coalitu viscerum. Francof. 1736, in-4°.

Cette thèse a été soutenue par Christian Louis Wessel.

Program. de difficultatibus controversiarum anatomicarum. Francof. 1737.

Cet Auteur y recherche par quelle force le cœur pousse le sang dans ses vaisseaux, & indique plusieurs effets concernant le mouvement du cœur.

Disp. de respiratione viscerum. Francof. 1738. *Resp.* Joh. Reinhardo.

Program. de nervis quibusdam cranii ad novem paria hactenus non relatis. Francof. 1738.

Cet Auteur dit avoir vu un petit nerf sortant de l'os pierreux : *Peculiari foramine ex anteriori facie processus petrosi, ex adverso foraminis nervi acoustici, non divisum, sed unicum egredi, clarè deprehendebam.* Ce nerf, suivant Bergen, étoit de la grosseur du nerf de la quatrieme paire, & se joignoit avec la branche ophtalmique de Willis. Ce nerf, dit Bergen, n'est point un être de raison ; je l'ai vu, je l'ai touché, & je l'ai démontré à plusieurs curieux. Il soupçonne que ce nerf pourroit être le même que celui dont a parlé Simoncelli. Bergen dit avoir trouvé deux autres petits nerfs qu'il indique seulement, ne les ayant pas suivis d'assez près pour en donner une description détaillée.

Diss. inaug. de systematibus organicorum & mechanicorum. Francof. 1740, in-4°. *Resp. Christ. Alex.* Wylokinski.

De judicio medico ex sanguine per venæ sectionem misso. Francof. 1740, in-4°.

Ce Médecin détermine la grosseur & le poids spécifique des globules du sang.

Methodus cranii ossa dissuedi, & machinæ hunc in finem constructæ per figuras ligno incisas delineatio. Francof. 1741, in 4°.

Bergen dit que lorsqu'on veut démonter une tête, on doit choisir celle d'un sujet de quatorze à vingt ans ; dans celles des enfants les sutures ne sont point formées, & dans celle des vieillards les sutures sont si strictement jointes, qu'on ne peut en séparer les os : Bergen entre dans quelques détails sur la structure des os du crâne, qui méritent d'être consultés.

Specimen inaugurale de conceptione fœcunda. Francof. 1742, in 4°.

Pentas observationum anatomico-physiologicarum. Francof. 1743, in-4°.

La premiere traite des muscles du corps humain, & l'Auteur s'étend principalement sur le palmaire & sur l'iliaque. Dans la seconde, Bergen recherche le vrai siege du goût, qu'il place à la racine de la langue. Dans la troisieme & quatrieme, il y est question d'une maladie du poumon, & dans la cinquieme il décrit les différences du cœur du fœtus de celui de l'adulte.

De spina ventosa. Francof. 1746, in-4°.

De maculis in oculo, ibid. 1747, in-4°.

Il prétend contre l'opinion de Pitcarne, que les corps opaques qui nâgent dans l'humeur aqueuse produisent leur image sur la rétine, & il avance que les rayons visuels se réunissent par cette membrane.

Elementa physiologiæ juxta selectiora experimenta. Genev. 1749, in-8°.

C'est un précis de physiologie que l'Auteur a composé dans le goût des institutions de Boerhaave, qu'il suit presque par-tout ; il y a ajouté des remarques particulieres sur la rate, sur les sécrétions, sur les nerfs, &c. &c.

Mensuram & proportionem membrorum corporis humani non admittere rigorem mathematicum. Francof. 1750, in-4°.

On trouvera dans le Commerce Littéraire du Nuremberg, un grand nombre d'observations de Médecine, qui appartiennent à Bergen, & parmi lesquelles on en lit plusieurs Chirurgicales ; mais que nous ne rapportons point pour plus grande brièveté.

XVIII Siec.
1731.
BERGEN.

Anatomes experimentalis, part. 1 & 2. 1755 & 1758, in 8°.

La plupart des dissertations que Bergen a composées, se trouvent recueillies dans la savante collection des thèses anatomiques, publiée par M. Haller.

GUENAULT. Guenault (Antoine Nicolas), Docteur Régent de la Faculté de Médecine de Paris

An a facili perspiratione, vita longior? Paris 1731. Resp. J. Bapt. Lud. Chomel. affirmativè.

An leucophlegmaticæ leves scarificationes, 1750.

LEHOC. Lehoc (Louis Pierre), Docteur Régent de la Faculté de Médecine de Paris, mort en 1768

An omnes animantium motus ab aëre? Paris 1731, affirmativè.

An oculi punctio cataractam præcaveat? 1742, affirmativè.

RIVIERE. Riviere (Raymond de la Riviere), Docteur Régent de la Faculté de Médecine de Paris.

An succus lacteus fœtus alimentum? Paris 1731, affirmativè.

An inflammationi, pro varia sede resolutio, vel suppuratio potior, 1742, affirmativè.

GUISARD. Guisard (Pierre), Docteur en Médecine de la Faculté de Montpellier, naquit à la Salle dans les Cevennes, Diocèse d'Alais, & remplit plusieurs années l'emploi de Vice Professeur dans la Chaire de M. Marcot, Professeur en Médecine de Montpellier, où M. Guisart mourut en 1747.

Quæstiones medico-chirurgicæ duodecim pro cathedra regia vacante. Monspel. 1731, Paris 1747, & traduit en François, ibid. avec le Traité des plaies.

On y trouve plusieurs questions anatomiques & Chirurgicales ; l'Auteur traite dans la premiere de la fausse grossesse ou de la mole. Dans la cinquieme, il recommande d'inciser les gencives pour faciliter l'irruption des dents. Dans la septieme question, il soutient qu'on peut guérir radicalement l'athérome, le stéatome & le méliceris, en emportant

la

la tumeur ou en la difféquant. Dans la huitieme, il établit qu'il faut appliquer le cautere actuel au cancer ulcéré.

Pratique de Chirurgie, ou Histoire des plaies en général & en particulier. Avignon 1735, in-12. Paris 1742, 1747, in-12. 2 vol.

Guifard simplifie le traitement des plaies : il recommande, à l'imitation de Céfar Magati, de ne les panfer que rarement, & il prouve que c'eft un abus de recourir aux tentes ; cependant il traite fort au long des futures, & il recommande l'enchevillée lorfqu'il eft queftion de tenir rapprochés les bords d'une plaie, tandis qu'il blâme la future du pelletier. Guifard compte peu fur l'ufage des farcotiques : » ne » fortons point, dit-il, de la Chirurgie, & confultons ceux qui favent réduire les chofes à leur jufte » valeur : s'ils font de bonne foi ils conviendront » tous, que la digeftion des matieres crues & des » bouts des vaiffeaux contus, la fuppuration, la ré» génération des chairs, la cicatrice, la production » du cal, & la réunion des os, font autant de mer» veilles au-deffus de l'art, & dont nous avons toute » l'obligation à la feule nature ».

Après avoir parlé des plaies en général, Guifard indique le traitement de chacune d'elles en particulier, & il appuye ce qu'il avance, fur l'obfervation. Il y en a une très curieufe fur une gangrene fixée par le quinquina pris intérieurement, qui lui a été communiquée par M. Bordeujurque, Docteur en Médecine de l'Univerfité de Montpellier, pour lors réfidant à Pau en Béarn. Ce Médecin dit avoir prefcrit avec fuccès l'ufage intérieur du quinquina ; il a vu des chairs blanchâtres molles & baveufes, acquérir une bonne confiftance & une rougeur convenable.

On lit dans l'ouvrage de Guifard des remarques très intéreffantes fur la gangrene féche, & fur la gangrene humide, car l'Auteur ne les confond pas ; une obfervation fur une loupe monftrueufe extirpée avec fuccès ; une autre obfervation fur une exfoliation de la tunique interne de la veffie, & l'Auteur y a expofé la maniere de faire l'opération de l'empieme. Il prétend que l'os qui a été découvert du périofte

Tome V. E

s'exfolie toujours, & que lorsque les symptomes indiquent l'opération du trépan, il ne faut point craindre d'ouvrir la dure-mere; il trouve dans les eaux de Barege un puissant secours contre les ulceres qui suppurent trop. Guisard y a ajouté un Traité sur les plaies d'armes à feu; il regarde la contusion comme le principal symptome à combattre, & recommande l'usage des scarifications pour donner issue au sang épanché, &c. &c.

Cantwel (André), Docteur Régent de la Faculté de Médecine de Paris, de la Société Royale de Londres, mort le 11 Juillet 1764, étoit de la Comté de Tippererary en Irlande. Il est l'Auteur de plusieurs ouvrages de Médecine, les suivants sont de notre objet.

Dissertations sur les sécrétions, 1731, in-12.

Nouvelles expériences sur le reméde de Mademoiselle Stephens. Paris 1742, in-12.

M. Cantwel n'y donne qu'une traduction de l'ouvrage de Hales sur ce lithontriprique, qu'il a jointe à celle qu'il a publiée de l'*Etat de la Médecine* de Clifton.

An calculo vesicæ scalpellum semper necessarium? Paris, 1742, negativè.

M. Cantwel soutint cette thèse sous la Présidence de M. Pousse; il a pour objet de démontrer l'efficacité du reméde de Mademoiselle Stephens. Il y rapporte plusieurs expériences que M. Morand a faites pour s'assurer de la validité de ce reméde.

An microcosmi vita motus vere mechanicus? 1749, affirmativè.

Lettres sur le Traité des maladies de l'uretre de Daran. Paris 1749, in-12.

On y trouve une histoire des Auteurs qui ont fait usage des bougies, & quelques remarques sur les excroissances charnues du canal, dont notre Auteur dit s'être assuré par l'observation. Cantwel prétend posséder le secret de faire des bougies semblables à celles de M. Daran.

M. Cantwel est Auteur de plusieurs observations insérées dans les *Transactions Philosophiques*.

Sur une grande tumeur glanduleuse située dans le bassin, 1737, n°. 446.

Sur une paralysie extraordinaire des paupières, 1738, n°. 449.

Description d'un enfant monstrueux, 1739, n°. 453.

Agricola (Jean Guillaume), célébre Praticien de Ratisbonne, est l'Auteur à ce que croit M. de Haller d'un ouvrage qui a paru sous le titre :

Spagirische chirurgie. Schneeberg. 1731, in-8°. 1742, in-8°.

On trouve plusieurs observations d'Anatomie ou de Chirurgie insérées dans le Commerce Littéraire d'Allemagne.

Sur la direction du sang par le canal artériel dans le fœtus. Commerc. Norimb. 1735, Hebd. 4. §. 2.

Ce Médecin décrit une valvule qu'il croit avoir trouvée à l'ouverture du canal artériel dans l'aorte descendante, & qu'il dit être formée de quatre parois, dont deux sont disposées de maniere qu'elles empêchent l'extrémité du canal de se fermer avant la naissance, les deux autres s'opposent à ce que la valvule s'éloigne de l'ouverture de ce canal.

Sur un péricarde adhérent au cœur, ibid. Hebd 8.

Sur le siege de la cataracte, ibid. Hebd. 18.

Cet Auteur dit avoir disséqué les deux yeux cataractés d'une même personne. Dans l'un dont la cataracte étoit regardée comme mûre, le crystallin opaque n'étoit aucunement adhérent à sa capsule, & fut abattu sans peine ; il fallut beaucoup d'efforts pour abattre celui de l'autre œil, & dans l'opération l'iris fut tiraillé de côté & d'autre ; il s'en détacha même, avant qu'on eût pû le déplacer, une portion de cette humeur noire, qui, selon Agricola, enduit la partie postérieure. La capsule du crystallin étoit transparente dans l'un & dans l'autre œil. Dans celui dont la cataracte étoit mûre, il y avoit partout entre le crystallin cataracté & sa capsule, une matiere semblable à du pus ; le crystallin se divisoit par écailles ; la matiere purulente & le crystallin desséché étoient l'une & l'autre plus pésants que l'eau ; mais la capsule du crystallin y surnageoit.

Sur un nouveau lithontriptique. Heb. 17.

Il s'agit d'une pierre qu'on trouva dans un certain poisson d'Italie, & que l'Auteur regarde comme un vrai lithontriptique.

BASTER.

Baster (Jean), Médecin de Leide, de l'Académie des Curieux de la Nature.

Diss. de osteogenia. Leid. 1731, in-4°. & dans la Collection de theses d'Anat. de M. de Haller.

Cette dissertation est pleine d'observations curieuses & utiles sur le développement des os; il paroît que l'Auteur a fait usage des travaux d'Albinus. On trouve dans le recueil des Ephémérides d'Allemagne un mémoire de Baster, sur la nature des cheveux, dont, selon lui, quelques-uns tirent leur origine de la peau, & d'autres du tissu cellulaire.

Natuurlyke uytspanningen 1. *Stuk.* Haarlem. 1759, &c. &c. &c.

SHORT.

Short (Thomas), Docteur en Médecine, & de la Société Royale, a communiqué à cette Compagnie une observation.

Sur un abcès extraordinaire au foie. Transact. Phil. 1731, n°. 420.

Le malade, quelque tems avant de mourir, rendit du pus par haut & par bas. A l'ouverture du cadavre, ce Médecin vit le canal cholédoque & hépatique rempli de pus, ce qui prouve que la matiere purulente rendue par le malade découloit dans l'intestin duodenum par le canal cholédoque.

On trouve de cet Auteur dans les *Essais de Médecine* d'Edimbourg, une observation:

Sur une obstruction entiere de la valvule du colon, Tom. IV. pag. 557.

LEPROTTI.

Leprotti (Antoine), premier Médecin du Pape Clément XII, & Membre de l'Académie de Bologne, est l'Auteur de plusieurs mémoires insérés dans les ouvrages de cette savante Société. On en trouve, Tom. premier 1731, un sur les vaisseaux lactés de l'homme, qu'il a communiqué avec Galeatius, & dans lequel ces Auteurs prétendent que les vaisseaux lactés ont la même structure des vaisseaux lymphatiques; ils n'ont point vu de vaisseaux lactés aboutir à l'estomac, ni aux gros intestins.

Sur un anévrisme de l'artere bronchique. Mémoire, Tome premier, pag. 345.

XVIII. Siec.
1731.
LEPROTTI.

Ce mémoire est très curieux, on y trouve quelques remarques sur le trou de Rivinus dans la membrane du tympan, que Leprotti a vu ; & sur la valvule du colon, que l'Auteur compare aux valvules conniventes des intestins, &c.

Il a communiqué à la même Société, des expériences qui prouvent que l'eau contenue dans les intestins grêles, pouvoit pénétrer les vaisseaux lactés, Tom. 2, 1745.

Pistorini, Nanni & Leprotti, travaillerent de concert à ces expériences. Ils ouvrirent le bas-ventre à un chien vivant, & après avoir fait une petite ouverture à l'intestin duodenum, ils injecterent dans sa cavité une liqueur colorée tantôt avec de l'encre, tantôt avec du safran ; ils comprimoient légèrement les intestins grêles, afin d'empêcher la liqueur injectée de couler des intestins grêles dans les gros intestins, & ils voyoient les vaisseaux lactés se gonfler par le liquide qui les pénétroit ; ce liquide étoit clair, transparent : en un mot, entierement dépouillé de la partie colorante.

Leprotti donne dans cet excellent mémoire ses remarques sur des glandes qu'il dit avoir découvertes dans l'intestin duodenum de l'homme, semblables à celles qu'il avoit vues autrefois dans l'estomac du coq.

Galeatius (Dominique Gusman), célèbre Professeur de Médecine de Bologne, & de l'Institut de cette Ville, a composé différents mémoires insérés dans le Recueil de cette Académie. On trouve dans le premier volume (1731) la description des parties de la génération d'une femme morte au second mois de sa grossesse, dans les ovaires de laquelle il trouva de grosses vésicules qu'il prend pour des œufs, dans lesquelles il dit avoir découvert le corps jaune.

GALEATIUS

Sur les calculs biliaires & cystiques, Tom. premier pag. 354.

La vésicule du fiel en contenoit un grand nombre, & on en voyoit plusieurs entre ses propres lames. Galeatius pense que ces derniers avoient leur siege dans les glandes, dont il croit la véficule du fiel pourvue. L'Auteur fait d'affez bonnes remarques fur la formation de ces calculs, &c.

GALEATIUS Galeatius a joint au même volume la defcription de la membrane villeufe, dans laquelle il a découvert un nombre prodigieux de trous dont il a donné trois figures fort intéreffantes; il y fait auffi quelques remarques judicieufes fur les glandes de Peyer & de Brunner.

Sur les voies de communication entre la véficule du fiel & le foie. Comment. pag. 133, *opus* pag. 331, Tome 2, part. 1.

Cet Auteur fe plaint de l'application que les Anatomiftes ont faite de leurs obfervations fur le bœuf au corps de l'homme. Il nie qu'il exifte dans le foie humain des canaux hépatico-cyftiques, ou cyfto-hépatiques, comme on le voit dans le foie du bœuf; il penfe que la bile découle dans la véficule du fiel des glandes qu'il croit avoir vues dans fes parois, &c. Ce mémoire me plaît plus par l'ordre avec lequel les matieres font préfentées, que par les faits qu'il contient.

Sur la tunique charnue des voies alimentaires. Comment. 136, Tome 2, part. 1.

Galeatius divife les voies alimentaires en trois claffes, l'œfophage, le ventricule & les inteftins : l'œfophage eft pourvu de deux plans mufculeux de fibres, l'extérieur eft formé de fibres mufculeufes longitudinales, & l'interne de fibres circulaires; les inteftins font pourvus de deux couches mufculeufes, dont les fibres ont la même direction. Il n'en eft pas de même du ventricule. Galeatius dit y avoir apperçu trois plans de fibres, principalement à la petite courbure. Le premier plan eft formé de fibres qui s'étendent en droite ligne du cardia au pilore, ou qui s'infinuent fur la face antérieure & poftérieure de ce vifcere, en fe prolongeant jufqu'au grand bord. Le fecond plan eft compofé de fibres circulaires, & le troifieme de fibres longitudinales pareilles au plan le plus extérieur. En admettant une telle ftructure, dit Galeatius, on voit la caufe qui a divifé les Anatomiftes, principalement Willis & Winflow ; le premier prétendoir que les fibres externes étoient circulaires ; le second qu'elles étoient longitudinales : c'est que tous deux, n'admettant que deux plans de fibres, devoient tomber en contradiction. Galeatius observe, & avec raison, que les fibres musculeuses qui forment trois paquets distincts séparés sur le colon, se dispersent en s'épanouissant sur l'intestin rectum.

XVIII. Siec.
1731.
GALEATIUS.

Nanni (Pierre), de l'Institut de Bologne.

NANNI.

Sur la structure, la division & les usages des glandes. Tome premier, 1731.

Il dit avoir trouvé des vésicules de la grosseur d'une féve, ou du moins de la grosseur d'un pois dans le foie & dans le pancréas ; c'est ce qui lui fait adopter l'opinion de Malpighi sur la structure des glandes. Nanni ne veut pas qu'on les divise en glandes conglobées & en conglomérées, parcequ'il trouve la même structure dans les unes & dans les autres.

Stancari (Jean Antoine).

STANCARI.

Sur la structure de la dure-mere. Mém. de l'Institut de Bologne, Tom. premier 1731.

Ce Médecin adopte l'opinion de Pacchioni, & tâche de répondre aux critiques que Rideley & Fanton ont faites de cet ouvrage. Stancari reconnoît dans la dure-mere la structure du muscle, mais n'est pas du même avis que Pacchioni sur le nombre, la position, & les usages des prétendus tendons de la dure-mere.

Molinelli (Pierre Paul), Docteur en Philosophie & Médecine, Professeur en Médecine & en Chirurgie dans l'Université de Bologne, de l'Académie de cette Ville, premier Chirurgien de l'Hôpital Sainte Marie de Vie, & Associé étranger de l'Académie Royale de Chirurgie de Paris, s'est acquis une réputation des plus brillantes par ses profondes connoissances en Chirurgie. Il a laissé un fils Docteur en Médecine, qui s'est déja distingué par son goût exquis pour l'Anatomie ; M. Molinelli est Auteur de plusieurs Mémoires qu'il a communiqués à l'Institut de Bologne, dont il étoit un si digne Membre. Il est mort le 15 Octobre 1764, âgé de 62 ans : voyez son Oraison Funébre, par le Pere Roberti Jésuite.

MOLINELLI.

Expériences Anatomiques, Tome premier 1731.

Molinelli s'est convaincu qu'en piquant la dure-mere d'un chien vivant, on occasionnoit des convulsions dans tous ses membres ; il a emporté le lobe gauche du cerveau à un chien qui a tombé dans l'instant sur le côté droit, il l'a relevé ; mais le chien est tombé à plusieurs reprises sur le même côté ; cette expérience fournit une nouvelle preuve à l'opinion de ceux qui prétendent que les nerfs du côté droit du cerveau se distribuent aux parties gauches du corps. Molinelli donne dans le même ouvrage l'histoire d'une ouverture d'un sujet mort d'apoplexie, dont la pie-mere étoit remplie de corps ganglioformes....

Sur une femme morte à la suite de longs & fréquents vomissements. ibid. pag. 157.

Molinelli ouvrit son cadavre, & trouva le ventricule plus bas qu'il n'a coutume d'être, les glandes du duodenum gonflées, & les vaisseaux lactés remplis d'un liquide jaunâtre, en tout semblable à de la bile : Molinelli ne révoque pas même en doute que ce ne fût de la véritable bile, & fait à ce sujet quelques remarques sur la jaunisse.

Sur l'extraction d'une masse fongueuse remplie de pierres, qui remplissoit l'intestin rectum, ibid.

Molinelli fait dans ce mémoire d'excellentes remarques sur les abcès au foie par contre-coup, & prouve d'après l'observation, qu'ils ont plutôt leur siege vers la concavité que vers la convexité du viscere ; que les abcès au foie ne sont pas toujours la suite des coups ou plaies à la tête, & que des coups à d'autres parties très éloignées y donnent lieu fréquemment. Ces observations renversent bien des systêmes qu'on hazarde tous les jours dans cette Capitale.

Sur la fistule lacrymale, Tome 2.

Molinelli y attaque avec éloquence & avec la plus grande réserve, les principes de Jean Louis Petit, exposés dans le volume de l'Académie des Sciences, année 1734 ; il prouve d'abord que les voies lacrymales sont sujettes à plusieurs variétés, dont quelques-unes détruisent entierement la comparaison que M. Petit a voulu établir des voies lacrymales avec un syphon.

M. Molinelli pense qu'il est très rare de voir couler du pus par les voies lacrymales, soit par haut, soit par bas, sans qu'il n'y ait callosité au sac; il détermine le lieu où il faut faire l'incision, & il a coupé le prétendu tendon des paupieres, sans qu'il soit survenu d'éraillement, &c. L'Académie de Chirurgie, attachée comme elle devoit l'être à la mémoire de M. Petit, crut devoir examiner la question, & juger si la dispute que M. Molinelli lui intentoit étoit fondée ou non. M. Bordenave, Commissaire nommé par cette Société, a savamment examiné le pour & le contre, & a conclu » que M. Molinelli n'a pas » attaqué la doctrine de M. Petit; mais qu'il paroît » avoir voulu perfectionner sa méthode, & y ajou- » ter plutôt que la détruire ».

Sur un anévrisme du bras survenu à la suite d'une piquure de l'artere brachiale, Tome 2, pag. 1. & imprimé séparément en latin, *Bologne 1745*, in-4°.

Molinelli dit avoir lié plusieurs fois le nerf médian avec l'artere brachiale, sans qu'il soit survenu d'accident fâcheux; il recommande de lier l'artere au-dessus & au-dessous du sac anévrismal, &c.

Sur la blessure du tendon d'Achille, ibid. pag. 189.

M. Molinelli prouve par diverses observations, que la suture au tendon d'Achille rompu, peut être avantageuse pour en faciliter la réunion.

Sur les effets qu'on observe en liant ou en coupant les nerfs à un animal vivant, ibid. Tome 3, 1755.

Les chiens vivants sur lesquels Molinelli a tenté ces expériences ont perdu la voix, ou du moins leur voix est devenue si foible qu'à peine on pouvoit les entendre; leurs yeux se sont couverts d'une espece de nuage qui en diminuoit la transparence: & en faisant la ligature Molinelli a vu le nerf se gonfler par dessus; mais il a fait voir que ce gonflement dependoit de la lymphe qui se répandoit dans le tissu cellulaire du nerf, ou entre la gaîne extérieure & les fibres nerveuses. Ce mémoire est intéressant & par les expériences qu'il contient, & par l'exposition que l'Auteur donne des nerfs.

Outre l'ouvrage sur l'anévrisme du bras, M. Molinelli a publié une petite dissertation, où il joue l'usage de démontrer en public sur le cadavre les opérations Chirurgicales

Programm. ad publicam Chirurgicarum operationum in cadaveribus ostensionem. Bonon. 1742.

Albertini (François Hypolite), est l'Auteur d'un mémoire inséré dans le Recueil de l'Institut de Bologne, Tome premier 1731, pag. 382.

Sur les vices de la respiration, provenant d'une altération du cœur & des hypocondres.

Albertini traite des dilatations & des palpitations du cœur, d'une maniere solide, savante & nouvelle.

Anonyme *L'Anatomie universelle de toutes les parties du corps humain, représentée en figures, &c.* par M. ***. *Paris* 1731, in-fol.

Ce n'est qu'un recueil de vingt-sept figures tirées de Vésale ; l'Auteur y a joint l'explication des objets qu'il fait représenter, sans y rien ajouté qui lui soit particulier.

CHAPITRE XVI.

FERREIN

FERREIN (Antoine), célebre Médecin, & un des plus grands Anatomiftes de ce fiecle, Docteur en Médecine de la Faculté de Montpellier & de Paris, ancien Médecin des Armées du Roi, Confeiller du Roi, Lecteur & Profeffeur de Médecine au College Royal, Profeffeur d'Anatomie & de Chirurgie au Jardin du Roi, de l'Académie Royale des Sciences, des Curieux de la Nature, de celle d'Erfort, & honoraire de celle d'Auxerre, naquit à Frefpech en Agenois, le 25 octobre 1693, d'Antoine Ferrein, bourgeois, & de Françoife Delprat, qui l'éleverent avec beaucoup de foin, d'abord fous leurs yeux, & l'envoyerent enfuite à Agen, où il étudia, fous les Jéfuites, les humanités avec diftinction. Il y fit fon cours de philofophie en 1708 & en 1709, & foutint avec honneur des thefes de philofophie. M. Ferrein revint dans la maifon paternelle après fon cours de philofophie; & s'y occupa, pendant près de quatre ans, à l'étude de la Géométrie. Il alla à Cahors en 1713. Comme il étoit incertain fur l'état qu'il devoit embrafier, il y fuivit les Profeffeurs de Théologie, de Droit & de Médecine, fans perdre de vue l'étude des Mathématiques, pour laquelle il fe fentoit un goût décidé. Il trouvoit un plaifir infini à lire les ouvrages de Borelli; & comme pour les entendre, il faut avoir des connoiffances d'Anatomie, il prit du goût pour cette fcience. Il m'a dit, plus d'une fois, que ne pouvant fe procurer des cadavres humains, il avoit ouvert plufieurs animaux vivants, pour les difféquer enfuite. Ce penchant décidé pour l'Anatomie le détermina à embrafier la Médecine, malgré les oppofitions de fon pere, qui le deftinoit à l'étude du Droit.

M. Ferrein fe rendit à Montpellier, en 1715;

avec quelques lettres de recommandation pour le célebre Vieuſſens, qu'il connoiſſoit déja de réputation. M. Ferrein ne perdit aucune occaſion de converſer avec lui; & il aſſiſta pluſieurs fois aux diſſections que cet Anatomiſte, déja caſſé par la vieilleſſe & par ſes grands travaux, faiſoit chez lui ou à l'hôpital Saint-Eloy, dont il étoit depuis longtemps le Médecin. C'eſt en ſuivant M. Vieuſſens, qu'il connut M. Deidier ſon gendre, mais il ne put jamais s'attacher à lui par rapport au peu de ſolidité de ſa doctrine. Il avoit une idée bien différente de celle de M. Vieuſſens : il mettoit par écrit tout ce qu'il lui entendoit dire, & deſſinoit juſqu'aux pieces d'anatomie qu'il avoit dans ſon cabinet. M. Ferrein jouit peu de ces avantages. Il perdit M. Vieuſſens deux ans après ſon arrivée à Montpellier. Il fut reçu bachelier le 28 ſeptembre 1716, & alla à Marſeille avec un de ſes oncles maternels, Officier de dragons. M. Ferrein profita de ſon ſéjour à Marſeille pour y ſuivre les hôpitaux. Il demanda aux Adminiſtrateurs la permiſſion d'ouvrir les ſujets dont il avoit ſuivi la maladie. Non ſeulement on octroya ſa demande, mais encore on le pria de faire un cours d'anatomie & de chirurgie auquel aſſiſterent les Médecins & les Chirurgiens de la ville. M. Ferrein revint à Montpellier en 1728, & reçut le 17 Septembre 1728 le bonnet de Docteur des mains de M. Chicoineau, Chancelier de l'Univerſité, enſuite premier Médecin du Roi. Peu de temps après ſon doctorat, M. Ferrein fut chargé de remplir la place de Profeſſeur, vacante par l'abſence de M. Aſtruc.

C'eſt en 1732, qu'une chaire de Profeſſeur étant venue à vaquer par la démiſſion qu'en fit M. Deidier, M. Ferrein ſe préſenta au concours avec pluſieurs autres prétendants, parmi leſquels étoient M. Fizes. M. Ferrein ſe diſtingua par les ſavantes theſes qu'il ſoutint; il fit voir que le cœur ſe racourciſſoit dans la ſyſtole : & il propoſa une nouvelle méthode d'opérer la cataracte, que des Oculiſtes du premier rang ont adoptée. Les Profeſſeurs en Médecine, vrais juges de cette diſpute, connurent facilement la supériorité de M. Ferrein sur ses autres compétiteurs, aussi le nommerent-ils d'une voix unanime le premier des trois sujets qu'ils devoient présenter au Roi : mais la Cour en ayant jugé autrement, la chaire fut accordée à M. Fizes. M. Ferrein fut si sensible à cette préférence, qu'il quitta aussitôt Montpellier pour se rendre à Paris. A peine fut-il arrivé, que le Cardinal de Fleury desira le voir. Ce Ministre lui dit, pour le consoler, que s'il n'avoit pas été nommé à la chaire dont il s'étoit rendu digne par la supériorité qu'il avoit montrée dans la dispute sur ses concurrents, c'est que ce choix avoit été déterminé par des raisons particulieres & de convenance. Il l'assura qu'il le recommanderoit à M. Chicoineau, premier Médecin du Roi. Dans le même temps, M. Chauvelin, Garde des Sceaux de France, lui fit dire que s'il avoit dessein de retourner à Montpellier, on érigeroit en sa faveur une nouvelle chaire.

Quoique cette offre flattât baucoup M. Ferrein, il crut devoir la refuser. Il avoit déja connu la capitale, & il croyoit avec raison y trouver de plus grands avantages qu'à Montpellier. Il commença à faire chez lui un cours d'anatomie, qui fut si suivi, qu'on quittoit les cours publics pour aller l'entendre. M. Ferrein partit bientôt pour l'Italie, où on l'envoya en qualité de Médecin en chef des hôpitaux de notre armée. Il étoit de retour à Paris en 1735, d'où il alla dans le Vexin François où la suette faisoit de grands ravages ; & il y eut le succès le plus heureux.

M. Ferrein se présenta à la Faculté de Médecine de Paris en 1736, & fut admis au doctorat le 27 octobre 1738. En 1741, M. Ferrein fut reçu à l'Académie des Sciences en qualité d'Adjoint. Il succéda, en 1742, à M. Andry, Professeur de Médecine au College Royal : &, en 1758, il fut nommé à la place de Professeur d'Anatomie & de Chirurgie vacante par la démission de M. Winslow. Ces cours publics ne l'empêchoient point de faire des cours particuliers sur toutes les parties de la Médecine ; & il a fourni à l'Europe un si grand nombre de Médecins, que les plus brillantes places & presque toutes les chaires sont occupées par ses disciples. M. Ferrein mettoit un ordre admirable dans ses leçons : il épuisoit un sujet sans jamais le perdre de vue, & sa théorie étoit fondée sur la pratique des plus grands Médecins, & sur la sienne propre, qu'il a faite à Paris avec éclat. Sa réputation lui attiroit tous les jours des consultations des pays les plus éloignés. Cependant il ne fut point à l'abri de la critique; ses mémoires lui attirerent plusieurs censures dont il a triomphé. Je l'ai connu les quatre dernieres années de sa vie : il voulut bien me recevoir en qualité d'ami, ensuite en qualité de son successeur à sa chaire au College Royal. Il est mort le 28 février 1769, âgé de soixante-seize ans, à la suite d'une attaque d'apoplexie, & a été regretté de tous ceux qui l'ont connu. Il est l'auteur de plusieurs theses & mémoires qui ont mérité une approbation générale.

Questiones medicæ duodecim, pro Cathedrâ Regiâ vacante. Monspel. 1732.

L'auteur y traite de douze sujets différents, dont quelques-uns sont nouveaux, & tous sont savamment discutés. M. Ferrein y considere le mouvement du cœur ; il prétend qu'il se raccourcit pendant la systole, mais que sa pointe se releve en s'approchant du sternum & que toute sa masse se contourne ; & assigne la cause du mouvement d'élévation & de contorsion. M. Ferrein donne dans ses theses une succinte idée du système de la voix, qu'il a exposé, dans la suite, dans un mémoire de l'Académie des Sciences imprimé en 1741, & dont je rendrai compte en parlant de ses travaux académiques. Ce Médecin y établit deux especes de strabisme ; l'une provenant de la paralysie ou de la convulsion des muscles de l'œil, admise des auteurs ; & l'autre, d'un déplacement, ou d'une position vicieuse du crystallin. Il doit arriver de ce défaut " ce " que l'on voit, en effet, quand les yeux se tournent " volontairement & d'une façon contraire, que l'un " regarde en bas tandis que l'autre se fixe en haut,

» l'objet paroît double. Il est possible, dans cette
» maladie, que quelquefois l'objet paroisse simple,
» parceque le globe se remuant en tout sens, peut
» se placer dans la situation de l'autre.

» Que le vice du crystallin ne soit pas corrigé;
» ceux qui en seront attaqués verront toute leur
» vie les objets doubles. Il y a des exemples que
» l'habitude à tourner un œil sur un objet, ou à
» l'y fixer, a produit cette maladie : Gassendi, Fo-
» restus confirment cette vérité par plusieurs obser-
» vations qu'ils rapportent.

» Supposons que ce vice vienne de naissance :
» celui qui en est attaqué parviendra, par l'habi-
» tude à remettre le globe de l'œil malade dans la
» position où il reçoive les faisceaux lumineux,
» comme l'autre : l'objet sera apperçu simple. Mais
» ce défaut se corrigera par un autre, par le stra-
» bisme.

M. Ferrein donne une nouvelle méthode de faire l'opération de la cataracte. Il dit que la plus sûre façon de guérir & d'opérer la cataracte crystalline, sera d'ouvrir cette capsule, en dirigeant son aiguille de devant, en arriere, près du corps vitré, de sorte qu'on l'ouvre à sa partie inférieure, le crystallin s'échappera sans peine & tombera dans le corps vi-tré. Par cette méthode, on opérera facilement, & on préviendra plusieurs funestes accidents qui accom-pagnent cette opération. M. Ferrein veut qu'on di-rige l'aiguille, de sorte qu'on n'offense point la tu-nique qui regarde la face antérieure de la lentille crystalline. Par ce moyen, les parties de la catara-cte, molles ou laiteuses, ne passeront pas dans la chambre antérieure, & on évitera des inconvéniens ou embarras qui se rencontrent souvent dans l'ope-ration, &c.

M. Ferrein est l'auteur d'une bonne these d'Ana-tomie qui a été soutenue sous sa présidence dans les Ecoles de la Faculté de Médecine de Paris.

An pulmonum actio mechanica in expiratione? Pa-ris, 1738, & se trouve dans la collection des theses de M. Haller.

Cet Anatomiste dit que les poumons n'agissent, que d'une maniere purement méchanique. Il a ouvert plusieurs animaux vivants, & il s'est convaincu qu'en faisant à la poitrine une ouverture d'une certaine étendue, on voyoit les poumons dans un repos parfait, au lieu qu'ils paroissoient se mouvoir lorsque, pour l'examiner, on ne faisoit qu'une petite ouverture à la poitrine.

M. Ferrein est l'auteur de plusieurs mémoires insérés dans ceux de l'Académie Royale des Sciences.

Sur la structure du foie, & sur ses vaisseaux, Hist. 1733.

Ce Médecin prétend que les grains ou lobules du foie décrits par Malpighi, ont deux substances différentes ; une extérieure qu'il nomme corticale, & l'autre intérieure qu'il appelle médullaire. Les conduits hépatiques traversent, suivant lui, la substance corticale pour se rendre dans la substance médullaire formée des extrémités pulpeuses. M. Ferrein admet deux sortes de rameaux dans la veine-porte ; les artériels qui portent le sang au foie, & les veineux qui reçoivent le sang de l'artere hépatique pour le porter dans la veine-porte. Ce Médecin fait quelques remarques sur les vaisseaux lymphatiques du foie ; il dit que les injections colorées poussées dans le tronc des conduits hépatiques, donnent la facilité de les observer. Il a démontré les vaisseaux lymphatiques du poumon, & a admis des espaces interlobulaires ; il admet un reflux de la bile du canal cholidoque dans les canaux cystiques & hépatiques.

En 1738, il donna la description des vaisseaux lymphatiques de l'uvée, & les démontra remplis d'une sérosité transparente ; ils paroissoient en grand nombre disposés comme des rayons serpentants qui alloient de la circonférence de l'uvée à celle de l'iris, & se subdivisoient comme des vaisseaux sanguins. M. Ferrein admet des vaisseaux lymphatiques artériels, & des vaisseaux lymphatiques veineux, &c.

Observations

Observations sur de nouvelles arteres & veines lymphatiques. M. 1741.

XVIII. Siec.

1732.

FERREIN.

M. Ferrein expose d'abord dans ce mémoire deux opinions ; savoir, si les vaisseaux lymphatiques prennent leur origine des vaisseaux sanguins, ou s'ils ont des troncs particuliers. M. Ferrein rapporte les raisons pour & contre ; enfin, il adopte le systême dans lequel l'on regarde les vaisseaux lymphatiques comme la continuation des vaisseaux sanguins. Il le prouve de plusieurs manieres, 1°. par la vue, 2°. par l'injection, qu'il voit couler des vaisseaux sanguins dans les vaisseaux lymphatiques, &c. Il suit les ramifications, & les voit s'anastomoser ensemble, & former un plus gros tronc qui s'abbouche dans une artere ou dans une veine ; ce qui lui fait établir deux sortes de vaisseaux, savoir les arteres & veines lymphatiques, &c. Il a sur-tout découvert ces vaisseaux sur la face antérieure de l'uvée. » Il faut, dit M. Ferrein, pour
» bien les appercevoir, des yeux bleus ou bleuâ-
» tres. On séparera la portion antérieure du reste
» du globe pour mettre l'iris à découvert ; alors
» on n'aura qu'à regarder avec un verre lenticu-
» laire l'uvée, par dehors, au grand jour, &c.
» leurs troncs extrêmement déliés & nombreux
» partent du grand cercle ou de la circonférence
» de l'uvée, d'où ils vont vers le petit cercle : après
» demi-ligne de chemin, ils se divisent en un
» nombre prodigieux de ramifications, &c. &c.
M. Ferrein allegue diverses preuves pour établir l'existence des arteres & des veines lymphatiques, & il s'en approprie la découverte. Je crois cependant en avoir trouvé des traces dans les ouvrages posthumes de Vieussens, dont M. Ferrein avoit suivi long-temps les leçons. Voyez ce qui a été dit à l'article de ce célebre Anatomiste.

C'est dans ce même mémoire que M. Ferrein dit avoir découvert, entre la sclérotique & la choroïde, un corps annulaire très distinct & très aisé à séparer de ces deux membranes. Suivant M. Ferrein, il est formé d'une substance grisâtre, & il embrasse circulairement la choroïde près du grand

Tome V. F

cercle de l'uvée; il le nomme l'anneau de la choroïde : cet anneau étoit déja connu, comme nous l'avons dit précédemment.

De la formation de la voix de l'homme. M. 1741.

L'organe de la voix, suivant M. Ferrein, est un instrument à cordes & à vent. L'air qui vient des poumons & qui passe par la glotte, y fait l'office d'un archet sur les fibres tendineuses de ses bords. M. Ferrein les compare aux cordes d'un violon ou d'une basse de viole, & les nomme *cordes vocales* ou *rubans de la glotte*; le ton qu'elles rendent est proportionné à leurs différentes vibrations. Elles produisent un son aigu lorsque les vibrations sont fréquentes, & un son grave lorsqu'elles sont peu nombreuses dans un temps donné; & ces vibrations sont relatives à la tension, à la ténuité, & à la brieveté des cordes vocales. Ainsi M. Ferrein trouve dans l'organe de la voix toutes les propriétés des cordes sonores. Il dit que la comparaison que l'on en fait avec une flûte est vicieuse, parceque le ton est le même, quoique l'ouverture change, ce qui devroit être le contraire. Pour prouver ce qu'il avoit avancé, M. Ferrein prit une trachée-artere, détachée du cadavre, avec son larynx; il souffloit dans la trachée-artere, tenant en même temps les rubans de la glotte plus ou moins bandés, & l'on entendoit la voix humaine ou animale hausser ou baisser de ton; cependant les différentes voix changeoient peu de nature & elles étoient très reconnoissables dans ces expériences, car on distinguoit le mugissement d'un taureau & le cri d'un chien. M. Ferrein a fait plus, il a fait voir que les rubans tendineux de la glotte sonnent comme les cordes sonores &c., &c. L'Historien de l'Académie des Sciences fait un extrait très avantageux de ce mémoire, mais tous les Auteurs n'ont pas été du même avis. Voyez l'article AVICENNE.

En 1743, M. Ferrein fit à l'Académie une observation qu'il tenoit de M. Cuvillers, Médecin de l'hôpital de Niort.

Sur une douzieme vertebre du dos d'un homme fracassée par le bout d'une lame d'épée qui s'y cassa. Le sujet vécut encore quelque temps, & on trouva à l'ouverture du corps la moëlle épiniere traversée par le bout de l'épée, &c.

Sur les mouvements de la mâchoire inférieure. M. 1744, in-4°.

Avant que d'entrer en matiere, M. Ferrein donne une succinte description de la mâchoire inférieure. Il dit qu'elle est divisée dans l'enfant en deux parties par le moyen d'un repli du périoste qui en sépare les deux pieces, il fait appercevoir que ce repli est adhérent au périoste en dedans & en dehors ; & que ce n'est nullement un cartilage. M. Ferrein dit qu'il n'en existe qu'un seul qui soit destiné à la jonction des pieces osseuses du crâne ; il est placé entre l'os sphénoïde & l'os occipital : il décrit quatre trousseaux ligamenteux qui fortifient la capsule articulaire de la mâchoire inférieure. Après avoir traité de ces points anatomiques, il examine quatre mouvements de la mâchoire inférieure : savoir, le mouvement en avant, le mouvement en arriere, & les mouvements latéraux : ils ne se font pas, suivant M. Ferrein, de la même maniere que le croyoient les Anatomistes, qui pensoient que les condyles se mouvoient dans une ligne horizontale : au contraire, M. Ferrein après avoir démontré l'impossibilité des mouvements en arriere, remarque que lorsqu'on contourne la mâchoire, par exemple, du côté droit, en même-tems le condyle gauche se porte en avant, & que par là la mâchoire décrit une partie du cercle, dont le centre du mouvement est dans le condyle droit, vers lequel le reste de la mâchoire se tourne. On peut s'assurer de ce que M. Ferrein avance, par la vue & par le tact, & la structure même de la partie démontre la vérité de son opinion.

Sur le mouvement des deux mâchoires. M. 1744.

Ce Mémoire est divisé en deux parties, dans la premiere M. Ferrein traite des mouvemens de la mâchoire supérieure, & dans la seconde il recherche quels sont les muscles qui les produisent. Il pose ce principe de méchanique, que si deux poids sont attachés chacun aux extrémités d'une corde, & si cette corde vient à se contracter, elle tire les deux poids l'un vers l'autre en leur faisant parcourir des espaces réciproques à leurs masses : que si la masse de l'un est triple ou double de la masse de l'autre, elle parcourra des espaces sous-triples, ou sous-doubles. M. Ferrein applique ce principe aux différentes articulations. Mais comme le principe qu'il pose comme évident, n'est rien moins que tel, les conséquences qu'il en déduit, tombent, pour ainsi dire, d'elles-mêmes. Il croit que la portion antérieure du digastrique sert seule à l'abbaissement de la mâchoire inférieure, & que par sa portion postérieure, il peut soulever la tête conjointement avec le stylo-hyoïdien. Si on l'en croit il y a quatre géni-hyoïdiens, deux supérieurs, & deux inférieurs, & il n'exclud pas pour cela les mylo-hyoïdiens. M. Ferrein croit que les muscles pterigoydiens externes peuvent par leur contraction porter la mâchoire en avant, & par-là faciliter l'ouverture de la bouche.

Sur la structure des visceres nommés glanduleux, & particulièrement sur celle des reins & du foie M. 1749.

M. Ferrein fait un exposé du système de Ruysch & de celui de Malpighi sur les glandes : il croit que les vésicules que Littre pensoit avoir découvertes dans les reins, avoient déterminé Boerhaave à réunir ces deux systêmes. Mais M. Ferrein les combat, il ne pense pas qu'on puisse les combiner, parceque l'on découvre dans le foie & dans les reins une structure différente de celle que Malpighi, Ruysch & Boerhaave leur ont attribuée ; M. Ferrein prétend que ces visceres sont un assemblage merveilleux de tuyaux blancs cylindriques différemment repliés, qu'il démontre sensiblement dans les reins, dans le foie, dans les capsules attrabilaires, & dans plusieurs autres parties. M. Ferrein croit que la substance corticale des reins est composée de vaisseaux différemment entortillés, & que la substance médullaire est formée de vaisseaux rayonnés. En disséquant des reins humains, M. Ferrein a découvert des prolongements de la substance médullaire, qui pénetrent la corticale, & qui sont reçus dans autant d'enfoncements, qu'il nomme loges corticales.

M. Ferrein dit que les points blanchâtres qu'on apperçoit dans les reins lorsqu'on en a partagé la substance, sont formés par l'assemblage d'une infinité de tuyaux blancs cylindriques, & que les interstices rouges qui les séparent, contiennent aussi de ces mêmes tuyaux, mais en moindre nombre, & il croit qu'ils forment la substance corticale; qu'ils se replient & se groupent en mille manieres, mais qu'ils ne forment par leur assemblage rien qui ait l'apparence de glandes: ces vaisseaux, suivant lui, sont tous de même grosseur & sans aucune division; leur diametre égale un brin de cotton non filé, & ils sont souvent accompagnés de vaisseaux sanguins encore plus déliés, & qui se perdent dans les parois des vaisseaux corticaux.

L'intervalle qui reste entre tous ces tuyaux corticaux, est destiné à loger les arteres & les veines, & M. Ferrein dit y avoir discerné une substance gélatineuse qu'il regarde comme le vrai parenchyme des Anciens. Il a découvert une pareille substance gélatineuse dans l'uvée & dans le testicule: elle sert, suivant lui, à soutenir les vaisseaux blancs qui composent ces parties. M. Ferrein prétend que la longueur des vaisseaux blancs qu'il a découverts est immense, & qu'un espace d'une ligne quarée peut en contenir au moins deux mille cinq cents, & il ajoute que si l'on assembloit bout à bout tous les tuyaux blancs qui composent la substance corticale d'un rein humain, ils fourniroient une longueur de soixante mille pieds, ou de dix mille toises, ou enfin de cinq lieues.

M. Ferrein a découvert dans la substance corticale du rein, des vaisseaux blancs différemment entortillés, dont il donne une description aussi détaillée que celle des vaisseaux corticaux; il décrit aussi ceux qu'il croit avoir découverts dans le foie & dans les capsules atrabilaires, &c.

Memoire sur l'inflammation des visceres du bas-ventre. M. 1766.

M. Ferrein soutient que l'inflammation au foie est une maladie plus commune qu'on ne pense, & il est surpris qu'on ait refusé de la sensibilité à ce viscere,

Un Savant moderne, dit-il, à qui la Médecine doit beaucoup, prétend que le foie est insensible, d'après des expériences faites sur des animaux vivans. Mais tout Médecin pourra se convaincre qu'il est très sujet à la douleur, qu'il en éprouve souvent de cruelles sans qu'on puisse les attribuer soit aux ligaments, soit aux autres parties des environs. M. Ferrein prescrit des regles sur l'art de tâter les visceres du bas ventre, dont je crois qu'on peut tirer de l'avantage.

Le systême de la voix de M. Ferrein fut vivement censuré par M. Bertin & ses partisans, il parut d'abord :

Lettre au D***. sur le nouveau systême de la voix. A La Haye, 1745. *in-8°.*

L'Auteur (M. Bertin) trouve le systême de M. Dodart bien plus vraisemblable que celui de M. Ferrein. La plus grande, la plus petite ouverture de la glotte décide de la variété des sons, & la tension des levres de la glotte peut favoriser cette variété. Représentez-vous, dit l'Auteur, pour en venir au systême de M. Ferrein, une caisse de tambour, que le parchemin qui en couvre la cavité soit fendu, que la fente soit le diametre de la caisse, que dans toute l'étendue des deux bords de la fente le parchemin se replie, que ces deux bords repliés soient tendus, qu'ils descendent dans la caisse, & qu'en descendant ils s'écartent l'un de l'autre : tel est l'organe de la voix, dit le même Auteur ; le larinx est la caisse, la fente qui est au milieu est la glotte... On ne peut donc pas dire que ce sont deux rubans, ou deux vraies cordes. L'Auteur décrit les puissances qui augmentent ordinairement la tension de la glotte ; il prétend que les bords de la glotte ne peuvent résonner comme celles d'une corde à violon : 1°. parcequ'elles ne sont pas assez tendues : 2°. qu'elles sont mouillées : 3°. que les cordes ne sont sonores que lorsqu'elles sont libres, une corde de violon assujettie à des fils tendus qui partent de chacun de ses points, ne donnera jamais aucun son : or les bords de la glotte ne sont pas libres, ce ne sont que deux plis ou deux bouts d'une membrane tendue, ils sont donc incapables des vibrations qui produisent les sons dans les instruments à corde... Représentez-vous le fascia-lata, telle est la membrane de la glotte : or un pli du fascia-lata, peut-il produire des sons comme une corde à violon.

Cet Auteur allegue d'autres raisons plus solides contre le système de M. Ferrein. La glotte, dit-il, des oiseaux qui parlent, confirment tous ces raisonnemens, elle est composée de deux portions de coquilles cylindriques qui se joignent l'une à l'autre dans la direction du grand axe : la substance de cette coquille est osseuse : ce ne sont point ses vibrations qui forment les sons, c'est la collision de l'air qui se brise sur les bords de l'ouverture formée par les deux portions &c. Si j'osois, dit-il, parler des vents qui ne sortent pas par la bouche, (& pourquoi n'en parlerai-je pas ? la philosophie ignore cette délicatesse qui dédaigne certains objets, ou qui en rougit) ; si j'osois donc parler de ces vents, je dirois qu'un anneau diversement resserré suffit aussi pour former une prodigieuse variété de tons plus ou moins aigus. Ce fait est attesté par le témoignage d'un Auteur de l'antiquité (Saint Augustin) plus grand, sans doute qu'Aristote, que Galien, & que Boece, &c.

Peu de tems après la publication de l'ouvrage (de M. Bertin) contre le système de la voix de M. Ferrein, M. Montagnat soutint une thèse : *An vox humana à sonoris flatibus plectro pneumatico oriatur?* dans laquelle il soutient l'affirmative. M. Burlon de la Busbaquerie en rendit un compte très désavantageux dans *ses jugemens sur quelques ouvrages nouveaux*, ayant déja parlé en faveur de l'ouvrage de l'anonime contre M. Ferrein. M. Montagnat sensible à la critique publia.

Lettre à M. l'Abbé de F. (Fontaines) par M. Montagnat. Paris, 1745 in-8°.

Eclaircissemens en forme de lettre à M. Bertin sur la découverte que M. Ferrein a faite du méchanisme de la voix de l'homme, par M. Montagnat. Paris, 1746, in-8°.

M. Montagnat commente les preuves sur lesquelles M. Ferrein avoit appuyé son système, & tache de détruire les objections de l'anonime. Il prétend que l'opinion de M. Ferrein reçoit un nouveau dégré d'évidence par les objections même qu'on lui fait : car les Auteurs des grandes découvertes ont eu des contradictions ; Montagnat se flatte de pouvoir faire réussir quand bon lui semblera les expériences sur lesquelles M. Ferrein fonde les principes de son memoire, & qu'on dit ne lui avoir jamais réussi. M. Montagnat ne sauroit trouver dans Saint Augustin l'histoire de cet homme qui rendoit par le derriere des sons articulés, &c. &c.

Enthousiaste des découvertes de M. Ferrein, M. Montagnat s'est cru en droit de répondre à l'accusation que M. Bertin avoit faite à M. Ferrein, d'avoir puisé dans les ouvrages de ses prédécesseurs, la description des vaisseaux lymphatiques du poumon qu'il s'est appropriée : cette réponse a paru sous le titre de :

Lettre à M. Bertin au sujet d'un nouveau genre de vaisseaux découverts dans le corps humain, &c. par M. Montagnat. Paris, 1746, in-8°.

M. Montagnat compare la description des vaisseaux vermiculaires de l'uvée, donnée par M. Ferrein à celle de Hovius, & il trouve celle de M. Ferrein incomparablement meilleure. M. Montagnat eût rendu vraisemblablement un autre témoignage des travaux de M. Ferrein sur les vaisseaux blancs de l'uvée s'il eût connu le Traité de Vieussens intitulé : *Expériences & Réflexions sur la structure & l'usage des visceres*, où les vaisseaux de l'uvée que M. Ferrein croit avoir nouvellement découverts, se trouvent amplement décrits. M. Bertin eût pû trouver dans l'anatomie du cerveau par Willis la description des vaisseaux lymphatiques des poumons qu'il a incontestablement connus & décrits.

La dispute de M. Bertin avec M. Ferrein avoit fixé l'attention du public, & peu de jours après que Montagnat eût publié la lettre que j'annonce, il lut dans *le Journal des Savans* du mois de Février 1742, l'extrait d'un livre anglois où l'on trouve les portraits de Bayle & de Gadedsden. M. Ferrein est comparé à ce dernier. Le public croit M. Senac l'auteur de ce portrait.

M. Montagnat répondit :

Supplément à la lettre précédente sur les lymphatiques de M. Ferrein.

Il compare la découverte des vaisseaux lymphatiques à celle du nouveau monde par Colomb, il y a, dit-il, deux cents cinquante quatre ans, qu'on connoissoit seulement ce qu'on appelle l'ancien monde, on en avoit cependant imaginé un nouveau : Christophe Colomb l'a vu, l'a fait connoître. Peut-on demander à qui en appartient la découverte ? cela ne sauroit faire une question ; les droits de Christophe Colomb ne sont point équivoques, il en est de même de ceux de M. Ferrein au sujet des arteres lymphatiques. . . . Ce passage prouve jusqu'à quel point les Ecoliers deviennent enthousiastes des préjugés de leurs Maîtres

Enfin, Bertin se crut obligé de répondre aux différens écrits de Montagnat, ou qui ont paru sous son nom, il garda cependant l'anonime, mais le public l'y reconnu.t

Lettres sur le nouveau système de la voix, & sur les arteres lymphatiques. 1748.

Ces lettres sont adressées à M. Guns, Professeur d'Anatomie à Leipsick, & contiennent une amere critique des ouvrages de M. Ferrein.

Kelderman (R.).
Disp. de pulmonis humani fabrica ac usu primario. Ultraject. 1732.

Brukmann (F. E.).
Beschreibung einer Seltsamen missgeburt. Wolfenbuttel. 1732, in-8°.

L'Auteur y donne la description d'un fœtus monstrueux

Crawfurd (Jean).
The cases of impotence and virginity discuss'd. Lond. 1732, in-8°.

Gross (Antoine Charles).
Verum universæ medicinæ principium in structura mechanica partium reperiundum. Hall. 1732, in-4°.

Gianelli (Charles), Médecin Italien.
Saggio di medicina teorico-pratica. Venet. 1732, in-8°.

On y trouve de très bonnes remarques sur l'histoire de l'Anatomie moderne.

Cannetti (François).

La machina umana. Veron. 1732, in-8°.

C'est une physiologie écrite en vers, & dont quelques connoisseurs font grand cas.

Stock (Jean Christian), Professeur de Médecine à Iene.

Disp. de cadaveribus sanguisugis, &c Jenæ 1712.

Il y réfute plusieurs préjugés répandus dans son pays sur la dissection des cadavres.

Smith (G.).

Institutiones chirurgicæ or principles of surgery. *Lond.* 1732, in-8°.

Suivant M. de Haller, c'est plutôt un Précis de Pharmacie ou de matiere médicale, qu'un Précis de Chirurgie ; l'Auteur y a rangé les matieres selon l'ordre des médicaments, &c.

Wreden (Otto Just).

Anveisung zur Chirurgischen praxi in welcher die wunden abgehandelt werden nebst einem anhang von den eigenschaften eines rechtschaffenen chirurgi. Hanov. 1732, in-8°.

Kurtzer unterricht von chirurgischen feldkasten. Hanov. 1743, in-8°.

Garsaut (François A. de), ancien Capitaine des Haras du Roi, &c.

Anatomie générale du cheval, traduit de l'Anglois. Paris 1732, in-4°. 1737, in-4°.

M. de Haller croit que c'est la traduction de l'ouvrage de Snape.

Uylhoorn (Henri), Démonstrateur en Chirurgie à Amsterdam.

Noodig denkbeeld van spina bifida aan H. A. Titsing. Amst. 1732, in-8°.

Il décrit le spina bifida, & il en déduit la cause de la forte flexion de l'épine du fœtus lorsqu'il se renverse dans la matrice, ou qu'il fait la culebute ; il défend l'incision, & recommande la cure palliative. Uylhoorn fait dans cet ouvrage quelques remarques critiques sur les Ecoles de Chirurgie d'Amsterdam : elles déplurent à Titsing, Doyen du Collége, & il répondit à Uylhoorn dans un livre intitulé :

Heelkundige verhandeling over de tegennantuurlyke

splyting der ruggegraat. Amsterdam 1732, in-8°.

J'ai rendu compte de cet ouvrage à l'article TITSING. Il est peu favorable à Uylhoorn, aussi celui-ci lui répondit-il.

Tweede vertoog over de spina bifida tot tegenant voordaan, A. T. Amsterd. 1733, in-8°.

Cet Auteur accuse Titsing d'ignorance & de timidité à faire les opérations de Chirurgie ; il ne pense point que le spina bifida puisse être la suite de l'imagination de la mere, au contraire il soutient de nouveau que cette maladie est la suite d'une violente flexion de l'épine du fœtus dans le ventre de la mere, & il prétend que la même cause peut donner lieu à la paralysie des extrémités inférieures. Suivant M. de Haller, Uylhoorn pousse son extravagance jusqu'à dire que la Chirurgie est plus ancienne que la Médecine ; il observe que Uylhoorn avoit été élevé à Paris.

Uylhoorn est l'Auteur d'une traduction Hollandoise des Instituts de Chirurgie de Heister, dont J. D. Schlichtieng a fait un éloge complet : elle a été imprimée à Amsterdam en 1741, in-4°.

Auerbach (J. Maurice).

Disp. de procidentia ani. Erfurt. 1732.

Cette dissertation n'est pas mauvaise, l'Auteur y donne de bons préceptes sur la cure de la chûte de l'anus.

Struvius (Burch. Gottfr).

De partu supposito, & custodia feminarum illustrium. Jen. 1732, in-4°.

L'avis de cet Auteur est assez singulier, je doute qu'il trouve des partisans.

Birrius (Antoine).

Specimen 1 & 2. de requisitis in demonstratione anatomica. Basil. 1732.

Ce sont des observations critiques sur divers objets ; l'Auteur y traite de la structure de la langue, &c. &c.

Pousse (Louis Marie), fils, Docteur Régent de la Faculté de Médecine de Paris, & Censeur Royal.

An ab exquisita bilis secretione, perfecta digestio ? Paris 1732. *affirmat. Resp.* Joh. de Diest.

XVIII. Siec.
1732.
BARON.

Baron (Hyacinthe Théodore), ancien Professeur & ancien Doyen de la Faculté de Médecine de Paris, sa patrie, premier Médecin des Armées du Roi en Allemagne & en Italie, mort en 1758.

Utrum in triplici corporis cavitate, diversus sanguinis motus? Paris 1732, affirmat.

An solvendis pertinacibus sanguinis in cerebro congestionibus, jugularis venæ sectio? 1734, affirmat.

An etiam in chirurgicis, naturæ medicatricis efficaciam agnoscat medicina militaris? 1750, affirmat.

An in curanda ani fistula, ferro præstent caustica? 1752, affirmat.

Quæstionum medicarum, quæ in scholis Parisinis agitatæ sunt, series chronologica. Parisiis 1752; in-4°. 1763, in-4°.

Cet ouvrage forme un recueil des titres des thèses qui ont été soutenues dans les Écoles de la Faculté de Médecine de Paris, depuis 1539 jusqu'en 1763; on y en trouve un nombre considérable d'Anatomie & de Chirurgie : je m'en suis servi avec avantage dans cet ouvrage. M. Baron l'a publié pour servir à l'Histoire de la Faculté de Médecine de Paris, dont il a été un digne membre.

FONTAINE

Fontaine (Achille François), de Beauvais, Docteur Régent de la Faculté de Médecine de Paris.

An a salivâ digestio? Paris 1732, aff.

An alvi diuturno fluori vomitus? 1733, affirmat. Resp. Henr. F. Bourdelin.

An post gravem, ab ictu vel casu, capitis percussionem, non juvante etiam iteratâ terebratione, dura meninx incisione aperienda? 1750, affirmat.

QUELMALTZ

Quelmaltz (Samuel Théodore), Professeur ordinaire de Physiologie, & Assesseur de la Faculté de Médecine de Léipsick, a publié quelques dissertations & programmes d'anatomie.

De venis absorbentibus. Lipsf. 1732, in-4°.

De pinguedinis sede naturali. Lipsf. 1738.

De insigni anatomes in superiores Facultates influxu, ibid. 1741.

De adjuventis sanguinis ad cor regressu, ibid. 1741.

Programm de serotino testium descensu eorumque retractione, ibid. 1746

Quelmaltz prouve par ses observations & par celles de divers Écrivains, qu'on a souvent pris pour des bubons une tumeur à l'aîne formée par le testicule arrêté aux anneaux. Cet Auteur observe que les testicules sont placés dans le bas-ventre du fœtus.

De incremento fœtus Lips. 1748.

De liene, ibid. 1748, in 4°.

Il regarde la rate comme formée de diverses cellules, dans lesquelles il croit que le sang s'épanche ; & il pense que les parois des cellules se contractent, & broient le sang qu'elles contiennent.

Condamine (Charles Marie de la), Chevalier de Saint Lazare, de l'Académie Françoise & des Sciences de Paris, des Académies Royales de Londres, Berlin, Petersbourg, &c. &c né à Paris en 1701, communiqua en 1732 à l'Académie des Sciences en rendant compte de son voyage au Levant, l'observation d'un monstre, mais qui n'est point nouvelle, puisque on en trouve plusieurs exemples dans les Auteurs.

M. de la Condamine est Auteur de plusieurs mémoires & observations sur l'inoculation, mais dont je ne parlerai pas n'étant point de mon objet.

Belchier (Jean), Chirurgien de la Société Royale de Londres.

Observation singuliere d'une femme morte à trente-trois ans d'une hydropisie d'ovaire, après avoir souffert la ponction cinquante-sept fois. Transact. Phil. 1732, n°. 423.

A l'ouverture du cadavre on remarqua, parmi plusieurs altérations, l'ovaire gauche rempli d'hydatides, & si volumineux qu'il poussoit les visceres du bas-ventre en haut, & élevoit le diaphragme jusques vers le milieu de la poitrine.

Description des os d'animaux teints en rouge par les seuls aliments, 1736, n°. 442.

Belchier invité à dîner chez un Teinturier, s'apperçut que les os d'un cochon étoient colorés en rouge ; il en demanda la raison, & on lui apprit qu'on avoit fait bouillir des étoffes teintes en rouge par la garance, avec du son qui a la propriété de rendre la

XVIII. Siec.
1732.
BELCHIER.

couleur un peu moins foncée, & que ce son avoit été donné au cochon à plusieurs reprises. Belchier pour s'assurer si la garance avoit donné la teinture aux os, crut devoir faire de nouvelles expériences.

Nouveau mémoire sur les os des animaux teints en rouge par les seuls aliments, ibid. n°. 443.

Il nourrit un coq de pâtée faite avec de la garance, & il trouva ses os teints en rouge. Voyez l'article DUHAMEL.

Observation au sujet d'un homme qui eût le bras & l'épaule emportés par un moulin, 1738, n°. 449.

Cette observation est singuliere, en ce que l'hémorrhagie fût peu considérable, & s'arrêta d'elle-même.

KLEIN.

Klein (Jacques Théodore), Secrétaire de la ville de Dantzick, & de la Société Royale de Londres, envoya à cette Compagnie le dessein de la plica polonica, dont avoit parlé Vater dans les *Transact. Phil.* n°. 417. & celui d'une tumeur monstrueuse de l'œil.

Description & figure d'un os pariétal de grandeur gigantesque, avec la solution du problème, de la maniere de déterminer la stature d'un Géant par les regles du dessein, ibid. 1742, n°. 456.

AMYAND.

Amyand (Claude), Ecuyer, de la Société Royale de Londres, Chirurgien du Roi, est Auteur de quelques mémoires insérés dans les Transactions Philosophiques.

Trois cas de Médecine, 1732, n°. 422.

1°. D'un enfant né avec les intestins hors du ventre.

2°. De la cause extraordinaire d'une suppression d'urine arrivée à une femme (par la compression que la matrice pleine de sang faisoit sur la vessie).

3°. D'un resserrement au milieu de l'estomac d'une fille, lequel divisoit ce viscere en deux poches.

Observation du trou ovale du cœur, trouvé ouvert dans un adulte, 1735, n°. 439.

Observation d'une descente inguinale, & d'une épingle renfermée dans l'appendice du cœcum, & incrustée de pierre. 1736, n° 443.

Amyand y fait quelques remarques sur les pierres qui se forment dans les intestins.

Observation d'un engorgement des conduits de la bile, & d'une suppuration de la vésicule du fiel, dont il est sorti en vingt cinq jours plus de dix-huit pintes de matière bilieuse sans aucune altération sensible des fonctions de l'économie animale, 1738, n°. 449.

XVIII. Siec.
1732.
AMYAND.

La vésicule formoit un grand sac capable de contenir trois chopines de liqueur ; les parois du canal hépatique étoient collés ensemble ; ce qui formoit une espece de ligament. Amyand conclut que la bile avoit découlé dans la vésicule du fiel par les hépatico-cystiques ; cette observation est curieuse, & Stuart qui en a senti le prix l'a crue digne de ses remarques.

Histoire d'un bubonocele, & de l'opération faite pour la guérison de cette tumeur, 1738, n°. 450.

Observation sur une fracture de l'os du bras causée par la seule force des muscles, n°. 475.

On trouve dans les *Transactions Philosophiques* de la même année (1732) l'exposé d'une maladie singuliere de la peau ; elle étoit très épaisse, calleuse, insensible, ne saignoit point, & se régénéroit tous les ans ; elle étoit presque toute couverte de poils.

Robinson (Bryan), Médecin Irlandois, est l'Auteur de plusieurs ouvrages de Physiologie.

ROBINSON.

Treatise on animal œconomy. Dublin 1732, in-8°. 1738, 2 vol.

La premiere partie de cet ouvrage concerne les mouvements des liquides dans les vaisseaux. Robinson propose pour fondement, que la vîtesse du fluide est toujours à raison composée de la raison sous-doublée de la force motrice, & inverse de la raison sous-doublée des longeurs & des diametres ; il déduit-là la théorie des révulsions. Pour donner plus de preuves à son opinion, il a fait diverses expériences dans des machines hydrauliques, & il en a déterminé le résultat : après avoir établi des principes à l'aide du calcul, il les ramene à l'expérience qui les confirme ; mais ces calculs & ces épreuves faites avec un grand appareil, n'ajoutent, dit M. de Senac, à ce qu'on savoit, qu'une vérité à laquelle on n'avoit pas donné assez d'attention ; c'est que la différente longueur des tuyaux varie l'action des fluides qu'ils contiennent. Cependant Robinson ne détermine pas exactement en quelle raison les diverses longueurs diminuent la vîtesse des liqueurs. Robinson fait quelques remarques sur la variété du pouls ; il prétend que lorsqu'un canal est obstrué, le fluide circule plus vîte dans les autres, & que la vîtesse du liquide est plus grande dans un vaisseau étroit que dans un large. On voit par l'extrait que M. de Senac donne de cet ouvrage, que Robinson a établi des principes vrais, mais qu'il en a déduit de fausses conséquences : presque toutes les regles que Robinson établit, dit M. de Senac, ont un défaut général ; les fluides qui coulent dans les vaisseaux du corps animé suivent, selon Robinson, les loix auxquelles ils sont assujettis dans des tuyaux solides : c'est la base de tout l'ouvrage, qui par conséquent n'est appuyé que sur un fondement ruineux.

Dans une autre partie, Robinson traite fort au long des nerfs ; il croit que le fluide nerveux est de la nature de l'æther. Il a fait quelques remarques sur les sécrétions.

Morgan peu satisfait des principes que Robinson établissoit dans cet ouvrage, se crut obligé de les attaquer. Il les a taxés de rêveries semblables à celles de Robinson-Crusoë : Robinson lui répondit dans la derniere édition de son *Treatife on animal œconomy*.

On food and discharges of human body. Lond. 1748, in-8°. en François, 1749, in-12.

Robinson tâche d'établir une proportion entre la quantité des aliments & celle des matieres des excrétions. Il a vu l'urine diminuer en quantité, lorsque la transpiration étoit augmentée, &c. &c. ensuite la proportion d'une partie du corps avec le tout ; ainsi il compare le volume & le poids du poumon, de la rate, du foie, &c. à la masse totale du corps. Il dit s'être convaincu que le foie des animaux étoit d'autant plus grand que l'animal étoit foible & lent ; il croit que les enfants ont le cœur plus gros que les adultes, &c.

Helvetius (Arnoud).

Korte ontleedkunde van het geheel menschelyk lighaam.

haam. Amst. 1732, in-8°. édit. 2. M. de Haller croit que la premiere édition est de 1726.

Cet ouvrage forme un précis d'Anatomie, par demandes & par réponses ; les descriptions que l'Auteur donne des parties sont claires, & mises à la portée des Etudiants.

Grieve (George).
Disp. de secretione bilis. Edimb. 1732.

Meyfeld (J. Geofroi), Médecin d'Altorf.
Historia partus difficilis ex spastica strictura uteri circa placentam. Aldorf. 1732.

Pozzi (Joseph), Professeur de l'Université, & de l'Institut de Bologne, étoit fils de Jacques Pozzi, & a publié :

Commerciolum epistolicum D. Petro Paulo Molinellio, Chirurgo clarissimo, &, quod minùs in Chirurgo spectari solet, scriptori elegantissimo. Bonon. 1732.

Cet Auteur traite de divers objets d'Anatomie & de Physiologie, & donne une nouvelle description des poils, dont il croit avoir découvert la véritable structure ; mais en les supposant creux de l'une à l'autre extrémité. Il ne me paroît pas plus exact dans sa description des ongles, qu'il dit venir des tendons ; & il soutient un paradoxe, lorsqu'il avance que la capsule de Glisson est musculeuse, & qu'elle peut se contracter. On n'adoptera pas non plus les usages qu'il attribue au thymus ; suivant lui, il est pourvu de fibres musculeuses & de beaucoup de cavités, & il fait à l'égard du chyle le même office que le cœur à l'égard du sang. Pozzi admet, après Cowper, une communication du thymus avec le canal thorachique, moyennant quelques vaisseaux lymphatiques ; parle des glandes bronchiques, & adopte l'opinion de Molinetti sur l'usage des reins succenturiaux. Il croit que dans le fœtus l'urine se dépose dans les cavités de ces glandes ; mais c'est sans fondement. On doit faire plus de cas des expériences qu'il a faites pour prouver la régénération de l'humeur aqueuse. Pozzi s'est assuré que les oiseaux avoient, proportion gardée à la masse de leur corps, un plus gros cerveau que les autres animaux.

Tome V.

Divoux (Jean Pierre), Médecin de Strasbourg.

Disp. de hernia vesicæ urinariæ. Argent. 1732.

Elle contient d'excellentes observations.

De præcipuis oculorum affectibus. Argent. 1734, in-8°.

Herelius (Jean Frédéric), premier Médecin de Nuremberg, & Professeur en Médecine dans l'Université de Hales de Magdebourg.

Disp. de primario usu porum in corpore humano. Altdorf 1732, in-4°.

Animadversiones in emmenologiam Freindianam. Hall. 1735, in-4°.

Cet ouvrage est une traduction de celui de le Tellier.

Khindl (J. Guillaume)

Institutiones chirurgicæ oder kurze jedoch grundliche anleitung zur Wundarzney. Augspurg. 1732, in-12.

Glandbach (Corneille), Médecin de Leyde, a publié une assez bonne dissertation.

Instrumenta in partu, non nisi in summa necessitate, in auxilium vocanda esse. Leidæ 1732.

L'Auteur s'élève contre l'usage des crochets, & contre tous les instruments; mais loue le bistouri caché pour l'extraction de la tête.

Nichols (François), Docteur en Médecine, Lecteur d'Anatomie à Oxfort, & de la Société Royale de Londres.

Compendium anatomicum œconomicum. Lond. 1733, in-4°. 1736, in-4°.

On n'y lit aucune nouvelle description, l'Auteur s'y montre plus curieux d'explications que de faits. Il prétend que le ventricule droit du cœur & le ventricule gauche, se contractent alternativement : cette opinion qui est contraire à celle de tous les Médecins a été victorieusement attaquée dans les Essais d'Edimbourg. Nichols attribue aux muscles pyramidaux du bas-ventre, un usage bien singulier ; il pense que ces muscles par leur contraction abaissent l'ouraque ou le ligament supérieur de la vessie, & par-là permettent à ce viscere de se contracter librement. Parsons a proposé une explication à-peu-près pareille. Bien loin de regarder la corde du tambour comme ligamenteuse, ou comme un nerf, ainsi que l'avoient fait plusieurs Anatomistes, Nichols l'a considérée comme un muscle qui, par sa contraction, pouvoit donner à la membrane un degré de tension convenable. Cet Anatomiste prétend, que les sinus vulgairement connus sous le nom de sphénoïdaux, appartiennent à l'os éthmoïde. Nichols a donné une bonne description de l'os palatin, de l'os éthmoïde & de ses cellules : il a décrit avec beaucoup d'exactitude la position du cœur.

De anima medica. Lond. 1750, in-4°.

Nichols est l'Auteur de plusieurs observations, ou mémoires insérés dans les *Transactions Philosophiques*.

Observations sur les anévrismes en général, & en particulier sur l'anévrisme de l'aorte, 1728, n°. 402.

Remarques sur un traité de M. Helvetius, dans lequel ce Médecin soutient que le sang dans les poumons n'est point raréfié, & qu'il n'augmente point de volume ; mais qu'au contraire il y est rafraichi & condensé, 1729, n°. 410.

Sur un polype de la figure d'une branche de la veine pulmonaire, craché par un asthmatique, 1731, n°. 419.

Nichols fait dans ce mémoire des remarques critiques contre l'observation de Tulpius, dans laquelle on lit, qu'un homme après une perte de sang considérable, rendit par l'expectoration deux branches de la veine pulmonaire. Nichols croit qu'il s'est trompé en prenant un polype du poumon pour une veine pulmonaire ; Cowper a parlé dans les Transactions Philosophiques (n°. 270.) d'un polype qui occupoit la veine pulmonaire d'un jeune sujet, &c.

Parrot (Wolffgang George), de Francfort-sur-Mein, Médecin de Strasbourg.

Diss. inaug. sistens uteri molam. Argent, 1733.

Oehm (Jean Augustin), Médecin & Chirurgien, qui a long-tems suivi les Armées de Hongrie, a publié :

Expediter feld-chirurgus, part. 1 & 2. Dresd. 1733, in-8°. 1735, in-8°.

Il est question dans cet ouvrage de différentes

G ij

plaies d'armes à feu que l'Auteur décrit, & dont il expose le traitement. Oehm faisoit un trop grand usage des topiques, & négligeoit les incisions nécessaires dans ces sortes de plaies, &c.

SCHOLL. Scholl (Frédéric Salomon), Médecin de Bâle.
De origine, nutritione, incremento, decremento hominis. Basil. 1733, in-4°.

CHAPMAN. Chapman (Edmond) Chirurgien Anglois, est Auteur d'un bon ouvrage sur les accouchements, intitulé ;
An essay on the improvement of midwifry. A Lond. 1733, in-8°. 1735, in-8°. 1759, in-8°. & en Allemand, à Coppenhague 1747, in-8°. mais très mal traduit suivant M. Haller.

Chapman, suivant l'extrait qu'on donne de son ouvrage dans les Essais de Médecine d'Edimbourg, s'éleve vivement contre l'usage du crochet dans l'accouchement, & ne veut pas qu'on s'en serve à moins qu'on ait des preuves certaines de la mort de l'enfant. Il blâme la forme du tire-tête qu'il a vu employer par les autres : selon lui, le remede le plus efficace pour les vuidanges, est de couvrir le corps de la malade avec des linges trempés dans l'*oxycrat* ; de les changer à mesure qu'ils s'échauffent, & de lui donner pour boisson, des liqueurs aigres & rafraîchissantes. Chapman faisoit peu d'attention à l'obliquité de la matrice, & avoit coutume d'extraire le placenta immédiatement après la sortie de l'enfant. Il craignoit que la nature ne fût trop foible par elle-même, pour en opérer l'expulsion : Chapman est encore l'Auteur de l'ouvrage suivant :
Reply to Douglass short account of the state of midwifry at London, ibid. 1737, in-8°.

SELLIUS. Sellius (Geofroi).
De teredine marina. Ultraject. 1733, in-4°.

DELSENBACH. Delsenbach (J. Adam).
Kurzer begrif der anatomie. Nuremb. 1733, in-fol.

RESPINGER. Respinger (J. Henri), a publié une très bonne dissertation
De vulnerum lethalitate. Basil. 1733, in-4°.

COUR. Cour (P. de la), Médecin de Leyde.
De naturali catameniorum fluxu. Leid. 1733, in-4°.

Arbuthnot (Jean), Docteur en Médecine.

Essay concerning the effects of air in human body, 1733, in-8°. & traduit en François par M. Boyer de Pebrandier. *Paris* 1742, in-12. & en Italien, *Naples* 1753, in-4°. par Antoine Félix, qui l'a inféré dans ses Commentaires.

L'Auteur considere l'action de l'air sur le corps, d'une maniere aussi curieuse qu'utile ; mais l'analyse de son ouvrage concerne plus l'histoire de la physique que celle de l'Anatomie.

Tropanegger (Christian Gottlieb), Physicien de Dresde.

Decisiones medico-forenses, worinnen dessen eigene und unterschiedlicher facultaten urtheile sonderlich de lethalitate vulnerum, &c. Dresd. 1733, in-4°.

On y trouve plusieurs questions médico-légales, dont M. de Haller fait peu de cas, & on y lit l'histoire d'une hémorrhagie funeste, à laquelle on a donné lieu, pour n'avoir pas lié le cordon ombilical.

Boott (Pierre).
De intestinis tenuibus. Leid. 1733, in-4°.
Il en indique la vraie position.

Borbstaetter (J. Frid).
De circulatione sanguinis in fetu. Regiomont. 1733.

Keck (Ægidius Erato), Médecin de Tubing, soutint pour son Doctorat sous la Présidence de Zeller une Dissertation qui a pour titre :
De ectropio. Tubing. 1733.

L'Auteur donne les moyens pour remédier au renversement des paupieres, du dedans en dehors ; il y rapporte quelques cures qu'il a vu faire à Mauchart son maître.

Bernard (H.).
De eo quo differt circuitus sanguinis fœtus ab illo hominis nati. Leid. 1733 in-4°.

Franken (J. H).
Vier hoofd handgreepen der heelkonst. Amst. 1733, in-4°.

Fetzer (J. Thomas).
De morsu canis rabidi. Landshut. 1733.

Wilpert (George Fridéric).

De necessitate utilitateque anatomiæ, pathologiæ in facienda medicina. Leid. 1733, in-4°.

Passavant (Daniel), Docteur en Médecine de l'Université de Bâle.

De insensibili transpiratione Sanctoriana. Basil. 1733, in-4°.

Cet Auteur fait d'assez bonnes remarques sur l'inhalation des membranes.

Dissert. de motu cordis. Basil 1748.

Il évalue la force du cœur, & la regarde comme très foible, respectivement à la force que Borelli lui attribue : il reconnoît dans le sang une espèce d'aiguillon, qui agissant sur la surface interne des ventricules, en sollicite la contraction, &c.

Hermann (J. Jérôme).

Sammlung ausser le ener responsorum uber merkwurdige und dubiose casus. Jenæ 1733, in-4°.

Langrish (Browne), Chirurgien Anglois.

New essay on muscular motion, founded on experiments and Newtonian Philosophy. Lond. 1733, in-8°.

L'Auteur y explique le mouvement musculaire, en admettant des esprits de la nature de l'æther, qui, selon lui, augmente la force contractile des élémens de la fibre musculeuse, &c. &c. Langrish a éprouvé qu'en liant l'artere aorte, on occasionnoit une paralysie des extrémités inférieures de l'animal sur lequel on tentoit cette expérience.

Modern theory of physik Lond 1738, in-8°.

Langrish indique dans des tables particulieres les différentes proportions de la sérosité, & de la partie solide du sang, & des degrés de cohésion des globules rouges qui constituent la partie solide, les proportions de divers principes qu'on retire du sang par le moyen de l'analyse chymique ; il s'étend aussi sur ceux qu'on retire de l'urine des personnes malades. L'Auteur blâme l'usage de toute saignée dérivatoire, & recommande celui de la saignée révulsive : il prétend que la chaleur réside dans le sang, & tâche de déterminer le nombre des pulsations dans les différentes circonstances de la vie.

Physical experiments upon brutes. Lond. 1745, in-8°. ; & en François en 1749, in-8°.

Croonian lectures on muscular motion, 1747.

Il nie que le sang puisse par sa présence déterminer le cœur à se mouvoir, & soupçonne qu'il y a des fibres dilatatrices des ventricules, &c. Du reste il a observé plusieurs particularités intéressantes à l'histoire de la circulation ; & il rend son ouvrage recommandable par un nombre considérable de faits aussi curieux qu'utiles, &c.

J. (M.).

Spiramina or respiration revived. Lond. 1733, in-8°.

Non-seulement l'Auteur soutient l'existence de l'air thorachique ; mais encore il entreprend de décrire les voies par lesquelles il s'échappe des poumons dans la poitrine.

Pin (Pierre du), Chirurgien & Apothicaire d'Enchuyse.

Vermakelykheden omtrent de vryheit der heelkonst. 1733, in-8°.

Cet Auteur s'élève contre l'opinion de Vinkius, qui avoit écrit que ceux qui traitent les maladies par le secours de la main, sont les valets des Médecins. Du Pin croit trouver des preuves du contraire dans l'histoire même de la Médecine.

Barfeknecht (Otton Casimir), Docteur Régent de la Faculté de Médecine de Paris.

An omne vivens ex ovo? Paris 1733. affirm. Resp. Jac. Fr. Vandermonde.

Malouin (Paul Jacques), de Caen, Médecin ordinaire de la Reine, de l'Académie Royale des Sciences, de la Société Royale de Londres, Professeur en Médecine au Collége Royal, Docteur Régent de la Faculté de Médecine de Paris, & Censeur Royal.

An in reactionis actionisque aqualitate, œconomia animalis? Paris 1733, affir. Resp. Jos. de Jussieu.

An hernia inguinali cum adhæsione, subligaculum nocet? 1742. affir. Resp. Gevigland.

Behrens (Daniel. Gottlieb. Sigismond), Docteur en Médecine.

De vulnere cerebri non semper & absolute lethali. Francof. 1733.

Il prouve par une observation singuliere ce qu'il annonce dans le titre.

Hartmann (George Volcmar).

Brutum ex homine. Erfurt. 1733, in-4°.

Segner (J. A.), Professeur de Médecine à Gottingue.

De actione intestini coli. Jenæ, 1733, in-4°.

De sensibus in genere. Gotting. 1742.

Segner a donné en 1747 une édition de la Physiologie de Nieuwentyt, à laquelle il a joint ses remarques sur le mouvement musculaire, une figure du diaphragme, & une description particuliere des veines, &c. &c.

May (Jean Christophe), Démonstrateur d'Anatomie de Strasbourg, a communiqué dans le Commerce *Litter. Norimb.* 1733, l'observation d'une personne a qui on avoit abattu deux cataractes; il trouva le crystallin opaque déplacé, dans l'œil dont cette personne avoit vu après l'opération; mais il ne put appercevoir dans l'autre qu'une membrane opaque qu'il prit pour la capsule du crystallin, qu'on avoit abattu avant la maturité de la cataracte.

Porterfield (Guillaume) Aggregé au College Royal des Médecins d'Edimbourg, est l'auteur de plusieurs Mémoires insérés dans le Recueil de la société de cette ville.

Démonstration de la force qu'ont les os pour résister aux agens qui tendent à les rompre transversalement. Essais d'Edimbourg, Tome premier 1733, & traduits en françois, par M. Demours. *Paris*, 1740, Tome premier page 134.

Ce Médecin entreprend de prouver mathématiquement que la force des os, soit qu'ils soient solides, ou qu'ils soient creux, c'est-à-dire, la force qu'ils ont pour résister aux agens qui tendent à les rompre transversalement, est comme l'aire de leurs sections transversales multipliée par la distance de son centre de gravité, au centre de révolution, ou continue Porterfield, de l'appui sur lequel on suppose que l'os doit être rompu.

Essai sur le mouvement des yeux. Tome 3. édit. françoise, p. 196.

Porterfield dit dans ce Mémoire, & avec raison, qu'il n'y a aucune decuffation ni interfection des nerfs optiques, qu'à la vérité l'union que ces nerfs contractent est si ferrée, que leur substance en paroit confondue, mais il y a plusieurs observations qui prouvent que ces nerfs ne font que s'entretoucher.

XVIII. Siec.
1733.
PORTER-
FIELD.

Cet Anatomiste observe que l'entrée du nerf optique dans l'œil, n'est pas directement opposée à la pupille ; il avoue que les objets sont vus dans la direction des lignes tirées perpendiculairement aux points de la rétine où s'en fait la représentation. Porterfield croit que les jugemens que nous portons sur la situation, & sur la distance des objets, ne sont aucunement dépendants de la coutume & de l'expérience, mais d'une loi premiere innée & immuable à laquelle notre ame a été assujettie dans l'instant de son union au corps. Porterfield détruit l'erreur de Molinetti au sujet de son muscle trochléateur, & détruit quelques préjugés adoptés par plusieurs Ecrivains.

Essai sur le mouvement des yeux, partie II. ibid. T. IV. p. 152.

Cet habile Physicien recherche par quelle méchanique l'œil s'accommode aux objets d'une égale distance ; il en trouve la principale cause dans la plus ou moins grande dilatation de l'uvée, il ne pense pas que les muscles obliques, ou même les muscles droits, puissent par leur contraction comprimer le globe lateralement, & lui donner par cette compression une figure oblongue, afin d'augmenter la figure de l'axe de l'œil. Porterfield pense que le sang se dépouille en parcourant les vaisseaux de la lame interne de la choroïde, détruite par sa partie colorante, laquelle lui donne, selon cet auteur, la couleur noirâtre que nous lui appercevons. Cet Anatomiste ajoute qu'il est plus que vraisemblable, que la cornée & les tumeurs de l'œil conservent leur transparence, parceque le sang destiné à leur nourriture, s'est dépouillé en passant par l'uvée & la choroïde de toutes les parties opaques & noires qui pourroient à la fin les ternir, ou diminuer leur transparence : c'est peut-être, ajoute-t-il, une des raisons pourquoi les animaux qui voyent le mieux, tels que les aigles, & les autres oiseaux de proie, ont la pupille fort noire, &c.

Gibson (Joseph) Chirurgien à Leith, Membre de la Société des Chirurgiens-Apothicaires d'Edimbourg, & Démonstrateur pour les accouchemens.

Essai sur la nutrition du fœtus. Essais de Med. d'Edimbourg, art XIII, T. 1. &c.

Cet Auteur tâche de prouver que la liqueur de l'amnios, dans laquelle nagent les fœtus des animaux vivipares, sert aux mêmes usages que le blanc de l'œuf dans ceux qui sont ovipares, & que les uns & les autres reçoivent leur nourriture par la bouche.

Dilatation extraordinaire de la vésicule du fiel, & hydropisie enkistée. ibid. art XXX. T. 1.

Elle survint à la suite d'une contusion à l'hypocondre droit, & on s'assura par l'ouverture du cadavre que la vésicule du fiel contenoit environ deux pintes de bile, mesure d'Ecosse, ou huit livres : la vésicule étoit divisée en plusieurs cellules, &c.

Calder (Jacques) Chirurgien à Glasgow, est l'auteur de quelques observations communiquées à la Société d'Edimbourg.

Deux observations sur des enfans nés avec des conformations contre nature des intestins. Essais d'Edimbourg, T. 1. 1733. art. XIV.

Observation sur une évacuation périodique des menstrues, par un ulcere à la cheville du pied. T. 3. art. XXIX.

Kennedy (Jean) Chirurgien-Apothicaire à Edimbourg.

Sur une plaie au col. Essais d'Edimbourg T. 1. art. XV.

Il est question d'une plaie d'arme à feu qui donna lieu à des symptômes très singuliers.

Stedman (Jean) Chirurgien à Kinross.

Observation sur un os considérable tiré de la partie inférieure de l'œsophage. Essais d'Edimbourg. T. 1. 1733. art. XVI

Ce Chirurgien se servit pour extraire le corps étranger, d'une longue verge d'un acier flexible, dont les extrémités étoient recourbées & terminées par un petit bouton.

ET DE LA CHIRURGIE.

Paton (Pierre) Médecin à Glasgow.   XVIII. Siec.
Observation sur une tumeur à la mamelle, d'un carac-   1733.
tere particulier. ibid. T. 1. art. XVII.
Cette tumeur étoit enkiftée, & le kiste se détacha,   PATON.
pour ainsi dire, de lui-même.
Douglas (Jacques) Chirurgien Anglois.   DOUGLAS.
Observation sur des vers sortis d'une ulcere dans l'ai-
ne. Essais d'Edimbourg. T. 1. art. XIX.
Jamieson (Jacques) Chirurgien à Kelso.   JAMIESON.
Observation sur une mortification des intestins dans
une hernie. ibid. T. 1. art. XX.
La plus grande partie des matieres fécales se vuidoit par un ulcere situé dans l'aine ; mais Jamieson
traita le malade si méthodiquement, qu'il le guérit
entierement en peu de tems
Observation sur une portion du cerveau poussée par les
efforts d'une toux violente, hors du crâne, à travers d'u-
ne cicatrice d'une plaie à la tête, d'où l'on avoit en-
levé une piece d'os considérable. ibid. T. 2. art. XII.
Extravasion considérable de sang à la suite de l'opé-
ration de l'hydrocele. ibid. T. 2. art. XIV.
Observation sur une grande tumeur stéatomateuse qui
accompagnoit l'œsophage au travers de la poitrine, &
descendoit jusque dans le bas ventre. T. 3. art. XXVI.
Observation sur un enfant qui n'avoit point d'anus,
ou d'intestin rectum. ibid. T. 4. p. 517.
Histoire d'un empyeme extraordinaire. T. V. p. 540.
Une tumeur extérieure indiquoit la collection du
pus, l'auteur l'ouvrit, évacua la matiere purulente
à plusieurs reprises, &c. & enfin guérit la malade.
Observation sur l'amputation & la régénération du
gland de la verge. T. 5. p. 556.
Douglas (Jean) Chirurgien d'Edimbourg.   DOUGLAS.
Observations sur des pierres trouvées dans les reins
avec des remarques sur l'operation de la néphrotomie.
Essais d'Edimbourg T. 1. 1733, art. XX.
Douglas, persuadé qu'un de ses malades étoit mort
à la suite d'une pierre au rein, résolut de pratiquer
sur son cadavre l'opération de la néphrotomie, mais
il rencontra tant d'obstacles, qu'il ne put jamais en
venir à bout. » Les difficultés, dit-il, qui se rencontrent dans cette opération, viennent, ce me

» semble de l'épaisseur des tégumens communs &
» des muscles, épaisseur qui dans ce sujet étoit d'en-
» viron trois pouces & demi. Lorsque le péritoine
» fut découvert, j'observai que le colon étoit placé
» entre lui & la surface convexe du rein, après que
» j'eus écarté cet intestin, il se présenta un gros nerf
» qui passoit précisément sur l'endroit des reins où
» il auroit fallu faire l'incision, & la plaie étoit déja
» si profonde, qu'il me parut impraticable de pé-
» nétrer à travers la substance du rein jusques dans
» le bassinet «. Douglas fut obligé de changer de
méthode pour chercher la pierre ; il fit l'ouverture
du cadavre à la méthode accoutumée, & après avoir
découvert le rein, il en tira plusieurs pierres ; il
s'assura par là de la cause de la mort de son malade,
& il apprit que l'opération de la néphrotomie, étoit
beaucoup plus difficile que les Auteurs, sur-tout
Dominique Marchettis, l'avoient avancé.

*Observation sur un abcès dans le cervelet accompa-
gné de rupture du sinus latéral.* T. 5. p. 11. art. LIII.

*Observation sur une tumeur anomale de la jambe,
traité sans succès.* Essais d'Edimbourg. T. 1. art.
XXII.

LAING.   Laing (David) Chirurgien à Jedburgh.

*Observation sur une grande partie du tibia, enlevée
& réparée par le cal.* ibid. T. 1. art. XXIII.

ANONYME.   Anonyme. Etudiant en Chirurgie & en Pharmacie
à Edimbourg.

*Remarques sur la politesse & sur le profond savoir de
M.* GARENGEOT, *lesquelles servent d'inscription à la
mémoire du D.* FREIND. ibid. T. 1. art. XXIV. avec
cette épigraphe.

Inops potentem dum vult imitari, perit. *Phedre.*

C'est une critique très vive & fondée à plusieurs
égards, des ouvrages de Garengeot, & sur-tout de ce
qu'il a écrit contre le célebre Freind, digne de tout autre
traitement de la part d'un homme tel que Garengeot.

BARRY.   Barry (Edoward) Médecin à Cork en Irlande.

*Observation sur un ulcere des poumons, qui avoit
percé le diaphragme, & qui s'étendoit jusques dans le
foie.* Essais d'Edimbourg. T. 1. 1733. art. XXVI.

Sur une vessie devenue squirrheuse. ibid. T. 1. art. XXXIV.

Sur les bons effets des caustiques. T. 4. art. II.

Sur des urines sanguinolentes causées par un ver dans la vessie. T. 5. p. 11. art. LXXII.

Waugh (Gilbert) Médecin à Kirkleathem dans le Comté d'York.

Observation sur une tumeur située dans l'œsophage produite par une cause extraordinaire. ibid. T. 1. art. XXVII.

Hydropisie de poitrine survenue à la suite d'une plaie trop tôt fermée. T. 2. art. XXII.

Lowis (Robert) Membre du College des Médecins d'Edimbourg.

Observation sur un dégoût, sur une atrophie causée par le déplacement de l'estomac. ibid. T. 1. art. XXX.

Le sujet mourut, Lowis en fit l'ouverture & en donna une histoire très suivie & très curieuse.

Drummond (Jean) l'aîné, ancien Président du College des Médecins d'Edimbourg.

Observation sur une paralysie des extrémités inférieures, accompagnée de mortification. T. 1. article XXXVI.

Medalon (M) Médecin consultant des armées du Roi, Médecin de l'Hôpital de la Charité de Versailles, est l'Auteur d'un Mémoire qui a remporté le prix de 1733, proposé par l'Académie Royale de Chirurgie.

Pourquoi certaines tumeurs doivent être extirpées, & d'autres simplement ouvertes ; dans l'une & l'autre de ces opérations, quels sont les cas où le cautere est préférable à l'instrument tranchant, & les raisons de préférence ?

L'Auteur recommande l'usage du caustique dans plusieurs especes de tumeurs enkistées, & celui de l'instrument tranchant lorsque la tumeur tient en quelque maniere du carcinome.

Collin (M) Chirurgien Major de Phalsbourg, publia dans le Mercure du mois de Juin 1733, une lettre dans laquelle il entreprend de justifier MM. Mery, Arnaud, & Thibaut, contre l'accusation mal fondée de M. Garengeot, sur ce qu'ils se servoient de tentes dans le traitement des plaies du bas ventre ; il assure au contraire que ces Chirurgiens en négligeoient totalement l'usage, parcequ'ils en connoissoient l'abus.

GUNZIUS. Gunzius (Justus Godefroi) premier Médecin & Conseiller du Roi de Pologne, Professeur public & extraordinaire d'Anatomie & de Chirurgie dans l'Université de Leipsick ; Correspondant de l'Académie des Sciences de Paris, Membre de celles de Rouen & de Suede, étudia longtemps à Paris sous MM. Hunauld & Ferrein. Il fit aussi quelques cours d'Anatomie sous M. Bertin, avec qui il étoit lié d'amitié. L'Anatomie & la Chirurgie lui sont redevables de plusieurs bons ouvrages : Gunzius est mort vers l'an 1755.

De mammarum fabrica, & lactis secretione. Lipsf. 1734, in-4°.

Gunzius admet, à l'imitation de Bertin, l'anastomose des arteres mammaires avec les arteres épigastriques Il apprécie les travaux des plus célebres Anatomistes, qui se sont occupés de la structure des mamelles, & il paroit qu'il joignoit au talent d'observer une vaste & profonde érudition.

In Hipocratis librum de dissectione. Lipsf. 1738, in-4°.

L'Auteur démontre, de la maniere la plus claire & la plus savante, que plusieurs découvertes qui passent aujourd'hui pour nouvelles, remontent à Hippocrate. Il fait voir que ce pere de la Médecine a connu les anfractuosités de l'os ethmoïde, presque aussi bien que M. Winslow, qu'il a connu le tubercule que Lower croyoit avoir découvert dans l'oreillette droite, & Gunzius donne à cette découverte le prix qu'elle mérite ; il fait diverses remarques sur les différences de la veine cave de l'homme & de la veine cave des animaux quadrupedes, il a donné une nouvelle description de la veine ombilicale, mais elle a beaucoup de rapport à celle que Bertin a donnée à l'Académie des Sciences ; cependant cette dissertation est digne des plus grands éloges.

De derivatione puris ex pectore in bronchia. Lipſ.
1738, in-4°.

Gunzius indique la poſition des viſceres de la poitrine, il croit que la trachée artere, en pénétrant la poitrine, eſt plus inclinée à droite qu'à gauche, il s'eſt apperçu de l'inégalité des bronches, la droite eſt, ſelon lui plus courbée que la gauche ; la plevre n'eſt point percée par les canaux aëriferes, mais elle ſe replie de maniere qu'il n'y a aucun trou. Je ne connois point d'Auteur qui ait mieux décrit que lui la ſituation du médiaſtin, il a fait quelques obſervations ſur la veine azigos, & ſur les arteres & veines bronchiques, dont il trouve la deſcription dans les plus anciens Auteurs.

Programma de reſpiratione. Lipſ. 1739, in-4°.

Les poumons ne jouiſſent point d'un mouvement propre, & ceux qu'il a ne ſont point oppoſés à ceux de la poitrine Gunzius n'ajoute point foi aux expériences de Bremon, Houſton & Hamberger : il indique la cauſe qui peut les avoir induits en erreur.

De calculum curandi viis quas Chirurgi Galli repererunt liber unus. Lipſ. 1748, in-8°.

L'Auteur y examine la méthode de Foubert, Garengeot, Perchet, Ledran & le Cat, rapportant leurs inconvéniens & leurs avantages ; il donne la préférence à celle de le Cat, quoiqu'il y faſſe pluſieurs corrections. Gunzius accuſe Garengeot de plagiat, il compare ſa méthode à celle de Rau, Mery, & Cheſelden, & il dit qu'il a pris les inſtrumens de l'un & le manuel de l'autre. Il a fait quelques remarques anatomiques ſur la poſition & la ſtructure des parties qu'on inciſe dans les différentes méthodes, &c. Cet ouvrage donna lieu aux diſſertations ſuivantes.

Recenſio critica ſuarum epiſtolarum, quarum altera à Chirurgico anonymo, altera à Coghlano, ſuper Fulberti calculum ſecandi rationem, gallice ſcriptæ ſunt. Lipſ 1745, in-4°.

De commodo parturentium ſitu. Lipſ. 1742, in-8°.

Gunzius prétend qu'on doit donner à la femme une ſituation relative à la poſition de l'enfant & de la matrice, & à la conformation du baſſin : les remarques anatomiques qu'il fait à cet égard, m'ont paru très intéreſſantes.

De arteria maxillari interna. Lipſ. 1743, in-4°.

L'Auteur dédie cette diſſertation à M. Bertin, comme tenant de lui la plupart des faits qu'il y expoſe; la carotide interne lui a toujours paru plus petite que la carotide externe, il a décrit deux petites arteres qui ſe diſtribuent dans le muſcle maſſetter, l'artere palatine & ſpheno-maxillaire, les rameaux de l'artere ſous-orbitaire qui parviennent aux dents, l'artere optique, &c.

Obſervationum Anatomico-Chirurgicarum de herniis libellus. Lipſ. 1744, in-4°.

Ce traité des hernies eſt fort étendu, l'Auteur rapporte en peu de mots & avec choix ce qui étoit épars dans différents volumes; il donne une nouvelle deſcription de l'anneau & du ligament de Fallope, il préfere le nom de ſciſſure à celui d'anneau, & il prétend contre l'opinion de Morgagni & de quelques autres Anatomiſtes, que le ligament de Fallope eſt indépendant de l'aponevroſe des muſcles du bas ventre, & de l'aponevroſe du faſcia-lata. Le dartos lui paroit un muſcle, & il décrit minutieuſement le cremaſter & les gaines cellulaires du péritoine; il blâme Nuck & ſes ſectateurs d'avoir recommandé de dilater l'anneau au lieu de l'inciſer : *Fuerunt etiam qui annulum digito, vel idoneo quodam inſtrumento dilatare malebant, quam ſectione diducere. Hi tamen non perpendiſſe videntur, ſi vel digitus vel inſtrumentum inter annulum parteſque devolutas debere tam laxum amplumque annulum eſſe, ut ſe illis, maximeque inteſtinis intus compellendis opponere plane non poſſit* (a). On pourroit peut-être faire uſage de cette objection contre la méthode de M. le Blanc. Gunzius blâme la méthode de lier l'epiploon pour en ſéparer une partie altérée, il aime mieux l'inciſion : tout au plus permettroit-il, à la maniere de Celſe, de paſſer deux fils en croix entre la partie ſaine & la partie malade, ce qui vaut mieux ſuivant notre auteur, que de faire une

---

(a) Pag. 53.

ligature

ligature complette : Gunzius a présenté les hernies annulaires & celles de la vessie sous un nouveau jour, &c.

Commentaria in lib. Hipocratis de tumoribus. Lipf. 1745, in-8°.

Parmi de savantes remarques historiques, on trouve la description des sinus muqueux de la membrane pituitaire, & quelques observations sur les glandes de Meibomius, & sur leurs canaux excréteurs ; il a vu le sac lacrymal suinter une rosée semblable à celle qui lubrefie la surface intérieure des membranes ; il déduit quelques nerfs phréniques des ganglions semi lunaires, & parle d'après l'observation des *cryptes* des intestins.

De sanguinis motu per durioris cerebri membranæ sinus observationes. Lipf. 1746, in-4°.

Gunzius fait une énumération suivie des sinus que les Anatomistes ont observés ; cependant il prétend que c'est à tort qu'ils ont admis dans tous des brides ligamenteuses, il n'a pu les découvrir dans les petits sinus ; il a fait quelques remarques sur les émissaires de Santorini. Gunzius croyoit que les sinus retardoient la marche du sang, afin qu'il pût se porter en plus grande abondance dans la substance corticale du cerveau.

Disput. de staphylomate. Lipf. 1748, in-4°.

Il connoit sous le nom de staphylome la dilatation de la cornée transparente, selon lui l'uvée ne peut se déplacer, il a fait quelques remarques sur la structure des parties, mais peu intéressantes.

Observationes circa hepar factæ. Lipf. 1748, in-8°.

Il donne une plus ample description des vaisseaux sanguins & lymphatiques du foie, profite des travaux de M. Ferrein, mais le contredit à plusieurs égards : il admet des arteres & des veines lymphatiques qu'il a fait dépeindre dans deux figures.

De amaurosi, 1748.

Observationes quædam de maxillæ articulo & motu. Lipf. 1748, in-4°.

Gunzius décrit le mouvement circulaire de la mâchoire inférieure, presque de la même maniere que M. Ferein, qu'il n'a point cité. La description qu'il

Observationes de entero epiplocele, 1749.

L'Auteur n'est pas d'avis qu'on fasse la ligature de l'omentum.

De cerebro, 1750, part. *I. & II.* in-4°.

Observationes circa lapillos glandulæ pinealis. Lipſ. 1754, in-4°.

Le titre fait l'analyse de cette dissertation, qui est très savante ; l'Auteur y rapporte l'histoire de plusieurs ouvertures de cadavres, qui peut intéresser la pathologie médicinale.

Observationes ad ozænam maxillarem ac dentium ulcus. Lipſ. 1753. in-4°.

Cet Auteur observe, que les sinus maxillaires sont souvent attaqués d'abcès produits par la carie des dents, ou qui succedent à l'inflammation de la membrane qui les tapisse. Pour donner issue au pus qui croupit dans la cavité, Gunzius conseille, à la vérité, après Henri Meibomius d'arracher une des dents molaires, afin de lui pratiquer une issue : on peut consulter sur cet objet ce qui a été dit à l'article HIGMORE.

Observationes de utero & naturalibus fæminarum. Lipſ. 1753, in-4°.

Bienloin de regarder toute obliquité de la matrice, comme un accident contre nature, Gunzius prétend qu'elle est toujours inclinée du côté droit, par rapport à l'arc du colon ; cet intestin grossissant par les matieres fécales qui s'y amassent, pousse la matrice vers le côté droit. Dans les filles & dans les jeunes femmes, l'axe de la matrice est oblique, au-lieu qu'il est transversal dans l'uterus des femmes qui ont fait plusieurs enfants, de sorte dit Gunzius, que dans ce cas, le fond de la matrice répond à l'intestin rectum & le col aux os pubis. Cette réflexion est juste, Gunzius décrit ici ce qu'on observe lorsqu'on étudie l'Anatomie des différens âges. Dans un des Mémoires adoptés par l'Académie Royale des Sciences, j'ai indiqué cette différence dans la position de la matrice. Gunzius a distingué quelques variétés dans la figure de la matrice ; il dit avoir vu la face postérieure de ce viscere légerement concave, ce qu'il attribue à la pression que l'intestin rectum exerce sur lui. Il a parlé de la ligne longitudinale, & des lignes transverses ou obliques qu'on observe dans quelques matrices. Gunzius a porté plus loin ses recherches, il a connu les ligaments postérieurs & inférieurs de la matrice ; d'après Santorini, à la vérité : mais il en a donné une description beaucoup plus détaillée. Ce ne sont, selon lui, que des replis du péritoine, & ces deux ligaments se trouvent dans tous les sujets : il a cependant observé quelques variétés : *memini quidem*, dit-il, *aliquando duo satis ligamenta, vel plicas vidisse : quarum dextra multum elata, sinistra contra depressa erat ; sed in eo corpore superior uteri pars ad sinisteriorem conversa fuit* (a). Ces remarques ne sont-elles pas les mêmes que celles que M. Petit fait dans son Mémoire inséré dans le Recueil de l'Académie Royale des Sciences, année 1766, sur deux nouveaux ligaments de la matrice ? Gunzius a perfectionné la description que les Anatomistes donnoient des trompes de fallope, des ovaires, & du vagin, &c. & c'est en réunissant ces différens objets, qu'il a rendu cette dissertation extrêmement intéressante.

Præparata anatomica in liquore, sicca sceleta & ossa Gunziana, Dresde, 1756, in-12.

Ce Cabinet étoit composé de plus de deux mille pieces.

Observations Anatomiques, Tom. premier des Mémoires des Savans Etrangers, Académie des Sciences.

Sas (Mathias).
De partibus manducationi inservientibus. Harderovici. 1734. in-4°.

D'Acosta (Alvarès Telles) Médecin d'Utrecht.
Disp. de masticatione. Ultrajett. 1734, in-4°.

Davids.
De calculis cysticis & hepaticis. Leid. 1734. in-4°.

Butler (R).
Essay on blood letting schewing the advantages of bleeding, particulary in the foot. Lond. 1734, in-8°.

Il adopte les principes de Sylva sur la saignée, &

(a) Pag. 10.

par là recommande avec lui la faignée au bras dans les maladies du bas ventre, & celles du pied contre les maladies de la tête.

GIFFARD. Giffard (Guillaume) Chirurgien.
Cafes in midwifry, revifd and publifd by *Edward Hody*, D. Lond. 1734, in-8°.

Il eſt queſtion d'une femme, qui pour gagner de l'argent, feignoit d'accoucher de lapins: mais Giffard fe récrie contre cette impoſture: il rapporte pluſieurs obſervations qui prouvent qu'il faiſoit un fréquent uſage du forceps qu'il ſavoit extraire, ou ſuſpendre à propos la ſortie du placenta, pour arrêter une hémorragie. Giffart a remarqué que l'orifice de la matrice embraſſoit quelquefois ſi fortement la tête du fœtus, qu'il ne pouvoit la tirer avec ſon inſtrument, qu'après avoir dilaté avec les doigts l'anneau formé par le col de la matrice. Giffart faiſoit toujours ſortir hors de la matrice tous les caillots de ſang qui occaſionnent des douleurs & des pertes lorſqu'on les y laiſſe. Il parle d'un fœtus trouvé dans la trompe, & d'une mole véſiculaire occaſionnée par la rétention du placenta dans la matrice.

Defcription d'une fubftance offeufe trouvée dans la cavité de la poitrine. Tranſact. phil. 1726, n°. 395.

HARTLEY. Hartley (David) Docteur en Médecine, & célebre Médecin d'Angleterre.
A view of the prefent evidence for and againft Mrs. Stephens, Medicine containing 155 *cafes, with fome experiments and obfervations.* Lond. 1734, (a) 1739, in-8°. & traduit en françois par M. Bremond. *Recueil des expériences ſur la pierre, & en particulier ſur le remede de Mlle Stephens.* Paris, 1740, in-12.

Supplement of the view of the prefent evidence, & traduit dans le T. II du *Recueil des expériences ſur la pierre*.

Epiftolicæ differtationes de lithontriptico à J. S. nuper invento. Leid. 1741, in-8°. *Baſil.* 1742, in-8°.

M. Hartley préconiſe dans ſes ouvrages les effets du lithontriptique de Mlle. Stephens; cette Demoiſelle le vendoit depuis quelque tems, lorſque M.

_____
(*a*) Eſſais de Médecine d'Edimbourg.

Hartley entreprit d'écrire en sa faveur, & son témoignage ne concourut pas peu à déterminer le Parlement d'Angleterre à assigner cinq mille livres sterling, (cent quatorze mille livres) pour publier son remede ; elle ne put se refuser à un pareil avantage : le principal ingrédient de ce remede, c'est la chaux de coques d'œuf, &c.

XVIII. Siec.
1734.
HARTHLEY.

Lobb (Théophile) célébre Médecin Anglois, est l'auteur de plusieurs bons ouvrages de Médecine : on trouve dans les suivans plusieurs détails relatifs à notre histoire.

LOBB.

Rational methods of curing fevers, &c. Lond. 1734, in-8.

Lobb y considere les effets de la saignée, qu'il déduit des expériences de Hales ; il dit qu'en tirant six onces & deux gros de sang d'un homme pesant cent soixante livres, on peut diminuer les forces & l'action du cœur & des arteres d'environ un dixieme. En procédant ainsi, il examine le dégré d'affoiblissement que produisent les saignées, jusqu'à l'évacuation de cinquante onces, qui suivant Lobb diminuent les forces de six septiemes. Cet Auteur prétend que la glande conglobée, est formée d'un vaisseau tortueux qui tire son origine des vaisseaux sanguins, & duquel partent des vaisseaux lymphatiques, &c.

A treatise on dissolvents of the stone, and on curing the stone and the gout by aliments. Lond. 1739, in-8°. Basil. 1742, in-8°. & en François, Paris 1744, in-12.

Lobb croit que le calcul est formé d'une matiere alkaline, & regarde le suc de limon, le suc de porreau injectés dans la vessie, comme les vrais dissolvans du calcul ; fondé sur cette théorie, il blâme l'usage du lithontriptique de Mlle. Stephens. Il croit que la matiere de la goutte est de la même nature que celle du calcul, & qu'il suffit pour prévenir cette maladie, ou pour la dissiper, lorsqu'elle n'est pas ancienne, de faire un grand & long usage des alimens tirés de la classe des végétaux, & d'éviter ceux que les animaux fournissent.

Eems (Jacques Van) Médecin de Leyde.
Disp. de somno. Leid. 1734.

EEMS.

XVIII. Siec.
1734.
REGNAULT.

Regnault (Noël) Jésuite, né à Arras le 5 Septembre 1683, mort le 14 Mai 1762.

Origine ancienne de la Physique nouvelle. Paris, 1734, in-12. 3 vol.

Ce Physicien renouvelle la dispute au sujet de la découverte de la circulation du sang ; il prétend qu'Harvée l'avoit apprise de Fabrice d'Aquapendente, qui la tenoit de Sarpi. Le P. Regnault suit l'exemple de plusieurs Ecrivains du dernier siecle, qui ont tâché d'enlever l'honneur de cette découverte à l'immortel Harvée. Il cite des passages d'Hippocrate, de Platon, & de Seneque dans lesquels il croit voir la circulation établie ; il rapporte le sentiment de plusieurs Auteurs, qui pensent que les Chinois connoissent la circulation du sang depuis plus de quatre mille ans ; mais il passe sous silence les endroits contradictoires à la circulation qui se trouvent dans les mêmes ouvrages qu'il cite.

SCHAAF.
Schaaf (Jean-Henri), Docteur de Médecine.

De organo tactus. Duisburg. 1734, in-4°.

Il décrit les papilles de la peau d'après les observations d'Albinus.

SCHAAF.
Schaaf (Antoine Guillaume).

Disp. de fabrica & usu lienis. Duisburg. 1734.

ROSETTUS.
Rosettus (Joseph Thomas), Professeur en Médecine.

Systema novum mechanico-Hippocraticum de morbis fluidorum & solidorum. Venet. 1734, in-fol.

Cet ouvrage n'est pas bien intéressant, l'Auteur l'a composé de divers passages, qu'il a extraits d'Hippocrate ; & l'on sait que ce Prince de la Médecine n'excelloit pas dans les explications : l'observation étoit son genre principal, & c'est par-là qu'il s'est rendu recommandable. Rosettus prétend que les esprits sont formés dans le poumon, d'air, de soufre & de sel, &c. &c.

KLOEKHOF.
Kloekhof (Corneille Albert), célèbre Médecin de Leyde, connu par plusieurs ouvrages de Médecine-pratique, est l'Auteur d'une bonne these qui a pour titre :

Disp. de atmosphæræ efficacia in corpus humanum. Leid. 1734.

Kirstenius (Jean Jacques), Professeur en Médecine dans l'Université d'Altorf.

Disp. de physiologiæ ortu & progressu. Atldorf. 1734, in-4°.

De nutritionis impedimentis, ibid. 1742.

Hecker (Jean Jules) Aggrégé au Collége de Médecine de Halles.

Betrachtung des menschlichen korpers nach der anatomie und physiologie. Hal. 1734, in-8°.

C'est un précis de physiologie médicinale, auquel l'Auteur a joint plusieurs observations.

Kronauer (J. Henri), Médecin de Bâle, est Auteur d'une assez bonne dissertation, qui a pour titre:

De tumore genitalium post partum sanguineo. Basil. 1734, in-4°.

Atkins (Jean), Chirurgien.

The navy surgeon. Lond. 1734, in-8°. 1742, in-8°.

Mongin (Jean Baptiste), Médecin du Roi, Docteur Régent de la Faculté de Médecine de Paris.

Dissertation sur la pétrification d'un épiploon. Paris 1734, in-12.

Hollings (Jean), Médecin Anglois.

Status naturæ humanæ expositus in oratione coram medicis Londinensibus in die festo D. Lucæ. Lond. 1734.

Heinrich (André Erhard).

Phænomena cordis. Erfurt. 1734, in-4°.

Hancke (Daniel Abraham).

Vom aderlassen und kalten und warmem badern. Lips. 1734, in-8°.

Zengvardini (J.), Chirurgien.

Genees en heelkondige aanmerkingen. Amsterd. 1734, in-8°.

M. de Haller donne à cet Auteur l'épithete de Chirurgien ignorant, & il l'accuse de dédaigner les Médecins. Quoique Zengvardini ait donné des marques de l'ignorance la plus crasse; il n'a point craint de conseiller d'ouvrir le spina bifida, &c. &c.

Beekhoven de Wind (J. Vand), Médecin de Leyde.

De ureteribus & vesica urinaria. Leidæ 1734.

Duban (Claude).

Idée des principes de la Chirurgie, avec un traité de la saignée. Dresd. 1734, in-8°.

Buchwald (François de), Anatomiste Danois, a publié :

Disp. de graviditate tempus excedente. Hafniæ 1734.

Thes. decad. de musculo Ruyschii in uteri fundo, ibid. 1741.

Il y soutient l'opinion de Ruysch, contre celle de Leporinus, quoiqu'il avoue n'avoir pas toujours aisément distingué les fibres musculeuses Buchwald remarque que le placenta n'est pas toujours adhérent au fond de la matrice, & qu'il ne sort quelquefois qu'un an après l'accouchement.

Historia gemelli coaliti, scholiis illustrata. Hafniæ 1743, in-4°.

Bose (G. M.).

Ranæ anatome in vacuo mortuæ. Lips. 1734.

De hypothesi soni Perraltiana. Lips. 1734.

Thomson (George), Médecin à Maïdstone.

Of the four senses. Lond. 1734, in-4°.

The art of dissecting Human Bodies translated from Lyser's culter anatomicus. Lond. 1740, in-4°.

Anatomy of Human Bodies. Lond. 1734, in-8°.

Voyez ce que nous avons dit de cet ouvrage à l'article GEORGE THOMPSON en 1670, auquel nous l'avons attribué sans fondement d'après Tarin.

George Thomson, dont il est ici question, a communiqué à la Société d'Edimbourg.

Observation sur des dents surnuméraires, Essais de Médecine d'Edimbourg, T. 5, pag. 279.

Cet Auteur a décrit & fait dépeindre deux dents trouvées dans les apophyses palatines des os maxillaires d'un adulte.

Jones (Royger), Médecin de Leyde.

De motus muscularis causa. Leid. 1735, in-4°. & dans la Collection des thèses de M. Haller.

Cette dissertation est bien faite, & contient de longs détails sur les muscles, &c.

Lutzen (J. N.).

De abortu. Ultur. 1735, in-4°.

Hartranff (J. Valentin), Médecin de Leipsick.
Disp. de non differenda secundinarum adhærentium extractione. Lips. 1735.

Ce Médecin, & les partisans de cette cruelle méthode, ne craignent point de recommander l'extraction du placenta, immédiatement après l'accouchement, pour si fort qu'il adhère à la matrice.

Tralles (Balthasar Louis), célèbre Médecin de Breslau, est l'Auteur de plusieurs ouvrages de Médecine : on trouve dans les suivants des remarques relatives à notre Histoire.

De vena jugulari frequentiùs secanda. Uratislav. 1735, in-4°.

L'Auteur trouve dans la saignée à la jugulaire, le plus puissant de tous les secours contre la plupart des maladies de tête, & principalement celles des yeux.

De machina & anima humana prorsùs à se invicem distinctis. Uratislav. 1749, in-8°.

Tralles répond à l'Auteur du Traité de l'*Homme Machine*, & réfute victorieusement la plupart de ses propositions impies : il prouve que l'ame est différente du corps, & que la pensée est indépendante des affections extérieures.

Tettrode (Nicolas).
Diss. de fluxu menstruo. Leid. 1735, in-4°.

Huwe (Jean).
Anderwys der vrouwen aangaande het kinderbaren. Haarlem 1735, in-8°.

L'Auteur, suivant M. de Haller, y donne un précis de l'art des accouchements.

Poll (Henri Van de).
De partibus quæ olfactui inserviunt. Leid. 1735, in-4°.

Forbiger (Samuel).
Vernunftiger medicus in der physiologie. Lips. 1735, 8°.

Queye (Jérôme), Docteur en Médecine de l'Université de Montpellier.
De syncope & causis eam producentibus. Monspel. 1735, & dans le T. 7, de la collection des thèses de M. Haller.

L'Auteur y fait diverses remarques sur la figure & la position du cœur des animaux, qu'il compare à celui de l'homme; il a observé que le cœur s'allonge pendant qu'il se contracte, & M. de Haller l'a en effet observé sur le cœur de l'anguille, mais non dans le cœur de plusieurs autres animaux.

Fontenettes (Charles), Médecin de Poitiers, a publié :

Dissertation sur une fille de Grenoble, qui, depuis quatre ans ne boit ni ne mange, 1737, in-4°.

Deisch (Marc Paul), Médecin de Halles.

Disp. de splene canibus exciso. Hall. 1735.

L'Auteur soutint cette thèse sous la Présidence de Jean Henri Schulze, & il assure avoir extrait la rate à plusieurs chiens, qui ont survécu à l'opération.

Themel (J. Christ), Docteur en Médecine.

Disp. de abscessu testium venereo. Jen. 1735.

Anatomisch nachricht von einem mit blut angefulten sack in dem unterleibe. Chemniz. 1740.

Hebammenkunst. Lips. 1747, in-8°.

C'est un traité d'accouchements rempli de bonnes observations, qui sont le fruit de la pratique des accouchements que Themel faisoit avec célébrité : on prétend qu'il suivoit de très près la méthode de Lamotte, du moins est-il sûr qu'il se servoit rarement d'instruments.

Reichart (J. Martin), Médecin de Strasbourg.

Diss. de utero gravidæ una cum fœtu vulnerato. Argent. 1735.

On y trouve une observation très intéressante sur une plaie de l'utérus, causée par une arme à feu, qui dégénéra en fistule, mais qui n'eût point de suite fâcheuse, ni pour la mere, ni pour l'enfant. La thèse est écrite avec beaucoup de clarté & de méthode.

Winkler (Henri).

Anleitung zu aller chirurgischen Wissenschaft v 1. stucke. Berlin 1735, jusqu'en 1738, in-8°.

C'est une collection de thèses & de petites dissertations, de Platner, Stahl, Wedel, Burgmann, Walther, Schacher : Nous avons rendu compte de la plupart, en parlant de leurs Auteurs.

Vink (P.).

Disp. de hepate. Leidæ 1735, in-4°.

Storch (Jean), disciple de Stahl, & sectateur zélé de sa doctrine, est l'Auteur de différents ouvrages de Médecine.

Vonden soldaten krankleiten. Eisenach 1735, in-8°.

Cet ouvrage renferme plusieurs détails chirurgicaux, sur les maladies des Soldats.

Unterricht vor hebammen. Gotha 1746, in-8°.

Cet ouvrage traite des maladies des femmes, & l'Auteur y a parlé assez au long des accouchements, qu'il pratiquoit lui-même avec succès.

Weiberkrankheiten vierter thiel. Gotha 1747, 1750, in-8°.

Storch y rapporte plusieurs observations intéressantes sur les moles, sur le spina bifida, & sur les avortements. Il s'étend sur plusieurs causes qui ont rendu l'accouchement difficile, recherche les vrais signes de la mort du fœtus, rapporte l'histoire fâcheuse d'une opération Césarienne.

Abhandlung von kinder krankheiten. Eisesenach. 1750, in-8°.

On y lit des observations sur le bec de lievre, simple & double: l'Auteur y parle d'une personne qui avoit deux langues; il traite de l'oblitération de l'anus & de la vulve, & du spina bifida, &c.

Visscher, Médecin de Leyde, & disciple d'Albinus.

Diss. de cholepoiesi. Leid. 1735, in-4°.

Suivant cet Auteur, les vaisseaux biliaires communiquent immédiatement avec les rameaux de la veine-porte, & non avec ceux de l'artere hépatique.

Worswyck (R.), Médecin de Leyde.

De pinguedine soluta & in massam sanguineam admissa. Leid. 1735, in-4°.

Worswyck prétend que dans les longues abstinences, la graisse rentre dans les voies de la circulation, & qu'elle supplée pendant quelque-tems au défaut d'aliments.

Noodtwyk (Guillaume), Médecin de Leyde.

De natura humana. Leidæ 1735, in-4°. & imprimé avec l'ouvrage de Solano de Luques.

XVIII. Siec.
1735.
VINK.
STORCH.

VISSCHER.

WORSWYCK.

NOODWYK.

Historia uteri gravidi. Leid 1743, in-4°.

Noortwyk décrit les divers développements du fœtus, regarde la membrane allantoïde dans l'homme, comme un être de raison : elle n'existe, suivant lui, que dans les animaux ; mais il admet la superfœtation, & la communication réciproque des vaisseaux du placenta avec ceux de la matrice, qu'il dit avoir apperçu, &c. &c.

KALTSCHMID Kaltschmid (Charles François), Professeur en Médecine dans l'Université d'Iene, est l'Auteur de plusieurs ouvrages de Chirurgie.

Disp. de vulnere hepatis curato. Jen. 1735.

Hamberger a écrit contre cette thèse un ouvrage qui a paru sous le nom d'*Aletophile*.

Antwort schreiben daruber. Jen. 1735, in-8°.

Kaltschmid lui répondit :

Antwort auf A. Smachschrift. Cahlæ 1736.

Peu satisfait de cette réponse, Hamberger publia :

Unterricht vor D. Kaetschmieden wie er seine disputatio de vulnere hepatis besser hatte defendieren sollen. Jenæ 1736, in-8°.

Enfin Kaltschmid abandonna la dispute, & s'occupa à d'autres ouvrages plus essentiels, dont le public a fait beaucoup de cas.

Emendati instrumenti chirurgici trocar schema cum curatione virginis hydropicæ. Jen. 1738, in-8°.

Disp. de distinctione inter fetum animatum & inanimatum. Jeuæ 1747, in-4°.

Programm. de oculo ulcere cancroso laborante, feliciter extirpato, ibid. 1749.

Disp. de otalgia, ibid 1749, in-4°.

THIEUILLER Thieuiller (Louis Jean le), Docteur Regent de la Faculté de Médecine de Paris.

An dubio hepatis in abscessu, prætermittenda incidendi loci perforatio? Paris 1735, affirm.

LE ROY. Le Roy de Saint Aignan (Nicolas), Docteur Régent de la Faculté de Paris.

An vulneribus ex catapultis globulos plumbeos relinquere aliquando præstat? Paris 1735, affirm.

VASSÉ. Vassé (David), Docteur Régent de la même Faculté.

An hemorrhagia ex dentium convulsione, chirugi incuriâ lethalis? Paris 1733, affirm.

Seron (André Joseph), Docteur Régent de la Faculté de Médecine de Paris.

An canceri mammarum sectio? Paris 1735, affirm.

Gasnier (Thomas René), Docteur Régent.

An in artuum excisione, tutius a ligaturâ, quam ab alia compressionis specie, sistitur sanguis? Paris 1735, affirm.

Daval (Antoine Jean), de Paris, Docteur Régent de la Faculté de Médecine de cette Ville.

An qualis nutritio, talis secretio? Paris 1735, affirm.

An in omni partu, operatio chirurgica? 1742. *Resp.* Fr. Dav. Hérissant.

Bourdelin (Henri François), Docteur Régent de la Faculté de Médecine de Paris.

An variis secernendis humoribus, varius sanguinis motus? Paris 1735, affirm. *Resp.* Car. Payen.

Jussieu (Joseph de), de Lyon, de l'Académie Royale des Sciences, Docteur Régent de la Faculté de Médecine de Paris.

An foetui sanguis maternus alimento? Paris 1735, negat.

An a ligaturâ, polypi narium tutior ratio? 1750, affirm. *Resp.* Car. August. Vandermonde.

Diest (Jean de), Docteur Régent.

An sui sanguinis solus opifex foetus? Paris 1735, affirm.

An raro hemorrhagiis adstringentia? 1742, affirm.

Num in plagis abdominis, vulnerato intestino pellionum sutura? 1750, affirm.

Bellot (Louis François), Docteur Régent de la Faculté de Médecine de Paris, Professeur en Médecine au Collége Royal.

An attenuando sanguini motus arteriarum? Paris 1735, affirm.

An in diuturnioribus evacuationibus raro adstringentia? 1742, affirm.

Zampollo (M.), Chirurgien du Duc de Guastalla.

Observation sur un calcul heureusement extrait de la vessie d'une fille par l'opération de la taille, dans l'axe duquel il trouva une épingle. Voyez Hist. de l'Acad. des Sciences 1735.

FAUDACQ. Faudacq (Charles François), Chirurgien de Namur, éleve de MM. Petit & Morand, a publié :

Réflexions sur les plaies, ou méthode de procéder à leur curation. Paris 1735, in-12. 1736, in-12.

Faudacq adopte les principes de Magati & de Bellofte, sur le traitement des plaies en général ; & il croit qu'on peut s'en servir dans le traitement des plaies d'armes à feu, ce qu'il expose plus au long dans un ouvrage qu'il a publié sur cette matiere. Faudacq rapporte plusieurs observations intéressantes qui lui appartiennent, ou qui lui ont été communiquées par MM. Petit & Morand ses maîtres. On en lit une sur une hémorrhagie mortelle survenue à l'extraction d'une dent. Ce Chirurgien croit avec raison que la cicatrice est plutôt l'ouvrage de la nature que celui de l'art ; cependant il veut qu'on l'aide avec des aliments tirés plutôt des végétaux que du regne animal.

Nouveau traité de plaies d'armes à feu, avec des remarques & des observations. Namur 1746, in-8°.

DAWKES. Dawkes (T.).

The midwife rightly instructed or the way which women should take to acquire the knowledge of midwifry. Lond. 1736, in-8°.

Cet Auteur est entré dans les plus petits détails, sur la manœuvre des accouchements, il faisoit usage du tire tête d'Aman, & s'est rangé du parti de Deventer, contre Chapman.

VILLERS. Villers (Serv. Augustin), Médecin de Louvain.
Physiologia & hygiene. Lovanii 1736, in-4°.

C'est un précis de Médecine, dans lequel l'Auteur donne plusieurs détails de Physiologie. L'Auteur n'a fait que compiler ce qu'avoient dit les Auteurs qui l'avoient précédé ; il suit l'opinion de M. Sylva sur la révulsion, &c.

FORMELINIUS. Formelinius (Antoine).
Commentario sopra il capitolo XIII. *del J. Andrea a Croce (delle ulceri con cari d'osse).* Venez 1736.

Bouhier (Jean), Président à Mortier dans le Parlement de Dijon, & l'un des quarante de l'Académie Françoise, &c. &c.

Traité de la dissolution du mariage, pour cause d'impuissance. Luxembourg 1735, in-8°.

Ce livre répond, & par le style, & par les faits qu'il contient, à la haute réputation de son Auteur.

Nesbith (Robert) célebre Anatomiste Anglois, est l'auteur d'un très bon ouvrage sur l'ostéologie, intitulé :

Human osteogeny explained in two lectures, &c. Lond. 1736, in-8°. & en Allemand, *Altenburg*, 1753, in-8°.

L'Auteur remarque en premier lieu, selon l'extrait qu'en donnent les Editeurs des Essais de Médecine d'Edimbourg, que plusieurs os sont formés entre des membranes, sans qu'ils aient la moindre apparence de cartilage. Il en agit cependant de si bonne foi à l'égard de ceux qui sont d'un sentiment différent du sien, qu'il convient que quelques-unes des parties qu'il appelle des membranes, sont si semblables aux cartilages, que des Anatomistes du premier ordre, tel que Kerckringius, les regardent positivement comme tels, & il dit (*a*) qu'on trouve la plupart de ces os (qui sont formés dans des membranes) si menus ou si petits, & si tendres, même lorsque leur ossification est fort avancée, qu'une substance cartilagineuse de même volume, n'auroit guere plus de solidité que les membranes entre lesquelles ces os sont formés.

Nesbith en supposant que les fauteurs de l'opinion commune ne connoissent rien touchant la circulation des liqueurs dans les cartilages, soit avant, soit dans leur ossification, & qu'ils croient par conséquent qu'il n'y a d'autres parties solides qui concourent à la formation des os, que celles qui étoient précédemment dans les cartilages, les réfute (*a*) sur ce que la masse de la partie ne diminue pas beaucoup en s'ossifiant, quoique la masse & le poids des parties des

---
(*a*) Pag. 39.
(*b*) Pag. 30.

animaux dépendent indubitablement beaucoup plus de leurs parties fluides, que de leurs parties solides; & sur ce que les os quand on les brule, laissent une plus grande quantité de terre que les cartilages.

Les cartilages sont souvent plus durs & les os plus mous que d'ordinaire, mais Nesbith (a) n'a jamais rencontré aucune partie ou fibre qui tint le milieu entre l'os & le cartilage; d'où il conclud que celle de ces deux substances qui est la plus molle, ne devient pas par dégrés la plus dure.

Pour répondre à l'expérience de ceux qui disent que les os reviennent dans l'état de cartilage en les faisant tremper deans le vinaigre; Nesbith dit que si on laisse tremper les os assez longtems dans le vinaigre, & qu'on change la liqueur, on peut les réduire en une substance spongieuse, qui est fort différente de celle des cartilages.

Le sentiment de Nesbith au sujet de l'ossification, est (a) qu'il y a dans le sang, ou dans une liqueur qui s'en sépare, un suc ossifiant, qui est composé de parties qui ne sont pas sensibles: que (c) toutes les fois que la nature se propose de faire une ossification entre des membranes, ou dans un cartilage, elle détermine (par quelque cause que ce soit) une plus grande quantité de fluides distendant tellement les vaisseaux qui étoient auparavant invisibles, qu'ils deviennent en état de recevoir les globules rouges du sang, & qu'on remarque toujours aux environs des parties où l'ossification commence à se faire. Dans ce sang (d) on peut, dit-il, sentir sous la pointe du scalpel les grains osseux qui (e) ont été formés par l'attraction & l'adhérence des parties du suc ossifiant arrêté avec les fluides grossiers dans le commencement des vaisseaux destinés à recevoir le superflu des liqueurs. » Le sang étant propre à former de » fines membranes, les parties membraneuses d'un

(a) Pag. 25.
(b) Pag. 27.
(c) Pag. 17, 25.
(d) Pag. 18.
(e) Pag. 28.

» os, qui font les fonctions de glu pour retenir en-
» semble ces grains osseux & les fibres, supposé
» qu'il s'en trouve quelqu'une qui ne tire pas son
» origine des parois des vaisseaux, sont produites par
» voie de cohésion autour des particules crétacées,
» d'une portion du fluide, dans lesquels elles sont en-
» gendrées & contenues «. Ainsi (a) les membranes
ou les cartilages sont le réservoir dans lequel les particules osseuses sont déposées & jettées, mais (b)
sans qu'il y ait aucun mélange des particules osseuses
& cartilagineuses, ni aucune continuation des fibres
d'une substance avec celles de l'autre, comme on le
voit, dit-il, évidemment dans les cartilages qui
contiennent des os, & qui s'en séparent quand on
les tient longtemps en macération dans l'eau commune. Cela arrive dès que les vaisseaux qui passent
de la substance des uns dans celle des autres, sont
divisés, & cette séparation est autant ou même plus
facile que celle du gland & de son calice. On vit
quelque chose de si uni & de si poli aux surfaces par
lesquelles l'os & le cartilage se touchoient, qu'il est
évident qu'il n'y a point d'union ni de mélange des
fibres de ces deux substances.

Tandis que les os environnés de cartilages croissent (a), ceux-ci sont distendus ; & cette distension,
jointe à la compression qu'ils doivent souffrir, & à
l'obstacle que trouvent à y couler les différents fluides & la matiere nourriciere, les fait décroître au
point qu'on peut dire qu'ils disparoissent entierement.
MM. de Haller & Bertin citent Nesbith comme ayant
nié l'existence du périoste interne ... & ayant vû
des particules terreuses dans les vaisseaux sanguins
des os.

Winter (Frédéric) Professeur en Médecine dans
l'Université de Leide, a publié une excellente dissertation, intitulée :
Dissertatio inauguralis de motu musculorum. Leid.
1736, in-4°. & dans le Tome III du Recueil des
thèses anatom. de M. Haller.

(a) Pag. 10, 38.
(b) Pag. 21,
(c) Pag. 34, 35.
Tome V.

Cette thèse mérite des éloges à son Auteur, qui y traite le mouvement musculaire avec autant d'ordre & de clarté que de savoir ; il suppose une cavité cylindrique dans la plus petite fibre. L'explication qu'il propose fait la base du système de M. Haller, & Winter releve plusieurs fautes de calcul des plus célebres Physiologistes Mathématiciens, &c.

De certitudine in Medicina practica. Franeker. 1746. *in-fol.*

Il reconnoît l'irritabilité dans la fibre, & c'est à sa faveur qu'il explique les différents mouvemens, &c.

Ces deux thèses qui sont fort bonnes nous font désirer que l'Auteur fasse part au public de ses travaux sur les autres parties de la Médecine qu'il exerce avec beaucoup de célébrité.

CAVAN. Cavan.

Disp. de Anatomiæ præstantiâ, utilitate, definitione y historia. Gryphiswald. 1736.

BEHLING. Beleing (J. Frideric) Médecin d'Altdorf, est l'Auteur d'une dissertation qui contient d'assez bonnes remarques chirurgicales.

Meditationes super uterum in partu ruptum. Altdorf. 1736.

La femme qui fait le sujet de cette observation, mourut à la suite de l'accident, ce qui fit connoître & constater la maladie. L'enfant étoit passé en partie dans le ventre par l'ouverture faite à la matrice. L'Auteur donne des préceptes à observer dans les cas où on a à craindre la rupture de la matrice : cette dissertation est curieuse & intéressante.

KUHN. Kuhn (Frederic Guillaume), Médecin de Konigsberg.

Pars I. Scrutinii sensus auditus. Regiom. 1736; in-4°.

METIUS. Metius (Gottlieb), Médecin d'Erfort.

Disp. de construendo sceleto. Erfurt. 1736; in-4°.

NELSON. Nelson (J) Docteur en Médecine de l'Université de Leyde.

Disp. de renibus & secretionibus. Leid. 1736.

QUEISEN. Queisen (F. E.)

De musculorum structura & usu. Hardervic. 1736; in-4°.

Anonime. *Traité du bon chyle pour la production du sang.* Paris, 1736, in-12. 2 vol.

L'Auteur réhabilite plusieurs paradoxes oubliés de son tems, il trouve dans le suc gastrique un acide & des sels volatils auxquels il attribue de grands usages ; la bile ne lui paroit pas servir à la digestion, & elle fermente en se mêlant au suc pancréatique. Les esprits animaux sont, selon lui, des sels volatils : la graisse transude des intestins, &c. On y trouve une observation d'un épanchement du chyle dans la poitrine, produite par une rupture du canal thorachique, & celle d'un vomissement occasionné par un squirrhe du pancréas.

Glassius (Christian-Philippe) Médecin de Vienne, mérite une place honorable dans cette histoire par l'ouvrage suivant.

De circuitu sanguinis, rationalis Medicinæ fundamento. Halæ, 1736, 1740, in-4°.

C'est un des bons ouvrages que nous ayons sur la circulation. Glassius a été guidé par Cassebohm dans ses recherches sur le cœur, & il a souvent pris Lancisi pour modele. Quoi qu'il en soit il regarde le cœur comme un composé de quatre muscles creux, dont deux forment les ventricules, & les autres les oreillettes. Cependant Glassius avoue, qu'il n'a apperçu cette structure, que dans le cœur des animaux, & non dans celui de l'homme. Il a divisé le tissu du cœur en trois rangs principaux de fibres, dont il a donné une fort ample description, que je ne rapporterai point pour plus grande brieveté. M. de Senac trouve que Glassius a décrit avec beaucoup de clarté la face interne des ventricules. Glassius remarque que les colonnes sont entre les valvules, que chacune envoie des filets à deux de ces valvules, que c'est pour cela qu'il y a ordinairement trois piliers dans le ventricule droit, & qu'il n'y en a que deux dans le ventricule gauche, &c.

Glassius comprend dans un sens étendu sous le terme d'oreillette, les appendices & les sacs, & il regarde les oreillettes comme un composé de deux cavités : il fait quelques remarques sur la structure des oreillettes, mais qu'on ne doit point adopter sans un ultérieur examen.

Cet Anatomiste prétend que la structure des valvules du cœur est tendineuse & musculeuse, & il admet des fibres transverses & des fibres qui s'étendent des oreillettes au bord des valvules, ce qui est contraire à l'observation.

Il croyoit à l'allongement du cœur dans le tems de la sistole, & il a suivi Lancisi de très près dans quelques endroits. Le style de cet ouvrage est méthodique & éloquent : Glassius est encore l'auteur d'une dissertation.

De inflammatione ossium. Hall. 1737.

Sault (Pierre de), célèbre Médecin de Bordeaux.

Dissertations sur la pierre des reins & de la vessie, avec une réponse aux critiques de M. Astruc. Paris, 1736, in 12.

Cet Auteur assure que les eaux chaudes & sulphureuses de Bareges, sont propres à dissoudre la pierre de la vessie, si on en boit pendant longtemps, & en grande quantité, ou si on les injecte dans la vessie, &c. Les autres ouvrages de M. Sault ne sont point de notre objet.

Boehmer (Philippe-Adolphe) célèbre Professeur d'Anatomie & de Chirurgie dans l'Université de Halle de Magdebourg, Membre de l'Académie Royale de Chirurgie de Paris, a composé plusieurs ouvrages qui lui ont mérité les éloges des plus célèbres Anatomistes.

De præcavenda polyporum generatione. Hallæ. 1736. in-4°.

L'Auteur soutient qu'il existe une partie fibreuse dans le sang, & c'est dans elle qu'il trouve une des causes qui produisent le polype.

Situs uteri gravidi, fœtusque ac sede placentæ in utero. Hallæ. 1736, in-4°. & se trouve dans la collect. des Thèses de M. Haller, Tom. 5.

Il prouve que la situation du fœtus est souvent louable, quoique la position de l'uterus soit oblique. Boehmer avance que le fœtus peut être dans une position oblique, quoique celle de la matrice soit sensiblement naturelle; il indique le lieu de la matrice où l'on a trouvé le plus fréquemment le placenta adhérent, & ceux où on l'a trouvé par état contre nature.

De quatuor & quinque ramis ex arcu arteriæ magnæ &c. ascendentibus. Hallæ. 1741, in-4°.

Boehmer y traite de deux variétés de l'aorte, dans l'une il vit sortir séparément les deux arteres carotides, & les deux sous-clavieres ; & l'artere vertebrale, & l'artere mammaire, tirer leur origine de la seconde aorte dont il est question.

De ductibus mammarum lactiferis. Hallæ. 1742, in-4°. &c.

Il prouve que les vaisseaux lactés sont, & plus nombreux & plus gros qu'on n'avoit cru avant lui, que leurs rameaux se réunissent en des troncs particuliers, & il donne une description détaillée des uns & des autres. Il y a joint une figure assez intéressante.

De necessaria funiculi umbilicalis vi vasorum structuræ in nuper natis deligatione. Hallæ. 1745.

Boehmer rapporte plusieurs observations fâcheuses qui prouvent la nécessité de lier le cordon ombilical, & le danger que l'on court de s'en abstenir. Il soutient que le sang est dardé par les veines ombilicales, & décrit le tissu cellulaire du cordon ; l'Auteur y joint une longue description du canal ombilical, qu'on pourra consulter avec succès.

De bronchiis & vasis bronchialibus. Hallæ. 1748.

Parmi plusieurs objets intéressants, on y trouve une description circonstanciée & une figure de la veine bronchique.

Institutiones osteologicæ. Hallæ. 1751. in-8°.

L'Auteur y donne un précis d'ostéologie qui a été accueilli des meilleurs Anatomistes ; les os de la face y sont supérieurement décrits, & principalement les sinus.

Observationum anatomicarum fasciculus I & II. Hal. 1752, 1756. in-fol.

Boehmer y traite des faits les plus intéressants & d'une maniere savante & digne de sa haute réputation.

De confluxu trium cavarum in dextro alveo. 1765. in-4°.

Anatomia ovi humani fecundati difformis trimestri abortu elapsi. 1763. in-4°.

Il en examine les divers développemens mieux qu'on n'avoit fait avant lui : & en général les ouvrages de Boehmer méritent l'accueil le plus favorable, parcequ'ils contiennent beaucoup d'observations, & sont remplis d'érudition.

Richter (George Gotlieb), Professeur de Médecine dans l'Université de Gottingue.

De morte sine morbo. Gotting. 1736. in-4°.

L'Auteur y donne l'histoire d'une mort occasionée par la congélation des vaisseaux.

Fridericus (Gotlieb).

De monstro humano rarissimo. Lips. 1736. in-4°.

Vaussard (G.) Chirurgien.

L'Opérateur des pauvres. Paris, 1736. in-8°. Falconet. On trouve une édition de cet ouvrage de 1636.

L'Auteur donne un précis de Chirurgie médicinale qui est fort imparfait.

Hazon (Jacques-Albert), Docteur-Regent de la Faculté de Médecine de Paris.

An uteri inflammationi post partum, venæ sectio è brachio? Paris, 1736. affirm.

An in calculo renum & vesicæ, pro natura calculi, ætate & temperamento ægrotantis, remedium alkalino-saponaceum anglicum? 1742, affirm Resp. Pet. Joseph. Macquer.

An tutior faciliorque cognitâ, detur aneurismatis chirurgica curatio. 1750.

M. Thierry, Auteur de cette thèse, y soutient l'affirmative.

Boulland (Toussaint-Gilbert), de Bourges, Docteur-Regent de la Faculté de Médecine de Paris.

An turundarum intromissio, pectoris vulneribus noxia. Paris, 1736. affirm.

An fasciæ infantibus, loricæ puellis? 1753. negat. Resp. Macquart.

Dupuy (Gaspard Cochon), Professeur d'Anatomie

Rochefort, Docteur-Regent de la Faculté de Médecine de Paris.

An, poſt gravem, ab ictu vel caſu, capitis percuſſionem non juvante etiam iterata terebratione, dura meninx inciſione aperienda ? Paris, 1736. affirm.

Gigot (Henri), Docteur-Regent.

Utrum ani fiſtula ferro, tutiùs quàm cauſticis, aut ligatura curetur ? Paris, 1736. affir.

Payen (Charles), Docteur-Regent de la Faculté de Médecine de Paris.

Eſt-ne eadem in oſſibus quæ in aliis partibus nutritionis ratio ? Paris, 1736. affir.

Vacher (M.) Maître en Chirurgie de Paris, Chirurgien Major Conſultant des camps & armées du Roi, Démonſtrateur en Anatomie, Correſpondant & Aſſocié des Académies Royales des Sciences & de Chirurgie de Paris, exerça la Chirurgie à Beſançon avec beaucoup de célébrité, & y mourut en 1760.

Obſervation de Chirurgie ſur une eſpece d'empyeme au bas ventre. Paris, 1737, in-12.

Cette opération fut faite à la ſuite d'un épanchement de ſang, & eut un heureux ſuccès. M. Petit, fils, a fait uſage de cette obſervation dans ſon Mémoire ſur les épanchements.

Diſſertation ſur le cancer des mamelles. Bruxelles, 1740, in-4°.

L'opération eſt le ſeul moyen curatif ; M. Vacher avoue en homme inſtruit, qu'il ne connoît pas d'autre ſpécifique, il expoſe ſavamment les ſignes qui l'indiquent ou qui la font proſcrire, il permet de prendre une partie de la peau qui revêt la tumeur cancéreuſe lorſqu'on fait l'amputation d'un cancer benigne ou occulte, mais il veut qu'on ne laiſſe aucune partie de la peau qui recouvre la tumeur lorſque le cancer eſt ulcéré. Cet ouvrage eſt rempli d'obſervation, & de bonnes expériences.

Hiſtoire de Frere Jacques, Lithotomiſte. Beſançon, 1756. in-12.

J'en ai fait uſage en donnant la vie de ce Moine Lithotomiſte.

Ce Chirurgien eſt l'Auteur de quelques obſervations insérées dans les volumes de l'Académie des Sciences : il envoya en 1738 l'histoire d'un corps étranger introduit dans la trachée artere, qui produisit des accidents mortels.

En 1741, il donna celle d'une plaie singuliere de la matrice.

En 1743, celle de quelques abcès au cerveau survenus à la suite d'un coup à la tête.

En 1746, il envoya à l'Académie deux observations qui tendent à prouver que la réunion de ces fractures se fait par l'ossification du périoste. En disséquant la tête d'un sujet mort à un âge fort avancé, & qui avoit été autrefois trépané, il remarqua que le trou du trépan étoit entierement vuide dans toute l'épaisseur de la table interne, qu'il ne paroissoit point de marque qu'il eut suinté aucune matiere de ses bords ; cependant le trou de la table externe étoit rempli par une espece de bouchon osseux qui faisoit une saillie réguliere. M. Vacher s'assura que ni l'une ni l'autre des lames du pariétal, n'avoit concouru à la formation du cal : il fit dans un second sujet la même observation.

M. Vacher envoya la même année à l'Académie un fœtus humain femelle d'environ trois mois, sans tête, & au lieu du bras droit il avoit quelque chose qui ressembloit au bout de l'aîle d'un petit oiseau, le bras gauche étoit enveloppé dans la moitié de sa longueur par la peau du tronc, &c.

M. Vacher est l'Auteur de quelques observations insérées dans les Mémoires de l'Académie de Chirurgie. Il y en a une sur l'opération du trépan appliqué sans succès à la suite de violentes douleurs de tête. La personne étant morte, on trouva trois fungus naissants de la substance corticale du cerveau & adhérents à la dure-mere, très épaisse en cet endroit, quoique le crâne y fut très aminci.

Observation sur une hernie intestinale suivie de pourriture. M. T. III.

Il se forma naturellement une ouverture au bas ventre en forme d'anus, &c.

Ritler (Jean-Jacques), Médecin de Bâle.

De possibilitate & impossibilitate longæ abstinentiæ à cibis. Basil. 1737, in-4°.

On trouve de lui dans les Ephémerides des Curieux de la Nature, la description d'un fœtus dont on voyoit les intestins par le défaut des muscles du bas ventre. *Vol. VII.*

Schwartz (Jean-Michel), Médecin de Strasbourg, publia à son Doctorat.

De membranarum & tunicarum corporis humani. Argent. 1737. in-4°.

Il y a peu de remarques originales dans cette thèse, mais Schwartz a su ramasser ce que les Auteurs ont dit de plus intéressant; il regarde la membrane qui revêt les poumons, comme une suite de celle de la plevre, & blâme Malpighi d'avoir réfuté l'existence de la membrane villeuse de l'estomac.

Knolle (Frederic), Médecin de Strasbourg, dédia à Michel Schwart, son confrere & son ami.

Artis obstetriciæ historia. Argent. 1737, in-4°.

Cette histoire est très bien faite, & on y trouve une bibliographie courte, mais fort intéressante sur l'art des accouchemens.

Disp. de luxationibus artuum superiorum. Argent. 1738. in-4°.

On y trouve quelques détails sur les ligaments articulaires.

Stone (Sarah).

Compleat practice of midwifry. Lond. 1737, in-8°.

Bracken's (Henri).

The midwifes' campanion. Lond. 1737, in-8°.

Kundmann (J. Christ).

Rariores naturæ & artis Breslau 1737, in fol.

On y lit l'histoire de plusieurs monstres, entre autres celle d'un enfant sans tête & sans cœur.

Koch (Christophe André).

De proprietate solidorum ad fluida. Gotting. 1737, in-4°.

Maffe (Jacques de).

De oculi constructione. Leid. 1737, in-4°.

Goldhammer (J.).

Offenherziger weiber und kinderarzt mit einer hebammen probe. Northausen 1737, in-8°. 1750, in-8°.

Bendien (Joseph Moyse).
De renibus eorumque affectibus. Traject. 1737,
in-4°.

Scherer (Christian Arent), de Magdebourg, Médecin de Strasbourg.
De calculis ductus salivalis excretis. Argent. 1737,
in-4°.

Crellius (J. Frédéric), Professeur en Médecine à Helmestad.
Observationes anatomicæ. Helmstad. 1737, in-4°.
De valvula Eustachii. Witteberga 1737.
De motu cordis Lancisiano; ibid. 1739.
De glandularum in cœcas & apertas divisione, ibid. 1741, in-4°.

Crellius blâme les Auteurs qui ont établi cette division.

De causis respirationem vitalem cientibus. Helmstad. 1743, in-4°.

Il suit l'opinion des Anciens sur le méchanisme de la respiration, & réfute plusieurs points du mémoire que M. Bremond a écrit sur cette matiere.

De viscerum nexubus insolitis. Helmstad 1743.
De tumore capitis fungoso post cariem cranii exorto, ibid. 1743, & dans la collect. de theses Chirurgicales de M. Haller, Tome I.

Le cas qui fait le sujet de cette dissertation, a été suivi par Heister que Crellius cite avec honneur.

Programma ad sectionem puellæ gibbosæ, 1745.
De ossibus sesamoideis, 1747.

Pohlius (Jean Christophe), Professeur en Médecine à Leipsick, est l'Auteur de plusieurs dissertations & programmes d'Anatomie & de Chirurgie fort intéressans.

De abscessu abdominali. Lips. 1737.
De prostatis calculo affectis, ibid. 1737.
De tumoribus cysticis feliciter maleque curatis, 1738.
De respiratione sana & læsa, ibid. 1738.
De sarcocele 1739.
De defectu lienis & liene in genere, 1740.
De fibra senili, 1746.

Ces écrits sont remplis de bonnes observations,

& annoncent un Médecin consommé dans la pratique de la Médecine. Pohlius a donné dans le Journal de Léipsick 1736, la description d'une tumeur fongueuse de la tête avec carie du crâne.

Doorschodt (Henri), Médecin de Leyde.
Disp. de lacte. Leid. 1737, in-4°. & dans la Collection de thèses de M. Haller, Tom. VII.

L'Auteur y donne l'analyse du lait d'après Gaubius.

Zinanni (Joseph).
Delle uova e de' nidi degli uccelli. Venez. 1737, in-4°.

Kniphoff (J. Jerôme).
De physiologia. Erfurt 1737.

Geraudly (Claude Jaquier), Chirurgien Dentiste, Valet de Chambre de Monseigneur le Duc d'Orléans, & privilégié du Roi, a publié :
L'art de conserver les dents. Paris 1737, in-12.

L'Auteur a divisé ce Traité en trois parties : il considere dans la premiere les dents dans leur état naturel, elle ne m'a paru rien contenir de particulier : la seconde partie traite des maladies des dents, & on y trouve des remarques intéressantes sur la carie des dents, & sur les abcès des gencives. Geraudly donne dans la troisieme partie les moyens de conserver les dents dans leur intégrité.

Fevre (Jean François le), Médecin de Besançon, Professeur dans la Faculté de Médecine de cette Ville.
Opera omnia. Vesuntione 1737, in-4°. 2 vol.

L'Auteur y traite de plusieurs questions physiologiques, mais presque toujours d'après les Auteurs qui l'ont précédé, encore a-t-il puisé dans de mauvaises sources ; il n'a pas craint de donner une figure du sel acide & du sel alkali : il trouve dans le premier la figure d'un rhombe, & dans l'autre celle d'une étoile.

Hebenstreit (Jean Ernest), célèbre Professeur en Médecine à Léipsick, est Auteur de plusieurs bonnes dissertations d'Anatomie que M. de Haller a jugées dignes d'être insérées dans son recueil de thèses. anat.
Funiculi umbilicalis humani pathologia. Lips. 1737, in-4°. Haller collect.

L'Auteur donne une très longue description du cordon ombilical, & en indique les maladies; il pense que l'ouraque est creux, qu'il existe dans l'homme comme dans les animaux une espece de membrane allantoïde, &c. qu'il y a une communication reciproque de la mere à l'enfant par les vaisseaux sanguins : on y trouve quelques figures & plusieurs questions médico-légales, &c.

De basi calvariæ, Lipf. 1738, in-4°.

On y trouve des remarques sur les sinus de la dure-mere qu'Hebenstreit regarde comme des venules particulieres, & sur les adhérences de la dure-mere à la base du crâne, &c. L'Auteur a soin de joindre des observations pathologiques à la description de la partie.

Programm. de præcipuis ossium incrementis, ibid.

Hebenstreit prouve par diverses observations, que le terme de l'ossification n'est pas le même dans tous les sujets; il a trouvé dans un sujet de huit mois le sternum presque entierement ossifié, tandis qu'on le croit cartilagineux dans la plus grande partie de son étendue dans des fœtus de neuf mois. L'Auteur examine aussi dans cette dissertation la maniere dont s'oblitere la partie du crâne, connue sous le nom de fontanelle.

De diploe ossium, ibid.

L'Auteur indique avec quelque soin les endroits du crâne où il se trouve en grande quantité, ceux où il y en a très peu, & ceux où on ne sauroit en découvrir, &c.

De partium coalitu morboso. Lipf. 1738, in-4°.

Anatome hominis recens nati, ibid. 1738.

De methodo incidendi cerebrum, ibid. 1739.

Il y expose une méthode de disséquer le cerveau qu'il dit lui être propre.

Program. ad anatomen corporis feminini & de arteriarum corporis humani confiniis. Lipf. 1739, in-4°.

Cet Anatomiste considere ici les communications réciproques de plusieurs arteres du corps humain, telles que la communication des arteres carotides avec les arteres vertébrales, des arteres stomachiques avec les arteres hépatiques, de la méfentérique supérieure avec la méfentérique inférieure. Il a vu l'artere cœliaque fourniffant la diaphragmatique, l'artere brachiale divifée beaucoup plus haut qu'on ne l'obferve ordinairement, &c. & plufieurs autres variétés qui méritent d'être indiquées.

De ufu partium carmen, Lipf. 1739, in-8°.
De vaginis vaforum, ibid. 1740, in-4°.

Ce célébre Anatomifte prouve que les vaiffeaux ont tous une gaîne particuliere, qui eft toute fournie par le tiffu cellulaire, par les membranes telles que la dure-mere, la plevre & le péritoine.

De medici fecantis religione. Lipf. 1741.
De pulfu inæquali, ibid. 1741, in-4°.
De flexu arteriarum, ibid. 1741, in-4°.

Hebenftreit décrit dans ce programme les différents contours des arteres avec quelqu'exactitude, principalement ceux des arteres carotides & vertébrales.

De vermibus anatomicorum adminiftris. Lipf. 1741, in-4°.

Il y parle de plufieurs préparations Anatomiques que les vers feuls ont faites.

De vafis fanguiferis oculi. Lipf. 1742, in-4°.

L'énumération qu'Hebenftreit donne des vaiffeaux fanguins de l'œil eft fort étendue, mais il s'eft furpaffé dans la defcription des arteres fournies par la carotide interne.

De mediaftino poftico, ibid. 1743, in-4°.

L'Auteur décrit mieux qu'on n'avoit fait avant lui le vuide triangulaire poftérieur du médiaftin, & il indique la vraie pofition des parties qui y font logées.

De corpore delicti ex medici culpâ incerto. Lipf. 1743, in-4°.

De oculo lacrymante, 1743, in-4°.

De capitonibus laboriofo partu nafcentibus, 1743, in-4°.

L'Auteur y détaille les principales maladies qui augmentent le volume de la tête des fœtus, & rendent par-la leur fortie difficile.

De venis communicantibus. Lipf. 1744, in-4°.

Hebenftreit y décrit les anaftomofes mutuelles

HISTOIRE DE L'ANATOMIE

XVIII. Siec.
1737.

des veines, & il en fait un fort long dénombrement.

De officio medici forensis, 1748.

Anthropologia forensis. Lipf. 1751, in-8°. 1753, in-8°.

BARTISCH. Bartisch.

De calore corporis humani. Leid. 1737.

PIPEREAU. Pipereau (Louis Jacques), de Rouen, Docteur Régent de la Faculté de Médecine de Paris.

Eſtne ſolus nervorum ſuccus alibilis? Paris 1737, affirmat *Reſp.* Ant. Ferret.

MATT. Matt (Gaſpard Antoine Van), Médecin de Bâle, ſoutint pour ſon Doctorat une diſſertation qui a pour titre :

De mediaſtino & ejus morbis. Baſil. 1736, in-4°.

L'Auteur y donne une aſſez bonne deſcription du médiaſtin, & indique les maladies auxquelles il eſt expoſé.

HODY. Hody (Edouard), Docteur en Médecine de la Société Royale de Londres.

Deſcription d'une ſubſtance oſſeuſe conſidérable trouvée dans la matrice. Tranſact. Phil. n°. 440.

ANONYME. Anonyme. Obſervation ſur une rupture de l'inteſtin ileum, cauſée par une contuſion ſans plaie aux téguments; tirée d'une lettre adreſſée au Docteur Rutty, *Tranſact. Phil.* 1737.

ARMSTRONG Armſtrong (J.), Docteur en Médecine de Londres.

Eſſai ſur la pénétration des remédes appliqués extérieurement. Eſſais d'Edimbourg. Tom. 2, art. IV.

MACGILL. Macgill (J.), Chirurgien à Edimbourg.

Hiſtoire d'une opération de l'anevriſme au bras, ibid. Tom. 2, art. XV.

PAISLEY. Paiſley (J.), Chirurgien à Glaſgow.

Oſſification de la dure-mere & autres diſpoſitions contre nature. Eſſais d'Edimbourg, Tom. 2, art. XXI.

Obſervation ſur une gangrene guérie par le moyen du quinquina, ibid. Tom. 3, art. VI.

Sur une hydrocephale, accompagnée de ſymptomes remarquables, ibid. Tom. 3, art. XXIII.

Le malade mourut, & l'Auteur l'ouvrit, & trouva

parmi plusieurs altérations du cerveau, le plexus cho-   XVIII. Siec.
roïde rempli de glandes.

Observation sur une extravasion de sang coagulé sur   1737.
la matrice, & sur l'épaisseur de ce viscere après un ac-   PAISLEY.
couchement laborieux, ibid. Tom. 4, pag. 559.

Paisley attribue l'excès d'épaisseur qu'on a quelquefois observé dans les parois de la matrice à du sang épanché au-dehors, au-dedans, ou entre les propres fibres de la matrice.

Observations faites a l'ouverture du cadavre d'une personne attaquée de la pierre, ibid. Tom. 6, pag. 371.

Il trouva une pierre enkiſtée dans la veſſie, &c.

Observation sur une hydropisie, & sur de grandes vésicules dans l'ovaire, ibid. Tom. VI. pag. 392.

Pringle (F.). ancien Président du Collége des Mé-   PRINGLE.
decins d'Edimbourg.

Observation sur une tumeur dans l'œsophage, laquelle empêchoit presqu'entierement la déglutition, ibid. Tom. 2, art. XXIV.

C'étoit une excroiſſance dure & glanduleuſe qui s'étendoit depuis le milieu de l'œsophage jusqu'à l'orifice ſupérieur de l'eſtomac, & qui rempliſſoit tellement la cavité du canal, qu'on pouvoit à peine pouſſer un ſtilet dans l'eſtomac. Pringle trouve une des causes principales de cette altération dans les liqueurs ſpiritueuſes dont le sujet avoit fait un uſage immodéré.

Suppression d'urine causée par une paralysie de la vessie, ibid. Tom. 2, art. XXXII.

Evacution par le nombril des eaux d'une hydropisie, Tom. 3, art. XXVIII.

Goolden (Samuel), Chirurgien à Bridgnorth dans   GOOLDEN.
le Comté de Shrop.

Gangrene arrêtée par le moyen du quinquina. Essais d'Edimbourg, Tom. 3, art. V.

Mouwat (Jacques), Chirurgien à Langholm.   MOUWAT.

Sur un enfant né avec un vice des parties de la génération & des voies urinaires, ibid. Tom. 3, art. XIV.

Hydrocephale considérable, ibid. Tom. 3, art. XXII.

Butner (Alex.), Chirurgien à Edimbourg.
Description d'un tire-tête, Tom. 3, art. XX.

L'Auteur dit en devoir la connoissance à M. Dusé, Chirurgien de Paris.

Willison (André), Médecin à Dundée.
Observation sur une plaie faite par un fer chaud qui pénétroit dans le bassin. Essais d'Edimbourg. Tom. 4, art. 17, pag. 336.

Cette observation curieuse à plusieurs égards, nous paroît mériter d'être consultée.

Brown (André), Chirurgien.
Observation sur une pierre de la vessie formée autour d'une aiguille, ibid. Tom. 4, pag. 360.

Gemmil (Jean), Chirurgien à Irvine.
Observation sur un ovaire fécondé, & sur des côtes & des vertebres surnuméraires. Essais de Médecine d'Edimbourg, Tom. 5, art. XXIII.

Ce Chirurgien prend pour un ovaire fécondé, un ovaire rempli d'hydatides ; le squelette de la femme sur laquelle il a fait cette observation, avoit quatorze vertebres dorsales, & vingt-six côtes ; cet Auteur obmet d'indiquer le nombre des vertebres cervicales & lombaires de ce sujet.

Sur une tumeur extraordinaire qui empêchoit l'accouchement, ibid. Tom. 5, art. XXXVII.

La tumeur dont il est question étoit formée d'un amas d'hydatides, & adhérent au périnée du fœtus, elle empêchoit par son volume la sortie de l'enfant.

Burton (Jean), Médecin à York.
Observation sur un enfant monstrueux, ibid. Tom. 5, art. XXIV.

Patch (Jean), Chirurgien à Exeter.
Sur l'évacuation d'une matiere laiteuse par une petite ouverture dans l'aine, ibid. Tom. 5, art. XXVIII.

Duncan-Baine, Chirurgien à Pembroke.
Sur une fracture du crâne avec déperdition d'une partie de la substance du cerveau (sans accident fâcheux). Tom. 5, art. XXIX.

Cookesloy (Guillaume), Chirurgien à Crediton.
Sur une portion considérable du canal intestinal gangrénée dans une hernie, & amputée avec succès, ibid. Tom. 5, art. XXXIV.

Cole

Cole (Josiah), Chirurgien Accoucheur à Londres.

XVIII. Siec.
1737.
COLE.

Observations sur des noyaux de prunes & de cerises, sortis par l'ouverture d'un abcès au bas-ventre, Tom. 5, art. XXXV.

Stewart (Duncan), Chirurgien Irlandois.

STEWART.

Sur une opération Césarienne faite avec succès par une Sage-Femme, Tom. 5, art. XXXVIII.

King (Gabriel), Docteur en Médecine à Ormagh en Irlande.

KING.

Observation sur un enfant tiré par une ouverture faite au bas-ventre, & sur une partie d'un autre qui est sorti par la voie des selles, Tom. 3, art. XXXIX.

L'Editeur des Essais de Médecine de la Société d'Edimbourg, croit que l'observation dont il est ici question, est la même que celle que Stewart a communiquée.

Johnston (Guillaume), Chirurgien à Dunfries.

JOHNSTON.

Observation sur des tibia enlevés & régénérés, Tom. 5, art. XLI.

Sur une hydropisie ascite causée par une tumeur attachée intérieurement au nombril, Tom. 5, pag. 11. art. LXIII.

Eccles (Jean), Docteur en Médecine.

ECCLES.

Observation sur une abstinence extraordinaire, Tom. 5, pag. 11, art. XLIII.

On peut joindre à cette observation celle de Thomas Steill, insérée dans le même volume.

Crawford (Jacques), Professeur en Médecine dans l'Université d'Edimbourg.

CRAWFORD.

Remarques pratiques sur la sympathie des parties du corps entr'elles, Tom. 5, pag. 11, art. XLV.

Il rapporte plusieurs observations curieuses de sympathie, qu'il explique par le trajet des nerfs.

Tossach (Guillaume), Chirurgien à Alloa.

TOSSACH.

Sur un homme mort en apparence, & qu'on a fait revenir en lui soufflant de l'air dans les poumons, Tom. 5, pag. 11. art. LV.

Cet homme avoit respiré la fumée du charbon de terre, & ne donnoit aucune marque de vie, lorsque le Chirurgien s'avisa d'appliquer la bouche contre la sienne, pour souffler dans le poumon ; mais l'air refluant par les narines, il fut obligé de les boucher ; il saigna son sujet, & au bout d'environ une heure il commença à donner des marques de vie.

Alston (Charles), Professeur de Botanique & de matiere Médicale en l'Université d'Edimbourg.

Sur une extravasion de sang dans le péricarde, Tom. 5, pag. 11, art. LIV.

Murray (Patrick), Chirurgien.

Sur une tumeur extraordinaire du bas-ventre, & sur une hydropisie guérie, Tom. 5, pag. 11, art. LXII.

On trouve dans les mêmes *Essais d'Edimbourg*, des observations sur des ulceres, causés par des dragoneaux, communiqués par Robert Hutcheson, & Georges Forbes, *Tom.* 5, *part. 11. art.* LXXV.

Stevenson (Jean), Aggrégé au Collége de Médecine d'Edimbourg.

Essai sur la cause de la chaleur animale, & sur quelques-uns des effets du chaud & du froid sur nos corps, Tom. 5, part. 2, art. L.

Stevenson entreprend de détruire le systême des Méchaniciens, sur la circulation & sur la chaleur animale; il attaque principalement Boerhaave, & ce qu'il dit est marqué au coin du génie & du savoir. Il y a dans ce mémoire quelques réflexions qui semblent n'avoir qu'un rapport éloigné avec le principal sujet: telles sont ses remarques sur la saignée, sur les bains, &c.; mais quand on le lit avec attention, on y trouve des vues nouvelles & intéressantes.

Stevenson rapporte les opinions les plus accréditées sur la chaleur animale, & il démontre leur futilité. Il nie que la chaleur de notre corps soit une suite de frottements qui se passent entre les arteres & le sang. La chaleur & le battement des arteres, dit-il, ne gardent entr'eux aucune proportion réguliere: il est quelques maladies qui sont accompagnées d'une grande chaleur & d'un pouls petit, & d'autres dont le pouls est assez plein, & où le froid est très grand. Stevenson révoque en doute les expériences qu'on a faites avec le thermometre, pour prouver que le sang artériel est plus chaud que le sang veineux; mais il s'est convaincu du contraire. Après avoir nié ou rendu suspects, les faits qu'on croyoit évidents, Stevenon attaque les raisons qu'on alléguoit pour les expliquer : au lieu de dire avec Bellini, que les arteres sont coniques ; on peut, dit cet Auteur, assurer avec raison, que le systême artériel ressembloit à un cylindre qui souffre de fréquentes divisions & sous-divisions, qui se termine toujours en une infinité d'autres cylindres plus petits, qui tous ensemble ont plus de capacité que le tronc ou le cylindre qui les fournit.

Autre raison, pour le moins aussi forte, que Stevenson rapporte : on n'a jamais remarqué que la plus grande agitation d'une liqueur homogene, telle que l'eau ou l'huile, ait produit aucune chaleur, & nous n'avons pas de bonnes raisons d'en attendre de la simple force du cœur, qui pousse le sang dans les arteres, & de la pression des parois des arteres sur ce fluide. Stevenson n'attribue aux vaisseaux que l'usage de contenir les liqueurs, & il ne trouve dans leur action qu'un moyen suffisant de le transporter d'un lieu à un autre.

Ce Médecin détruit l'opinion de ceux qui prétendent, que les poumons sont la source de la chaleur du corps humain : le sang, dit-il, est plutôt rafraîchi qu'échauffé dans les poumons ; c'est ce qu'on peut inférer du soulagement que procure l'inspiration d'un air frais dans la plûpart des maladies inflammatoires, & principalement dans celles qui attaquent les poumons. Dans les fievres ardentes, dit ce Médecin, j'ai plus d'une fois procuré un court soulagement, en ouvrant une fenêtre, &c. Stevenson se fonde sur plusieurs autres raisons, pour détruire l'opinion de ceux qui croyent que le poumon est le principal organe de la chaleur.

Il trouve dans le corps humain les principaux phénomenes que nous présente la fermentation & la putréfaction, & les réflexions qu'il fait à ce sujet méritent d'être plus connues qu'elles ne le sont, &c.

Disdier (François Michel), né à Grenoble, de l'Académie Royale de Chirurgie, & Professeur d'Anatomie dans l'Académie des Arts de Peinture & de Sculpture de Saint Luc, &c.

Histoire exacte des os, ou description complette de l'Ostéologie. Lyon 1737, 1745, 1759, in-12.

XVIII. Siec.
1737.
DISDIER.

Ce n'est qu'un simple abrégé de l'Ostéologie de M. Winslow, & M. Disdier le suit de si près, qu'il dit avec lui que les os maxillaires s'articulent avec l'os sphénoïde, &c. &c. Il a joint à l'exposition des os secs plusieurs articles insérés dans le Traité de l'Ostéologie fraîche de M. Winslow.

Traité des bandages, &c. Paris 1741, 1754, in-12.

L'Auteur a composé cet ouvrage en faveur des Etudiants en Chirurgie : il avertit lui-même qu'on y trouve très peu de nouveau, & que ce qu'il y a de meilleur est extrait des Anciens ; mais il n'a pas toujours puisé dans les bonnes sources, il eût dû rendre son Traité plus complet, ou ne point parler de plusieurs bandages qui ne sont plus en usage aujourd'hui.

Sarcologie, ou Traité des parties molles. Paris 1748, in-12. & suiv.

Les deux premiers ouvrages sont une copie de quelques autres, mais celui-ci est original à plusieurs points : M. Disdier admet à peine les muscles de l'oreille externe, décrits par les Anatomistes les plus exacts, & attribue à l'épiglotte, des muscles que les Anatomistes les plus clairs voyans n'ont point vus. La description que M. Disdier donne des muscles de la luette, est si éloignée de la vérité, que M. de Haller n'a pas craint de dire de cet ouvrage, *non qualis hoc seculo expectari posset*; & en effet, ce livre est de beaucoup inférieur à ceux qui ont paru dans ce dernier siecle...

Histoire exacte, ou description complette des os du corps humain, nouvelle édit. Paris 1767, in-12. avec figures.

Cette édition est plus ample, mais ne me paroît pas plus exacte que les précédentes, par rapport aux descriptions Anatomiques ; & je crois (sauf un meilleur avis), que les trente planches que l'Auteur y a ajoutées sont très imparfaites, tant pour le dessein que pour la gravure. La seconde qui représente deux squelettes de fœtus est peu exacte : mais la vingt-unieme est une des plus imparfaites : l'Auteur y a voulu dépeindre le thorax, vu pardevant & par derrière ; je crois qu'une des meilleures planches de cet ouvrage est la vingt-cinquieme, qui n'est pas encore de la derniere exactitude.

Trier (J. Wolfang).
De vita fœtus humani in utero. *Francof*. 1737, in-4°.

Conradus (François Charles).
De inspectione cadaveris occisi a solis medicis peracta, vitiosa nec sufficiente ad pœnam ordinariam irrogandam. *Helmstad*. 1737, in-4°.

Banieres (Jean), Physicien François.
Traité physique de la lumiere & des couleurs, du son & des différents tons. Paris 1737, in-8°.

L'Auteur s'étend sur la nature & les propriétés de la lumiere : il donne dans le Chapitre III une description de l'œil, mais qui n'a rien d'original ; il y promet un Traité sur le son, pour faire la suite de celui de la lumiere ; mais j'ignore s'il a tenu parole.

Butiner (Christ. Gott.), Médecin de Konisberg.
De vasis hæmorrhoidalibus. *Regiom*. 1737, in-4°.
De peritoneo, ibid. 1738, in-4°. & dans le Tom. premier de la collection des thèses d'Anatomie de M. de Haller.

On trouve dans cette dissertation des détails fort curieux sur la structure du péritoine.

Beweiss dass ein Kind nut dem ans der brust gewachsenen herzen leben konne. Konisberg. 1747, in-4°.

L'Auteur y donne, selon M. de Haller, la description d'un fœtus, dans lequel on voyoit le cœur à nud.

Von einem kinde mit auswarts liegendem herze, 1752, in-4°.

Erorterung einer zweykopfichteneinleibichtenfrucht 1765, in-4°.

Je ne connois point ces ouvrages, mais M. de Haller paroît en faire cas.

Pasta (André), Médecin Italien.
De motu sanguinis post mortem & de polypo cordis in dubium revocato. Bergami 1737, in-4°.

Il prend des concrétions sanguines pour de vrais polypes, & il recherche par quelle cause le sang, après la mort, passe des arteres dans les veines, ou

K iij

des gros troncs dans les ramifications, & il pense que ce mouvement est l'effet de la gravité.

Discorso medico-chirugico intorno al fusso di sangue delle donne gravide. Bergam. 1748, in-8°. & 1751, in-8°. augmenté.

On trouve dans cet ouvrage diverses remarques intéressantes au traitement des maladies des femmes enceintes: l'Auteur y prouve par des observations, que l'hémorrhagie de la matrice à laquelle elles sont quelquefois sujettes, ne dépend pas toujours du décollement du placenta; mais d'une dilatation des propres vaisseaux de la matrice.

Dissert. sopra i menstrui delle donne. Bergam. 1757, in-8°.

Brendelius (Jean Godefroi), célèbre Professeur en Médecine à Gottingue, a publié:

De valvula Eustachiana inter venam cavam inferiorem dextramque cordis auriculam conscita Schediasination. Witteberg. 1738, & dans le Recueil de thèses d'Anatomie, Tom. 2, de M. de Haller.

Brendelius conseille pour découvrir cette valvule, d'élever le diaphragme & de regarder à travers la cavité de la veine cave coupée; il assure qu'on voit pour lors la valvule dans sa position naturelle, & le trou ovale sous la corne gauche de cette valvule. Cependant en examinant la valvule sous ce point de vue, Brendelius ne vit pas le réseau; il ne l'apperçut que lorsqu'il eût plongé l'oreillette dans un vase plein d'une eau claire: méthode que M. Winflow a suivie avec beaucoup d'avantage. On voit à la fin de cette dissertation le dessein de la valvule, telle que Brendelius la trouva dans un sujet de soixante-six ans.

De chyli ad sanguinem commeatu per venas mesaraicas non improbabili. Gotting. 1738, in-4°.

Il fonde ses principaux arguments sur l'anatomie comparée.

Programm. 1 & 2, de auditu in apice cochleæ. Gotting. & se trouve encore dans la collection de thèses d'Anatomie, Tom. 4, pag. 399.

L'Auteur donne dans ces deux programmes une nouvelle description du limaçon, & principalement de la rampe. Brendelius parle de la communication qu'il y a à la pointe du limaçon entre ces deux demi-canaux, &c. Il a fait dépeindre dans cinq figures les principaux objets de sa description.

De Leewenhoeckii globulis 1 & 2, Gotting. 1747.
Fabrica oculi in fœtibus abortivis observata, ibid. 1749, in-4°.

Kesselring (Jean Henri), Docteur en Médecine de l'Université de Hall.

Historia & examen methodi Foubertiana pro sectione calculi. Halæ 1738.

Kesselring expose dans cette dissertation, qui a précédé le mémoire de M. Foubert, la méthode de ce Chirurgien, par laquelle on entre dans le corps même de la vessie, sans en endommager le col ni l'urétre. Après s'être étendu sur les avantages de cette méthode, il parle aussi des inconvénients qui en sont inséparables : Kesselring répond aux reproches qu'on a faits à M. Foubert ; il ne veut pas cependant qu'on regarde la méthode de M. Foubert comme universelle ; c'est, dit-il, aux Chirurgiens instruits à en faire l'application convenable.

Rosen (Nicolas), premier Médecin du Roi de Suede.

Compendium anatomicum eller beskrifning om de delar af hela menninskans kropp. Stokholm. 1738, in-8°.

Ce savant Auteur a joint à de très bonnes descriptions Anatomiques, plusieurs importantes remarques de Physiologie,

Meslon (Jean de), Médecin de Leye.
Disp. de liene. Leidæ 1738.

Suivant cet Ecrivain, les cellules de la rate sont formées par les vaisseaux veineux.

Manni (Dominique Marie).

Degli occhiali da naso. Florent. 1738, in-8°.

Manni y recherche quel est l'Auteur qui a découvert l'usage des lunettes ; il cite Geraldus comme s'étant servi de lunettes pour lire les petits caractéres, & Alexandre de Spina à qui il attribue de grandes connoissances sur l'art déja découvert de faire des lunettes ; enfin il en accorde la découverte à Salinus de Almatis.

Mark (P. C. Vander).
Disp. de oculorum fabrica. Duisburg. 1738.
La même année (1738) parurent deux planches enluminées, représentant les vaisseaux de la dure-mere & du périoste, par Lamiral, Peintre, imprimées à Amsterdam en 1738.

Puzzolis (Placide de).
De organo visorio dissertationes Anatomico-Philosophicæ. Romæ 1738, in-4°.

Vogel (Zacharie), Chirurgien célèbre de Lubec.
Abhandlung aller arten der bruche. Lipf. 1738, 1746, & en Hollandois en 1743, in-8°.
Jean Jérôme Wagner, qui en a été l'Editeur, dit dans la préface, qu'on doit réduire la hernie avec le sac, & on trouve dans l'ouvrage plusieurs intéressantes observations sur les hernies du trou ovale du vagin, &c.

Stuart (Pierre).
New discoveries in surgery. Lond. 1738, in-8°.

Ungebaur (Jean André), Docteur en Médecine de l'Université de Leipsick, soutint sous la Présidence d'Hebenstreit une dissertation qui a pour titre :
Dissertatio osteologica de dentitione secunda juniorum. Lipf. 1738, in-4°. & se trouve dans le Recueil de thèses d'Anatomie de M. Haller, Tom. 7.
Cette thèse mérite nos éloges à plusieurs égards, elle renferme une description des dents très-étendue, & nouvelle en quelques points, & l'Auteur y expose leur développement successif, à ne laisser presque rien à désirer.
Epistola osteologica de ossium trunci corporis humani epiphysibus sero-osseis eorumdemque genesi. Lipf. 1739, in-4°. & se trouve dans le Recueil cité, Tom. 5.
L'Auteur observe avec raison que les courbures des os du fœtus ne sont pas aussi apparentes que celles des os des adultes ; du reste il suit Albinus dans plusieurs points.

Anonyme. *Traité de la communication des maladies & des passions. La Haye* 1738, in-12.
Cet ouvrage appartient plus à l'histoire de la Métaphysique qu'à l'histoire de l'anatomie ; l'Auteur y

explique méchaniquement les principales affections de l'ame, & il trouve dans la matiere, qu'il modifie à son gré, la principale cause de toutes nos sensations.

Muys (Wier Guillaume), Professeur de Médecine & de Mathématiques dans l'Université de Franeker, a publié un grand ouvrage sur la fibre musculaire.

Musculorum artificiosa fabrica. Leid. 1738, in-4°. 1741, in-4°. 1751, in-4°.

Muys joint à ses propres observations sur la structure de la fibre, celle d'un nombre prodigieux d'Auteurs qui en ont traité. Il établit trois classes de fibres, celles du premier, du second, & du troisieme ordre, ou les grosses, les moyennes, & les petites; ces trois genres de fibres, suivant Muys, ne se trouvent pas dans tous les animaux : on n'apperçoit les deux derniers que dans les muscles du lievre & de la brebis; mais on les trouve tous trois dans les muscles de l'homme, & dans ceux des grands animaux. Outre les fibres longitudinales Muys admet des fibres musculeuses, transversales & obliques. Il fait quelques remarques sur le tissu cellulaire, qui, selon lui, fournit des gaînes à chacune des trois fibres. Il admet une cavité dans la derniere fibre, & pour si fine qu'elle paroisse, elle produit des rameaux collatéraux, comme un tronc d'arbre fournit des branches. Les fibres du cœur lui paroissent réticulaires, ainsi qu'à Leewenhoeck dont il adopte les opinions en plus d'un endroit.

Muys s'est occupé a déterminer la vraie nature des liquides du corps des animaux; il a trouvé les globules rouges dans l'homme, & dans différents quadrupedes, d'une égale grandeur, & pour le volume & pour la forme, qu'il croit elliptique.

On trouve dans cet ouvrage trois planches, que Muys a dessinées lui même.

L'Auteur communiqua d'abord ses idées sur la structure de la fibre, dans le *Journal Littéraire de la Haye* 1714, ensuite dans les *Transactions Philosophiques* 1714, n°. 339; dans le *Journal de Trévoux* 1715; dans le *Journal des Savans* 1718; & les cent vingt premieres pages de l'édition de cet ouvrage qui n'a paru qu'en 1738, étoient déja imprimées en 1717.

Gravel (J. Philippe), Médecin de Strasbourg.

De superfetatione. Argent. 1738, in-4°. & dans la collect. de theses d'Anat. de M. Haller, Tom. 7.

Cette dissertation contient d'assez bonnes remarques sur la structure des parties de la femme; l'Auteur y a joint une figure, dans laquelle il a fait représenter l'utérus presque double.

Libertus.

De mechanismi in corpore humano absentia. Erfurt 1738, in-4°.

Cet Auteur prétend que les muscles n'agissent point méchaniquement sur les os, & il croit que les os sont mus par le périoste & les ligaments; opinion la plus absurde qu'il soit possible d'avoir.

Artedus (Pierre).

Ichthyologia posthuma. Leidæ 1738, in-8°.

C'est un des meilleurs ouvrages qu'on ait publiés sur les poissons; on y trouve la description anatomique de plusieurs, & ce qui en fait plus l'éloge, c'est que Linneus en a été l'Editeur.

Wiedemannin (Barbe).

Anveisung christlicher hebammen. Augspurg 1738, in-8°.

On y lit qu'il faut ouvrir les membranes des fœtus, & attacher ses pieds; & on y trouve l'exposition d'un grand nombre de médicaments; la description d'une cuiller pour tourner le fœtus, & de crochets pour déchirer les membranes : ces préceptes sont extraits du Traité des accouchements de Justine Siegmundin.

Westerhoff (L. A.), Médecin de Leyde.

Disp. de cadaveribus auctoritate publica lustrandis. Leidæ 1738.

Reverhost (Corneille Van), Médecin de Leyde.

Disp. de ægilope. Leidæ 1738, in-4°.

Holling (Henri Daniel).

Disp. de officio obstetricis in partu naturali, & cauto remediorum illum promoventium usu. Argent. 1738, in-4°.

Heister (Elie Frédéric), fils du célébre Laurent Heister, Professeur de Médecine à Helmstad, né en 1715 à Altorf, & mort à Leyde le 11 Novembre 1740 (a). On a de lui la dissertation suivante :

Dissert. Chir. de nova brachii amputandi ratione. Helmstad 1738.

Heister y traite d'une amputation du bras proche de l'artere, dans laquelle il ne se servit point de tourniquet ; mais avant d'entreprendre l'opération il pratiqua la ligature de l'artere axillaire.

Schaarschmid (Samuel), célébre Médecin de Berlin, a publié un Journal sous le titre :

Medicinisch chirurgische nachrichten, &c. Berlin 1738 & suiv.

On y trouve plusieurs questions Chirurgicales : le Tom. IV. contient un Traité des plaies d'armes à feu ; on lit dans le cinquieme quelques remarques sur la carie du crâne ; on y loue l'usage des digestifs dans le traitement des plaies d'armes à feu, & on y blâme celui des spiritueux. L'Auteur y examine les cas qui indiquent ou qui contre indiquent l'administration de l'émétique, & blâme M. Ledran d'y avoir trop fréquemment recouru. Il y a un Traité sur la méthode de tailler de Rau, sur l'ischurie, sur les plaies de poitrine, &c. &c.

Henkel (Joachin Frédéric), célébre Médecin, & Chirurgien Major des Gendarmes du Roi de Prusse, de l'Académie Royale de Berlin, & de celle de Chirurgie de Paris, &c.

De nonnullis singularibus circa nervos opticos epistola. Hall. 1738 & 1744.

L'Auteur dit devoir à M. Ferrein les principaux faits de cette these, tels, que les nerfs ont d'autant plus de solidité qu'ils se distribuent à des parties éloignées du cerveau · ainsi les nerfs acoustiques & optiques sont mols, au lieu que ceux qui parviennent à des parties plus éloignées sont beaucoup plus solides ; mais cette théorie est démentie par plusieurs faits. M. Henkel regarde les nerfs optique comme un

(a) On trouvera l'Eloge de ce Médecin dans le *Commerce Litt. Nov.* 1741.

composé de vaisseaux médullaires, recouverts par des productions de la pie-mere ; il pense qu'une certaine quantité d'eau contenue dans les grands ventricules du cerveau, peut occasionner une cécité, & que plusieurs surdités sont occasionnées par de l'eau ramassée dans le quatrieme ventricule. M. Henkel divise la rétine en deux membranes, l'une médullaire & l'autre cryftalline ; celle-ci entoure l'humeur vitrée jusqu'à la circonférence du cryftallin où elle se divise en deux lames qui forment la capsule cryftalline......
L'Auteur tâche de concilier l'opinion de ceux qui admettent un fluide dans les nerfs, & celle des Anatomistes qui ne les regardent que comme des corps élastiques.

Diff. de cataracta cryftallina. Francof. ad Viad. 1744, in-4°.

L'Auteur y distingue, d'après les principes de M. Ferrein, la cataracte provenant d'une opacité dans le cryftallin, de celle qui est produite par l'opacité de la capsule cryftalline, &c.

Samlungen medicinischer und chirurgischer anmerkungen, 1, 2, 3, 4, 5 & 6, 7 & 8, jusqu'en 1764; Berlin 1747, in-4°. & suiv.

On y trouve plusieurs remarques Chirurgicales, principalement sur les maladies des os, les luxations, les fractures, la carie, les hernies, la lithotomie suivant la méthode de Ledran & de Cheselden, l'anévrisme de l'aorte, l'hydrocéphale des fœtus qui rend l'accouchement difficile, le sphacele de cause interne, le spina biffida, &c.

Cet ouvrage a donné lieu à une vive critique, publiée par un anonyme.

Sendschreiben an einen erfahren medicum, 1747, in-4°.

M. Henkel a publié quelques autres ouvrages en Allemand, que je ne ferai qu'indiquer, ne les connoissant pas assez particulierement pour en donner un extrait :

Introduction à la perfection des bandages de Chirurgie. Berlin 1756, in-8°.

Traité des fractures & des luxations, avec une

planche gravée qui représente une machine pour la réduction de la luxation de l'humérus. Berlin 1759, in-8°.

XVIII. Siec.
1738.

Traité de l'art d'accoucher. Berlin 1761, in-8°.

Zaunsliffer (A.), Médecin de Leyde.

ZAUNSLIFFER.

Historia pilorum in homine. Leid. 1738.

Oortman (André), Médecin d'Utrecht.

OORTMAN.

Disp. de dentibus. Ultraject. 1738, in-4°.

Villars (Elie Col de), Docteur Régent, & Doyen en l'Université de Médecine de Paris, ancien Professeur de Chirurgie en Langue Françoise, naquit en 1675 à la Roche-Foucault, Province d'Angoumois. Il vint à Paris pour y élever un jeune homme de famille, & reçut le bonnet de Docteur en Médecine au mois de Novembre 1713. Il obtint quelques années après la charge de Médecin du Roi au Châtelet, qu'il occupa pendant l'espace de dix-huit ans; il fut encore Médecin de l'Hôtel-Dieu l'espace de douze ans, & pendant quelque-tems celui de l'Hôpital des Incurables. La Faculté de Médecine le nomma deux fois Professeur de Chirurgie en Langue Françoise, & il en remplit les fonctions avec éclat. M. Col de Villars obtint en 1740 le Décanat de la Faculté, il y fut continué en 1742, & c'est sous ce second Décanat que fut rebâti l'amphithéâtre des Ecoles. Il mourut le 26 Juin 1747.

VILLARS.

Cours de Chirurgie dicté aux Ecoles de Médecine, Tom. 1 & 2. *Paris* 1738 & 1752, in-12. Tom. 3, 1746, Tom. 4, 1747, in-12. & a été continué par M. Poissonnier.

Les cas qui indiquent ou contre indiquent les opérations Chirurgicales y sont mieux exposés que le manuel qu'il convient de suivre : M. Col de Villars adopte de point en point ce que les Auteurs ont écrit sur les matieres qu'il traite, & souvent même a-t-il puisé dans de mauvaises sources. La physiologie qui est à la tête de l'ouvrage traite des soufres, des acides, &c. contenus, suivant M. de Villars, dans nos humeurs, & il trouve dans les corps de grands & petits tourbillons de cribles, &c. Ainsi ce Traité de physiologie est indigne du siecle qui l'a vu naître; les traités des tumeurs, des plaies & ulceres sont remplis de formules composées des médicaments les moins employés aujourd'hui : l'Auteur ne craint pas de recommander l'usage de la sarcocolle, &c. En un mot, s'il y a quelque bon préceptes dans cet ouvrage, il est noyé dans un torrent de paroles superflues.

Les traités des luxations & des fractures sont incomparablement meilleurs que ceux de l'Auteur, & je ne crains pas de dire que le disciple a surpassé le maître. M. Poissonier (a) a recueilli avec ordre les faits les plus intéressants sur les matieres qu'il a traitées ; il a écarté toutes les explications étrangeres à son objet, dont M. Col de Villars faisoit trop de cas, &c. &c. &c.

Dictionnaire François & Latin des termes de Médecine & de Chirurgie. Paris 1741, 1 60, in-12.

On ne connoît plus l'Auteur du premier ouvrage, quand on le compare à celui-ci ; c'est un des meilleurs Dictionnaires que nous ayons : M. Col de Villars a su réunir en un petit volume les définitions les plus nombreuses & les plus exactes de la Médecine : il y donne l'étymologie du mot, & souvent une succincte description de la maladie.

M. Col de Villars a publié plusieurs bonnes theses, qui ont été soutenues dans la Faculté de Médecine ; les suivantes sont de notre objet.

An leucophlegmatiæ, leves scarificationes ? Paris 1738, affirmat.

Num in resecandis artubus, carnis segmina reservare satius ? 1764, affirm.

M. Col de Villars y loue la méthode de Verduin.

Nollet (Jean-Antoine), Diacre du Diocèse de Noyon, Licencié en Théologie de la Faculté de Paris, Membre de l'Académie Royale des Sciences de Paris, de la Société Royale de Londres, de l'Institut de Bo-

---

(*a*) M. Pierre Poissonier, Conseiller d'Etat, Docteur Régent de la Faculté de Médecine de Paris, Professeur de Médecine au Collége Royal, Censeur Royal, Médecin Consultant du Roi, Inspecteur & Directeur général de la Médecine des Ports & des Colonies, des Académies Royales des Sciences de Paris, Petersbourg & Stockolm, &c.

logne, Maître de Physique des Enfans de France, Professeur royal de Physique expérimentale au Collège de Navarre, & aux Écoles de l'Artillerie & du Génie, a publié plusieurs ouvrages, qui lui ont mérité la réputation d'un des plus grands Physicien de ce siecle.

Programme, ou idée d'un cours de Physique expérimentale. Paris, 1739, in-12.

Leçons de Physique expérimentale. Paris, 1743 & suiv. 6 vol. in-12. traduit en Allemand. *Erfort*, 1753, in-8°. 6 vol. en Hollandois, *Amsterdam*, 1759, in-12.

L'Auteur y traite de plusieurs objets relatifs à l'histoire des sens ; il dit avoir puisé dans le Traité de M. Lecat, les principales descriptions anatomiques sur les organes des sens ; mais cet extrait, quoique très-succint, est si bien fait, qu'on a en le lisant une idée parfaite de la chose ; M. l'Abbé Nollet l'a rempli de plusieurs réflexions physiques qui en rendent la lecture très-agréable : il a emprunté quelques figures du trésor anatomique de Ruysch, sur les organes du tact, du gout & de l'odorat. M. l'Abbé Nollet a profité de quelques belles figures de Duverney, sur les piéces de l'oreille ; il pense que la sensation du son se fait sur la rampe du limaçon ; celle de la vue sur la retine, & non sur la choroïde, & il combine le système de la voix par M. Dodart, avec celui de M. Ferrein. On trouve à l'article de l'air diverses remarques physiques, applicables à l'histoire de la respiration ; & en traitant du fluide électrique, M. l'Abbé Nollet considere ses principaux effets sur le corps des animaux, & principalement sur celui de l'homme.

Ce célébre Physicien est l'Auteur de plusieurs mémoires insérés parmi ceux de l'Académie des Sciences, & dans lesquels on trouve quelques détails d'anatomie, qui concernent la physique du corps des animaux, ou de celui de l'homme.

Sur l'ouie des poissons, &c. M. 1743.

M. l'Abbé Nollet prouve par les observations les plus décisives, que les poissons entendent, ce qui établit les plus fortes conjectures, que ces animaux sont, comme les autres, pourvus d'une ou de deux oreilles ; M. Pierre Camper, Anatomiste Hollandois, d'un savoir généralement reconnu, a donné en dernier lieu une dissertation très-intéressante sur l'organe de l'ouie des poissons, dont je rendrai compte en son tems.

Conjectures sur les causes de l'électricité des corps, sur quelques nouveaux phénomènes d'électricité M. 1746.

On y lit que Mrs. l'Abbé Nollet, Morand & la Hire ont électrisé des corps avec succès ; M. l'Abbé Nollet est l'Auteur de plusieurs mémoires sur l'électricité, qui se trouvent dans le recueil de la même Académie, & dont nous ne parlons point, parcequ'ils appartiennent plus à l'histoire de la physique, qu'à celle de l'anatomie.

En 1754, M. l'Abbé Nollet, de retour de son voyage d'Italie, communiqua à l'Académie des sciences une histoire suivie d'un éléphant qu'il avoit vu à Naples.

Smith (Robert).

Compleat systeme of optiks. Londres, 1738, avec des remarques de Jurin, & traduit en François par le P. Pezenas. *Avignon* 1767, in 4°.

Outre les remarques de Jurin incorporées avec l'ouvrage, on trouve à la fin un livre intitulé *of distinct vision* ; l'Auteur croit que pour rendre raison de divers effets de la vue, il faut admettre un sphincter propre par sa contraction à augmenter la convexité de la cornée. Il a fait diverses observations sur la réfraction que les rayons visuels souffrent en traversant la cornée.

Il a paru contre cet ouvrage un écrit de Benjamin Robinus.

Remarks on... smiths systeme C. of optiks and on Jurins Essai upon distinct vision. Londres, 1739, in-8°.

Jurin y répondit par l'ouvrage suivant.

Reply to Robins remarks on the essay on distinct vision, &c. Londres, 1739, in-8°.

Hetler (Laurent-Theophile), Médecin de Kognisberg.

Disp. de peritoneo. Regiom. 1739.

Majault (Michel Joseph), Docteur Régent de la Faculté de Médecine de Paris.

An musculorum momentum a longitudine & dispositione fibrarum. Paris 1738, affirmat. Resp. Guill. le Monier.

Frike (M.).
Appendix à la traduction Angloise, faite par Barrouhby, du Traité de M. Astruc sur la fistule à l'anus, 1738.

Frike, suivant les Auteurs des Essais d'Edimbourg, y propose l'usage d'un syringotome de nouvelle forme, pour tenir ouvertes les fistules à l'anus qui montent le long du rectum, & qui ne s'ouvrent pas dans la cavité de cet intestin. Frike y donne la description de son instrument, & la maniere de s'en servir.

Kaau Boerhaave (Abraham), Médecin de Leyde, Professeur en Médecine dans l'Université de Petersbourg, Membre de l'Académie Impériale de cette Ville, & neveu du célébre Herman Boheraave, naquit à la Haye en 1715, de Jacques Kaau, Docteur en Droit & en Médecine, & de Marguerite Boerhaave, sœur d'Herman Boerhaave. Il fit ses premieres études dans sa patrie, d'où il alla à Leyde en 1733, où il embrassa le parti de la Médecine, & y suivit les leçons des célébres B. S. Albinus, Herman Oosterdyk Schacht, Adrien Van Royen, & Jérôme David Gaubius. En 1736 il arriva à Kaau un accident bien singulier: il perdit l'ouïe pendant la nuit, & le matin appellant son domestique, il se mit dans une étrange colere de ce qu'il ne lui répondoit pas; cependant observant le mouvement des levres du domestique, il commença à douter de sa surdité: alors il frappa sur une table, & n'entendant aucun son il en fut convaincu: cette surdité l'a rendu très incommode dans la société. Cependant ce vice dans l'organe de l'ouïe ne l'empêcha pas de devenir aussi savant qu'éloquent Orateur. Il prononça le 4 Septembre 1737 un discours, *de gaudiis alchamistarum*, avec tant de succès, que les Curateurs de l'Université de Leyde lui firent battre une médaille très honorable à sa mémoire. Kaau fut admis au Doctorat en 1738; il joignit peu de tems après à son nom celui de Boerhaave, qui l'avoit souhaité de son vivant, se voyant

XVIII. Siec.
1738.
KAAU.

sans enfant mâle. Kaau Boerhaave fut appellé en 1740 à Petersbourg, en qualité de Médecin de la Cour de l'Empereur. Il obtint en 1743 la dignité de Conseiller d'État, & en 1748 celle de premier Médecin, qu'il conserva jusqu'à sa mort arrivée le 7 Octobre 1753, la Cour étant à Moscou. Kaau a publié quelques ouvrages qui lui ont acquis la réputation la plus brillante parmi les Physiologistes.

Perspiratio dicta Hippocrati per universum corpus anatomicè illustrata. Lugd-Batav. 1738, in-12.

Kaau Boerhaave a divisé ce Traité en trente-deux chapitres, dans lesquels il décrit d'abord les principales parties de notre corps, & il en déduit ensuite les conséquences relatives à la pratique de la Médecine ; presque toutes les questions que cet Anatomiste a traitées, ont un air de nouveauté qui plaît & qui instruit. Il prouve qu'Hippocrate a eu une connoissance très étendue de la transpiration ; mais que Sanctorius en a mieux développé les effets. Suivant Kaau toutes les parties de notre corps qui sont pourvues d'épiderme, transpirent ; & l'épiderme, selon lui, ne se trouve pas seulement sur la peau, mais tapisse tous les visceres creux.

Pour en mieux décrire la nature, Kaau indique l'état naturel & l'état malade ; les variétés relatives aux âges, aux sexes, & aux hommes qui vivent dans divers climats ; & loin de déduire l'origine de l'épiderme, soit des vaisseaux ou de la peau ; il dit que l'épiderme est une partie indépendante des autres. La matiere de la transpiration, dit notre Auteur, découle immédiatement des extrémités artérielles. Il a injecté de l'eau dans le tissu cellulaire, & il la vue transsuder à travers la peau du bras. Ruysch & Albinus, que Kaau cite honorablement, avoient regardé les extrémités artérielles, comme les vrais organes excrétoires de la matiere de la transpiration.

C'est en traitant de l'épiderme, que notre Auteur avance, qu'elle ne se reproduit jamais sur une cicatrice, &c. Il examine la structure des poumons, & en décrit mieux qu'on n'avoit fait avant lui le tissu cellulaire, & les vaisseaux lymphatiques qu'on y trouve. Il a éprouvé qu'on pouſſoit ſeulement l'injection des arteres dans les veines pulmonaires, lorſqu'on mettoit les poumons en dilatation par le ſouffle, & qu'on ne pouvoit faire pénétrer l'injection des arteres dans les veines pulmonaires, lorſqu'elles étoient dans l'affaiſſement.

Kaau eſt parvenu, en injectant les arteres du bas-ventre, à injecter les veines correſpondantes; comme auſſi il a pouſſé la matiere de l'injection dans la cavité même de l'utérus, en injectant dans une de ſes arteres, & l'expérience lui a réuſſi à l'égard de pluſieurs autres viſceres. Je ne connois point d'Auteur qui ait mieux décrit les *criptes, lacunes & follicules* glanduleux des inteſtins. Il a donné une nouvelle deſcription des glandes ſalivaires, des poils, &c. La graiſſe tranſude, ſuivant Kaau, immédiatement des arteres dans le tiſſu cellulaire; elle n'eſt point ſtagnante, mais elle eſt repompée par les veines.

On trouve dans le même ouvrage des détails curieux ſur la ſtructure des ongles, des vaiſſeaux lactés, lymphatiques, qu'il dit avoir le ſecret de démontrer dans toutes les parties du corps; du cœur, dans lequel il nie qu'il exiſte des fibres tranſverſales, ainſi que dans les autres muſcles. Mais Kaau s'eſt ſurpaſſé dans la deſcription du tiſſu cellulaire: les membranes ſelon lui en ſont formées, &c Il en a mieux développé la ſtructure qu'on n'avoit fait avant lui, & par-là en a connu les uſages & les maladies beaucoup mieux que les Médecins qui l'ont précédé... Il a avancé que les tendons des muſcles étoient lubréfiés d'une ſéroſité analogue à la ſynovie dont il parle fort au long. Il prétend que le périoſte recouvre les capſules articulaires, & réunit les épiphyſes au corps de l'os, &c. &c.

Kaau termine cet excellent ouvrage par de ſavantes remarques ſur les parties primitives de notre corps, ſur la conception, ſur l'accroiſſement & le décroiſſement.

Impetum faciens dictum Hippocrati per corpus conſentiens philologicè & phyſiologicè illuſtratum, &c. *Leidæ* 1745, in-12°.

Kaau y traite de l'action de l'ame sur le corps, de la génération des animaux, & il admet pour l'expliquer l'existence des animalcules, qui, suivant lui, se forment dans l'épidydime, & se développent dans les canaux déférens & les vésicules séminales. Il explique le pouvoir de l'ame sur les arteres, à la faveur des petites anses nerveuses qui les entourent, & expose les phénomenes du sommeil, & les effets de l'opium, qu'il détaille en habile Physiologiste; & quelque tentative qu'il ait faite pour découvrir du mouvement dans la dure-mere, il n'a pu y réussir. Kaau parle fort au long des muscles & du mouvement musculaire; nie qu'il y ait des fibres transversales, & regarde la fibre comme un tissu de vésicules.

Kaau a composé plusieurs mémoires, qu'on trouve dans le nouveau recueil de l'Académie de Petersbourg.

Histoire Anatomique d'une brebis, qu'on regardoit sans raison comme hermaphrodite. Comment. novi, Tom. premier, pag. 315.

Observations Anatomiques, ibid. pag. 353.

Elles sont au nombre de cinq: la premiere concerne l'ouverture d'un homme trouvé mort dans la neige; la seconde, celle d'un épileptique; la troisieme, d'un homme mort d'une suppuration & d'une gangrene du cerveau; la quatrieme, sur les vices du péricarde, l'Auteur dit que ce viscere ne manque jamais; & le cinquieme, sur les adhérences extraordinaires.

Sur un muscle extraordinaire du thorax, & sur quelques autres trouvés dans quelques parties du corps, Tom. 2, pag. 257.

J'ai trouvé des muscles semblables à ceux dont parle ici Kaau Boerhaave, entr'autres des muscles droits du bas-ventre prolongés jusqu'au haut de la poitrine.

Dissertation sur la cohésion des solides dans le corps humain, ibid. Tom. 4, pag. 343.

On trouve parmi plusieurs détails sur l'objet énoncé, des observations sur le tissu cellulaire, & sur plusieurs autres parties, qui méritent d'être consultées avec soin.

Routh (Bernard), Jésuite Irlandois, né le 11 Février 1695, a publié un ouvrage dans lequel on trouve quelques détails d'Anatomie.

Recherche sur la maniere d'inhumer les anciens, 1738, in-12.

Carpentier (Mylord Georges), de la Société Royale de Londres.

Sur une blessure par une balle de mousquet, qui resta un an moins quelques jours auprès du gosier. Transf. Phil 1738, n°. 449.

Caumont (M. le Marquis de), a communiqué à la Société Royale de Londres une observation.

Sur une pierre extraordinaire tirée de la vessie après la mort, 1738, n°. 450.

Cette pierre ressembloit à une plante par ses appendices.

Ferguson (M. J.).

Observation au sujet d'un homme à qui on a extirpé une partie de la rate, Transact. Philosophique, 1738, n°. 451.

Après une plaie à l'hypocondre gauche une partie de la rate sort, il se fait un étranglement qui en empêche la réduction ; cette portion de la rate noircit, menace de se putréfier, &c. enfin par le moyen de la ligature on coupe la partie extérieure de la rate.

Gregory (Guillaume), Chirurgien Anglois, a communiqué à la Société Royale de Londres.

Observation sur une épingle tirée hors de la vessie d'un enfant. Transact. Phil. 1738, n°. 450.

Cette épingle fut trouvée dans la vessie d'un enfant venu à terme.

Observation d'un fœtus monstrueux, ibid. 1741, n°. 461.

Sharp (Samuel), célébre Chirurgien de Londres, de l'Académie Royale de cette Ville, & de celle de Chirurgie de Paris, disciple de Cheselden, est l'auteur de quelques ouvrages de Chirurgie très-estimés.

A treatise on the operations of surgery a description and représentation of the instruments, and an introduction on the nature and treatment of wounds, abscesses and ulceres. Londres, 1739, 1740, in-8°.

& traduit en François par M. Jault. *Paris*, 1741 ; in-8°:

Bien loin de suivre servilement les Auteurs, comme ont fait tant d'autres, dont l'exemple a été contagieux, Sharp ne suit que son propre génie éclairé de l'observation ; on le reconnoît dans toutes les questions qu'il traite, comme un Chirurgien des plus consommés. Trois malades attaqués d'hydroceles, ayant été en danger de perdre la vie à la suite des grandes ouvertures à la tunique vaginale des testicules qu'il avoit faites pour donner issue à l'eau, Sharp se croit en droit de blâmer l'usage d'une pareille opération. Il a vu de fâcheux symptomes survenir dans un autre malade, après qu'on lui eut injecté une once d'esprit de vin par la picqure faite pour évacuer les eaux qui formoient l'hydrocele.

Ce Chirurgien assure que toutes les duretés qui se forment à la partie glanduleuse des testicules, dégénerent ordinairement en squirrhe, ce qui n'arrive pas aux tumeurs qui ont leur siege dans l'épidydime ; l'observation lui a appris qu'il étoit peu avantageux, & très-souvent nuisible, de pratiquer l'opération de l'empyeme pour évacuer du sang ou du pus ; mais il l'approuve pour donner issue aux eaux épanchées, & il prescrit de faire cette opération entre la cinquieme & sixieme côte, à égale distance des vertebres & du sternum.

Dans le cas d'un coup au crane, Sharp recommande d'emporter toujours une portion ovale des téguments, afin de s'assurer si le crane est fracturé ; il préfere cette maniere de procéder à la méthode de faire une incision cruciale ; car, selon lui, s'il faut appliquer le trépan, on ne peut se dispenser de couper entiérement les téguments ; & si cette opération n'est pas nécessaire, ces téguments meurtris ne servent qu'à retenir une matiere purulente, qui ne tarderoit pas à agir sur le crane. Sharp préfere la trephine au trépan, parceque celui-ci est plus incommode ; & ce Chirurgien croit qu'il faut employer moins de force & de tems pour percer l'os avec une pareille couronne, qu'avec un autre qui seroit d'une forme conique : il dit avoir extirpé des hémorrhoïdes, de la même manière que M. Cheselden détruisoit les amigdales gonflées ; & l'on sait que ce Chirurgien recouroit à la ligature, &c.

Sharp ayant avancé que l'opération de la taille avoit été défendue en France par un arrêt du Parlement, M. Morand lui répondit pour l'assurer du contraire.

Enquiry into the present state of surgery. Londres, 1750, in-8°. & traduit en François par A. F. Jault. *Paris*, 1751, in-12. & en Espagnol par Vozquez. *Madrid*, 1753, in-4°.

Cet ouvrage est rempli de dissertations intéressantes ; l'Auteur y traite fort au long des vraies & des fausses hernies ; il recommande dans l'hydrocele l'usage des mouchetures, plutôt que celui des grandes incisions : & Sharp distingue le sarcocèle des testicules, de celui qui a son siège dans l'épidydime, parceque le premier est très dangereux, & que l'autre est accompagné de symptomes, qui ne sont presque jamais assez fâcheux pour exiger la castration. Sharp faisoit un grand usage des bougies contre les difficultés d'uriner ; il en composoit lui-même de son invention. Il suivoit la méthode de tailler de Cheselden, quant à la manœuvre ; mais il en avoit corrigé les instruments.

Manningham (Richard).

Artis obstetricandi compendium. Londres, 1739, in-8°. & en Anglois, sous le titre : *Abstract of midwifry.* Londres, 1744, par Philip. Adolph. Boehmer. *Halæ*, 1746, in-4. *Lovanii*, 1755, in-4°.

Cet ouvrage est très concis, & M. de Haller approuve l'Auteur d'avoir indiqué en peu de mots les conditions de l'accouchement naturel & non naturel ; d'avoir déterminé les différentes positions nuisibles dans la matrice, & les diverses manœuvres propres à lui donner une bonne situation. Manningham y expose le traitement des maladies des femmes enceintes & des femmes en couche, & il propose des préceptes en forme d'aphorisme. Philippe-Adolphe Boehmer, Professeur en Médecine à Halles, a joint

L iv

à l'édition qu'il a donnée de cet ouvrage une savante dissertation, dans laquelle il nie que l'enfant fasse la culebute dans la matrice, comme on a coutume de le dire ; il y a joint une dissertation sur un forceps, inventé par Chamberleyne, & corrigé par Chapman & Giffard : Boehmer dit s'en être servi lui-même avec avantage ; il en recommande principalement l'usage, lorsque la tête est enclavée entre les os pubis : il y a joint une figure de cet instrument, &c.

Kennion (Jean), Médecin de Leyde.
De situ & structurâ renum. Leydæ, 1739.

Gent (Jacques-Nicolas-Van), Medecin de Groninge.
Disp. de organo tactûs. Groning 1739.

Britten (G.), Docteur en Médecine de l'Université de Leyde.
De hepatis fabricâ & actione Leydæ, 1739.

Sulzer (J.).
De aeris absque exhalationibus considerati effectibus in corpus humanum. Basil. 1739, in-4°.

Helsham (Richard), célèbre Physicien Anglois.
Course of lectures in natural philosophy publischede by Bryan Robinson. Londres, 1739, in-8°.
On y trouve des remarques intéressantes sur les réflexions & les réfractions de la lumiere, sur l'ouïe, &c. & cet Auteur donne la description d'un porte-voix de son invention, &c. &c.

Portefaix (Louis de), Médecin de Bâle.
Disp de singultu. Basil, 1739.

Snellen (Pierre).
De lethalitate vulnerum pericardii. Heidelberg, 1739, in-4°.

Shaw (Guillaume).
Dissertations on the stone in the bladder. Londres, 1739, in-4°.

Coetlogon (Denis).
Treat on the stone and analysis of Mrs. S. Médecine. Londres, 1739.

Eubelhuber (J. Christian).
Begriff von fein Selbst erkenntnuss. Regenspurg. 1739, in-8°.

Suivant M. de Haller, c'est un Traité de physiologie & de pathologie.

Hubert (Jean-Jacques), célébre Anatomiste, Docteur en Médecine de l'université de Gottingue.

De medullâ spinali. Gott. 1739, in-4°.

De medullâ spinali, speciatim de morbis ab ea prodeuntibus commentatio, ibid, 1741, in-4°.

L'Auteur place parmi les nerfs vertébraux la dernière paire cervicale ; il décrit six petits nerfs fournis par la moëlle épiniere, lesquels pénetrent par les trous postérieurs de l'os sacrum, & se distribuent au muscle fessier. Huber parle d'une production de la dure-mere, formant un repli dans le canal vertébral, qu'il nomme *ligamentum denticulatum* : on y trouve trois figures, représentant la moëlle & les nerfs qui en partent, qui me paroissent être de quelque exactitude.

De hymene & vaginæ rugis. Gotting. 1742, in-4°.

Huber admet l'existence de l'Hymen, en indique les différentes variétés, & en donne plusieurs figures que M. de Haller estime peu.

De nervi intercostalis origine. Gotting. 1744.

M. Haller accuse Huber d'avoir fait réimprimer la plupart des faits qu'il a exposés dans la dissertation du nerf intercostal, & d'avoir donné une description imparfaite du plexus pharyngien.

De foraminis ovali, arteriosique canalis structurâ & usu. Cassellis, 1745, in-4°.

L'Auteur traite dans cette dissertation des variétés sans nombre qu'on rencontre dans l'examen des cœurs de différens sujets. Huber a trouvé le trou ovale ouvert dans plusieurs vieillards ; & dans les jeunes sujets il l'a vu fréquemment rond & non ovale : il pense que le sang circule de l'oreillette droite dans l'oreillette gauche, & donne une description de la valvule d'Eustache, qui n'est, suivant lui, nullement percée ni frangée, comme plusieurs Auteurs l'ont avancé.

De monstris, ibid. 1745.

Huber fait plusieurs remarques curieuses sur les vices de conformation de naissance, par défaut ou par excès; il rapporte plusieurs exemples frappans de monstruosité dans l'homme, dans les animaux & dans les végétaux.

HUBER. *De aere atque electro œconomiæ animali famulantibus & imperantibus, cogitationes tumultuariæ.* Cassel.

Observationes quædam anatomica, 1760, in-4°.

FROMAGEOT. Fromageot, Avocat à Dijon, mort en 1733, à l'âge de 29 ans.

Consultation sur le mariage pour cause d'impuissance, par Bouhier, 1739, in-12.

SCHUSTER. Schuster (Gottw).

Genesis quadrimellorum, sive historia rara mulieris duplices gemellos enitentis. Chemniz, 1739, in-4°.

De aquâ, sive liquore pericardii, 1740, in-4°.

Il a trouvé de l'eau dans le péricarde de plusieurs sujets, principalement dans ceux des enfants; & on y lit la description des vaisseaux lactés, que l'Auteur dit avoir observés en faisant l'ouverture du corps d'un jeune enfant.

LIEBER-KUNH. Lieberkunh (J. Nathanael), célèbre Anatomiste, Docteur en Médecine de l'Université de Leyde, Membre du College des Médecins & de l'Académie royale de Berlin, de l'Académie royale des curieux de la nature, de la Société royale de Londres, naquit à Berlin le 5 Septembre 1711, & y mourut le 7 Décembre 1746, à l'âge de 46 ans.

Disp. de valvula coli. Leydæ. 1739, in-4°.

L'Auteur rapporte le résultat de différentes expériences, qui prouvent que la valvule du colon empêche naturellement les matieres contenues dans les gros intestins, de refluer dans les intestins grêles; Lieberkunh prétend que l'intestin cœcum est une suite du développement du colon.

Diss. de fabricâ & actione villorum intestinorum tenuium hominis. Leydæ. 1744, in-4°. & dans les Mémoires de Berlin.

A l'exemple de M. Helvetius, Lieberkunh substitue aux poils, dont on prétendoit que la tunique des intestins grêles étoit hérissée, & pour cette raison connue des Anatomistes sous le nom de tunique veloutée, des especes de papilles ou de mamellons spongieux, destinés à recevoir le chyle pour le transmettre aux vaisseaux lactés. Il s'ouvre, selon Lieberkunh, un de ces vaisseaux dans chaque mamellon, & il est placé entre un artere, une veine & un nerf. L'Auteur s'est plus d'une fois convaincu de cette structure par l'injection, qu'il avoit l'art de pousser jusques dans les plus petits vaisseaux.

Lieberkunh est l'Auteur de quelques Mémoires insérés dans le recueil de l'Académie de Berlin.

Description d'un microscope anatomique, par le moyen duquel on peut affermir commodément & promptement des animaux en vie, les placer d'une maniere convenable; & après avoir ouvert leurs corps, examiner à l'aide du microscope le contenu de quelques-unes de leurs parties. Mémoires de Berlin, 1745, tom. 1.

Cette machine est fort ingénieuse, l'Auteur l'a fait représenter dans deux figures.

Sur les moyens propres à découvrir la structure des visceres, ibid, 1749, tom. 5.

Cet Anatomiste communique la formule de la matiere à injecter dont il se servoit, & donne la maniere de séparer les vaisseaux fins d'avec les gros: il nous apprend par quels moyens il conservoit les parties les plus susceptibles de putréfaction.

Cabinet anatomique, ou collection des préparations anatomiques de feu M. LIEBERKUNH. Année littéraire, 1764, tom. 11, pag. 137.

On voit par ce catalogue que Lieberkunh a passé une partie de sa vie à injecter les vaisseaux des différentes parties des corps des animaux; sa collection étoit composée de plus de quatre cens piéces d'Anatomie, elle a été exposée en vente pendant longtems; mais je ne sais entre les mains de qui elle est passée.

Ludwig (Christian Gotlieb) Professeur en Médecine dans l'Université de Leipsick, de l'Académie des Sciences de Berlin, est Auteur de plusieurs ouvrages qui lui ont acquis de la réputation.

Disp. de tunicis arteriarum. Lips. 1739.

Cette thèse est très-intéressante; l'Auteur y prouve que la tunique, connue sous le nom impropre de tunique tendineuse, n'est formée que par du tissu cellu-

XVIII. Siec.

1739.

LUDWIG

laire. Ludwig décrit le double plan de fibres musculeuses qu'on trouve dans le concours d'un tronc & d'une branche arterielle. Il s'est convaincu par ses recherches multipliées, que les arteres du cerveau étoient comme toutes les arteres du corps humain, pourvues de fibres musculeuses, & a prouvé par là que ce n'étoit que par préjugé que l'on a avancé que les arteres du cerveau n'ont point de fibres musculeuses.

De cuticula. Lipf. 1739, in-4°. Et se trouve dans la collection des titres de M. Haller. Tom. 3.

Ce Médecin prétend que l'épiderme est formé des extrémités des vaisseaux rapprochées par la compression, il considere l'épiderme dans l'état de maladie & dans l'état de santé.

Decas quæstionum. Lipf. 1740, in-4°.

L'Auteur y traite de divers points intéressans d'anatomie & de chirurgie.

De glandularum differentia. Lipf. 1742, in-4°.

Ludwig sépare, suivant la méthode de M. Haller, les glandes, simples des glandes conglobées, que Boerhaave avoit réunies sous une seule espece.

Programm. De unguibus. Lipf. 1748 in-4°.

Cet Anatomiste prétend que les ongles sont formés par les extrémités des nerfs & par des vaisseaux appliqués les uns sur les autres. Il décrit les adhérences des ongles au périoste & au tendon.

De humore cutem inungente. Lipf. 1748. in-4°.

M. de Haller place cette these parmi les bons écrits d'anatomie. Ludwig y avance que les poils tirent leur origine du tissu cellulaire, & qu'ils sont humectés par une liqueur huileuse qui découle d'un bulbe placé à leur racine. Ludwig n'admet que ces glandes dans la texture de la peau; on trouvera dans cette même these des remarques intéressantes sur la structure du tissu cellulaire.

Institutiones phisiologiæ. Lipf. 1752, in-8°.

Ce n'est qu'un abregé de physiologie, mais on y trouve bien des vues nouvelles. L'Auteur y dit que la graisse découle immédiatement des arteres dans le tissu cellulaire; que la circulation du sang dans les extrémités capillaires des vaisseaux se fait en partie par la force de succion, &c. Il me paroît qu'on doit faire quelque cas des remarques de Ludwig sur la structure & sur la position des vaisseaux du cerveau.

XVIII. Siec.
1739.
LUDWIG.

De cortice dentium. 1753.
Panegyrin medica. Berol. 1755, in-4°.

Il y recommande sur-tout l'étude de l'anatomie dont il confirme la nécessité par plusieurs exemples.

De collo femoris ejusque fractura : & anatome publica cadaveris feminini. Berol. 1755, in-4°.

Ludwig y indique avec le plus d'exactitude possible les signes caractéristiques de la facture du col du femur, & rend par-là sa dissertation intéressante.

Observata in sectione cadaveris feminæ, cui ossa emollita erant. 1757.

De situ partium imi ventris præter naturali. 1759.

De causis situs præter naturalis viscerum abdominis. 1759.

De fallaci judicio vulgi super vim imaginationis maternæ in fœtu observatam. 1759.

De membrana epicrania & in eam insertis. 1760.

Institutiones chirurgicæ. Lipsf. 1764, in-8°.

L'Auteur n'y donne qu'un extrait des leçons qu'il a faites sur cette matiere dans l'Université de Leipsic. Il pense que cet ouvrage peut servir à plusieurs égards de supplément à la chirurgie de Platner auquel il a succédé dans la Chaire de Professeur. Ludwig est persuadé qu'un Médecin retire les plus grands avantages des connoissances chirurgicales.

Cette chirurgie est divisée en deux parties, la premiere traite des maladies générales de chirurgie, parmi lesquelles il place l'histoire de l'inflammation, des tumeurs, plaies, ulcéres, des maladies des os & des maladies cutanées, & ce qu'il dit sur ces matieres, est le fruit de ses lectures, principalement des Mémoires de l'Académie de Chirurgie, dans lesquels l'Auteur a puisé. Ludwig recommande l'usage du kinkina contre le ramollissement des os, &c.

La seconde partie concerne les maladies en particulier. Ludwig y parle fort au long du contre-coup dans les os du crane. Il conseille l'usage de la bronchotomie, & traite fort au long des hernies vraies & fausses Son traité des maladies des yeux, & celui des voyes urinaires méritent d'être consultés, &c. &c.

BERTIER. Bertier (Joseph Etienne), natif d'Aix en Provence, Prêtre de l'Oratoire, ancien Professeur de Philosophie au Mans, Correspondant de l'Académie Royale des Sciences, Membre de la Société Royale de Londres.

Dissertation sur cette question, si l'air de la respiration passe dans le sang. Bordeaux 1739, in-12, & dans les Mémoires de l'Académie de Bordeaux.

Cette Dissertation a remporté le prix, au jugement de l'Académie Royale des Belles-Lettres, Sciences & Arts de Bordeaux; & l'Auteur y soutient dans autant de corollaires, qu'il établit sur plusieurs expériences curieuses,

1°. Qu'une partie de l'air de chaque inspiration passe en globules dans les vaisseaux sanguins, & se mêle avec le sang.

2°. Que la cause qui pousse l'air extérieur dans les poumons & dans les vaisseaux sanguins, pedant l'inspiration, est l'élasticité de cet air, plus grande que celle de l'air mêlé avec le sang dans la veine pulmonaire, le cœur & les arteres, attendu que les deux ventricules du cœur ont pompé ces vaisseaux pendant l'expiration, & rendu l'air contenu dedans moins dense & élastique que l'extérieur.

3°. Qu'une partie de l'air qui sort des poumons dans l'expiration, vient des vaisseaux sanguins, & s'est séparé du sang avec lequel il étoit mêlé.

4°. Que la cause qui fait sortir l'air mêlé dans le sang dans l'expiration, est l'élasticité de cet air plus grande que celle de l'air extérieur, & que celle qui pousse l'air qui est dans les poumons hors des poumons, est l'affaissement des poumons; c'est-à-dire le poids & l'élasticité de leurs vésicules.

Ces propositions qui sont énoncées avec beaucoup de détail, sont accompagnées de corollaires intéressants. L'Auteur réfute dans quelques-uns l'existence du fluide nerveux, mais il n'a pas toujours la raison de son parti.

M. Bertier a traité des mêmes matieres dans le

Journal de Trévoux année 1742, qui avoient été rigoureusement censurées dans le même Journal en 1742, par un anonyme.

Physique des corps animés. Paris 1755, in-12.

L'Auteur de la Physique des corps animés avance, que la chaleur de l'air de la respiration passé dans les vaisseaux sanguins, le sang coulant dans les muscles & dans ses vaisseaux ; le suc blanc & huileux qu'on voit dans les nerfs sont les ressorts & les rouages qui font jouer la machine animale.

Il y a dans l'animal deux sortes de mouvements ; les uns sont involontaires, & les autres volontaires. Les premiers sont la respiration, le mouvement du sang, celui des autres liquides qui en est la suite, celui du cœur, celui du chyle non dépuré dans les intestins, & du chyle dépuré dans les veines lactées, &c. Les mouvements volontaires sont les mouvements des muscles, autres que le cœur.

L'Auteur entreprend de prouver d'abord, que la chaleur animale est la cause du mouvement de la respiration. Il montre par un très grand nombre d'expériences, que la partie la plus fine de l'air de chaque inspiration passe frais & dense dans les rameaux de la veine pulmonaire, & de-là dans le cœur & dans les autres vaisseaux sanguins ; qu'il se mêle intimement avec le sang en bulles imperceptibles ; qu'il s'y dilate, & occupe un plus grand espace ; qu'il n'y peut occuper ce plus grand espace en largeur, parcequ'il est contenu par les vaisseaux, ni à reculon à cause de leurs soupapes ; qu'il est donc forcé d'aller en avant, ce qu'il ne peut faire sans entraîner avec lui le sang avec lequel il est intimement mêlé.

Il fait voir ensuite que cette chaleur & cette dilatation de l'air de la respiration font à l'animal ce que le ressort d'acier est à nos pendules. 1°. Ils sont la cause de la circulation du sang ; cela est déja avancé. 2°. Ils sont la cause de la dilatation involontaire des poumons. 3°. Ils sont encore la cause de la contraction volontaire des muscles : & le ressort des muscles antagonistes est la cause de la dilatation de ces premiers. Ces deux forces sont le sang & le ressort comme celles de l'arc du Tourneur ; là tout comme ici, dit-il, le ressort tire en se débandant dans la dilatation, & le sang retire & bande le ressort dans la contraction. Le sang bande & contracte le muscle étant détourné de son chemin des fibres artérielles dans les fibres veineuses, & étant forcé de passer dans les fibres motrices par des filamens nerveux lesquels tirent en se contractant.

L'Auteur dit ensuite que le nerf sert à la force musculaire, non directement par sa propre force, mais indirectement par la force du sang, qu'il oblige de passer dans les fibres motrices en lui fermant le passage des fibres artérielles dans les fibres nerveuses. La cause qui fait contracter le nerf qui lui fait fermer ce passage en le tirant est le suc nerveux qui le gonfle, & l'accourcit. (Il faut voir là-dessus une lettre de l'Auteur, insérée dans le Journal des Savans, mois d'Avril 1756). Selon lui la petite force de ce suc poussé du cerveau dans le muscle, est suffisante pour la fonction que le nerf fait ici.

L'Auteur finit enfin par le mouvement des sécrétions : il démontre par une expérience, que celui du chyle non dépuré dans les intestins de l'estomac à l'anus, & du chyle dépuré des intestins dans les veines lactées, n'est pas l'effet du mouvement péristaltique. Il a fait coudre des fenêtres de corne aux ventres de plusieurs chiens à la place de leurs tégumens, & il a eu tout le tems de voir, & de faire voir à plusieurs personnes, entr'autres au clair voyant M. de Réaumur, qu'il n'y a point eu de mouvement péristaltique dans ces animaux tout le tems qu'ils ont vécu. Il en a conclu que ce mouvement que l'on voit dans les animaux qu'on dissèque, qui commence environ un demi-quart d'heure après leur mort, dans le même tems que les palpitations des chairs coupées commencent ; que ce mouvement qui augmente, comme ces palpitations, pendant un demi-quart d'heure, & diminue durant un demi-quart d'heure ; que ce mouvement est bien différent en cela des mouvemens naturels, tels que celui du cœur, lequel d'abord à l'ouverture de la poitrine est très violent, & qui va toujours en diminuant ; que ce mouvement n'est ni naturel, ni continu dans l'animal vivant, mais contre nature & passager, fager, & qu'il n'est dans l'animal vivant que l'effet de la maladie, telle que le *cholera morbus*, ou de quelque drogue violente telle que l'émétique.

Tous les mouvements de l'animal se font donc, suivant M. Bertier, sans ces esprits matériels & qu'il croit imaginaires : l'Auteur conclud de là, & sans trop de preuves directes, qu'ils sont, comme l'horreur du vuide, &c. des productions des cerveaux vuides, qu'il faut renvoyer au moule d'où ils sont sortis.

En 1751 le Pere Bertier apprit à l'Académie, qu'il n'avoit point observé le mouvement péristaltique des intestins dans plusieurs chiens vivans, qu'il avoit soumis à ses expériences.

On trouve de M. Bertier dans le Journal des Savans 1764 & 1766 deux lettres.

Sur la cause des mouvements musculaires.

Ce Physicien avance » qu'il y a dans les muscles » même des forces toujours présentes, très visibles » & très pressantes ; savoir, un ressort pour les dila- » ter ou allonger, & le sang de leurs fibres artériel- » les pour bander ce ressort, & que le nerf pourroit » bien ne faire que déterminer ces deux forces, à » l'action, au gré de la volonté ». M. Bertier tâche de démontrer par l'expérience les principes qu'il établit.... Il soutient que le muscle se gonfle lorsqu'il se contracte, & fait, d'après M. Winslow, quelques remarques sur la structure de la fibre musculeuse.

Santeuil (Louis), Docteur Régent de la Faculté de Médecine de Paris.

Propriétés de la Médecine par rapport à la vie civile. Paris 1739, in-8°. & auparavant dans une these intitulée :

An chirurgus in arte sua medico certior? 1736, negat.

L'Auteur qui y défend la prééminence de la Médecine sur la Chirurgie, a rempli son ouvrage d'anecdotes honorables à la Faculté de Médecine de Paris ; cependant M. de Haller le blâme d'y avoir avancé que les Chirurgiens disséquoient mieux que les Médecins, à cause de la dextérité de la main qu'ils avoient acquise par l'usage : *Quod causa adversum est & parùm verum* (a).

(a) Haller meth. stud. pag. 790.

XVIII. Siec.
1739.
BREMOND.

Bremond (François), naquit à Paris le 14 Septembre 1713, d'un Avocat de cette Ville; il fut reçu le 18 Mars 1739 en qualité d'Adjoint à l'Académie Royale des Sciences, & mourut en 1742. Il a traduit plusieurs volumes des Transactions Philosophiques, & quelques mémoires de Mademoiselle Stephens sur son lithontriptique; il a donné à l'Académie des Sciences :

Expériences sur la respiration, M. 1739.

Ce Physicien conclud de ses expériences, que l'air qui entre dans la poitrine par une plaie faite au thorax, n'empêche point la respiration, & ne fait point affaisser le poumon. M. Bremond croit possible que le thorax & le poumon n'agissent pas dans le même tems, & il regarde comme certain, que dans un état violent les poumons & le thorax peuvent agir séparément & en sens contraire. M. Houston & Van Swieten avoient traité cette matiere; mais M. Bremond a été plus loin qu'eux.

CHAPITRE XVI.

LE CAT.

LE CAT (Nicolas), Ecuyer, Docteur en Médecine, Chirurgien en chef de l'Hôtel-Dieu de Rouen, Lithotomiste, pensionnaire de la même Ville, Professeur-Démonstrateur Royal en Anatomie & Chirurgie, Correspondant de l'Académie Royale des Sciences de Paris, Doyen des Associés regnicoles de celle de Chirurgie, Membre des Académies Royales de Londres, Madrid, Porto, Berlin, Lyon; des Académie Impériales des curieux de la nature, & de Petersbourg, de l'Institut de Bologne, & Secretaire perpétuel de l'Académie des Sciences de Rouen, naquit le 6 Septembre 1700 à Blerancourt en Picardie de Claude Lecat, Chirurgien, & de Mademoiselle Meresse, fille du premier Chirurgien de la même Province, établi à Blerancourt. Il fit ses études, tant à Soissons qu'à Paris, & les termina le 22 Juillet 1720, en soutenant des theses générales de philosophie; il porta l'habit Ecclésiastique pendant dix ans; il commença en 1714 à se produire dans le monde savant par divers ouvrages de physique; mais il changea tout d'un coup le système de ses occupations. Il prit le parti de la Médecine & y fit les progrès les plus rapides.

En 1731, il obtint au concours la survivance de la place de Chirurgien en chef de l'Hôtel-Dieu de Rouen, mais il n'y fixa son séjour qu'en 1733, & ce n'est que l'année d'après qu'il y fut reçu Maître en Chirurgie. Il étoit déja Docteur en Médecine depuis deux ans, comme il nous l'apprend lui-même dans sa réponse aux objections contre son système sur le flux menstruel (a). Il commença la même année à

(a) » Dès le titre de la piece du Médecin de Coutance, j'ai vu
» qu'il étoit de mauvaise humeur, de ce qu'un Chirurgien de
» Rouen s'avise d'être Docteur en Médecine, de professer depuis
» plus de 30 ans la Philologie, & qui pis est, d'y avoir fait

remporter des prix dans différentes Académies ; il obtint tous ceux que l'Académie de Chirurgie proposa depuis 1732 jusqu'en 1738 inclusivement, & comme il avoit pris pour devise *usquequo*, l'Académie lui retorqua cette devise dans la séance publique d'une maniere très honorable ; *jusques à quand M. le Cat gagnera-t-il les prix qu'elle propose ? ... Les regles de l'équité*, ajouta l'Académie, *nous font pressentir la décision, & nous engagent à le prier de ne plus entrer en lice ; c'est un nouveau triomphe que l'Académie est obligée de lui décerner pour ne point décourager ceux qui travaillent. Il est tems qu'un concurrent aussi formidable se repose sur ses lauriers.* L'Académie de Chirurgie lui accorda en 1739 une place d'associé, & l'empêcha par-là de concourir aux prix ; c'est ce que M. Lecat avoit entendu par la devise *usquequo*.

M. Lecat refusa la même année un établissement considérable à Paris, qui lui étoit offert par M. de la Peyronie. Il fut reçu les années suivantes en qualité de Membre des plus célebres Académies de l'Europe. Une anecdote qui fait honneur à sa mémoire est le surnom que lui donna l'Académie des Curieux de la nature qui est dans l'usage de donner une épithete à ses Associés ; elle l'appella *Plistonicus, le remporteur de prix*. Depuis cette époque, jusqu'à celle de sa mort, M. Lecat a publié divers ouvrages sur presque toutes les matieres. Il a d'abord enseigné en particulier & ensuite en public. Il obtint du Roi en 1736, que son école particuliere fût érigée en école

» par-ci, par-là, quelques découvertes. Il commence donc par
» me priver du titre de Docteur en dépit des diplomes des Uni-
» versités, & me restreint à celui de Chirurgien. Il se flatte sans
» doute que ce dernier titre ainsi isolé autorisera un jeune Méde-
» cin à manquer à son ancien, & à le traiter aussi durement qu'il
» lui plaira.

» J'espere qu'on trouvera ce procédé d'autant plus déplacé,
» qu'étant Docteur en Médecine, quelques années avant d'être
» Maître en Chirurgie, & ayant l'honneur d'être Eleve de l'U-
» niversité de la Faculté de Paris. Il n'a tenu qu'à moi d'être sim-
» ple Médecin, ou de Coutances, ou de toute autre Ville de
» France, à commencer par sa Capitale, si je n'eusse cru que le
» titre & les fonctions de premier Chirurgien d'un grand Hôpi-
» tal, ne m'eussent rendu plus recommandable, en me rendant
» plus utile » *Réponse aux objections contre le système sur la cause de l'évacuation périodique du sexe.*

publique, & il contribua à ses frais à la construction de l'amphithéâtre. Le Roi lui accorda une pension après dix ans d'instruction gratuite dans cette école. M. Lecat attira à Rouen un grand nombre d'Etrangers, qu'il instruisoit dans toutes les parties de la Chirurgie, & principalement dans celle de la Lithotomie, qu'il a pratiquée avec succès.

En 1762, M. Lecat obtint des Lettres de noblesse que le Parlement & la Chambre des Comptes ont enregistrées *gratis* par une distinction particuliere. Il est mort à Rouen le 20 Août 1768, regretté de tous ceux qui l'avoient connu. Il avoit épousé en 1742, Marguerite Champossin, fille d'un Marchand de Rouen, dont il ne lui est resté qu'une fille que M. Lecat a donnée en mariage à M. David, Chirurgien de Paris, qui s'est rendu célebre par plusieurs bons ouvrages.

Dissertation sur le dissolvant de la pierre, & en particulier sur celui de Mademoiselle Stephens, Rouen. 1739, in-12°.

Cet Auteur rapporte les bons & les mauvais effets de plusieurs especes de Lithontriptiques, & il conclud d'après ses observations, ›› qu'il ne faut ni donner une croyance imbécille à tout ce qu'on débite ›› sur les Lithontriptiques, ni refuser de croire des ›› faits avoués par des personnes dignes de foi ; il ›› est des Lithontriptiques, mais il en est bien moins ›› qu'on ne croit ; & les meilleurs qu'on ait seront ›› toujours sujets à nous manquer souvent de ga- ›› rantie (*a*) ››.

Traité des sens. Rouen 1742, in-8°. Amsterdam. 1744, in-8°. 1760 (*b*), & traduit en Anglois 1750.

L'Auteur nous apprend, dans un Avertissement placé à la tête de son ouvrage, que c'est un morceau détaché d'une Physiologie qu'il se proposoit de donner au public. Il a fait ensorte de mettre à la portée des curieux ces explications Physiologiques.

M. Lecat examine d'abord l'organe du tact. Il donne une nouvelle description de la peau, & admet dans sa structure des vaisseaux lymphatiques dont

---

(*a*) Pag. 28.
(*b*) Journal des Beaux Arts, Nov. 1768.

l'exiſtence me paroît du moins douteuſe. Il prouve dans le Traité du goût, que la langue eſt le principal, mais non pas l'unique organe de cette ſenſation. Il penſe que les ramifications du nerf de la neuviéme paire, dépouillées de leur premiere tunique, forment les mammellons de la langue, & que leur dépouille fortifie l'enveloppe de la langue, & contribue auſſi à la ſenſation. A l'imitation de M. Winſlow, il admet trois eſpeces de mammellons en traitant de l'organe de l'odorat. Il fait des remarques ſur la ſtructure de la membrane pituitaire de l'homme & des animaux, qu'on pourra conſulter avec quelqu'avantage; cependant on doit lui reprocher d'avoir traité les glandes de la membrane pituitaire avec peu d'exactitude. Il a donné une deſcription & des figures nouvelles des parties de l'oreille; la figure du limaçon lui eſt particuliere. M. Lecat s'eſt aſſuré par la diſſection d'un ſinge, qu'il étoit pourvu des oſſelets de l'ouie, quoiqu'on eût avancé le contraire. Il regarde la lame ſpirale du limaçon comme le vrai ſiége de l'ouie. Il donne auſſi la deſcription & la figure d'un nouveau cornet acouſtique.

On trouve entre le Traité de l'ouie & celui de la vue, une planche repréſentant la baſe du cerveau, les nerfs & les vaiſſeaux qui en partent, ou qui s'y diſtribuent, laquelle me paroît faite avec ſoin. On y voit les ganglions olivaires de l'intercoſtal, & les ganglions opthalmiques, les faiſceaux des premieres paires des nerfs cervicaux aſſez bien repréſentés.

M. Lecat s'eſt beaucoup plus étendu ſur l'organe de la vue, que ſur les autres ſens; mais il faut avouer que bien loin d'avoir épuiſé la matiere, il l'a obſcurcie de mille fictions & hypotheſes inſoutenables: il a voulu mettre de l'eſprit là où il n'eut fallu que l'obſervation. On pourra en juger par quelques lambeaux pris au hazard dans ſon livre, ,, la ,, tunique de la dure mere qui ſuit le nerf optique, ,, & qui concourt à ſa formation, ſe continue dans ,, le centre de l'orbite au milieu des muſcles l'eſ- ,, pace d'environ quinze lignes; après quoi elle s'é- ,, panouit ou ſe bourſouffle en globe, à peu près com- ,, me le verre fondu & ſoufflé ſe gonfle & fait une

» bouteille ». Quelle comparaison ! La dure me-
re, suivant M. Lecat, forme la premiere membrane. La pie-mere se divisant en deux lames, l'une
s'applique exactement à la surface interne de la cornée, & la seconde fait, dit-il, ce qu'on appelle la
choroïde ou l'uvée, mais cette lame n'est propre-
» ment qu'un tissu de vaisseaux nerveux & liquo-
» reux qui sortent de la vraie lame..... L'œil est
» très évidemment l'extrémité du nerf optique épa-
» nouie, boursouflée en bouton creux & plein de
» liqueurs; on suit des yeux les vaisseaux liqueu-
» reux, qui des parois épanouies de la dure mere
» & de la pie mere où ils sont entrelassés, s'ou-
» vrent dans l'intérieur de cet organe ; le seul ca-
» libre de ces vaisseaux y fait visiblement la filtra-
» tion de la liqueur contenue, les parois & la ca-
» vité de cet organe n'en sont que les soutiens &
» les réservoirs.....

» On a prouvé dans le même endroit que l'inté-
» rieur des glandes est le concours des extrémités
» artérielles & nerveuses ; que dans ce concours
» le fluide animal s'unit à une partie volatile du
» sang artériel qui lui est nécessaire pour les fonc-
» tions. Cet alliage se fait par les houpes nerveu-
» ses & vasculaires ; ces houpes dans l'œil, font le
» velouté de la choroïde ; il est donc très vraisem-
» blable que l'encre dont ce velouté est imbu, n'est
» autre chose que les souphres du sang répandus
» dans ce tissu par les houpes artérielles, & chargés
» du volatile qui s'allie avec le fluide animal qui
» est versé par les houpes nerveuses ; ou si vous vou-
» lez, cette encre est comme la lie du fluide qui ré-
» sulte de l'alliage des esprits avec le volatile du
» sang. Le fluide animal a quelque chose qui tient
» de la nature mercurielle ; c'est pourquoi nous
» l'avons appellé ci-devant mercure de vie : or le
» mercure intimement uni à des souphres, forme
» une substance noire, un æthiops, comme cha-
» cun sait. Ainsi, il y a tout lieu de croire que l'œil
» nous offre des vestiges sensibles de cet alliage pré-
» cieux, que nous n'avions établi ci-devant, que
» par la nécessité dont il paroît être dans presque

» toutes les fonctions, sur-tout dans le mouvement musculaire.

» Au reste, cette encre observée dans la choroïde, n'est pas particuliere à l'œil, elle se trouve dans l'intérieur de presque toutes les glandes. Elle est visible dans les glandes sur-renales, & c'est à cause de cette encre qu'on les appelle capsules atrabilaires; elle est encore visible dans les glandes bronchiques. C'est cette même encre qu'on rend dans les vomissemens noirs qui accompagnent ces maladies extrêmes que j'appelle des dissolutions convulsives du genre nerveux, parceque la violence de la dépravation est telle que l'intérieur des glandes de l'estomac & des intestins est dépouillé de cette encre; ces vomissemens noirs arrivent plus souvent aux enfans, parceque les extrémités nerveuses qui forment les glandes, y sont plus molles, plus ouvertes. Enfin, la couleur des Negres n'a pas une autre origine que cette encre, dont leurs houpes nerveuses cutanées, très poreuses, imbibent la sur-peau qui les couvre.

» Le velouté de la choroïde imbu de l'encre dont on vient de parler, fait comme on a vu, la membrane interne de la choroïde; la lame externe qui soutient celle-ci, est dans l'organe de la vue ce qu'est le corps réticulaire dans l'organe du tact & dans celui du goût; dans tous ces organes, les vaisseaux & les nerfs avant de s'épanouir en houpes, se dépouillent d'une paroi plus épaisse, & ce sont ces dépouilles qui forment ce tissu, qui dans l'œil fait la tunique extérieure de la choroïde; les mammelons nerveux ainsi dépouillés en sont plus délicats, plus sensibles, & ce plancher fait de leurs dépouilles, sert de soutien aux houpes nerveuses & aux embouchures des vaisseaux qui apportent les liqueurs nécessaires, tant pour les mammelons mêmes, que pour les humeurs transparentes contenues dans le globe.

» Jusqu'à la choroïde, les vaisseaux sont assez amples pour laisser passer avec la lymphe spiritueuse les souphres du sang, dont je viens de par-

» ler ; mais passé cette membrane, la finesse des
» vaisseaux ne laisse plus échapper qu'une limphe
» extrêmement subtile, qui forme & entretient les
» humeurs de l'œil (a) ».

Je ne rapporte cette description, que pour qu'on en sente le peu d'exactitude ; je dirois le ridicule, si je ne parlois d'un homme qui a joui d'une grande célébrité. Je pourrois rapporter un grand nombre d'autres passages encore plus éloignés de la vraisemblance ; pour prouver que M. Lecat a plus consulté son imagination que la nature, que les vrais Anatomistes ont toujours tâché de copier & non de deviner, ainsi que faisoit M. le Lecat. Il regarde la choroïde comme l'organe immédiat de la vûe, mais ne soutient pas son hypothese par de meilleures raisons, que Mariotte l'avoit fait ; M. Haller dit de cet ouvrage, *plurima propria habet, aut paradoxa* (b).

Remarques sur les Mémoires de l'Académie Royale de Chirurgie. 1745, in-12°.

Recueil des pieces sur l'opération de la taille, premiere partie. Rouen. 1749, in-8°. *Seconde partie Ibid.* 1752. *Troisiéme partie.* 1753, in-8°.

Ce Chirurgien y traite de la dilatation du corps de la vessie, qu'il croit préférable aux grandes incisions, & il répond à plusieurs Chirurgiens qui ont été d'un avis contraire. Tels sont MM. Louis & Frere Côme, &c &c. M. Lecat y décrit les instruments qu'il a inventés pour produire le dégré de dilatation qu'il juge nécessaire, &c. &c. & il en donne les figures avec celles de quelques autres instruments inventés par MM. Louis, le Blanc, &c avec lesquels M. Lecat compare les siens ; plusieurs des pieces contenues dans ce Recueil ont été imprimées séparément ou dans les Journaux.

Dissertation sur l'existence du fluide des nerfs, qui a remporté le prix à Berlin en 1753. Berlin. 1765, in-8°.

L'existence du fluide nerveux a été admise des premiers Ecrivains de la Médecine, & établie sur des raisons & des preuves plus solides, qu'elle ne l'est

---

(a) Traité des sens. Rouen 1742, pag. 379 & suiv.
(b) Methodus stud. med.

dans la dissertation de M. Lecat. Il y avance d'un ton affirmatif, que la fibre musculaire est un canal dont les parois sont faites d'une infinité de fils liés entr'eux, & dont la cavité est divisée en un grand nombre de cellules en lozanges, ou approchant de cette figure, &c. & non content d'avancer des faits, qu'il ne peut établir sur l'observation, il fait dessiner ce que son imagination lui représente comme s'il vouloit donner de la réalité à ses fictions. M. Lecat avance que l'esprit nerveux est une portion de l'esprit vivifiant, qui a sa source dans tous les fluides, dans tous les matériaux de l'Univers, & qui, selon lui, se manifeste plus sensiblement dans les êtres doués de quelque vie. Mais à ce fluide nerveux, l'Auteur lui associe la lymphe nervale, qu'il combine, qu'il modifie à sa fantaisie, & suivant son caprice; & l'on voit qu'il couroit après le merveilleux plutôt qu'après la vérité. Il eut été plus prudent à M. Lecat de ne point répondre à la question proposée par l'Académie de Berlin, ou mieux de prouver l'impossibilité de la résoudre, ou bien d'avouer son ignorance, *satius est ignorantiam fateri quàm fictis hypothesibus animum hallucinari*: Van-Swietten.

Dissertation sur la sensibilité de la dure-mere, de la pie-mere, des membranes, des ligamens, des tendons, &c.

Sur l'insensibilité du cerveau, & sur l'irritabilité Hallerienne, & se trouve à la suite de l'ouvrage précédent.

M. Lecat établit par de bonnes observations la sensibilité des meninges; mais je ne sais sur quel fondement il avance que, ,, quand le nerf se dé-
,, pouille de ses tuniques extérieures & grossieres
,, pour former quelqu'organe de sensations, le tissu
,, spongieux reticulaire (ou la partie pulpeuse
,, des nerfs (n'étant plus contraint, se dilate, s'épa-
,, nouit & végete à la façon, & dans la forme des
,, bourgeons des arbres, c'est ce que nous appel-
,, lons des mammelons nerveux; on les nomme
,, des houpes quand ces bourgeons sont très fins,
,, & rassemblés en nombre suffisant pour imiter nos
,, houppes à poudrer; on les appelle des veloutés,

» quand tous ces petits points nerveux à côté les
» uns des autres forment une espece d'étoffe, qui
» approche de nos velours, &c. » M. Lecat avance
que les tendons ne s'implantent point dans les os,
mais qu'ils sont une continuation du perioste. Je
ne finirois pas si je rapportois toutes les propositions erronées qu'on trouve dans cet ouvrage.

Traité sur la couleur de la peau humaine. Amsterdam. 1765, in-8.

Le corps muqueux est, suivant M. Lecat, le véritable organe de la couleur, il enveloppe les papilles nerveuses, & il doit son existence aux sucs qui en transudent; voilà donc, dit-il, que le suc nerveux est le principe de notre couleur blanche, parcequ'il est naturellement blanc; & comme le corps muqueux des Negres est noir, & ce corps étant formé par le suc des mammelons nerveux, l'espece de ce suc versé par les houppes nerveuses de la peau a la même couleur noire. La matiere colorante est formée du sang porté aux houppes nerveuses par des extrémités artérielles, & du fluide nerveux, qui découle dans les papilles qui en sont les appendices Les houppes nerveuses, dit M. Lecat, les glandes, espece particuliere de ces houppes, sont comme des temples où se fait cette espece de mariage, cette union du fluide des nerfs, avec celui des extrémités artérielles. M. Lecat compare cet amalgame à celui du mercure avec le souffre; c'est ce qui fait qu'il l'appelle *æthiops*. Cette explication est ingénieuse; mais n'est fondée ni sur l'observation ni sur l'expérience. M. Lecat dit qu'il n'est pas toujours vrai que le cerveau soit divisé en deux substances; l'une cendrée & l'autre blanche: le fœtus, l'enfant qui vient de naître, a ce viscere d'une seule couleur cendrée, rougeâtre; les nerfs seuls, un peu la moëlle épiniere, les corps pyramidaux de Willis sont exceptés de cet uniforme, & se distinguent suivant lui par une couleur blanche: celle-ci ne commence gueres à s'établir ailleurs qu'à un an, elle est générale à cinq ans.

M. Lecat s'est convaincu par la dissection du cerveau d'un Negre, qu'il avoit une nuance de couleur bleuâtre, tant dans la substance corticale, que dans la substance médullaire ou blanche, &c. &c.

Nouveau système sur la cause de l'évacuation périodique. Amsterdam 1765, in-8°.

Toutes les femelles, de quelque espece qu'elles soient, sont réglées, suivant M. Lecat : il établit la cause de l'évacuation menstruelle dans l'esprit séminal fermenté, & préparé par les houppes nerveuses de l'utérus & de ses appartenances, qui occasionnent une espece de phlogose voluptueuse, & en quelque sorte hémorrhoïdale des organes de la génération du sexe. C'est d'après une telle théorie que M. Lecat prétend que l'action des remédes emmenagogues consiste à porter dans ces parties cette phlogose propre à occasionner le suintement du sang, ou l'évacuation menstruelle. Suivant M. Lecat, l'esprit séminal jetté sur d'autres parties que sur l'utérus, y produit diverses maladies ; il reconnoît cette espece de métastase pour la cause des maladies vaporeuses, hypocondriaques, de la folie, &c. » N'est-ce point à ce même esprit égaré
» dans les diverses parties du corps, que sont dues
» ces menstrues si singulieres rendues par les extré-
» mités des doigts, par le nez, par les yeux même,
» &c. Nous avons vu en 1751 un exemple bien frap-
» pant de ces menstrues singulieres, dans une Demoi-
» selle du Havre qui les rendit par l'oreille, puis par
» les pores de la peau même ; d'abord par les pores
» des téguments de la tête pendant quatre jours, en-
» suite par ceux du visage, après cela par ceux de l'é-
» paule, du bras, des cuisses ; mais le plus souvent
» du visage. Ces écoulements étoient d'abord du sang
» très pur, ensuite du sang mêlé de sérosités ».

» N'est-ce point un esprit analogue à celui-ci, qui
» est le principe des hémorrhagies critiques, par le
» nez & par plusieurs autres parties du corps ? D'où
» vient, qu'après des tailles laborieuses si capables
» d'affecter les esprits d'une modification extraordinai-
» re, j'ai vu transuder des pores de la peau du
» taillé, plusieurs jours après l'opération, des gou-
» tes de sang en très grand nombre pour faire sur
» un linge une tache de plus d'un pouce de diame-
» tre ? N'est-ce pas à ce même principe qu'on pour-

» roit rapporter les sueurs de sang citées par des Au-
» teurs fort graves ». M. Lecat explique par son système plusieurs autres faits intéressants. Il prétend que l'aorte inférieure des femmes, non-seulement n'est pas plus grande à proportion que celle de l'homme ; mais encore que cette artere est en moindre rapport avec l'aorte supérieure dans la femme que dans l'homme. Il nie que le sang s'épanche dans les vésicules des poumons, quoiqu'ils ne respirent pas, & que dans l'adulte il passe aussi librement dans ces vaisseaux dans le tems de l'inspiration, que dans celui de l'expiration.

M. Bonté, Médecin distingué de Coutance, peu satisfait du système de M. Lecat sur les menstrues des femmes, crut devoir proposer à l'Auteur quelques objections dans le Journal de Médecine 1764 ; mais M. Lecat lui a répondu d'une maniere aussi solide qu'elle puisse l'être en soutenant un pareil système.

Paralele de la taille latérale de M. Lecat, avec celle du Lithotome caché, suivi de deux Dissertations. 1°. *Sur l'adhérence des pierres à la vessie.* 2°. *Sur quelques nouveaux moyens de briser la pierre* &c. publié par Alexandre Pierre Nahuys. *Amsterdam* 1766, in-8°.

M. Lecat, comme on le voit au titre de l'ouvrage, y compare sa méthode de tailler à celle du Frere Côme, & il ne plaide sa cause que pour la tourner à son avantage.

Lettre sur les avantages de la réunion du titre de Docteur en Médecine, avec celui de Maître en Chirurgie. Rouen 1766, in-8°.

Traité des sensations, & des passions en général, & des sens en particulier. Paris 1767, in-12, 2 vol. & un volume de supplément, contenant un traité de l'ouïe, qui a remporté le prix à l'Académie de Toulouse en 1757.

M. Lecat a puisé dans ses propres ouvrages, pour traiter les principales questions qui font le sujet de celui-ci. Il entreprend d'expliquer la formation, la solidité, la souplesse & le ressort des fibres du corps humain : il leur trouve deux especes d'actions ; l'une est un ressort primitif, l'autre est une contraction ou ressort organique. M. Lecat distingue en deux classes les fluides de la machine ; les uns sont puisés, partie dans les fluides de l'univers, comme l'air & la matiere du feu ; partie dans ceux de l'animal même, comme les parties salines volatiles de ses propres liqueurs ; c'est des liqueurs de cette premiere classe que les liquides reçoivent leur mouvement, & que les solides sont maintenus dans la souplesse qui leur est nécessaire ; elle sert d'aiguillon aux parties, mais cet aiguillon tend à les détruire, & en opere même la dissolution s'ils sont abandonnés du principe de vie, & en proie à sa seule action. M. Lecat croit devoir appeller ce fluide actif & dissolvant, fluide caustique, & son antagoniste, fluide conservateur. La seconde classe tire sa source des fluides de l'univers ; elle compose le fluide conservateur & le fluide moteur sensitif. Que de noms particuliers ! Que d'explications singulieres ! De telles hypothèses doivent plutôt obscurcir qu'éclairer la Médecine.

Cours abrégé d'Ostéologie. Rouen 1767, in-8°.

Ce traité est recommandable par l'ordre qui y régne : M. Lecat y fait des remarques importantes sur la connexion des os ; il décrit les osselets de la face avec plus d'exactitude qu'on n'avoit fait avant lui. Il a joint à son ouvrage deux tables, dont l'une présente les articulations & les connexions des os, selon le systême des anciens Anatomistes, avec le rapport à celui des modernes, par M. Aurran, ancien Chirurgien & Démonstrateur d'Anatomie à l'Hôpital Royal de Strasbourg, aujourd'hui Chirurgien Major d'un des Hôpitaux de Rouen ; où il exerce son état avec distinction : l'autre est une table figurée de la connexion des os.

M. Lecat est l'Auteur de plusieurs dissertations qui ont été couronnées par différentes Accadémies : voici celles qui se trouvent dans le Recueil des piéces qui ont concouru pour le prix de l'Académie Royale de Chirurgie.

Pourquoi certaines tumeurs doivent être extirpées, & d'autres simplement ouvertes ; dans l'une & l'autre de ces opérations, quels sont les cas où le cautere est pré-

férable à l'instrument tranchant ; & les raisons de préférence ? 1733. Paris 1753, in-4°.

M. Lecat préfere en général l'usage du cautere à celui de l'instrument tranchant, & il prouve ce qu'il avance par l'observation & le raisonnement.

Quels sont, selon les différents cas, les avantages & les inconvénients de l'usage des tentes & autres dilatans ? 1734.

L'usage des dilatans n'est bon que lorsqu'on veut favoriser la sortie d'un corps étranger, &c.

Déterminer dans chaque genre de maladies Chirurgicales, le cas où il convient de panser fréquemment, & ceux où il convient de panser rarement, 1735.

Suivant M. Lecat, » les cas où il faut souvent re-» nouveller le pansement qui contient les parties af-» fectées dans un état convenable, doivent être ra-» res, puisqu'ils sont contradictoires à l'indication » curative, capitale, & qu'on ne peut renouveller ce » pansement sans cesser de contenir les parties, & » risquer de leur faire perdre cette situation désirée. » Ce n'est donc pas continue, M. Lecat, la mala-» die principale, ni le premier motif du pansement » contentif, qui peut déterminer à le lever fréquem-» ment ; mais quelques maladies secondaires, quel-» ques symptomes pressants que le séjour de l'ap-» pareil augmenteroit & rendroit funestes ». M. Lecat explique fort au long & avance avec exactitude ce qu'il n'énonce ici que sommairement ; mais c'est dans le mémoire même qu'il faut puiser d'ultérieures notions.

Déterminer le caractere distinctif des plaies faites par armes à feu, & le traitement qui leur convient, 1738.

La plaie faite par arme à feu est, dit M. Lecat, une division par attrition, & l'attrition est son caractere distinctif ; & en général le traitement qui lui convient, lit-on plus bas, est 1°. De débarrasser & de défendre la partie de la présence des corps ou matieres nuisibles, s'il en est. 2°. De procurer la suppuration des parties *attritées*, contuses, obstruées, & par conséquent séquestrées de celles qui sont altérées ou mortifiées, s'il s'en trouve, & la vivification du reste. 3°. De détendre, de débrider la partie affectée ; calmer, relâcher les folides ; rappeller la vigueur & le cours régulier des esprits dans le genre nerveux, &c. M. Lecat détaille ces objets fort au long dans son mémoire.

Si on doit amputer le carcinome des mammelles, vulgairement appellé cancer, 1739.

M. Lecat soutient savamment l'affirmative, & il préfére l'instrument tranchant au cautere, il veut que le Chirurgien fixe le corps de la mammelle avec une de ses mains, sans recourir aux tenettes Helvetiennes ou autres moyens aussi barbares.

Tant de prix remportés par M. Lecat en peu d'années, déterminerent l'Académie de Chirurgie, à le prier de ne plus entrer en lice, pour ne pas décourager ceux qui craindroient un tel courrent.

L'Histoire de l'Académie des Sciences contient diverses observations, dont M. le Cat est l'Auteur.

En 1737 il fit quelques remarques favorables à la méthode de tailler par l'appareil latéral, & en 1738 il proposa de débrider seulement par une petite incision le col de la vessie, & la prostate à côté du verumontanum, afin d'ouvrir la voie à une douce dilatation ; ce qu'il dit avoir fait par divers instruments de son invention.

En 1739 M. le Cat envoya un mémoire dans lequel il entreprend de justifier les anciens, sur l'origine qu'ils ont attribuée aux membranes de l'œil ; ainsi il établit dans son mémoire, que le nerf optique reçoit sa premiere tunique de la dure-mere, & que la sclérotique en est une expansion. La choroïde lui paroît une suite de la pie-mere, &c. Les raisons que M. Winslow avoit apportées contre l'opinion des anciens, sont resté victorieuses après le mémoire de M. le Cat.

En 1744 M. le Cat communiqua à l'Académie des Sciences l'histoire d'un enfant de quatre ans, qui avoit toutes les proportions d'un enfant de sept ans.

Nous avons encore de cet Auteur plusieurs mémoires insérés dans les *Transactions Philosophiques*.

Lettre au sujet du trou ovale trouvé ouvert dans le cœur

cœur de quelques adultes, & sur la figure du canal de l'uretre, 1741, n°. 460.

Ce Chirurgien dit avoir ouvert un très grand nombre de cadavres adultes mâles, sans trouver le trou ovale ouvert en aucun d'eux, au lieu que de vingt femmes qu'il a examinées, sept se sont trouvées avoir encore le trou ovale ouvert. M. le Cat réduit à trois especes les ouvertures du trou ovale, & il les a fait dépeindre dans dix-huit figures, mais qui sont peu exactes, comme chaque Anatomiste pourra en juger.

Les figures où l'on voit la courbure de l'urethre, quoique plus exactes que les précédentes, ne sont pas sans défauts, la courbure n'est pas aussi grande dans l'état naturel, que M. Lecat l'a fait représenter.

Observations sur des hydatides, avec des conjectures sur leur formation. Ibid. 1741, N°. 460. art. 12.

Il prétend que les hydatides ne sont autre chose que des extrémités nerveuses ou des mammelons nerveux qui reçoivent dans leur tissu spongieux les extrémités des vaisseaux lymphatiques.

Observation sur les suites d'une hernie incomplette, & sur les fonctions des intestins, exposées aux yeux même. Ibid.

L'intestin étoit ouvert vers l'aîne, & l'on voyoit une des deux extrémités, & M. Lecat apperçut dans le sujet le mouvement vermiculaire, &c.

Description d'une machine pour panser & traiter des malades extrémement pesants, qui ont quelques maladies chirurgicales au dos ou à l'os sacrum. Ibid. 1743. N°. 468.

Rectification de l'ambi d'Hippocrate pour la réduction des luxations du bras avec l'épaule. Ibid. N°. 469.

Cette machine est très ingénieuse, & l'usage m'en paroît avantageux.

Remarque sur l'opération de la taille. Ibid. 1745. N°. 175.

M. le Cat y examine les méthodes de plusieurs Lithotomistes, & en particulier celle de Rau, &c. & en vient à sa méthode, dont il préconise les avantages d'après plusieurs observations.

Observation d'une taille au haut appareil faite selon la méthode de M. le Cat dans l'année 1743. N°. 480.

M. le Cat donne cette observation pour confirmer ce qu'il avoit avancé dans le mémoire précédent.

On trouve dans le Journal des Savans quelques mémoires de M. le Cat.

Lettre au sujet du lithotome caché, & de la tenette propre à casser une pierre dans la vessie. 1749.

M. le Cat tâche de faire voir que ce lithotome caché n'est point un instrument nouveau, & qu'on peut retirer de ceux dont on se sert un avantage plus manifeste.

Sur la situation du pierreux dans l'opération de la taille par le bas appareil, &c. 1750.

C'est un mémoire que M. le Cat a lu à l'Académie des Sciences de Rouen.

On trouve dans le Journal de la même année une réponse de M. le Cat à une critique que Meckel, Médecin célèbre, avoit faite de la planche représentant la base du cerveau, que M. le Cat avoit insérée dans son traité des sens. Cet Auteur se justifie de l'accusation qu'on lui fait d'avoir dessiné cette figure d'après sa propre imagination.

Lettre sur l'ambi d'Hippocrate, perfectioné. 1767.

M. le Cat dit que les corrections que M. Hemard, Médecin, prétend avoir faites (a) à l'ambi d'Hippocrate ne sont point nouvelles, qu'il avoit déja donné la description de cette machine dans les transactions philosophiques. 1742, in-4°. 69.

M. le Cat a encore publié quelques remarques sur la situation du cœur, sur les capacités de ses oreillettes, de ses ventricules & des gros vaisseaux, tant arteriels que veineux qui s'y abouchent, considerés dans le fœtus & dans l'adulte. M. le Cat a travaillé sur la génération, & en particulier sur celle des monstres, sur le ramolissement des os, sur un enfant né sans cerveau, avec des conjectures sur cette monstruosité & sur la vie dont cet enfant né avec le

_____
(a) Pag. 10.

même vice de configuration a joui malgré ce défaut. M. le Cat a donné un mémoire sur la seiche, sur un enfant femelle à deux têtes, sur une matrice double, sur une grossesse de trois ans, & sur une autre de vingt-six mois; sur une superfétation; sur un fœtus qui portoit une partie de son cerveau & de son cervelet dans une tumeur située à la partie postérieure de la tête; sur des jumeaux d'une parfaite ressemblance; sur un fœtus qui manquoit de plusieurs visceres, & qui cependant a vécu les neuf mois du terme commun de la grossesse, & a pris un accroissement à peu près égal à celui des autres enfans, &c.

M. le Cat a donné la description d'un enfant double jusqu'à la région lombaire; & simple par le bas; l'un des deux né vivant, & l'autre mort; il n'y avoit qu'un cœur au lieu de deux. M. le Cat est encore l'auteur de la *description d'un homme automate, dans lequel on verra exécuter les principales fonctions de l'économie animale, la circulation, la respiration, &c. Au moyen duquel on peut déterminer les effets mécaniques de la saignée, & soumettre au joug de l'expérience plusieurs phénomenes intéressans, qui n'en paroissent pas susceptibles.* Cet ouvrage est un article détaché de la troisieme partie du traité de la saignée qui avoit été annoncée dans les Journaux de 1739. M. le Cat a publié une lettre sur un nouvel instrument pour l'opération de la cataracte, & une autre adressée à M. de Bordeu sur le tissu cellulaire, dans laquelle M. Lecat a avancé que le tissu cellulaire venoit des nerfs, &c. &c. &c.

C'est par ces ouvrages que M. le Cat s'est acquis une réputation des plus brillantes & des plus étendues; & il faut avouer que si des systêmes font la base de quelques-uns, on trouve dans les autres des observations aussi curieuses qu'intéressantes, que M. le Cat a pris toute sa vie la peine de recueillir.

Sauvages (François Boissier de), Professeur Royal de Médecine & de Botanique en l'Université de Montpellier, de la Société Royale des Sciences de cette Ville, de celle de Londres, d'Upsal, de la physico-botanique de Florence, des Académies de Berlin, de Suede, de Toscane, des Curieux de la Nature, de Bologne, naquit à Alais le 12 Mai 1706, & alla en 1722 à Montpellier pour y prendre ses dégrés en Médecine où il suivit les leçons de MM. Chicoyneau, Deidier, Astruc, & Haguenot. Il fut reçu Docteur en 1726, vint à Paris en 1730 : il suivit les differens Professeurs, & fréquenta les Bibliotheques avec une assiduité peu commune. Il obtint en 1734, la survivance de la chaire de Médecine occupée par M. Marcot, & il en fut bientôt après le titulaire ; son application à l'étude, ses visites fréquentes des Hôpitaux ne le détournerent point des devoirs du professorat qu'il remplit avec un zele étonnant. Ses ouvrages nous prouvent qu'il adoptoit le système de Stahl touchant le pouvoir de l'ame sur le corps, & il étoit si partisan des Mathématiques qu'il les a appliquées à presque toutes les questions qu'il a traitées dans ses écrits & dans ses leçons. Il fut chargé en 1740 des démonstrations des plantes au Jardin du Roi. En 1752 il obtint le brevet de Professeur Royal de Botanique, & il mourut en 1767 âgé de soixante ans & neuf mois ; il a publié un nombre prodigieux d'ouvrages & de theses sur les différentes parties de la Médecine : voici ceux qui sont de notre objet :

Theoria febris. Monspel. 1738, & en François. Geneve 1744, in-4°.

Somni theoria, 1740, in-4°.

De motuum vitalium causâ, 1741, in-4°.

Inflammationis theoria, 1743, in-12.

Hæmastatique, ou statique des animaux, trad. de Hales. Genev. 1744, in-4°.

Dissertatio de vasorum capillarium corporis humani succu, 1747, in-12.

Dissertation sur la nature & la cause de la rage, 1749.

Dissertation sur la cure de la paralysie par l'électricité, 1747.

De hemiplegia, 1749, *Resp.* des Hais.

De generatione, 1750, *Resp.* Crassous.

Conspectus physiologicus, 1751, in-4°.
Nova pulsûs & circulationis theoria, 1742, in-4°.
Dissertation de la maniere que les médicaments affectent certaines parties du corps humain. Bourdeaux 1752, in-4°.
Dissertation sur la maniere dont l'air agit sur le corps humain, 1754, in-4°.

Cette dissertation a été couronnée par l'Académie de Bordeaux, & a été traduite avec la précédente par Xavier Manetti. *Florence* 1754, in-4°.

Theoria tumorum, 1753, in-4°.
Embryologia, seu dissertatio de fœtu, 1753, in 4°. *Respond*. Raisin.
Synopsis morborum, 1753, in-4°.
Recherches sur les loix du mouvement du sang dans les vaisseaux, Mémoire de l'Academie de Berlin, année 1755. Tom. I.

M. de Sauvages adopte la division des vaisseaux en 40 classes, proposée par Keil, & il pense avec lui que la somme des branches vasculaires est plus ample que celle de leurs troncs; il croit que les globules de sang ont la même grosseur dans tous les animaux, & que les diametres des vaisseaux diminuent & que leurs circonvolutions augmentent dans les muscles, parceque le sang doit y être attenué; & il est vraisemblable, dit-il, que les dernieres artérioles des visceres sur-tout des poumons, des reins, du mesentere, ne sont pas, à beaucoup près, si étroites que celles des membres, ou, ce qui revient au même, que la progression des ramifications ne parvient pas à un si grand nombre de termes que celle des extrémités & des chairs musculeuses ; aussi, ajoute M. de Sauvages, l'usage des visceres n'est pas tant de broyer & affiner le sang, que celui des chairs qui ont beaucoup plus de fermeté & d'appuis osseux bien plus solides, mais d'y faire d'autres changemens, tels que les secretions qui ne demandent pas, selon lui, des forces méchaniques, comme en exige le broiement. Ce passage prouve, qu'il y a plusieurs faits hazardés dans ce mémoire : les ramifications des visceres sont sensiblement divisées en un plus grand nombre de ramifications subalternes dans les visceres que dans les extrémités... On trouve dans ce mémoire diverses remarques sur la force du cœur & des vaisseaux que l'Auteur évalue, après Bernouilli, de la hauteur du jet du sang, &c. &c.

De astrorum influxu in hominem, 1757, in-4°.
Theoria doloris, 1757, in-4°.
De respiratione difficili, 1757, in-4°.
De visione, 1758, in-4°.
Medicinæ sinensis conspectus, 1759, in-4°.
Theoria convulsionis, 1759, in-4°.
De amblyopia, 1760, in-4°.
Diss. Med. opposita argumentis celeberr. Eberhardi de anima imperio in cor. Avenione 1760, in-4°.
De animâ redivivâ, 1761, in-4°.
De catharticis, 1762, in-4°.
De prognosi medica ex necrologis eruenda, 1762.
Nosologia medica sistens morborum classes. Lugd. 1763, in-8°. 5 vol. Amstel. 1768, in-4°. 2 vol.
De viribus vitalibus. Monspel. 1764, in-4°.

Zélé sectateur des ouvrages & des principes de Stahl, M. de Sauvages a suivi de si près la théorie de ce célebre Médecin, que tous ses livres en sont remplis. Par-tout l'ame commande au corps, nos fonctions ne s'exécutent que par elle... Elle souffre pendant la maladie, & tâche de remédier aux désordres de la machine qu'elle dirige... ainsi la fièvre est un effort de la nature sur la matière qu'elle pousse hors des vaisseaux, qu'elle cuit ou qu'elle décompose, &c. &c. M. de Sauvages tire le plus grand parti de cette théorie. Il la soumet quelquefois aux calculs d'algebre les plus rigoureux, & aux démonstrations de la plus sublime géométrie. C'est un des Professeurs de Montpellier de ce siecle, qui ait eu le plus de goût pour les inventions modernes. A peine a-t-on parlé du fluide électrique, qu'il a écrit que le fluide nerveux avoit une grande analogie avec lui ; qu'on pouvoit tenter d'électriser les membres paralytiques. Il mettoit en exécution ses projets ; quelque tems, quelque peine qu'ils lui coutassent. Et s'il a été un des plus savans hommes de ce siecle, il a été aussi un des plus laborieux. Rien ne lui paroissoit minutieux. Il a travaillé sur l'extensibilité des parties, & a déterminé avec autant de précision que la matiere en étoit susceptible, jusqu'à quel point telle partie pouvoit être étendue avant que de se rompre. M. de Sauvages a mesuré les différens vaisseaux pour en établir le vrai diametre, les angles de division.... Il regardoit avec Keil les vaisseaux comme composés de différens cylindres & non de cônes, comme les plus anciens Anatomistes l'avoient fait..... Il évaluoit la force du sang par la hauteur du jet, méthode que le célebre Bernouilli avoit adoptée. Un éloge qu'on doit à M. de Sauvages, c'est d'avoir donné aux Etudians, le goût des vraies définitions. Ce Médecin définissoit les fonctions d'après leurs effets, & les maladies d'après leurs symptômes, & non d'après leurs causes, qui nous sont presque toujours inconnues.

M. de Sauvages a conseillé l'usage du mercure contre les écrouelles & contre la rage. Il employoit la jusquiame & autres plantes assoupissantes dans plusieurs cas, &c. Ces faits sont épars dans les divers ouvrages, dont j'ai rapporté le titre, ne pouvant faire l'extrait de chacun, leur nombre étant trop considérable.

La Nosologie forme une histoire des maladies des plus complettes & des plus méthodiques que nous ayons. M de Sauvages a divisé les maladies en plusieurs classes, comme ont fait les Botanistes à l'égard des plantes. La premiere traite particulierement des maladies chirurgicales, & on trouve dans les autres l'histoire de plusieurs affections chirurgicales, qu'il n'a pu placer dans celle-ci. Le sixiéme ordre des maladies de la premiere classe, concernant les déplacements, appartient à M. Pierre CUSSON, Docteur en Médecine de la Faculté de Montpellier, de la Société Royale de cette Ville & de celle de Londres, & loin de déparer la Nosologie, cet article est pour le moins aussi bien fait qu'aucun de ceux qui sont sortis de la plume de M. Sauvages. Cet ordre de maladies passe chez les connoisseurs pour un chef-d'œuvre d'exactitude.

Les travaux de M. Cusson méritent à tous égards

nos éloges : les thèses qu'il a composées sont très bonnes ; & les leçons particulieres qu'il donne sur tous les objets de la Médecine avec le plus grand succès, nous font désirer qu'il en fasse un jour de publiques.

M. Cusson a composé ou a eu part aux thèses suiv.
De bradi spermatismo. 1761.
De ischuria.
De tertiana.
Tentamen de noxa animalium.
De purpura.

En 1739 il s'éleva, dans la Frise, une singuliere dispute entre Bernard Idema & Jean-Henri Croéser, qui soutenoient que l'enfant commençoit à respirer & à se mouvoir, dès que sa tête étoit dans le vagin, & Roulof Roukema, Chirurgien, & Pierre Idema, Médecin, qui ne pensoient point que les poumons de l'enfant se développent aussi vîte, qu'il ne respire point dans le vagin, ni dès qu'il est sorti entierement du corps de sa mere ; mais ils croyoient qu'il faut un rtain tems pour que l'air pénetre les poumons. Les mêmes Auteurs disputoient s'il y a de l'air entre les poumons & le thorax, ou s'il y a du vuide ; la dispute, comme M. de Haller le remarque, commença par des raisons & finit par des injures.

Idema (Bernard).
Gedagten van het dryven en zinkendery Longe, Leeuwarde. 1739, in-4°.

Roukema (Roulof).
Natuurlyke stellingen. Ibid. 1739, in-4°.

Idema (Bernard).
Vervolg der gedagten. Ibid.

Croesers (J. Henri).
Kort ontwerp van de eerste inademing Groning. 1740, in-4°.

Idema (Pierre).
Aanmerkingen on croesers vertog. 1741, in-4°.

Croesers (J. H.).
Nader berigt Groning. 1741, in-4°.

Idema (Bernard).
Noodige tusscheninsprat leenwaarpeu. 1741, in-4°.

Barbaut (Antoine François), Professeur & Démonstrateur des Accouchements, & Chirurgien ordinaire du Roi au Châtelet.

Splanchnologie, suivie de l'Angiologie & de la Névrologie. Paris 1739, in-12.

Principes de Chirurgie, ibid. in-12.

Ce sont des Eléments très bien faits, & que M. Barbaut a publiés en faveur des Etudiants, dont il dirige les études avec succès.

On désireroit qu'il donnât au Public ses observations sur l'art des accouchemens, qu'il pratique avec distinction.

Fleischman (J. Frederic).
De dura-matre. Altdorf. 1739, in-4°.

Kirkpatrik (Jacques).
Naauwkeurig verhaal van het succes der medicyne van. J. Stephens tegen de steen in de blaas. Amst. 1739.

Cet Auteur y vante les effets du remede de Mlle. Stenphens.

Belleteste (Jean Jacq.), Docteur Regent de la Faculté de Médecine de Paris.
An dura meninx habeat motum a se. Paris 1739.
An in abcessibus intestinis, suppuratio per vias urinæ & speranda & promovenda ? 1749, Affirm.

Midy (Jean), de Limoges, Docteur Régent.
Confert-ne ventriculi motus, ad elaborationem chili ? 1739. Affirm. Resp. Leand. Peaget.

Ferret (Laurent), Docteur de la Faculté de Médecine de Paris.
An senium a fibrarum rigiditate ? 1739, Affirm. Resp Lud. Alex. Vieillard.

Bouvart (Michel-Philippe), célébre Médecin de la Faculté de Paris, de l'Académie Royale des Sciences, ancien Professeur de Médecine au Collége Royal de France, ancien Médecin de l'Hôpital de la Charité, &c.
An ossa innominata, in gravidis & parturientibus diducantur ? Paris. 1739. Affirm. Resp. Exup. Joseph Bertin.
Consultation sur une naissance tardive pour servir de réponse : 1°. à deux écrits de M. le Bas, Chirur-

gien de Paris ; l'un intitulé question importante ; l'autre, nouvelles observations. 2°. A une consultation de M. Bertin. 3°. A une autre de M. Petit, Médecin, &c. Paris 1765, in-8°.

Il regne dans cet ouvrage une genre de critique inimitable, & M. Bouvart y soutient qu'il n'y a point de grossesse prolongée au-delà du terme de dix mois dix jours. Il cite pour garant l'opinion des Auteurs les plus instruits & les plus dignes de foi, soit de Médecine, soit de Jurisprudence, & donne, par leur témoignage, un nouveau degré de certitude à son sentiment.

Cet ouvrage a donné lieu à un écrit de M. Petit, dont je rendrai compte plus bas, il est intitulé :

Lettre à M. Bouvart, par M. Petit, Docteur Régent de la Faculté de Médecine de Paris, &c. &c.

L'Auteur y soutient qu'il y a des naissances tardives, & avec tant de chaleur, que de l'aveu même de ses propres amis, il fait à M. Bouvart des reproches peu fondés.

M. Bouvart n'a pas cru devoir les souffrir, aussi lui a-t-il répondu dans une lettre qui a fixé l'attention du public.

Lettres pour servir de réponses à un écrit qui porte pour titre, lettre à M. Bouvart par M. Petit, &c. Paris 1769.

Avec cette Epigraphe :

> An, si quis atro dente me petiverit,
> Inultus ut flebo puer ?
>
> *Horat. Epod. VI.*

M. Bouvart accuse M. Petit d'avoir mal soutenu son sentiment sur les naissances tardives, & par ses raisons que M. Bouvart entreprend de détruire par les siennes, & par les autorités dont il dit que M. Petit a tronqué les passages & qu'il tâche de rectifier en recourant aux originaux, & par son stile inintelligible dans plusieurs endroits, que M. Bouvart corrige avec attention. M. Bouvart a pris la peine de composer un *errata* des plus exacts de la lettre de M. Petit, & dont il lui a fait présent.

M. Bouvart expose dans les premieres pages de sa lettre les motifs de sa conduite à l'égard de M. Petit. Voici ses propres paroles, *Lettre I.*

» Qui pourra vous croire, Monsieur, à la pa-
» ge 177 de votre écrit, *vous avez*, dites-vous,
» *comme si vous étiez l'offensé*, *vu mes procédés*
» *d'un œil froid & tranquille.* C'est de quoi ceux
» qui l'ont lu ne doivent pas être persuadés. Ils ont
» dû voir au contraire que, du commencement à
» la fin, il ne respire que la colere & l'emporte-
» ment, & qu'au défaut de raisons dont vous puis-
» siez me combattre, vous faites pleuvoir sur moi
» une grêle d'injures. C'est un cloaque qui regorge
» d'immondices, & qui va toujours se grossissant
» jusqu'à la fin. Au lieu de cours d'Anatomie, que
» ne vous attachiez-vous, Monsieur, à faire un
» cours d'injures: avec les heureuses dispositions que
» vous montrez, vous eussiez formé les éleves les
» plus distingués que l'on pût trouver en ce genre.
» Pouvez-vous nier que ce petit trait d'éloge ne
» vous soit bien légitimement dû? Et fussiez-vous
» encore plus modeste que vous ne l'êtes, vous
» sieroit-il bien d'en rejetter le tribut? Les impu-
» tations *d'impolitesse*, *d'humeur*, *de mal-honnêteté*,
» *de grossiereté*, *de tracasserie*, *de mépris des bien-*
» *séances*, *d'indécence*, *d'injustice*, *de malignité*, *de*
» *méchanceté*, *d'orgueil*, *d'arrogance*, *d'absurdité*,
» *de mensonge*, *de fausseté*, *d'imposture*, *de faux*, *de*
» *vil intérêt*, &c. &c. &c. dont vous me gratifiez
» avec autant de libéralité que d'injustice, font tou-
» te la force & la finesse de votre dialectique, &
» tiennent lieu d'ornemens à votre éloquence. Igno-
» rez-vous que l'on doit des égards à ses confreres,
» du respect au public, qu'on s'en doit à soi-même?
» & avez-vous oublié que dans cette dispute où
» vous avez été l'agresseur, vous m'avez gravement
» offensé, pendant que, dans ma réponse à votre
» consultation, il ne m'étoit pas échappé un seul
» mot dont la décence ait à souffrir dans un écrit
» polémique? Il est vrai que j'ai profité des fré-
» quentes occasions que vous m'aviez données, &

« de l'obligation indispensable où j'étois d'analyser
» vos sophismes, de dévoiler vos infidélités, de re-
» lever vos bévues, & de repousser vos injures.
» Mais pouvois-je m'en dispenser sans compromet-
» tre l'intérêt de ma cause ou celui de ma réputa-
» tion ? Si j'ai quelquefois employé l'ironie, l'ai-je
» jamais fait que dans les occasions où une réfu-
» tation sérieuse eût été de trop, & pouvoit donner
» du poids à des assertions hazardées de votre part ?
» A la vûe de cette critique, sans considérer que
» vous vous y étiez imprudemment exposé, vous
» n'avez plus écouté que le sentiment douloureux
» qu'elle vous causoit, & vous vous êtes livré sans
» mesure à toutes l'impétuosité de votre passion.
» C'est ainsi qu'un enfant qui court sans précaution,
» & sans porter ses regards vers les obstacles qui
» se trouvent sur son passage, venant à se heur-
» ter rudement contre un corps solide, lui impute
» la douleur cuisante qu'il ne doit qu'à son étour-
» derie : il s'agite de dépit, trépigne, criaille, in-
» jurie ; au risque de se faire encore plus de mal,
» va même jusqu'à frapper la cause innocente de
» son infortune.

» Dans la multitude des reproches que vous me
» faites, si celui de n'avoir mis aucun ordre dans
» ce que j'ai écrit n'est pas le plus offensant, je puis
» toujours assurer qu'il n'est pas le moins injuste.
» Avez-vous pu ne pas sentir qu'ayant à répondre
» à votre consultation, j'ai dû m'asservir en quel-
» que maniere à l'ordre, ou, pour mieux dire, au
» désordre qui y regne ; & qu'ainsi le coup que vous
» voulez me porter tombe, non pas sur moi, mais
» sur l'Auteur le plus défectueux, que je n'ai suivi
» qu'à regret, & sans pouvoir m'en dispenser ? Dus-
» siez-vous encore y trouver à redire, il me faut
» céder aujourd'hui à la même nécessité, puisque je
» ne puis vous combattre avec succès qu'en vous
» suivant pas à pas, & en vous ramenant sans
» cesse aux difficultés dont vous ne cessez de vous
» écarter ». On peut juger du reste par ce lambeau.

M. Bouvart démontra en 1744, à l'Académie

des Sciences un inteſtin humain où il y avoit un volvulus, appartenant à un ſujet qui ne s'étoit plaint d'aucun ſymptôme fâcheux.

Il apprit la même année à cette Société qu'une femme qui ne pouvoit avaler depuis deux mois, avoit vécu pendant tout ce tems, à l'aide de lavemens nourriſſans.

En 1748, M. Bouvart communiqua une obſervation ſur les bons effets du quinquina pris intérieurement contre la gangrene ſeche.

DUHAMEL.

Duhamel-Dumonceau (Henri Louis), célébre Phyſicien, de l'Académie Royale des Sciences, Inſpecteur général de la Marine, &c. &c. a publié parmi un nombre prodigieux d'excellents mémoires qu'il a communiqués à l'Académie Royale des Sciences, pluſieurs obſervations qui intéreſſent l'Hiſtoire de l'Anatomie.

Sur une racine qui a la faculté de teindre les os en rouge. M. 1739.

C'eſt en 1739 que M. Duhamel rendit compte à l'Académie de ſes premieres expériences, ſur les effets que la garence donnée aux animaux en forme d'aliment produit ſur les os; il trouva d'abord tous les os des animaux qui s'étoient nourris de cette plante teints en rouge, le bec & les ongles des oiſeaux ne l'étoient point. Tous les os dans un même animal, & les mêmes os en différents animaux n'étoient pas du même rouge, les teintes alloient depuis un rouge pâle juſqu'au carmin le plus vif. Les os naturellement les plus durs ſont ceux qui ſe colorent le mieux ; mais il n'y a que la partie qui s'endurcit pendant l'uſage de la garence qui acquiert cette couleur. M. Duhamel fait un rapport fidele de ſes expériences, qui ſont très lumineuſes & dignes du plus grand l'hyſicien.

On pourra conſulter un mémoire que cet Académicien a communiqué à la Société Royale des Sciences de Londres, année 1740, n°. 457.

Obſervations ſur la réunion des fractures des os, premier Mémoire 1741.

Ce savant Académicien prétend que le cal n'est point formé par un épanchement de suc osseux qu'on suppose gratuitement transuder ou de l'os même ou des parties voisines, mais par le périoste, qui après avoir rempli les plaies des os ou s'être épaissi autour des bouts fracturés, prend ensuite la consistance de cartilage & acquiert enfin la dureté des os : M. Duhamel tire cette conclusion des expériences qu'il a faites sur les animaux de plusieurs especes, & personne ne peut se flatter d'avoir fait des expériences de Physique avec plus de circonspection & de sagacité que lui.

Les périostes interne & externe venant à se gonfler dans l'interstice des bouts fracturés, forment une virole osseuse, qui n'est sensible que dans les os des animaux d'un certain âge : » j'ai scié, dit M du Hamel, » dans cette intention plusieurs de ces os calleux que » MM. Winslow, Morand & Hunauld, conser- » voient dans leurs cabinets, & j'ai plusieurs fois » trouvé une séparation sensible entre les deux bouts » d'os rompus ; mais d'autres fois je n'ai pu apper- » cevoir cette séparation, &c. &c. ». Cet Observateur s'est convaincu que la virole osseuse ou le cal se formoit plutôt dans les os des jeunes sujets, que dans ceux des vieilles personnes, & il avertit que les expériences qu'il a faites sur la réunion des arbres rompus avoient beaucoup contribué à lui faire prendre une juste idée de la réunion des fractures : en effet les fibres ligneuses bien endurcies ne contribuent pas plus à la réunion des plaies des arbres, que les fibres osseuses à celle des os : l'écorce forme la virole ligneuse comme le périoste, ou une substance placée entre le périoste & l'os produit la virole osseuse, &c.

Observation sur la réunion des fractures des os, même vol.

M. du Hamel établit par d'ultérieures observations ce qu'il a avancé dans le mémoire précédent sur l'ossification du périoste, & il pose divers principes sur les bandages dont on se sert pour assujettir les os fracturés ; il prouve que le bandage trop serré, empêche la formation du cal, & que le bandage trop lâche permet au périoste de se tuméfier en s'élevant sur la surface externe de l'os, au lieu de se tuméfier vers son axe.

Sur le développement & la crue des os des animaux, M. 1742.

L'accroissement des os, ou l'extension des parties qui les doivent former, se fait en raison contraire du progrès de l'endurcissement, & comme le milieu des os est plutôt ossifié que ses extrémités, ce sont les extrémités qui se développent à proportion plus que le milieu des os, &c. &c. M. du Hamel prouve ces faits par les expériences les plus ingénieuses, & il établit de plus en plus par de nouvelles observations l'analogie des corps osseux avec les corps ligneux, &c. &c.

Quatrieme mémoire sur les os, M. 1743.

Notre Physicien rapporte de nouvelles preuves qui établissent que les os croissent en grosseur par l'addition de couches osseuses qui tirent leur origine du périoste, comme le corps ligneux des arbres augmente en grosseur par l'addition des couches ligneuses qui se forment dans l'écorce.

Cinquieme mémoire sur les os, M. ibid.

M. du Hamel éclaircit par de nouvelles expériences comment se fait la crue des os suivant leur longueur; il prouve que cet accroissement s'opere par un méchanisme très approchant de celui qu'observe la nature pour l'allongement du corps ligneux dans les bourgeons des arbres.

Sixieme mémoire sur les os, ibid.

L'Auteur concilie son système sur l'ossification aux différentes observations que lui ont proposées d'habiles Anatomistes, ou qu'il a trouvées dans les Auteurs: il rend raison de la formation des plaques osseuses du tissu réticulaire ou spongieux, des cavités, des éminences, &c.

Septieme mémoire sur les os, 1743.

Il contient le détail d'une maladie singuliere, pendant laquelle une fille a perdu à différentes fois presque tout l'humérus, sans que son bras se soit raccourci, & sans qu'elle ait été estropiée.

Observation Anatomique, M. 1743.

Cet Académicien y donne la description de la tête d'un animal, appellé dans l'Inde *Renard armé.*

Observations qui ont du rapport à l'accroissement des cornes, &c. M 1751.

Les travaux de M. du Hamel sur les os doivent être précieux à tous les Physiciens : les critiques publiées contre l'Auteur n'ont pu leur porter atteinte & les rendre moins recommandables ; l'observation & l'expérience fait la baze des mémoires de M. Duhamel, au lieu que la plupart de ceux qui les ont attaqués n'ont consulté que leur imagination, ou n'ont travaillé que sur des os secs déja altérés par le tems. La découverte de M. Duhamel est positive, & personne ne peut la lui contester ; Mizauld, Malpighi & Grew n'avoient posé que des principes vagues, on peut même dire erronés ; mais ceux que M. Duhamel établit sont les plus approchans de la nature, & reçoivent un nouveau dégré d'évidence des observations de M. Fougeroux, dont je rendrai compte en son tems.

BACHETONI. Bachetoni (Jérôme Louis), Médecin, a publié :

Anatomia machinæ ministra. Œniponti 1740, in-4°.

On y trouve la description & la figure de quelques vaisseaux desséchés, à l'imitation de celles de Leoncenus.

Anatomia theoricæ praticæ ministra. Nuremberg. 1740, in-4°.

Cet ouvrage, suivant M. de Haller, ne forme qu'un précis très mauvais.

LASSONE.

LASSONE.

Lassone (Joseph Marie François de), un des plus célébres Médecins, Conseiller d'Etat, premier Médecin de la Reine, Membre de l'Académie Royale des Sciences, Docteur Régent de la Faculté de Médecine de Paris, Aggrégé honoraire du Collége Royal de Médecine de Nancy, né à Carpentras, dans le Comtat Venaissin, le 3 Juillet 1717, est Auteur de plusieurs mémoires d'Anatomie, qui lui méritent une place distinguée dans cette histoire.

Solutio quæstionis chirurgicæ : An instituenda cancri mammarum sectio ? Dissertation qui a remporté le prix de l'Académie Royale de Chirurgie en 1739, & qui se trouve en Latin & en François dans le premier volume des Mémoires des prix.

M. de Lassone étoit à peine âgé de vingt-un ans, lorsqu'il remporta ce prix, & son triomphe est d'autant plus grand, qu'il le partagea avec le célébre M. le Cat. Persuadé qu'on ne peut exceller en Médecine que lorsqu'on a des connoissances étendues en Chirurgie, M. de Lassone crut devoir s'occuper dans sa jeunesse à l'étude & à la pratique de cet art : les progrès qu'il y fit ne sont point équivoques. M. de Lassone communique dans cette Dissertation ses remarques sur la structure des mammelles, & elles sont le fruit de l'observation & de la lecture des meilleurs ouvrages d'Anatomie. Il établit différentes espèces de cancer, & traite des causes qui peuvent y donner lieu, avec autant de réserve que de savoir ; & après avoir indiqué les cas particuliers qui contre-indiquent l'amputation, il conseille en général d'amputer le carcinome de la mammelle, vulgairement nommé cancer.

Ce célébre Médecin a publié plusieurs mémoires ou observations insérées dans le Recueil de l'Académie des Sciences.

Sur une paralysie accompagnée de circonstances singulieres. H. 1742.

On trouve dans la description de cette maladie,

des preuves complettes de l'entrecroisement des nerfs.

En 1744 il communiqua à l'Académie une observation de M. *Lécluse*, Chirurgien, sur une plaie qui pénétroit un des ventricules du cœur, & qui ne fit périr le malade que le septieme jour.

Description d'un veau monstrueux, M. 1744.

Observations Anatomiques pour l'histoire du fœtus, M. 1749.

M. de Lassone y traite de divers points : il observe que l'inclinaison des deux courbures de l'estomac s'éloigne plus dans le fœtus que dans l'adulte de la direction horisontale; les deux orifices de l'estomac lui ont paru, pour ainsi dire, perpendiculaires l'un à l'autre, & dans ce tems de la vie l'estomac est entierement poussé par le foie dans l'hypochondre gauche. M. de Lassone donne ici une nouvelle description des glandes sur-rénales, il en examine les principales dimensions, & il dit avoir apperçu dans l'épaisseur de leurs parois des grains diaphanes, rudes au tact, plus ou moins gros, les uns semblables à de petits mammelons, & quelques-uns un peu allongés . . . . . & il lui a paru que ces grains communiquoient avec la partie corticale des capsules, & que l'espece de liqueur qui en sortoit étoit différente de celle qu'on trouve le plus souvent dans l'intérieur des capsules, &c. &c. M. de Lassone a éu occasion d'observer qu'il sortoit de la partie supérieure du rein, sous la baze des glandes sur-rénales, un vaisseau qui se ramifie sur toute la membrane propre des reins ; il a vu dans un des reins, qu'il sortoit deux vaisseaux de son extrémité supérieure, & deux de sa concavité qui se réunissoient & se distribuoient sur la membrane de la capsule.

Ces remarques paroîtront intéressantes à tous ceux qui sont jaloux de connoître la structure des glandes sur-rénales : on n'avoit rien dit de plus exact avant M. de Lassone.

En 1750 il communiqua à l'Académie une observation de M. *Guyon*, Chirurgien de Carpentras, sur la structure singuliere des parties de la génération.

Premier mémoire sur l'organisation des os, M. 1751.

M. de Lassone pense que la lame osseuse n'est qu'un assemblage de fibres ou de filets endurcis, qui s'étendent plus ou moins directement, qui sont immédiatement adhérents par leurs anastomoses & par leur contact réciproque, sans l'interposition des aréoles ou des vésicules osseuses, & par conséquent que tout y est organisé d'une manière uniforme ; ou, continue M. de Lassone, ce qui est le même, que l'organisation n'en est absolument que fibreuse. Il se fonde, sur ce qu'on voit les fibres osseuses du crâne des petits fœtus serpenter en se ramifiant, & laisser entr'elles des intervalles qui sont occupés par une substance non ossifiée : ces mêmes os examinés dans un sujet d'un âge plus avancé, ne lui ont fait appercevoir que des filets osseux qui occupent la place des aréoles & qui ressemblent en tout à ceux qu'il a observés dans les os du crâne d'un fœtus moins âgé. M. de Lassone a fait calciner des os de crâne, & les a fait macérer dans de l'esprit-de-vin, & il a toujours découvert un tissu fibreux. Ce Médecin entre dans des détails très suivis pour prouver ce qu'il avance : & l'on reconnoît dans tout ce qu'il dit un Physicien exact, & un Anatomiste consommé. L'explication qu'il donne du développement des substances compactes, spongieuses & réticulaires, mérite l'attention des gens de l'art.

Second mémoire sur l'organisation des os, M. 1752.

M. de Lassone avoit exposé dans le mémoire précédent l'organisation des os en général : il traite en détail dans celui-ci de plusieurs objets ; il propose d'abord ses remarques sur l'ossification des os de la tête, & il indique la cause méchanique des sutures. Il croit que les dents osseuses des sutures dentelées sont spongieuses, & il établit par-là une sorte d'analogie entre l'organisation des os du crâne & celle des os longs qui sont toujours spongieux à leurs extrémités dont l'extension en tout sens des filets osseux, a continué de se faire jusqu'au terme de l'accroissement général.

Cet Auteur réhabilite, d'après ses propres observations, plusieurs remarques importantes de Volcherus Coiter, sur la dentition. M. de Lassone s'est assuré qu'une substance cartilagineuse placée entre la racine de la dent & l'alvéole, forme une lame intermédiaire qui adhere à l'une & à l'autre, & qui lui paroît le moyen unissant le plus capable de donner une grande solidité à cette espece d'articulation, que les Anatomistes ont appellée *gomphose*. Il a observé des fragments de ce cartilage sur les dents nouvellement arrachées, & il nous apprend qu'ils sont sensibles sur-tout à la partie de la racine la plus enfoncée dans l'alvéole : cette lame dont les Anatomistes n'ont point parlé, ne lui paroît autre chose que le périoste épaissi par la compression ; mais il a cependant une structure que l'Anatomie comparée lui a fait connoître, & qu'il promet d'exposer dans une autre occasion.

Cet habile Anatomiste décrit la structure des cartilages articulaires ; il a imaginé deux moyens pour la développer, qu'il a employés lui-même avec avantage. Le premier est l'ébullition dans l'eau ; & le second ne consiste qu'à faire calciner les extrémités osseuses recouvertes du cartilage. On reconnoît après ces épreuves, que l'arcade ou l'espece de centre que forme la portion cartilagineuse qui encroute l'os, n'est qu'une multitude de petits filets adossés & liés les uns aux autres, tous perpendiculaires au plan de l'os, en un mot, continue M. de Lassone, parfaitement semblables par leur structure & par leur position, à la substance émaillée des dents. Les fils cartilagineux sont unis aux filets osseux, ou du moins aux fibres du périoste ; cette observation est curieuse, & en tout conforme à ce que la nature offre à celui qui la consulte avec des yeux Physiciens. Hunter qui avoit senti l'importance de connoître la structure des cartilages articulaires, avoit tenté divers moyens pour y réussir, & on trouve le résultat de ses observations dans les *Transactions Philosophiques*, année 1743, n°. 470.

M. de Lasone a exposé la maniere avec laquelle les ligaments & les tendons adhérent aux os. Après avoir fait ramollir ces parties par la coction ou l'ébullition dans l'eau, il a observé que les ligaments & les tendons se divisoient en un nombre prodigieux de rameaux, lesquels étoient continus avec les filets osseux, dont eux-mêmes faisoient partie, &c &c. Ce mémoire est rempli de remarques utiles, qui sont une preuve du goût exquis que M. de Lassone a pour l'observation.

Histoire Anatomique de la rate. Premier mémoire, 1754.

Pour avoir une bonne description de ce viscere, M. de Lassone crut qu'il devoit examiner les rates de divers animaux, & indiquer les différences qu'il auroit observées : méthode sage dont les plus grands Anatomistes ont ressenti l'utilité, mais que très peu ont suivie. Suivant M. de Lassone, la tunique extérieure de la rate est dans l'homme moins épaisse, & plus adhérente qu'elle n'est dans le bœuf; elle semble être formée de plusieurs lames, dont les unes sont des productions des autres : elles semblent toutes adhérer à une seule lame, que M. de Lassone appelle la véritable lame de la rate, & sur laquelle il a vu extérieurement des plans fibreux formant des espèces de losanges, & intérieurement des filaments qui se répandent dans la rate, & y forment une espèce de rézeau ; ils adhérent les uns aux autres, & leur structure n'est point vasculaire, encore moins musculeuse, quoique Malpighi l'ait avancé. Il est vraisemblable, dit M. de Lassone pour justifier ce célèbre Anatomiste, qu'il a appliqué à l'homme ce qu'il n'avoit observé que sur les animaux. M. de Lassone trouve dans la vraie lame de la rate, & dans les filaments qui en émanent, la structure ligamenteuse.

Suivant ce judicieux observateur, les vaisseaux en entrant dans la rate de l'homme forment plusieurs troncs, au lieu que dans les animaux ils sont réunis en un seul : dans ceux-ci l'artere splénique est recouverte d'un prolongement de la tunique extérieure de la rate, & ses parois sont par conséquent plus épaisses & plus fortes dans l'intérieur de ce viscere, qu'elles ne sont ailleurs.

La veine au contraire s'amincit, & perd pour ainsi dire sa qualité de vaisseau, en se dépouillant de plusieurs de ses tuniques. On ne trouve au-dedans de la rate qu'une espece de canal singulier, qui suit en partie le trajet des branches artérielles, parcequ'il se divise en une infinité de rameaux.

La structure de la rate est différente lorsque les vaisseaux qui la pénétrent forment plusieurs troncs en entrant ; les vaisseaux artériels & veineux conservent pour lors dans leurs parois leur épaisseur presque naturelle, &c. &c. &c.

Dans l'homme les vaisseaux artériels ni les vaisseaux veineux ne sont point engaînés dans le repli de la membrane interne, ils ne sont accompagnés, dit M. de Lassone, que par une languette ou prolongement de l'épiploon.

M. de Lassone reconnoît dans la rate un parenchyme particulier & différent de celui qu'Erasistrate & ses Sectateurs ont admis ; ils croyoient que ce parenchyme n'étoit que du sang caillé, mais M. de Lassone s'est assuré du contraire par la lotion ; car bien loin que la substance de la rate diminue comme cela devroit être, si son parenchyme n'étoit que du sang épanché & caillé, elle n'est nullement diminuée par la lotion.

L'opinion de Ruysch qui croyoit la rate entierement vasculeuse, n'est pas plus soutenable : M. de Lassone dit qu'en faisant macérer long-tems la rate dans une certaine quantité d'eau, on voit de petits filaments qui surnâgent, lesquels sont autant d'indices qu'une partie de la substance propre a été détachée du tout par la macération.

Plusieurs Anatomistes ont révoqué en doute l'existence des cellules, mais M. de Lassone croit pouvoir les démontrer par le souffle ; car, 1°. en soufflant on augmente le volume de la rate ; 2°. en quel que endroit de la rate que l'on souffle on parvient à la gonfler.

C'est par cette même expérience que M. de Lassone prouve que les cellules communiquent avec les ramifications veineuses : le vent, dit-il, s'échappe aisément par les veines lorsqu'on n'a pas eu soin de les lier, & en pouffant de l'air dans la veine fplenique l'on parvient à gonfler toute la rate. L'expérience ne réuffit pas de même lorfqu'on fouffle dans les arteres.

Ce mémoire eft donc, comme on peut en juger par ce court extrait, très intéreffant, & par les obfervations qu'il contient, & par les raifonnements folides de l'Auteur. Il eft à fouhaiter qu'il veuille nous donner la fuite de fes travaux : on jugera de leur importance par ceux dont je viens de rendre compte, &c.

Recherches fur la ftructure des arteres, M. 1756.

Les remarques que M. de Laffone fait fur la ftructure des arteres font nouvelles, curieufes & utiles à plufieurs égards. M. de Laffone après s'être expliqué fur ce qu'il entend par tunique des arteres, accorde à M. Monro que la premiere tunique n'eft formée que du tiffu cellulaire, comme il l'a avancé ; mais ce tiffu cellulaire eft fi fin & fi délicat, & d'ailleurs pourvu d'une fi grande quantité de nerfs & de vaiffeaux fanguins, que M. de Laffone croit très néceffaire de le diftinguer d'avec celui des autres parties du corps humain : ce tiffu celluleux eft humecté d'une certaine quantité de férofité, qui en lubréfie les filets & entretient la fouplefse qui leur eft néceffaire pour le mouvement des arteres.

La tunique, improprement appellée nerveufe par quelques Anatomiftes, n'eft, fuivant M. de Laffone, qu'un vrai tiffu cellulaire ; l'adhérence de cette tunique à la premiere, eft établie par une multitude de filaments qui ne paroiffent à M. de Laffone que des productions, ou plutôt les prolongements du tiffu réticulaire de la premiere tunique, lefquels paffent à la feconde, s'y perdent, s'identifient avec elle. M. de Laffone penfe avec quelques Anatomiftes, qu'il n'y a de glandes d'aucune efpece dans le tiffu ligamenteux de la premiere tunique des arteres, ni fur la furface de la feconde ; il lui paroît vraifemblable qu'on a pris pour un affemblage de corpufcules glanduleux des fragments fibreux en forme de petits points ou de points faillants, qui lorfqu'ils font dans leur

O iv

état d'intégrité passent d'une tunique à l'autre, & établissent leur union intime & leur communication.

M. de Lassone a trouvé de la différence entre le tissu cellulaire des arteres de l'homme, & celui de la femme ; cette premiere tunique des arteres dans le corps de la femme, quoique pareillement celluleuse, a pourtant encore un caractere distinctif. Les dernieres couches, dit ce célèbre Médecin, ou celles qui couvrent immédiatement la seconde tunique proprement dite du tuyau artériel, sont d'un tissu aussi lâche que les premieres ; par-tout on souleve les filets, & on y trouve avec facilité les mailles sous les cellules ; en général toute la tissure en est moins serrée : c'est, continue M. de Lasone, un lacis de filets membraneux, également lâche dans toutes ses parties.

M. de Lassone s'est convaincu par l'inspection réitérée des arteres, qu'elles étoient pourvues de fibres musculeuses circulaires, dont il donne une description très détaillée & très exacte ; elles forment la seconde tunique. M. de Lassone a observé qu'à la paroi interne du tronc artériel, à l'endroit où commence l'embouchure de quelque canal collatéral, il y a des fibres charnues circulaires qui circonscrivent cette embouchure, & qui placées parmi les autres fibres charnues propres de la paroi du tronc, produisent une espece de sphincter dont il faut chercher la description dans le mémoire même que j'analyse, &c. M. de Lassone croit avoir observé des fibres musculeuses longitudinales dans les arteres, &c.

La troisieme tunique des arteres est membraneuse, suivant M. de Lassone, & elle est, dit-il, tellement adhérente à la tunique musculeuse, qu'il est difficile de l'en séparer nettement. M. de Lassone soupçonne que cette union est établie par le moyen d'un tissu cellulaire très fin : il a trouvé de l'analogie entre cette tunique membraneuse & le périoste, & il établit le parallele sur les raisons les plus solides, & sur les observations les mieux constatées.

M. de Lassone a composé plusieurs bonnes dissertations d'Anatomie & de Chirurgie, qui ont été soutenues dans les Ecoles de la Faculté de Médecine.

Stare - ne potest visio absque crystallino? Paris 1743, affirmat. *Resp. Petr. Arcelin.*

M. de Haller a fait tant de cas de cette dissertation qu'il l'a inférée dans sa savante collection des thèses anatomiques.

An in vulneribus profunde contusis incisiones cultro chirurgico profunde institutæ necessariam præparent aut promoveant suppurationem? 1748.

An magni abcessus ferro, non cauteriis, aperiendi? 1762, affirmat. *Resp. Simon Vacher.*

Pierce (Jérôme), Chirurgien de Bath.

Sur une tumeur extraordinaire au genou, & une amputation de la jambe. Transaction Philosoph. 1739, n°. 452.

Sherman (Bezaleel), Chirurgien à Kelvedon, dans le Comté d'Essex.

Trois observations chirurgicales singulieres. Transactions Philosophiques, 1739, n°. 433.

L'Auteur veut prouver qu'il est bon d'administrer l'ostéocolle pour la production du cal ; mais on voit tous les jours guérir des fractures considérables, sans le secours de ce médicament, d'ailleurs nuisible, &c.

Stack (Thomas), Médecin Anglois.

Observation au sujet d'une femme âgée de soixante & huit ans, qui a allaité deux de ses petits fils. Transact. Philosoph. 1739, n°. 453.

C'est une vieille grand-mere à qui sa fille avoit laissé le soin d'un enfant, son nourrisson ; cette vieille pour l'amuser lui donne son téton .... le lait lui survint, & elle allaita ensuite un second enfant : cette femme n'étoit point accouchée depuis plus de vingt ans.

Grecen (Jean), Docteur en Médecine.

Sur une fille de trois ans qui a resté un quart d'heure sous l'eau sans se noyer. Transact. Philosoph. 1739, n°. 454.

Richa (Charles), a publié dans les *Opusc. Scientif.* de 1739, l'histoire d'un anévrisme.

Deisch (Jean André), Médecin de Strasbourg.

De necessaria in præternaturali partu instrumentorum applicatione. Argent, 1740.

L'Auteur examine si l'écartement des os innominés a lieu dans un accouchement laborieux : il cite les Auteurs qui ont écrit pour ou contre cet écartement ; il rapporte un exemple où il a vu ces os réellement écartés, &c. Il y blâme les tire-têtes qu'ont décrit les Auteurs, & fait l'éloge de la méthode & des instrumens de Fried.

Hoaldy (Benjamin), Médecin Anglois.
On the organs of respiration. Lond. 1740, in-4°.
Ce Médecin imitoit avec une machine qu'il avoit inventée, le méchanisme de la respiration, & il tâchoit de prouver que dans l'état naturel il n'y avoit point d'air entre le poumon & la plevre.

Gorter (David de), Docteur en Médecine, fils de Jean Gorter.
Materies medica. Amstelod. 1740. *Patavi.* 1755, in-4°.
L'Auteur y donne un précis de physiologie, mais qui n'a presque rien de particulier.

Linder (Jacques Van), Médecin d'Utrecht.
De integumentis hominis communibus, Trajecti, 1740.

Levin (Abraham).
De vi imaginationis in vitam & sanitatem, Hall. 1740.

Edleber (Jean Sebastien), Professeur en Médecine à Wirsbourg.
Dissert. de sanguinis circulatione majori, quæ fit per arteriam aortam & venas cavas. Wirceburgi. 1740, in-4°.

Schmid (Jean Henri), Médecin de Leipsic.
De transitu chyli ex ventriculo ad sanguinem. Lips. 1740, in-4°.

Schmidt (Jean Conrad).
De vulnere thoracis & pulmonis sinistri feliciter curato. Basil. 1740, in-4°.

Kramer (Jean-George Henri), premier Médecin des armées de l'Empereur, &c.
Medicina castrensis chirurgica. Nuremberg. 1740, in-8°.

Je vois par l'extrait de cet ouvrage contenu dans le Commerce Littéraire de Nuremberg, année 1740, sommaire XXVI, que son Auteur l'a accompagné d'une fade théorie, & qu'il a négligé les préceptes curatifs.

Ce Médecin est l'Auteur d'un grand nombre d'observations de Médecine, inferées dans le *Commercium Norimb.* Il y en a sur des lithontriptiques. Kramer dit que tous les enfans parvenus à l'âge de puberté entre douze & quatorze ans, se plaignent d'une sorte de douleur au sein où il leur survient de l'enflure & de la démangeaison ; il ajoute que les mammelons & les aréoles s'enflamment & deviennent douloureux, & que quelquefois il y a des vaisseaux laiteux qui s'entrouvrent & qui suintent. Kramer rapporte l'observation d'une personne qui avoit avalé une demi-once de sublimé corrosif, dont il eut, peu de tems après, la bouche, l'œsophage & l'estomac si fort endommagés, qu'il rendit beaucoup de sang par haut & par bas. Kramer indique les moyens qu'on employa pour y remédier.

Parsons (Jacques), Docteur en Médecine de la Société Royale de Londres.

A mechanical critical inquiry into the nature of hermaphrodites. Lond. 1740, in-8°.

Les hermaphrodites dans l'espece humaine paroissent un être de raison à Parsons. Il fait voir que ce vice de conformation ne peut exister, & qu'un prolongement du clitoris en impose. Parsons donne dans une savante Préface les raisons qui ont pu induire les Anatomistes en erreur sur cet objet, &c.

Description of the urinary bladder. Lond. 1742. in-8°. & traduit en François. *Paris.* 1743, in-8°. & en Allemand. *Nuremberg.* 1754, in-8°.

Parsons n'entreprit cet ouvrage que pour blâmer l'usage du lithontriptique de Mlle. Stephens. Il y donne une description étendue du muscle connu sous le nom de *detrusor urinæ*, qui n'est, à ce qu'il présume, que ce que M. Winslow appelle les fibres longitudinales externes. Parsons fait observer que la position de la vessie de la femme n'est pas la même que celle de l'homme. Il adopte l'opinion de Rutty sur les usages de l'ouraque, & on peut consulter ce que nous avons dit à ce sujet à l'article *Rutty*. Parsons croit qu'à mesure que la matrice s'étend supérieurement & s'éleve au-dessus du bord du bassin, la vessie diminue peu à peu de volume, & ne peut plus contenir une si grande quantité d'urine. Il a donné une raison assez plausible de la formation des appendices qu'on observe quelquefois, & qu'on a même pris pour des vessies particulieres. Il ne veut pas qu'on divise la vessie en col & en fonds, & il blâme ceux qui, d'après Galien, la comparent à une bouteille. On trouve dans l'édition Angloise de cet ouvrage:

Animadversions on lithontriptic medicines. Lond. 1741.

Ce Médecin tâche de prouver que le reméde de Mlle. Stephens n'est point nouveau, & que son usage bien loin de produire de salutaires effets, en peut causer de très sinistres; il ne sauroit se persuader qu'ou puisse prendre intérieurement sans danger une si grande quantité d'alcali, qu'on le fait en usant du lithontriptique. Ces alkalis produisent dans le corps des especes de fécules ou une matiere calcaire qui se mêlant avec l'urine, peut en imposer à l'Observateur qui les prendra pour des parcelles de la pierre contenue dans la vessie.

Human physiognomy explain'd. Lond. 1746. in-4°.

Il décrit les différens changemens que les passions de l'ame causent à la face, & notamment aux yeux; il prétend que les muscles qu'on contracte plus fréquemment acquierent un surcroit de grosseur & de force, ce qui augmente leur action & change les traits du visage, &c.

Croonian lectures on muscular motion, & se trouve dans les Transactions Philosophiques, année 1745, in-4°.

Parsons prétend que la structure de la fibre est cellulaire, que le fluide nerveux qu'il croit être de la nature de l'air, se ramassant dans les cellules, les gonfle. Il regarde le ligament rond comme musculieux, trouvant des fibres circulaires & longitudinales dans les trompes, & il se croit en droit d'admettre un mouvement péristaltique dans ces canaux ; il trouve la superfœtation impossible.

Observations on the analogy botwin the propagation of animals and that of vegetables. Lond. 1752.

Grellius (Jean Frederic), Professeur en Médecine dans l'Université de Wittemberg.

Disp. de arteria coronaria cordis instar ossis indurata. Wittemb. 1740, in-4°.

Faye (George de la), célébre Professeur & Démonstrateur Royal en Chirurgie, ancien Chirurgien des camps & armées du Roi, ancien Directeur de l'Académie Royale de Chirurgie, & Associé de l'Académie de Madrid & de celle de Rouen, s'est acquis une des plus brillantes reputations, tant par les ouvrages qu'il a publiés, que par la pratique de la Chirurgie qu'il exerce avec le plus grand succès.

Cours d'opérations de Chirurgie, par M. Dionis, &c. Revu & augmenté par M. la Faye. Paris 1740, in-8°. 1751, in-8°. 1765, in-8°. 2 vol.

Le cours d'opérations de Chirurgie de Dionis ne se soutenoit que par son ancienne célébrité & les progrès de la Chirurgie moderne l'auroient bientôt condamné à l'oubli, comme tant d'autres ouvrages. M. de la Faye a cru devoir retrancher les principales questions, & y ajouter toutes les découvertes nouvelles, afin d'en augmenter l'utilité ; & il a rempli son objet. M. de la Faye a extrait des Auteurs les plus connus divers faits de Chirurgie intéressans ; & sa grande pratique lui a fourni le reste qui n'est pas de moindre prix. Cet Editeur a perfectionné la plûpart des articles, mais il s'est principalement étendu sur les plaies du bas-ventre, sur les hernies, sur l'hydropisie, sur la taille, sur l'empyeme, sur l'opération du trepan, & sur les amputations, &c. &c. Je n'entreprendrai point de rapporter ce que ces remarques contiennent d'original, parceque de tels détails me méneroient trop loin, il me suffit d'y renvoyer.

Principes de Chirurgie. Paris 1744, 1747, 1757, 1761, in-12. Berlin 1758, in-12.

Il a été traduit en Allemand, & publié à *Strasbourg* 1751, 1763, par M. Suberling; en Italien, *Venise* 1751; en Espagnol, *Madrid* 1761; en Suédois *Stockolm* 1763, par M. Schutzer, qui y a joint des notes fort intéressantes.

Le nombre prodigieux d'éditions qu'à eu cet ouvrage en fait mieux l'éloge que tout ce que j'en pourrois dire; l'Auteur a présenté en peu de mots avec beaucoup de clarté & de méthode, les principes fondamentaux de la Chirurgie; & donne un précis de physiologie & de pathologie, que les jeunes Chirurgiens feront fort sagement d'étudier.

M. de la Faye est l'Auteur de plusieurs Mémoires insérés dans ceux de l'Académie Royale de Chirurgie.

Sur les becs de lievre venus de naissance, & accompagnés d'écartement des os de la voute du palais, où l'on expose les moyens de corriger cette difformité. Mémoire de l'Acad. Royal de Chirurgie, Tom. premier 1743, in-4°. 1761, in-4°. &c.

Ce célébre Chirurgien communique la méthode qu'il a suivie en traitant un double bec de lievre à la levre supérieure, elle lui a réussi quoiqu'il ait employé la suture entortillée, &c. &c.

Nouvelle méthode pour faire l'opération de l'amputation dans l'articulation du bras avec l'omoplate, ibid. Tom. 2, 1753, pag. 239.

Elle est curieuse, & a été pratiquée à l'Armée avec succès par de célébres Chirurgiens.

Histoire de l'amputation à lambeau, suivant la méthode de Verduin & Sabourin, avec la description d'un nouvel instrument pour cette opération, ibid. Tom. 2.

Description d'une machine propre à faciliter le transport de ceux qui ont la jambe ou la cuisse fracturée, & très utile pour leur pansement, ibid. Tom. 2, pag. 403.

Mémoire pour servir à perfectionner la nouvelle méthode d'opérer la cataracte, ibid. Tom. 2, pag. 563.

Ce Chirurgien simplifie cette opération, tant pour la manœuvre que pour les instruments de son invention, dont il recommande l'usage.

On trouve dans les Mémoires de l'Académie des Sciences deux observations de M. de la Faye, l'une sur une palpitation du cœur, l'autre sur quelques muscles surnumeraires qu'il rencontra dans le cadavre d'un homme.

En 1754, M. de la Faye fit voir à l'Académie des Sciences un petit cochon monstrueux, sur lequel il observa plusieurs particularités curieuses.

Les ouvrages de M. de la Faye sont remplis de faits bien vûs, bien circonstanciés, utiles, & pour la plupart nouvellement observés. C'est sur ces faits qu'il fonde sa théorie, & qu'il établit les principes d'une bonne pratique.

Cloz

De respiratione fetus in Italia. Helmstadt.

L'Auteur, selon M. Haller, y réfute un Anatomiste Italien. Peut-être est-ce Mazzini, qui a écrit sur la respiration & sur la circulation du sang dans le fœtus.

Bagieu (Jacques), Ecuyer, Membre de l'Académie de Chirurgie, & Chirurgien Major de la Compagnie des Gendarmes de la Garde du Roi.

Lettre de M*. Chirurgien de Province à M*. Chirurgien à Paris, au sujet de la remarque, pag. 249. de l'édition de Dionis, par M. de la Faye. Paris 1740.

L'Auteur se récrie contre M. la Faye de ce qu'il n'a point approuvé la méthode de tailler de M. Foubert. Il y fait une vive critique de M. Morand, & une éloge outré de M. Garengeot.

Lettre sur le traité de la gangrene de M. Quesnay, & sur le traité des plaies d'armes à feu. Paris 1750, in-12°.

Examen de plusieurs parties de la Chirurgie, d'après les faits qui peuvent y avoir rapport. Paris 1756, in-12. 2 vol.

Ce n'est pas tant par la nouvelle méthode d'amputer les membres, proposée par M. Bagieu que ce livre est recommandable, que par les remarques théoriques & pratiques de l'Auteur sur ce genre d'opérations, & sur les maladies qui obligent d'y recourir. On y lit plusieurs observations intéressantes sur des corps étrangers extraits de différentes parties des corps, & un examen analytique des écrits que MM. Ravaton & Louis ont publiés sur l'amputation, &c. &c.

XVIII. Siec.
1740.
BAGIEU.

M. Bagieu proposa & mit ce problême en question à l'Académie de Chirurgie.

S'il est plus avantageux d'attendre que la nature sépare la portion saillante de l'os, ou de la séparer par une seconde amputation. Il soutint l'affirmative, & M. Louis ajoute que l'opération est praticable, & qu'on a des preuves qu'elle a été faite plusieurs fois avec succès. Voyez à ce sujet le Mémoire de M. Louis *sur la saillie de l'os après l'amputation des membres*. Tom. 2. pag. 278.

KECK.

Keck (Ernest Henri), Médecin de Strasbourg.
De dolorum præcipue ad partum causis & curandi ratione. Argent. 1740.

BOLTEN.

Bolten (Joachim Frédéric), Médecin de Halles.
De gangliis generatim. Hall. 1740, in-4°.
Cette dissertation est curieuse & intéressante.

On trouve dans le *Commerce Littéraire* d'Allemagne, plusieurs observations de ce Médecin sur l'Anatomie.

KLUG.

Klug (J. Christian), Médecin de Strasbourg.
Disp. de nervorum usu & differentiâ. Argent. 1740.

KNOBLOCH.

Knobloch (Michel Louis), Médecin d'Erfort.
Disp. de cancro mammæ sinistræ curato. Erfurt. 1740.

RATELL.

Ratell (Pierre), Médecin de Leyde.
Disp. de fabrica & usu ventricul. Leid. 1740, in-4°.

LARINI.

Larini (Joseph), Auteur Italien, a publié en cette Langue.

Trattato sopra la qualità de' denti, e il modo di cavargli, mantenergli, e fortificargli. Firenze, 1740, in-4°.

On y trouve des remarques peu intéressantes sur la dentition, sur la structure des dents, & principalement sur le nombre & la position de leurs racines. Il y donne la description & la figure des instrumens les plus employés pour l'extraction & le traitement des dents, & en décrit quelques-uns qu'il dit lui appartenir.

TACCONI.

Tacconi (Cajetan), Docteur en Médecine & Lecteur public dans l'Université de Bologne, & Professeur de Chirurgie dans l'Hôpital de Ste Marie de la Mort.

De raris quibusdam hepatis aliorumque viscerum affectibus

fectibus observationes. Bononiæ 1740, *in-4°.*

On y trouve plusieurs observations intéressantes, sur les calculs biliaires.

De nonnullis cranii ossiumque fracturis, &c., cum Historia monstri. Bonon. 1751.

Tacconus a communiqué à l'Académie de Bologne, deux observations, l'une sur un abcès au foie, & l'autre sur une jaunisse, avec des remarques très intéressantes sur les lésions observées à l'ouverture des cadavres, Tom. 2 part. 1.

Il donne encore la description d'une maladie gangréneuse épidémique, Tom. 4. pag. 72. Hist.

Albinus (Frédéric Bernhard), Docteur en Médecine de l'Université de Leyde, Frere & Disciple du célebre Bernhard Siegfroi Albinus.

Disp. de deglutitione, Leid. 1740, *in-4°.* & se trouve dans la Collect. des Thes. de M. Haller, Tom. 7.

L'Auteur y donne une description des parties servant à la déglutition, utile à plusieurs égards : & dans les usages qu'il leur attribue, il suit de très près les préceptes d'Albinus son Frere.

Sattler (Charles Frédéric), Médecin d'Altdorf.

De mechanismi in corpore humano veritate. Altdorf 1740.

Hesse (J. Guillaume), Médecin de Strasbourg.

De partu gemellorum. Argent. 1740.

Sanden (Christian Bernhart Van), Médecin de Halles.

De cutis exterioris morbis. Hall. 1740.

L'Auteur s'étend fort au long sur l'objet qu'il annonce : il nie l'existence des veines absorbantes.

Wintringham (Clifton), Médecin Anglois de la Société Royale de Londres.

An experimental inquiry on some parts of the animal structure. Lond. 1740, *in-8°.*

Suivant l'extrait qu'on donne de cet Ouvrage dans les Essais de Médecine d'Edimbourg, l'Auteur examine la densité, l'épaisseur & la force des tuniques des grosses arteres & des grosses veines, & les propriétés des parties de l'œil.

Pour découvrir la densité des parties, il les pese

d'abord dans l'air, & enfuite dans l'eau, & leur pé-
fanteur fpécifique détermine leur denfité.

Pour connoître leur épaiffeur, il les étend avec foin fur une furface polie, en coupe avec un inftrument fait exprès, une portion déterminée qu'il plonge dans l'eau ; & comme les corps plongés dans les fluides y occupent des efpaces égaux à leur maffe, en comparant les maffes entr'elles, il a trouvé qu'une quantité d'eau ayant la même bafe, & égale d'ailleurs à la maffe de la partie qui y eft plongée, étoit précifément de la même épaiffeur que la partie auparavant inconnue. Pour déterminer la force des parties, il a mis une quantité fuffifante de mercure dans un fyphon de fer, qui avoit une libre communication avec une machine propre à condenfer.

Il a introduit dans le fyphon une jauge de verre, dont la hauteur étoit environ double de celle des jauges ordinaires : enfuite il a fortement attaché la partie dont il fe propofoit d'examiner la force, à un tuyau qui fortoit hors d'un fyphon, où il a pouffé de l'air avec force, & a remarqué à quelle hauteur le mercure s'élevoit dans la jauge avant que la partie qu'il avoit mife en expérience fe rompît. En comparant la furface de la partie avec la hauteur du mercure ; il a trouvé la force néceffaire pour rompre une partie animale expofée à cette preffion.

Par les expériences qu'il a faites fur les arteres & les veines correfpondantes tirées d'un même fujet ou de différents animaux, il a trouvé que les tuniques des veines font environ un dix-neuvieme plus denfes que celles des arteres : que la denfité & l'épaiffeur des vaiffeaux font plus grandes dans les mâles que dans les femelles : que l'une & l'autre, je veux dire l'épaiffeur & la denfité, augmentent avec l'âge ; mais que cette augmentation eft plus remarquable dans les arteres, dont les tuniques font par conféquent plus fortes, proportionnellement aux diametres des vaiffeaux, que dans les jeunes fujets : que la force des vaiffeaux eft en raifon compofée de la denfité & de l'épaiffeur de leurs tuniques : que les tuniques des arteres ne font pas d'une même épaiffeur dans toute la circonférence du canal; mais que par-tout où il se trouve une courbure, la portion convexe du canal est plus épaisse que la portion concave : que les tuniques des branches des arteres, bien loin de devenir plus foibles à proportion qu'elles diminuent, sont au contraire plus fortes : que cette plus grande force est à proportion plus considérable dans quelques parties que dans d'autres, selon les différents usages auxquels elles sont destinées; de maniere qu'il est impossible d'établir aucune regle générale pour les secrétions, &c. en supposant une structure uniforme des vaisseaux : que la capacité des arteres dans les femelles est plus grande par rapport aux veines, qu'elle ne l'est dans les mâles : que l'épaisseur des tuniques des différents arteres d'un même animal varie beaucoup : que la veine porte est beaucoup plus forte à proportion de ce qu'elle contient, que ne le sont l'aorte & la veine cave, eu égard à leur capacité : que les veines des organes destinées aux sécrétions, sont plus amples & ont des tuniques plus minces que les veines qui rapportent des autres parties.

XVIII. Siec.
1740.
Wintringham.

Il paroît par ces sortes d'expériences que le péricarde, & même la pie mere, sont des membranes beaucoup plus fortes proportionnellement à leur épaisseur, que ne l'est l'aorte.

La densité de la lentille entiere du cryftallin séparé de son chaton, est à celle de l'eau, comme 1106 est à 1000. Après avoir ôté l'écorce extérieure du cryftallin ou la partie la plus molle, il a trouvé que la densité du restant étoit à celle de l'eau, comme 1148 est à 1000. La densité de la capsule du cryftallin étoit à celle de l'eau, comme 1046 est à 1000; il en étoit à-peu-près de même de la cornée. L'humeur vitrée étoit comme 1024 à 1000. La force de la cornée est à celle de la capsule du cryftallin, comme 7129 à 1000. En pesant du plomb dans l'eau & dans l'humeur vitrée, il a trouvé l'adhérence des parties de l'eau entre elles, comme 45 est à l'unité. Dans un œil de bœuf, la cornée étoit épaisse $\frac{1}{50}$ de pouce, la capsule du cryftallin $\frac{1}{488}$, & la rétine $\frac{1}{1571}$.

En mettant un œil de bœuf sur une planche horisontale, & plaçant des soies mobiles qu'il tenoit étendues par le moyen de morceaux de plomb, de façon qu'elles formoient exactement des tangentes de la convexité de la cornée, tant vers les deux *cantus* qu'au sommet ; il a trouvé que la corde de la cornée étoit égale à 1·05 pouces : le *sinus* verse de cette corde, étoit 0·29. Après avoir enlevé la cornée, il a trouvé que la distance de la partie antérieure du cryſtallin au sommet de la convexité de la cornée, étoit de 0·355 de pouce : par une semblable expérience, il a trouvé que la corde du cryſtallin étoit de 0·74 de pouce ; le *sinus* verse de la convexité antérieur de 0·189, & le *sinus* verse de la convexité postérieure de 0·266 de pouce. L'axe du cryſtallin étoit de 0·575 de pouce, & l'axe de l'œil entier étoit de 2·21 de pouce. L'humeur vitrée ne céda point aux plus grands efforts qu'il put faire avec la machine propre à condenser.

En attachant des poids à des fils qu'il avoit placés en maniere de sphincter au bord de la cornée, il a observé qu'il falloit deux onces, deux scrupules & neuf grains, pour faire avancer le sommet de la cornée d'un vingtieme de pouce.

En mettant une aiguille longue & petite, entre le bord de l'uvée, & le cercle ciliaire, il a trouvé qu'il falloit six gros un scrupule, & quelquefois un peu plus d'une once, pour séparer l'iris du cercle ciliaire ; d'où il conclut que l'iris, dont la circonférence étoit de trois pouces trois quarts, pouvoit faire une résiſtance égale au moins à neuf onces trois gros un scrupule, avant que de se séparer du cercle ciliaire ; d'où il s'ensuit qu'il pourroit augmenter la convexité de la cornée....

Si les arteres avoient été aussi solides que ces veines, elles se seroient ossifiées par la compression qu'elles ont à souffrir ; & c'est pour cette raison que le tronc de l'aorte n'est pas aussi dense que le sont les branches qui s'en séparent.

La saignée est nécessaire aux personnes âgées, ainsi qu'aux jeunes gens ; mais elle ne doit pas être aussi ample pour les premiers, que pour ceux-ci.

Les vieillards devroient prendre moins de nourriture que les jeunes gens.

Les maladies dépendent de relâchement dans les femmes, & de roideur dans les hommes.

Le foyer mobile de l'œil ne dépend d'aucun mouvement du cryſtallin, ni de la condenſation de l'humeur vitrée, mais du changement de figure du cryſtallin & de la cornée, par le moyen de l'iris & du ligament ciliaire, &c. &c.

An enquiry into the exility of the veſſels of a human Body. Lond. 1743, in-8°.

L'Auteur y conſidere plutôt les fibres du corps que les vaiſſeaux, & y donne ſon ſyſtême ſur la nutrition, dans lequel il établit, que les fluides ſont en équilibre avec les ſolides, & dans lequel il nie que la nutrition dépende du ſimple développement des vaiſſeaux : opinion propoſée par Keil, & que pluſieurs Phyſiologiſtes ont ſuivie, & qu'ils ſuivent encore.

Pitſchel (Frederic Lebegott) Médecin de Leipſick.

De axungia articulorum. Lipſ. 1740, in-4°. & dans la collection de thèſes de M. de Haller Tom. 6.

Cette thèſe eſt remarquable par la longue énumération que l'Auteur y fait des glandes ſynoviales. Pitſchel y joint ſes réflexions ſur les uſages & les principales maladies de la liqueur articulaire.

De hydrocephalo interno. Lipſ. 1741. in-4°.

Keil (Chriſtophe-Henri).

Compendioſes doch voll Kommenes Handüchlein. Lipſ. 1740, 1744, 1747, &c.

Suivant M. de Haller, Keil a compoſé cet ouvrage en faveur des Commençans.

Shwedberg (Emanuel) eſt auteur de l'ouvrage ſuivant.

Æconomia animalis, pars I. Amſtel. 1740, in-4°. pars II, 1741.

Cet ouvrage eſt, de l'aveu même de M. de Haller, rempli de paradoxes ; l'Auteur prétend que le globule du ſang eſt formé d'un cube de ſel marin, qui en fait la baſe, & auquel ſont implantés divers autres ſels de ſoufre qui en achevent la figure ſphérique. Shwedberg penſoit que le ſang ſe filtroit à travers les colonnes charnues du cœur, d'où il découloit dans l'aorte ; & que le ſang circuloit plus vîte dans les petits vaiſſeaux, que dans les gros, &c.

XVIII. Siec.
1740.
PETRIOLI.

Petrioli (Cajetani), Chirurgien de Rome, a publié une édition des planches d'Eustache, dans laquelle il a donné un précis de la vie de ce célèbre Anatomiste Romain.

Reflessioni anatomiche sulle note del Lancisi. Roma, 1740. *in fol.*

Tabulæ anatomicæ, à Petro Berretino Cortense, ad vivum delineatæ & expressæ. Roma, 1741. *in fol.*

Ces planches ont été exécutées par Berretini, célebre Peintre de Cortone, & Petrioli y a ajouté plusieurs remarques anatomiques, qui lui appartiennent ou qui sont extraites des ouvrages de Lancisi : voyez ce qui a été dit à l'article *Ripa*, Tom. III. p. 258.

Petrioli a encore publié un discours sur l'utilité de l'Anatomie.

Apologia anatomica. Romæ, 1753. in-4°.

ANONYME.

Anonyme. *Dissertationes duæ de febribus, & de succo nerveo.* Romæ, 1740. in-8°.

L'Auteur prétend que le cœur étant pourvu d'une très petite quantité de nerfs, quoiqu'il exécute des mouvemens fort grands & très multipliés, reçoit son impulsion d'un autre agent que du fluide nerveux ; il fonde son opinion sur divers calculs, & tâche de prouver que le fluide nerveux ne peut être une cause suffisante & méchanique pour déterminer le cœur à pousser par sa contraction réitérée une grande masse de sang dans toutes les parties du corps.

FLEMYNG.

Flemyng (Milcolumb).
Neuropathia. York, 1740, in-8°.
Syllabus of lectures on animal œconomy. Lond. 1752.
Of the nature of the nervous fluid. Lond. 1755, in-8°.
Introduction to physiology. Lond. 1759, in-8°.

Je ne connois point ces ouvrages, c'est pourquoi je ne fais qu'en rapporter le titre.

PATYN.

Patyn (Léonard), Médecin de Leyde.
Disp. de omento. Lond. 1740, in-4°.

QUEITSCH.

Queitsch (Antoine-Philippe), Médecin de Francfort.
Anatomische nachricht von der Grossen Speisesasst rohre. Francfort, 1740, in-4°.

On trouve de cet Auteur plusieurs observations anatomiques dans les Actes de Francfort ; il a été l'Editeur de quelques volumes.

Martin (Benjamin)
A Compendious system of optiks. Lond. 1740.

Demours (Pierre), Docteur en Médecine, Médecin ordinaire Oculiste du Roi, de l'Académie Royale des Sciences, Censeur Royal, & ancien Démonstrateur & Garde du Cabinet d'Histoire Naturelle du Jardin du Roi, & qui s'est acquis dans le traitement des maladies des yeux, une des plus brillantes réputations, né à Marseille de Jean Antoine Demours, Apothicaire de cette ville, commença ses premieres études à Avignon, & vint les achever à Paris, où son pere étoit déja venu s'établir (*a*).

Après avoir fini sa philosophie au Collége des quatre Nations, & suivi quelque cours de Médecine, il retourna à Avignon où il acheva ses études en Médecine, & où il reçut le bonet de Docteur au commencement de 1728. Il revint aussitôt à Paris pour s'y perfectionner dans l'état qu'il venoit d'embrasser, & il étoit sur le point de retourner à Avignon lorsque M. Duverney ayant annoncé publiquement sur la fin de 1728, qu'il se proposoit de reprendre ses travaux anatomiques, & qu'il avoit besoin d'un éleve en état de le seconder, M. Demours se présenta concurremment avec plusieurs autres jeunes Médecins & Chirurgiens, & fut préféré. C'est ainsi qu'il eut part aux travaux de ce grand Anatomiste pendant deux ans, qui furent les deux derniers de sa vie.

M. Chirac, Intendant du Jardin du Roi, lors de la mort de M. Duverney, arrivée en Septembre 1730, le nomma à la place de Démonstrateur & Garde du Cabinet d'Histoire Naturelle du Jardin du Roi, & l'engagea en même-temps à apprendre l'Anglois,

_____

(*a*) M. Demours, pere, étoit venu à Paris dans l'espérance d'y faire valoir plus utilement quelques remedes chymiques qui lui avoient fait une grande réputation dans la Province, & qu'il administra en effet avec succès à Louis XIV, dans sa derniere maladie. Il est fait mention de ce fait dans le siecle de Louis XIV de M. de Voltaire.

pour se mettre en état d'entretenir une correspondance avec les Médecins de cette nation, ce qui entroit dans le plan qu'il avoit formé pour l'établissement d'une Académie de Médecine à Paris, dans laquelle il lui destinoit une place.

M. Demours n'occupa celle de Démonstrateur & Garde du Cabinet du Jardin du Roi, que jusqu'à la mort de M. Chirac, arrivée le 1 Mars 1732, & c'est dans ce court espace de temps qu'il eût occasion de faire deux observations intéressantes d'Histoire Naturelle, dont l'une concerne la fécondation de la Salamandre aquatique, sans contact de la part du mâle, & qu'il a publiée à la fin du premier volume de sa traduction des Essais & Observations de Médecine de la Société d'Edimbourg ; & l'autre contient un exemple d'accouchement, jusqu'alors inconnu parmi les animaux : c'est celle du crapaud accoucheur, qui est inférée dans l'Histoire de l'Académie Royale des Sciences, année 1741.

La mort de M Chirac dérangea les projets de M. Demours, & il ne vit d'autre parti à prendre que celui de retourner à Avignon. Il s'y disposoit même, lorsque M. *Petit*, le Médecin, de l'Académie des Sciences, lui proposa de l'aider dans ses recherches anatomiques, & lui conseilla de s'adonner au traitement des maladies des yeux, partie de la Médecine dont il s'occupoit lui-même uniquement, & dans laquelle il s'étoit fait une réputation distinguée. M. Demours ne balança pas un instant à accepter des offres si conformes à son goût. Il y voyoit le double avantage de se fortifier de plus en plus dans l'anatomie comparée, qui étoit le principal objet dont s'occupoit M. *Petit*, & d'apprendre à connoître & à traiter les maladies des yeux, partie de la Médecine trop généralement abandonnée à des hommes sans principes. Il travailla deux ans avec ce célebre Académicien, pendant lesquels il l'aida dans ses recherches anatomiques sur la carpe, sur l'œil du Coq d'inde, sur celui de l'espece de Hibou appellé *Ulula*, sur ceux de la Grenouille & de la Tortue, qui font le sujet de quatre Mémoires que M. Petit donna à l'Académie en 1733, 1735, 1736, & 1737,

& dont M. Demours a deffinés les figures.

M. Demours commença donc dès 1732, à se livrer sérieusement à l'étude des maladies de l'œil, & s'attacha d'abord à examiner la structure de cet organe Ses recherches l'ont conduit à plusieurs découvertes intéressantes, car tout l'est dans une matiere aussi importante que celle là. Nous allons rendre compte de ses travaux selon l'ordre dans lequel ils ont paru.

Essais & Observations de Médecine de la Société d'Edimbourg, traduits par M. Demours. Paris, 1740, & suiv. in-12. 8 vol.

C'est à la fin de cette savante collection, qu'on trouve l'observation curieuse de M. Demours sur la fécondation de la Salamandre aquatique sans contact de la part du mâle, & plusieurs observations sur les maladies des yeux, dont M. de Haller fait un très grand cas. C'est M. Demours qui a dessiné & gravé la figure jointe à l'observation sur la mydriase, qui représente une coupe du globe de l'œil, selon la direction de l'axe optique.

Le premier Mémoire que M. Demours lut à l'Académie en 1741, & dont on trouve un ample extrait dans l'Histoire de la même année, page 60, a pour objet la structure du corps vitré. Les Anatomistes étoient partagés sur celle de ce corps; les Anciens avoient dit que l'humeur vitrée étoit une liqueur semblable au blanc de l'œuf, ou à du verre fondu, renfermée dans une membrane qu'ils ont nommée Hyaloïde. D'autres ont prétendu qu'elle étoit un assemblage de vaisseaux de différens genres, extrêmement fins, & qui contenoient une liqueur limpide & transparente; c'est le sentiment d'*Hovius*, que *Boerhaave* paroît avoir adopté. Le célebre *Riolan* est un des premiers qui nous a donné, quoique d'une maniere confuse, une idée plus vraisemblable de la structure de ce corps. Il dit (Anthrop. lib. 4 cap. 4.) que la tunique Hyaloïde, jette dans toute la substance de la masse vitrée, quantité de prolongemens, & que cette humeur n'avoit une apparence de solidité, que parcequ'elle étoit contenue dans les intervalles des fibres prolongées de la membrane hyaloïde, lesquelles étant déchirées, laissoient paroître cette humeur comme de l'eau.

Le célebre Auteur de l'Exposition Anatomique, a ajoûté quelque chose à l'idée de *Riolan*. Il dit : « la » tunique vitrée est extérieurement composée de deux » lames très collées ensemble. La lame interne jette » dans toute l'épaisseur de la masse vitrée, quantité » d'allongemens cellulaires, & des cloisons entre- » coupées d'une finesse si extrême, qu'il n'y en a » aucune apparence dans l'état naturel, & que le » tout ensemble ne paroît que comme une masse très » uniforme, & également transparente dans toute » son épaisseur. On ne découvre cette structure cel- » lulaire, qu'en mettant le corps nouvellement dé- » taché dans quelque liqueur aigrelette & légere- » ment coagulante ».

Mais ce moyen est insuffisant pour faire connoître la structure du corps vitré, parceque tout le changement qui lui arrive, est de prendre un peu plus de consistance, & de perdre quelque chose de sa diaphanéité. Or ces changemens n'indiquent pas plus des cellules, que des vaisseaux ou toute autre disposition, & le cryftallin qui en éprouve de semblables, quand on le fait tremper dans une liqueur aigrelette, n'est certainement pas cellulaire. D'ailleurs, Morgani qui a eu recours à ce moyen pour tâcher de pénétrer dans la structure du corps vitré, n'ose pas assurer d'avoir vu par ce moyen aucune portion de la membrane hyaloïde, & convient qu'il est insuffisant pour en découvrir les cellules. *Hæc inquam*, dit il, *quâ viâ & ratione plane perspici & anatomice demonstrari possint, neminem qui doceat, legi. Adv. VI animad.* 82.

Enfin, M. Lieutaud dans ses Essais anatomiques, dit en parlant du cryftallin, que » quelques recher- » ches qu'on eût faites sur sa structure, on pouvoit » dire qu'elle n'étoit pas mieux développée, que » celle du corps vitré «.

Le moyen dont M. Demours s'est servi pour s'assurer de la disposition cellulaire de ce corps, a été employé si souvent dans d'autres intentions, & il est si simple, qu'il a raison d'être surpris que cette découverte ait échappé à tous ceux qui l'ont mis en usage avant lui. Il ne s'agit en effet que de faire geler un œil; en le coupant ensuite en deux portions égales, on le trouve gelé par petits glaçons qu'on séparera facilement les uns des autres, & dont la forme donnera celle des cellules où ils étoient contenus. On y rencontrera même des bulles d'air retenues par la membrane hyaloïde, dont l'épaisseur est bien plus considérable qu'on n'auroit osé le croire. Voilà un moyen sûr & facile de démontrer anatomiquement la structure du corps vitré, » & ce moyen étoit réservé à un » Anatomiste qui a tant d'intérêt à connoître celle » de l'œil «. Nous renvoyons pour les détails à l'Histoire de l'Académie Royale des Sciences, an. 1741, p. 60.

Dans un second Mémoire qui suivit de près celui-ci, M. Demours démontra anatomiquement que la cornée n'est point une continuation de la sclérotique, comme on l'avoit cru jusqu'alors.

Les différences sensibles qu'il avoit remarquées entre ces deux membranes, le firent d'abord douter du sentiment généralement reçu sur ce sujet : & il se confirma de plus en plus dans ce doute, lorsqu'il eût examiné la sclérotique des oiseaux, qui est formée de lames osseuses, longues, étroites, disposées les unes à côté des autres, selon la direction de l'axe du globe, & quand il eût connu celle des gros poissons, qui est cartilagineuse. Il ne lui paroissoit aucunement vraisemblable que la cornée qui est membraneuse dans ceux ci, comme dans tous les autres animaux, fût une continuation de ce cartilage, & dans ceux-là une production de ces lames osseuses. Il chercha par différentes préparations à s'assurer du fait ; & dans des yeux, soit d'hommes, soit de différens animaux qu'il avoit fait macérer longtemps dans de l'eau commune, & qu'il suspendit ensuite dans de l'eau bouillante, il parvint à séparer ces deux membranes, c'est-à-dire, la cornée d'avec la sclérotique, sans le secours d'aucun instrument tranchant. Il a observé qu'elles sont unies par un tissu fibreux très fin & très serré, & a remarqué que le biseau formé par la sclérotique à l'endroit de son union avec la cornée, paroissoit après cette préparation sous la forme d'une goutiere, effet qu'il attribue au racornissement survenu à ces parties par l'ébullition. Dans ce Mémoire, il observe aussi que la cornée n'est point un segment de sphére, comme on le dit communément, mais qu'elle fait portion d'un sphéroïde un peu allongé, ce qui est, dit-il, une suite méchanique de la disposition des muscles droits, qui en comprimant l'œil selon son axe, & le tirant vers le fond de l'orbite, doivent faire avancer le milieu de la cornée en devant, & l'allonger un peu en ce sens. Le P. *Scheiner* Jésuite, avoit déja dit, il y a long-temps, que la cornée faisoit portion d'un sphéroïde parabolique ou hyperbolique.

Dans son Mémoire sur la structure du corps vitré, M. Demours avoit dit qu'il ignoroit si les cellules, dont ce corps est formé, communiquoient ou non entr'elles. Une espece de hazard lui fit découvrir qu'il y avoit une communication d'une cellule avec l'autre, & il a fait plusieurs expériences qui le prouvent d'une maniere incontestable. Nous en rapporterons une seule qui ne laisse aucun doute sur cette communication. M. Demours tira d'un œil de bœuf le corps vitré, sans en détacher le cryftallin ni la rétine, ni même la choroïde, & l'ayant percé très superficiellement dans un endroit, il le plongea dans de l'eau rendue acide par l'addition de quelques gouttes d'huile de vitriol. Au bout de vingt-quatre heures ce corps vitré, qui sûrement n'avoit été ouvert que dans un seul endroit, avoit perdu environ un sixieme de son poids; & ce qui s'en étoit échappé, n'étant pas contenu dans une ou deux cellules qui avoient été ouvertes, a dû être fourni par les cellules voisines, d'où il s'ensuit qu'elles communiquent entr'elles. Un semblable corps vitré tiré avec les mêmes précautions dans ses enveloppes, & plongé sans avoir été ouvert, dans une liqueur aigrelette, n'y perd rien de son poids.

Extrait d'une Dissertation sur la méchanique des mou-

vemens de la prunelle, où l'on examine quelle est la structure & la maniere d'agir des fibres droites de l'uvée. Mem. des Sav. Etrangers, T. II.

Dans ce quatriéme Mémoire qui est imprimé dans le second volume des Savans Etrangers, p. 586. M. Demours a avancé, que les fibres longitudinales de l'uvée ne sont pas des fibres charnues, comme on l'avoit toujours cru.

Pour le prouver, il remarque d'abord que la prunelle ne se contracte jamais qu'à la présence de la lumiere, & qu'elle est dilatée dans l'obscurité & pendant le sommeil ; que le premier de ces états, est un état forcé, & le second un état naturel : il pose ensuite pour principe, que la contraction de la fibre motrice est un état forcé, & que le relâchement en est l'état naturel, & il tire de ce principe les corollaires suivans : savoir.

1°. Que les muscles étant principalement formés de fibres motrices, l'état forcé ou naturel d'un muscle, dépend de l'état forcé ou naturel des fibres motrices dont ce muscle est composé.

2°. Que les parties ne pouvant être mues que par le moyen des muscles, l'état forcé ou naturel d'une partie dépend de l'état forcé ou naturel des muscles de cette partie. Ces principes établis, voici comment il raisonne.

Puisque la dilatation de la prunelle, ou ce qui revient au même, la contraction de l'uvée est son état naturel, il s'ensuit que cet état naturel ne sauroit dépendre de l'état forcé des fibres droites : car si cela étoit, on pourroit également dire que l'état naturel ou le repos de la jambe, dépend de l'état forcé ou de la contraction des muscles de la jambe, ce qui, dit-il, présenteroit une absurdité, & est entierement contraire aux loix les plus constantes de l'économie animale.

Il paroît en effet bien démontré, que la dilatation de la prunelle dépend de l'état naturel de l'uvée, puisque c'est celui où elle se trouve pendant le sommeil. Cet état naturel ne sauroit dépendre de l'état forcé des muscles de l'uvée, c'est-à-dire, de la contraction des fibres droites ou longitudinales : autrement, dit

Borelli, de motu animalium, part. 2. prop. 6. cogeretur igitur animal, ingenti & assiduo exercitio, fatigari decursu totius vitæ, non ut opus utile animali perficeret, sed tantum ut conflictu continuo impediret actionem musculorum: nempe laboraret ut nihil ageret, sed ut quietem animalis induceret : quæ ridicula & imprudens actio absurda prorsùs ac contraria esse videtur artificiosissimæ œconomiæ, quâ animalis actiones exercentur.

La dilatation de la prunelle ne pouvant donc dépendre de la contraction d'aucune fibre musculaire, il s'enfuit que celles de l'uvée ne le font pas.

A cette raison, qui est de la plus grande force, M. Demours ajoute l'impossibilité d'assigner une cause méchanique de la contraction des fibres droites en les supposant charnues. En effet, si l'action de la lumiere sur l'organe immédiat de la vue, est une cause suffisante pour déterminer le fluide nerveux à couler dans les fibres circulaires de l'uvée pour les mettre en contraction, d'où s'ensuit le rétrécissement de la prunelle ; quelle sera celle qui déterminera ce même fluide à se porter dans les fibres droites, pour les mettre en jeu, & leur faire opérer la dilatation de la prunelle ? Dira-t-on que c'est l'absence de la lumiere ? Deux effets parfaitement semblables, tels que la contraction de deux plans de fibres musculaires, peuvent-ils dépendre l'un d'une cause réelle, & l'autre de la cessation de cette cause ? ou bien l'un peut-il dépendre de l'action de la lumiere, & l'autre de celle des ténebres ? Une pareille opinion, dit-il, présenteroit une absurdité ; il seroit donc impossible d'assigner une cause méchanique de la contraction des fibres droites de l'uvée, en les supposant véritablement charnues; nouvelle raison d'affirmer qu'elles ne le font pas.

Cependant comme la prunelle ne sauroit se dilater pendant le sommeil, que par le racourcissement des fibres droites de l'uvée, il faut qu'elles soient des fibres à ressort, des fibres purement élastiques, dont l'action est tout-à-fait indépendante de la cause qui opere la contraction des fibres circulaires, & qui, uniquement soumises à celle qui fait agir tous les autres corps à reſſort de la nature, n'ont beſoin d'aucun acte particulier de la volonté, pour entrer en action ; dès que la cauſe qui donne lieu à la contraction des fibres circulaires de l'uvée, vient à ceſſer, les fibres droites ſe racourciſſent par leur propre reſſort, & reviennent d'elles-mêmes dans leur état naturel, d'où dépend la dilatation de la prunelle. La ſtructure de ces fibres répond parfaitement à l'idée de fibres élaſtiques, elles ſont en effet comme autant de tendons grêles, ronds, durs, liſſes & blanchâtres, ce qui n'eſt pas ordinaire aux fibres charnues qui ſont molaſſes, rouges & applaties.

M. Demours a obſervé une membrane particuliere qui revêt la concavité de la cornée. Cette membrane dont il a donné la deſcription & aſſigné les uſages dans une Lettre Anatomico-polémique qu'il a adreſſée à M. Petit, Profeſſeur d'Anatomie au Jardin du Roi, & qui eſt datée du 10 Mars 1767, eſt, dit-il, tout-à-fait ſemblable à celle qui forme la partie antérieure de la capſule du cryſtallin. Elle ſe roule ſur elle-même, lorſqu'on l'a détachée, ſe déchire d'une façon nette & en tous ſens, & réſiſte à la macération dans l'eau commune. Ces propriétés étant particulieres aux cartilages, il a regardé la membrane dont il s'agit comme telle, & l'a déſignée ſous le nom de lame cartilagineuſe de la cornée. Il a obſervé qu'elle ſe réfléchiſſoit ſur la face antérieure de l'uvée, où elle devenoit ſi mince & ſi facile à déchirer, qu'il n'étoit pas poſſible de la ſuivre auſſi loin qu'elle paroît s'étendre ; car il conjecture avec beaucoup de vraiſemblance, qu'elle fournit une enveloppe à toutes les parties qui concourent à la formation de la chambre poſtérieure de l'humeur aqueuſe : c'eſt ainſi qu'elle forme dit-il, un ſac capſulaire qui contient la ſéroſité qui remplit les deux chambres, & ce ſac étant d'une nature cartilagineuſe, paroît évidemment deſtiné à mettre la cornée à l'abri des inconvéniens de la macération que cette membrane qui en eſt très ſuſceptible, auroit pu éprouver de la part de la ſéroſité qui la baigne continuellement ; à empêcher que cette même ſéroſité ne détache & n'entraîne quelques-uns des atomes de la poussiere noire qui tapisse la partie postérieure de l'uvée, & les procès ciliaires, ce qui auroit eu de très grands inconvéniens pour la vue ; & à fortifier antérieurement la capsule du cryſtallin. Tels sont les usages que M. Demours assigne à la lame cartilagineuse de la cornée, & au sac capsulaire qu'elle forme.

M. Descemet, Docteur Régent de la Faculté de Médecine de Paris, d'un mérite reconnu, a contesté cette découverte à M. Demours & l'a accusé de l'avoir prise de la Thèse qu'il a soutenue étant Bachelier aux Ecoles de Médecine, le 23 Février 1758, & dont il est l'Auteur. C'est dans sa Lettre insérée dans le Journal de Médecine du mois d'Avril 1769, qu'il lui fait ce reproche.

Mais M. Demours s'en est pleinement justifié dans sa réponse insérée dans le même Journal au mois de Novembre suivant, en prouvant que la lame cartilagineuse de la cornée n'avoit aucun rapport avec la membrane de l'humeur aqueuse de M. Descemet. M. Demours cite Duddel comme ayant eu une connoissance confuse de cette nouvelle membrane, & il rapporte ses propres paroles qui sont intéressantes : il défie M. Descemet de donner une démonstration plausible de cette prétendue membrane de l'humeur aqueuse, à laquelle il n'a osé assigner aucun usage. M. Demours propose la solution du Problême anatomique suivant :

Déterminer l'usage d'une troisieme chambre de l'humeur aqueuse, qui se trouve aux yeux de certains animaux.

Pour mieux faire sentir les différences qu'il y a entre la capsule de l'humeur aqueuse de M. Demours, telle qu'il l'a décrite dans sa Lettre à M. Petit, & la membrane de l'humeur aqueuse de M. Descemet, telle qu'elle résulte de la description qu'il en a donnée, tant dans sa Thèse que dans son Mémoire sur la choroïde imprimé dans le cinquième Volume des Mémoires présentés à l'Académie par des Savans étrangers, & publié en 1768, nous avons cru nécessaire d'insérer ici les deux figures que le premier a ajoûtées à sa réponse,

comme

comme très propres à faire voir la différence qu'il y a entre ces deux parties.

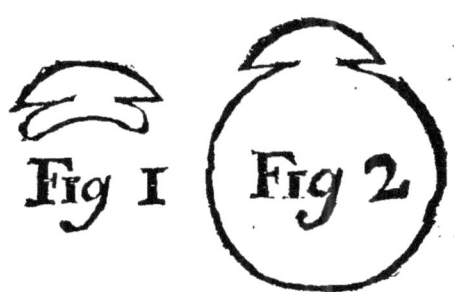

La fig. 1. désigne la capsule de l'humeur aqueuse de M. Demours.

La fig. 2. la membrane de l'humeur aqueuse de M. Descemet.

Cependant M. Demours assure n'avoir eu aucune connoissance de la Thèse de M. Descemet : ce qui n'est pas plus étonnant, qu'il ne l'est que celui-ci n'en ait eu aucune du Mémoire de M. Demours, dans lequel il a démontré anatomiquement que la cornée & la sclérotique n'étoient pas une seule & même membrane, comme on l'avoit cru jusqu'à lui ; puisque M. Descemet, faute d'avoir eu connoissance de ce Mémoire, a adopté le sentiment qui y est combattu. M. Demours ajoûte que cette découverte est consignée depuis plus de 30 ans dans ses cahiers, ainsi que quelques particularités sur celle des parties de l'œil que M. Descemet paroît avoir le plus examinée, & qu'il n'a point apperçue. M. Demours y parle d'une troisieme chambre de l'humeur aqueuse, qu'il dit avoir découverte dans certains animaux, & qui a donné lieu au Problême anatomique, dont il croit pouvoir lui proposer la solution, puisqu'il paroît s'être occupé de l'anatomie de l'œil, & qu'il faut espérer que M. Demours voudra bien résoudre lui-même.

M. Demours a traduit en notre Langue plusieurs ouvrages écrits en Anglois ; tels que les *Essais & Ob-*

servations de Médecine de la Société d'Edimbourg. 7 vol.

C'est à la fin du 1. Vol. de cette Collection, que se trouve son observation sur la fécondation de la Salamandre aquatique sans contact de la part du mâle ; & quelques observations sur les maladies des yeux. C'est lui qui a dessiné & gravé la figure jointe à l'observation sur la mydriase qui représente une coupe très exacte du globe de l'œil, selon la direction de l'axe optique.

Traité du polype insecte, par M. H. Baker. Paris 1744, in-12.

Le Ventilateur de M. Hales. Paris 1744, in-12.

Traité des plaies des armes à feu, de M. Ranby. Paris 1745, in-12.

Transactions Philosophiques de la Société Royale de Londres. Années 1737 & 38. Paris 1759, in-4°. 1739 & 40. Paris 1759, in-4°. 1741 & 42. Paris 1760, in-4°. 1743 & 44. Paris 1760, in-4°. 1745 & 46. Paris 1761, in-4°.

Les années 1727 & 28, 1729 & 30, sont en état d'être mises sous presse.

Table Générale des matieres contenues dans l'Histoire & dans les Mémoires de l'Academie Royale des Sciences, depuis l'année 1731 jusqu'à l'année 1740 inclusivement, y compris le Traité Physique & Historique de l'aurore boréale, par M. de Mairan, *& celui de la Méridienne*, par M. Cassini de Thury, *publiée par ordre de l'Académie.* Tom. v. Paris 1747, in-4°. Tom. vi. 1758, Tom. vii. 1768, in-4°.

M. *Demours* donne la continuation des Tables générales de l'Histoire & des Mémoires de l'Académie Royale des Sciences, qui avoient été commencées par M. Godin. Il a suivi dans cet ouvrage un plan différent de celui de cet Académicien ; & pour rendre ces Tables plus utiles & en même temps instructives, il a fait des extraits ou des sommaires des Mémoires qui en étoient susceptibles ; & on trouve dans ces sommaires ce que le Mémoire contient de plus intéressant ; & les faits, les axiomes, les vérités frappantes, les regles générales, les principes qui s'y trouvent sont répétés dans le cours de la Table aux endroits que leur assigne l'ordre alphabétique.

Lettre de &c., à M. Petit &c., en réponse à sa Critique d'un rapport sur une maladie de l'œil survenue après l'inoculation de la petite vérole, contenant de nouvelles observations sur la structure de l'œil, & quelques remarques générales de pratique relatives aux maladies de cet organe. Paris 1767, in-8°.

L'on trouve, de M. *Demours*, dans les Journaux des Savans & de Médecine, plusieurs autres Dissertations anatomiques, mais dont nous ne parlerons pas pour ne pas passer les bornes que nous nous sommes prescrites.

BERTIN.

Bertin (Euxpere-Joseph), célébre Anatomiste de l'Académie Royale des Sciences, Docteur Régent de la Faculté de Médecine de Paris, ancien premier Médecin du Prince des Valaquies & de Moldavie, né à Trenlay, Diocèse de Rennes, le 25 Juin 1712, a publié plusieurs ouvrages, qui caractérisent le plus grand Anatomiste.

An causa motûs alterni cordis multiplex ? Paris 1741, & se trouve dans la collection des thèses de M. Haller.

M. Bertin y soutient savamment l'affirmative.

An detur imaginationis maternæ in fœtum actio ? 1741, negat.

Lettre sur le nouveau système de la voix. La Haye 1745, in-8°.

Voyez ce que nous avons dit sur cet ouvrage à l'article FERREIN.

Traité d'Ostéologie. Paris 1754, in-12. 4 vol.

C'est un des meilleurs ouvrages que nous ayons sur cette matiere : M. Bertin a examiné & décrit les os secs & les os frais avec beaucoup d'exactitude & très en détail ; il regne dans cette Ostéologie un ordre peu commun, & elle est parfaitement bien écrite. A la description particuliere de chaque piéce osseuse, l'Auteur joint celle des parties qu'elles forment par leur réunion, & je ne crois pas qu'on ait mieux décrit le crâne, ses cavités & éminences que l'a fait M.

Bertin. Il a découvert deux sinus dans les racines des petites aîles du sphénoïde, des conduits creusés dans les os maxillaires supérieurs, lesquels reçoivent quelques vaisseaux sanguins & quelques nerfs des dents. La description que M Bertin donne des sinus de la face mérite d'être consultée ; c'est-là qu'il parle de ses cornets sphénoïdaux (*a*). Il a dit que les os maxillaires n'étoient point articulés avec le sphénoïde, que le trou du crâne connu sous le nom impropre de trou borgne, communiquoit avec la cavité des narines, & contenoit quelques veinules, &c. &c.

M. Bertin a mieux décrit les courbures de l'épine, qu'on n'avoit fait avant lui, & n'a point oublié d'indiquer les canaux creusés dans le corps des vertèbres connus de Columbus, les conduits des os cylindriques & plats, &c. &c. Sa description des os du carpe & du métacarpe, du tarse & du métatarse, est, selon moi, la plus exacte qu'on ait donnée jusqu'ici, &c. &c. &c.

L'Ostéologie fraîche n'est pas traitée avec moins d'avantage : M. Bertin n'adopte point l'opinion nouvelle sur l'ossification, & il n'admet point de périoste interne d'après Ruysch, Nesbith & M. de Haller. Il prouve d'après l'observation, que les os pubis s'écartent pendant l'accouchement, &c &c.

Consultation sur la légitimité des naissances tardives. Paris 1764, in-8°.

M. Bertin admet les naissances précoces & tardives ; il prétend que s'il y a des parts de sept mois, c'est parce que le fœtus est dans ce cas plus capable de se développer en peu de tems, que la mère est plus en état de lui fournir une plus grande quantité de sucs nourriciers : de même il y a des meres & des fœ-

---

(*a*) Ces cornets paroissent avoir été connus de Schneider, voici ce qu'il dit : Circa illam osseam apophysim, quæ vomeri aratri similitudine respondet, quosdam cuniculos osseos subeunt ad latera ossis ethmoidis, à quibus pervius est meatus narium, quibus mucus extrahi solet. Sed hi cuniculi ex tenuissimis ossibus, partim latis, partim cavis & sphæricis, in quamplurimis cranii à me observati & demonstrati : à nullo eorum qui osteologiam tractarunt, mihi satis perspicuè videntur descripti, cum tamen non parùm ad excretionum illarum vias cognoscendas faciant. *De catharro. Lib. III.* pag 433.

tus qui n'ont point ces dispositions à un assez haut degré ; c'est de-là qu'il arrive que les grossesses sont quelquefois prolongées, & les accouchements retardés jusqu'au onzieme mois, & même au-delà. M. Bertin, pour confirmer son opinion, rapporte le sentiment d'un grand nombre d'Auteurs qu'il croit lui être favorables. Il a pris du Recueil d'Observations de Schenckius des armes pour opposer à ses Adversaires ; c'est ce qui a fait dire à M. Bouvart : « c'est » dans ce digne magasin qu'ont puisé à pleines mains » nos trois Consultans adverses (a), mais plus particulierement M. Bertin : d'une vingtaine ou environ » de faits ou d'autorités qu'il cite, il y en a dix » pris de suite aux pages 639 & 640 de Schenkius, » sans que pour cela M. Bertin fasse honneur à cet » Auteur secourable de ses pénibles recherches ».

M. Bertin est Auteur de plusieurs excellents Mémoires qu'on trouve parmi ceux de l'Académie des Sciences.

En 1737 il démontra à la même Académie l'anastomose des arteres épigastriques & mammaires, & des arteres intercostales & lombaires.

Mémoire pour servir à l'histoire des reins, M. 1744.

M. Bertin dit : 1°. Que la substance corticale se trouve dans l'intérieur du rein comme à l'extérieur, & qu'à cet égard les figures de Ruysch sont moins exactes que la premiere planche de la table 5 d'Eustache.

2°. Que les gros prolongements intérieurs de la substance corticale, sont arrangés d'une façon différente de ceux dont parle M. Littre, & les établit comme une structure constante.

3° Que la substance corticale suit autant de loges qu'il y a de différents prolongemens de substance tubuleuse.

4° Que la substance corticale est un assemblage de vaisseaux, tels que Ruysch & Vieussens les ont décrits ; mais que cet assemblage n'exclut point les glandes.

(a) MM. Bertin, Lebas & Petit.

5°. Qu'elle est aussi un assemblage de glandes beaucoup plus grosses & plus nombreuses.

6°. Que les arteres rénales ne forment point dans l'homme d'anastomoses sensibles, que leur situation sert beaucoup à faciliter le passage de l'urine à travers les tuyaux urinaires, & à continuer son cours dans le bassinet.

7°. Que cette disposition des vaisseaux peut, selon lui, être utile ou nuisible suivant les embarras qui surviennent dans les uréteres & dans le bassinet, à l'occasion du gravier & des calculs.

8°. Qu'il y a de grosses & de petites éminences dans la sinuosité, dont les unes sont les papilles, d'autres sont les grosses éminences corticales, d'autres sont les petites éminences corticales de M. Littre, d'autres sont les colonnes urinaires qui se jettent dans les papilles qui répondent aux deux sacs du rein.

9°. Que la substance tubuleuse est exactement renfermée par la corticale & par ses prolongements; qu'elle est composée de tuyaux urinaires, dont les uns viennent des meches corticales, les autres des glandes; que ceux-ci sont plus nombreux, & que puisque les intervalles blancs sont des glandes entassées les unes sur les autres, depuis les corps pyramidaux jusqu'à la circonférence du rein : les tuyaux urinaires qui en sortent sont de différente longueur & mêlés avec les glandes ; de sorte que quelques-uns s'avancent jusqu'à la circonférence, tandis que d'autres ne sont pas plus longs que ceux qui viennent des meches.

10°. Qu'on peut démontrer les vaisseaux lymphatiques du rein sans injection, & sans souffler dans leur cavité ; que les nerfs des reins viennent de plusieurs endroits de l'intercostal ; que la huitieme paire contribuant à former le grand plexus cœliaque, fournit aussi des nerfs aux reins.

11°. Que le commencement du quinzieme siecle est l'époque des grandes découvertes sur la structure du rein, & c'est aussi l'époque de la découverte de l'injection.

12°. Qu'il y a dans les reins des papilles de différentes figures; qu'il y en a de simples, de composées; que celles-ci répondent aux faces, celles-là à la grande convexité du rein.

13°. Qu'il y a des tuyaux urinaires de deux especes sensibles; que ceux qui viennent des glandes sont d'une grande finesse & très nombreux; que ceux qui sont la continuation des autres, sont d'un diametre beaucoup plus considérable.

14°. Que l'urine se sépare par deux sortes d'organes, les uns glanduleux & les autres vasculeux, &c.

M. Bertin fait ensuite la critique des systêmes proposés par Ruysch & Malpighi, &c. Il regarde comme chimérique ce que Malpighi dit sur la structure des reins, il ne croit pas qu'ils soient composés de petits corps ronds attachés aux arteres, comme les pommes aux branches qui les produisent.

Description de deux os inconnus, M. 1744.

Ils sont placés à la partie antérieure & inférieure de l'os sphénoïde, à côté de l'éminence qu'on observe entre les bases des apophyses ptérigoïdes. M. Bertin les nomme cornets sphénoïdaux, par rapport à leur usage & à leur ressemblance avec les autres cornets du nez: suivant lui ils n'existent point dans le fœtus, dans les vieillards ils sont soudés avec l'os sphénoïde: leur développement, ajoute M. Bertin, se fait dans le tems de celui des sinus, & l'âge pendant lequel on les observe le mieux, est depuis quatre jusqu'à environ vingt ans. M. Bertin se flatte d'avoir découvert le premier ces os, mais il me paroît qu'ils ont été connus & décrits par Schneider.

Sur la structure de l'estomac du cheval, & sur les causes qui empêchent cet animal de vomir. M. 1744.

M. Bertin a découvert une espece de sphincter placé à l'orifice supérieur, & il dit que la valvule que M. Lamorier croit avoir trouvée à cet orifice, n'existe point. M. Bertin décrit les fibres musculeuses de ce viscere avec beaucoup de soin.

Sur les énervations des muscles droits. M. 1744.

Il dit avec raison, après Douglas & Albinus, que depuis environ deux travers de doigt au-dessous de l'ombilic jusqu'aux os pubis, les muscles droits ne sont point renfermés dans les gaînes des petits obliques. Cet Anatomiste indique les usages des intersections tendineuses des muscles droits ; ce qu'il dit est bon, mais si conforme à l'opinion d'Arantius, que M. Bertin semble l'avoir suivi littéralement. On peut voir ce que j'ai dit à ce sujet à l'article ARANTIUS.

Sur la circulation du fluide des nerfs M. 1759.

L'Auteur pense qu'il y a deux especes de nerfs, les uns conduisent le fluide nerveux du cerveau aux muscles, d'autres rapportent le fluide de l'un des muscles au cerveau ; ainsi les premiers font la fonction d'artere, & les autres remplissent les usages des veines : M. de Haller, de l'aveu même de M. Bertin, avoit proposé cette idée dans un endroit de ses Commentaires sur la Physiologie de Boerhaave ; mais dans plusieurs autres, il est revenu à l'ancienne opinion. M. Bertin la présente sous un nouveau jour & avec la probabilité dont une pareille question puisse être susceptible.

Sur le cours du sang dans le foie du fœtus. Premier Mémoire. M. 1760.

L'Auteur a pour objet de décrire les véritables routes que suit le sang du fœtus depuis son entrée dans le foie jusqu'au cœur : quelle est la direction de son mouvement & ses usages ; quel est le rapport entre la quantité du sang qui remonte du placenta dans ce viscere, & celle du sang de la veine-porte. M. Bertin réhabilite plusieurs découvertes, pour ainsi dire perdues dans les ouvrages des Anciens : il trouve dans ceux d'Eustache, d'Arantius, de Fabrice d'Aquapendenté, des remarques intéressantes sur la structure & la distribution de la veine ombilicale. M. Bertin établit dans neuf corollaires :

1°. Que le tronc de la veine ombilicale produit lui seul le canal veineux & toutes les branches veineuses placées dans la scissure transverse, & sur le milieu de la scissure longitudinale du foie du fœtus.

2°. Que la branche droite de la veine ombilicale ne doit point être prise pour une branche de la veine-porte, comme plusieurs Anatomistes le font.

3°. Que le canal court, produit en partie par la veine ombilicale, & en partie par la veine porte, forme un confluent ou canal de réunion.

4°. Que le canal veineux est une branche de la veine ombilicale seulement, & n'a aucun rapport dans le fœtus humain avec la veine-porte.

5°. Que le grand tronc veineux, que M. Bertin dit être constamment placé dans la scissure transverse du foie du fœtus, est la veine ombilicale.

6°. Que toutes les veines que l'on observe dans la scissure transversale du foie, & qui se plongent dans la substance de ce viscere, n'ont aucun rapport avec la veine porte, & ne naissent point de cette veine.

7°. Que les branches du confluent naissent de la veine porte, & de la veine ombilicale.

8°. Que la veine porte fournit près du quart des vaisseaux veineux qui se distribuent à la maniere des arteres dans la substance du foie du fœtus.

9°. M. Bertin avance que la veine porte ne forme point de sinus dans le fœtus humain. Ces points sont discutés avec l'ordre, la précision & le savoir dont un Anatomiste du premier rang puisse être capable.

Description des plans musculeux dont la tunique charnue de l'estomac humain est composé, M. 1761.

Suivant M. Bertin, la tunique musculeuse de l'estomac est composée de trois plans de fibres placés les uns sur les autres. Les deux premiers étoient connus des Anatomistes; M. Bertin en donne une nouvelle & bonne description; il en a découvert sous le second plan un troisieme, qui forme une forte & large bande charnue, placée en maniere d'écharpe sur la partie gauche de l'orifice supérieur de l'estomac ou du cardia, & dont les extrémités s'épanouissent obliquement sur les deux faces, marchent de gauche à droite, & deviennent tendineuses avant que d'arriver à la grande courbure. M. Bertin distingue les fibres de cette écharpe en droites, en gauches & en moyennes, & en donne une ample description. Il avoit donné une idée de la description qu'il communique aujourd'hui, du troisieme plan musculeux de l'estomac, dans son Mémoire de 1744, sur la structure de l'estomac du cheval, & M. de Haller l'a décrite, suivant M. Bertin, dans sa Physiologie publiée en 1751; ainsi M. Bertin se croit en droit de reclamer la découverte.

Cependant M. de Haller dit (*a*) avoir décrit le plan musculeux dans ses *Primæ lineæ Physiologiæ*, 1747, & dans ses Commentaires sur Boerhaave en 1746.

Sur la principale cause du gonflement & du dégonflement alternatif des veines jugulaires, de celles du visage, des deux veines-caves & de leur sinus, différent de celui qui est produit par la contraction de l'oreillette droite du cœur. M. 1763.

M Bertin croit que la véritable cause du mouvement alternatif des veines dépend de jets de sang que les veines hépatiques font avec tantôt plus, tantôt moins de force, dans le tronc de la veine-cave. La pression que le diaphragme & les muscles abdominaux font sur le foie, produit le reflux de sang de ses veines dans le tronc de la veine cave. Pour appuyer cet effet, M. Bertin parle d'une expérience bien facile à exécuter, & qui lui semble décider la question ; elle consiste à faire une grande inspiration, & quand les côtes sont élevées & le diaphragme abaissé à un certain dégré, à mettre les muscles transverses du bas-ventre dans une contraction violente. Alors, continue M. Bertin, on apperçoit un gonflement sensible non-seulement dans les jugulaires & dans les veines du visage ; les veines frontales surtout, & les temporales se gonflent dans l'expiration suivante. Le sang contenu dans les sinus du foie pressé par les forces de l'inspiration, se place dans la veine-cave inférieure, dans le sinus veineux droit, & dans l'oreillette droite ; il doit donc obliger le sang de la veine-cave supérieure de remonter, & celui de la veine-cave inférieure de descendre autant que les valvules le permettent ; ou du moins, dit M. Bertin, le sang des sinus reçu dans la veine-cave, empêche ces vaisseaux de se dégorger, par conséquent ils sont dilatés par le nouveau sang qui vient des extrémités du corps, & qui n'avance qu'avec quelque difficulté, jusqu'à ce que la pression que l'inspiration fait sur le foie & les sinus hépathiques soit finie.

M. Bertin établit sur diverses preuves, que le reflux

Haller, E'em. Physiq. Tom. VI. pag. 12.

du sang ne peut être produit pendant l'inspiration, ni par la pression que le poumon droit fait sur les veines-caves, ni par la raréfaction de l'air dans les bronches, ni par la simple contraction du cœur. Il enrichit son Mémoire de diverses remarques d'Anatomie sur la distribution des rameaux de la veine-porte dans le foie, & des veines hépatiques ; sur leur communication réciproque, & sur leur aboutissant dans la veine-cave. M. Bertin ne pense pas qu'il existe aucune valvule dans l'embouchure des veines hépatiques au tronc de la veine-cave.

Second Mémoire sur la circulation du sang dans le foie du fœtus humain M. 1765.

Notre Anatomiste y décrit les veines hépatiques du fœtus, celles de la veine-cave, & principalement les petites branches de communication qui naissent de plusieurs rameaux de la veine-porte & de la veine ombilicale, que M. Bertin croit avoir découvertes. Mais avant que d'établir cette anastomose, il donne une histoire suivie des travaux des Anatomistes sur les anastomoses des veines & des arteres en général. Il nous apprend qu'il a vu, après M. Winslow, l'anastomose de l'artere bronchique avec une veine œsophagienne, & celle de l'artere bronchique avec une veine pulmonaire, que personne n'avoit encore observée jusques à lui. M. Bertin a vu trois ou quatre fois l'artere brachiale donner une branche qui s'ouvroit visiblement dans une des deux veines satellites dont elle est accompagnée. Ce genre d'anastomose qu'il avoit observé, lui faisoit espérer de découvrir celle de la veine-porte avec la veine-cave.

M. Bertin examina le foie dans divers états ; il eut enfin recours aux injections, & il vit très distinctement quelques arcades vasculaires, qu'il suivit depuis leur naissance de la veine-porte, jusqu'à leur insertion dans les veines hépatiques des branches de la veine-cave. » J'en ai trouvé, dit M. Bertin, » constamment quatre, ou cinq, ou six, & je ne doute » nullement qu'il n'y en ait beaucoup plus ; car com- » me elles sont plus petites, elles se cassent facile- » ment dans le tems qu'on les développe. Quel-

» ques unes sont très courtes; il y en a qui n'ont
» que deux à trois lignes de longueur; les plus
» longues ont quatre à cinq lignes, & environ une
» ligne de largeur : quelques-unes sont disposées en
» arcades; mais pour l'ordinaire elles sont presque
» droites, & elles marchent obliquement d'une petite
» branche de la veine porte, ou de l'ombilicale, à
» une des petites branches des veines hépatiques.

» Toutes ces branches de communication, conti-
» nue M. Bertin, sont moins difficiles à appercevoir
» qu'à conserver; si on réussit à les remplir d'injec-
» tion, elles se cassent en les développant, & leurs
» extrémités s'entortillent & se confondent dans
» cette multitude énorme de vaisseaux qui se présen-
» tent aux yeux des Anatomistes. Quand on les
» cherche sans injection, on ne distingue rien exac-
» tement; ce sont des branches vasculaires qui se
» croisent sans s'anastomoser, ou qui, après avoir
» marché quelque tems collées ensemble, se séparent
» de nouveau, & se distribuent ensuite en petits ra-
» meaux d'une finesse extrême ».

M. Bertin croit que ces anastomoses sont dans les fœtus autant de canaux subsidiaires au canal veineux d'Arantius, & que dans l'adulte, elles sont des routes qui détournent la matiere qui produiroit des obstructions. Il fait des remarques très intéressantes sur la circulation du sang dans les arteres & les veines du foie, qu'on ne consultera point sans avantage.

Troisieme Mémoire sur la circulation du sang dans le fœtus humain. M. 165.

Ce Mémoire qui est très intéressant, est divisé en quatre parties. Dans la premiere, M. Bertin tâche de prouver que tous les Anatomistes modernes regardent sans raison le grand canal placé dans la scissure transverse du foie comme un confluent dans lequel le sang de la veine porte se mêle avec celui de la veine ombilicale, & il avance que personne n'a bien connu le canal qui est à l'extrémité droite de la scissure longitudinale (*a*), qui est, selon lui, l'origine de toutes

---

(*a*) M. Bertin nomme scissure longitudinale celle qui va du lobe droit au lobe gauche, & il appelle scissure transverse celle

les veines qui se répandent dans la plus grande partie du lobe droit du foie.

La seconde partie a pour objet le cours du sang dans le foie du fœtus humain. M. Bertin y prouve que le sang de la veine-porte ne coule point dans le canal veineux, qu'il n'entre point dans le grand sinus ombilical, qu'il ne se répand point du tout dans le lobbe gauche, ni dans une partie considérable du lobe droit, & que c'est le sang de la veine ombilicale qui passe de gauche à droite, pour s'unir à celui de la veine-porte; il circule avec lui dans une partie du foie qui, suivant M. Bertin, répond à peu près à la moitié de ce viscere, & avec celui de la veine-porte, qui passeroit de droite à gauche, pour traverser avec le sang ombilical le canal veineux, & circuler ensemble dans toute l'étendue du foie. M. Bertin traite ces objets avec tant de détail & de savoir, qu'il paroît ne rien laisser à desirer.

Dans la troisieme partie, M. Bertin fait part de ses réflexions sur les rapports des quantités respectives du sang qui coule par le tronc de la veine-porte, par celui de la veine ombilicale, & par les branches de ces deux veines. Il a établi les rapports des vaisseaux du foie d'après des observations réitérées, qui l'ont déterminé à avancer que le sang ombilical a plus de vitesse que celui de la veine-porte, & qu'on doit conclure qu'il coule peu de sang par la veine porte du fœtus, tandis qu'il en coule une quantité prodigieuse par la veine ombilicale, & que le sang de la veine-porte se mêle avec celui de la veine ombilicale d'une maniere qu'il expose fort au long.

Enfin, la quatrieme & derniere partie concerne le cours du sang dans le foie de l'enfant après sa naissance. M. Bertin prouve qu'après la naissance le sang coule des rameaux de la veine-porte dans ceux de la veine ombilicale, ce qui est contraire à l'opinion de ceux qui pensoient que les rameaux de la veine ombilicale s'obliteroient ainsi que leur tronc après la ligature de la veine ombilicale, & que la veine-porte devenoit alors

qui va de devant en arriere, & qui partage le foie en lobe droit & en lobe gauche.

la seule veine du foie. Mais comme, suivant M. Bertin, cette veine ne fournit tout au plus que le quart des vaisseaux veineux du foie, & que par conséquent elle ne peut fournir tout au plus que le quart de la quantité totale du sang veineux qui circule dans ce grand vaisseau... il paroît évident à M. Bertin, qu'après la ligature de la veine ombilicale il ne circule dans le foie de l'enfant, que le quart de la quantité de sang qui circule pendant qu'il étoit dans le sein de sa mere.. M. Bertin croit que cette modique quantité de sang se partage après la naissance en deux colonnes qui doivent, sans doute, être bien foibles dans l'instant du partage, dont l'une continue de couler de gauche à droite, par l'extrémité du confluent que M. Bertin a fort bien décrit, & qui commence à être la branche droite du sinus de la veine porte... L'autre colonne descend de la veine porte, prend une route nouvelle, entre dans la tige de la veine ombilicale, & fournit son sang aux lobules de Spigel & aux parties voisines, &c., & il se fait ainsi un changement dans la circulation, que M. Bertin indique, & qu'on ne pourra bien connoître qu'en lisant le Mémoire dont il est ici question. Enfin M. Bertin termine son Mémoire par des recherches sur la cause qui oblitere le canal veineux. On trouvera à la fin de ce Mémoire, une planche dans laquelle on voit les vaisseaux veineux du foie, le canal veineux, le cœur dans sa position, & les principaux vaisseaux.

Sur le sac nasal ou lacrymal de plusieurs especes d'animaux. M. 1766.

M. Bertin y donne une nouvelle description des voies lacrymales de l'homme qu'il compare avec beaucoup d'avantages à celle des animaux, & y joint des observations curieuses & utiles sur l'opération de la fistule lacrymale qu'il faut puiser dans le Mémoire même de l'Auteur.

Delsch (M), Médecin de Strasbourg, soutint pour son Doctorat la Dissertation suivante :

De instrumentorum in partu difficili applicatione. Argent. 1740.

Ernsting (Arthur Conrad), Docteur en Médecine.

Nucleus Medicinæ quinque partitus. Helmſtad. 1740, 1741, in-4°.

L'Auteur y a inféré un Dictionnaire d'Anatomie & de Chirurgie pour les Commençans.

Montabourg (Pierre Rouſſin de), Docteur Régent de la Faculté de Médecine de Paris.

An in oſſium carie delendâ cauterium actuale? Paris 1740, negat. Reſp. Lud. Guill. Lemonier.

Utrum in herniis inteſtinalibus, etiam cognitâ inteſtini prolapſi læſione, operatio celebranda? 1742. affirmativè. Cette thèſe ſe trouve dans le Tom. premier de la collection des thèſes de Chirur. de M. de Haller.

An chylus & ſuccus nutritius ſimili perficiantur mechaniſmo? 1760, affim. Reſp. Carol. Sallin.

Lacloy (Jean Louis de), Docteur Régent de la Faculté de Paris.

An lien idem munus hepati, ac pulmones univerſo corpori, præſtet. Pariſ. 1740, affirm. Reſp. Petr. Lalouette.

Monnier (Louis Guillaume le), Docteur Régent de la Faculté de Médecine de Paris, Médecin ordinaire du Roi, de l'Académie Royale des Sciences, a publié quelques ouvrages d'Hiſtoire Naturelle & de Médecine, mais dont nous ne parlons point n'étant pas de notre objet : voici deux thèſes qui doivent trouver place dans cette Hiſtoire.

An in macilentis liberior quam in obeſis circulatio? Paris 1740, affirm. Reſp. Joſ. Mar. Fr. de Laſſone.

An ex vaſorum figurâ & origine, facilior aptiorque fluidorum diſpenſatio? 1741, affirm. Reſp. Joſ. Steph. Guettard.

Peaget (Leand.), Docteur Régent de la Faculté de Médecine en l'Univerſité de Paris.

An muſculorum intercoſtalium & diaphragmatis actio partim voluntaria, partim ſpontanea? Paris 1740, affirm. Reſp. Gevigland.

An ſanguis in fœtu à dextrâ in ſiniſtram cordis auriculam per foramen ovale tranſeat, non ſecus? 1741, Reſp. Jul. Buſſon, affirm.

An choroides ſit immediatum viſionis organum? 1749, Reſp. El. Fr. Grandclas.

Laurembert (Benjamin Louis Lucas de), Docteur Régent de la Faculté de Médecine.

An demersorum vitæ fomes ultimus, respiratio? Paris 1740, negat.

An aer sanguini immisceatur per pulmones? 1741, affirm.

An à diverso glandularum situ, secretiones diversæ? 1749, affirm.

VIEILLARD. Vieillard (Louis Alexandre), Docteur Régent de Paris.

An ab imminuta sanguinis velocitate in capillaribus, facilior quæcumque secretio 1740, affirm. *Resp. Petr. Jos. Macquer.*

An secretionum diversitatis causa multiplex? 1741, affirm.

An humanum corpus, totum lymphâ perfusum? 1749, affirm. *Resp.* Combalusier.

AUBERT. Aubert (M.), Médecin de la Marine à Brest, communiqua en 1740 à l'Académie des Sciences une observation, par laquelle il prouve que chez les adultes le trou ovale n'est pas exactement bouché par la valvule.

En 1742 il envoya à l'Académie une description des cornes de bélier du cerveau, beaucoup plus ample que celle que M. Winslow en avoit donnée dans son exposition Anatomique. M. Morand la jugea telle, & M. Winslow promit d'en faire usage dans la seconde édition, ce qu'il n'a point fait, la mort l'ayant surpris avant qu'elle parut ; il seroit à désirer que l'Académie des Sciences la rendît publique.

SHELDRAKE. Sheldrake (T.).

Sur un enfant monstrueux, Transact. Philosophique 1740, n°. 456.

SISLEY. Sisley (J), Chirurgien Anglois.

Sur une pierre qui est sortie par le scrotum, ibid. 1740, n°. 46, art. XVI.

MALFAL-GUERAT. Malfalguerat (Mizael), Chirurgien.

Sur une tumeur extraordinaire de la cuisse, ibid. 1740, n°. 456, art XXII.

Il l'emporta par la ligature & par l'incision.

CAGUA. Cagua (J.), Chirurgien a Plimouth-Dock

Guérison d'une plaie de tête compliquée de fracture & d'enfoncement de crâne, de déchirement de la dure-mere & de plaie au cerveau, ibid. 1740, n°. 458.

Mackarness,

Mackarness (J.), Apothicaire.
Sur une pierre extraordinaire sortie par le fondement, ibid. 1740, n°. 458, art. VIII.

Wilde (J. C.), Membre de l'Académie impériale de Petersbourg, a publié dans le Recueil des Mémoires de cette savante Société, des observations sur quelques sujets d'Anatomie, Tom. 12, 1740.

1°. Sur une veine-cave ascendante double.

2°. Sur une veine jugulaire externe triple dans sa marche, & quadruple dans son insertion.

3°. Sur une veine azigos dont le tronc étoit double.

4°. Sur un muscle surnuméraire trouvé sur la partie antérieure de la poitrine.

5°. Sur un nombre extraordinaire de tendons des muscles extenseurs des doigts.

6°. Sur la structure générale, & sur quelques variétés de l'appendice cœcale.

7°. Des remarques intéressantes sur la structure des reins succenturiaux, dont il a décrit la cavité.

Ces observations sont curieuses, & prouvent que l'Auteur connoît l'état naturel des parties, & qu'il a des connoissances très étendues sur l'Histoire de l'Anatomie.

Spoering (D.), a publié dans les Actes d'Upsal de 1740, la description d'un fœtus monstrueux.

Grashuys (Jean), Docteur en Médecine à Amsterdam, Associé de l'Académie des Curieux de la Nature, & Associé étranger de l'Académie de Chirurgie de Paris.

Exercitatio de schirrho & carcinomate, in qua etiam fungi & sarcomata pertractantur. Amstel. 1741, in-8°. & encore en Allemand.

Cet ouvrage est intéressant par les observations qu'il renferme, & par les réflexions solides de l'Auteur, qui croit que le tissu cellulaire est le siege du squirrhe & du carcinome. Ce Médecin a composé une dissertation qui a remporté le prix proposé par l'Académie de Chirurgie, sur le sujet suivant :

Déterminer ce que c'est que les remedes suppuratifs, expliquer leur maniere d'agir, distinguer leurs différentes espèces, & marquer leur usage dans les maladies Chirurgicales.

XVIII. Siec.
1741.
CRASHUYS.

Grashuys soutient que l'abcès a son siege dans le tissu cellulaire, & que la graisse est la matiere qui le forme. Cette dissertation a été imprimée séparément à Amsterdam 1747, in-8°.

On trouve de lui dans les Ephémérides d'Allemagne, plusieurs dissertations d'Anatomie ou de Chirurgie, dont on doit faire beaucoup de cas.

BUNON.

Bunon (M) Chirurgien dentiste.

Dissertation sur un préjugé concernant les maux de dents des femmes grosses. Paris, 1741, in-12.

Ce Dentiste prouve par diverses observations, qu'il est quelquefois nécessaire d'arracher les dents aux femmes grosses, & qu'on peut arracher les dents canines, sans qu'il y ait rien à risquer pour l'œil.

Essai sur les maladies des dents, où on propose de leur procurer une bonne conformation dès l'enfance. Paris, 1743, in-12.

On trouve dans cet ouvrage des réflexions sur le développement & sur l'éruption des dents: Bunon y parle d'une maladie approchante de la carie, mais qui en differe cependant à quelques égards; il la nomme *érosion*, parcequ'elle attaque les dents dans leurs propres alvéoles, & les corrompt avant leur éruption, elle est souvent la suite du scorbut, de la petite vérole, & des fievres malignes.

Expériences & démonstrations sur les dents. Paris, 1746, in-12.

L'Académie de Chirurgie ayant nommé des Commissaires pour examiner si les dents étoient attaquées de l'*érosion* dans leurs alvéoles, comme M. Bunon l'avoit avancé, celui ci leur en donna une preuve complette; & il s'en glorifie dans l'ouvrage dont je viens de rapporter le titre: il y a joint quelques observations sur les excroissances des racines des dents, sur les ulceres des alvéoles, & sur la chute d'une dent produite par la pression que la dent voisine fait sur elle

RUBERTI.

Ruberti (Angelo).

Lezzione sulla testa monstruosa d'un vitello. Naples, 1741, in-8°.

Martin (M), Docteur en Médecine de la Faculté de Montpellier, & Aggregé en l'Université de Médecine d'Avignon.

Traité de la Phlébotomie & de l'Artériotomie, recueilli des Auteurs anciens & modernes. Paris, 1741, in-12.

XVIII. Siec.
1742.
MARTIN.

L'Auteur reconnoit dans la saignée trois principales qualités, qui sont l'évacuation, la révulsion, & la dérivation, qu'il prouve par des observations qui méritent d'être consultées. Tantôt il attaque avec modestie les ouvrages de Mrs. Sylva, Senac & Quesnay, & quelquefois il en adopte les principes ; ce qui me donne lieu de croire que M. Martin a suivi impartialement sa propre opinion : cet Auteur traite de l'artériotomie fort en détail, & en recommande l'usage.

Petri (Jonas Szent).
De conditione corporum. Hallæ, 1741, in-4°.

PETRI.

Heringa (A). Médecin de Leyde.
De motu musculorum. Lond. 1741, in-4°.

HERINGA.

Bulfinger (George Bernard), célèbre Physicien de l'Académie de Petersbourg, &c.
De harmonia animæ & corporis humani maximè præstabili. Tubeng, 1741, in-8°.

BULFINGER.

Il suit l'opinion de Boheraave sur l'union de l'ame avec le corps. Bulfinger a communiqué à l'Académie de Petersbourg le Mémoire suivant.

Savoir si l'air se mêle au sang qui circule dans les poumons, p. 230, tom. 3.

Il a injecté de l'eau dans la trachée artere du poumon adhérent au cœur par ses vaisseaux, & placé dans la machine du vuide, & il l'a vu pénétrer dans les arteres & les veines pulmonaires, mais il n'a pu y introduire de l'air, c'est pourquoi il n'ose conclure que dans l'état naturel une partie de l'air qui parvient au poumon durant l'inspiration, se mêle au sang.

Buchwald (François de) Docteur en Médecine.
Thes. decad. de musculo Ruyschii in uteri fundo. Hafn. 1741.

BUCHWALD.

Ce Médecin prétend contre l'opinion de Leporinus, que le muscle de Ruysch existe, & il rapporte plusieurs exemples de placenta trouvé adhérent aux parties latérales de la matrice.

Bazin (M) Médecin de Strasbourg, mort en 1754.

Observations sur l'accroissement du corps humain. Strasbourg, 1741, in-8°.

Histoire des Abeilles. 1744, 2 vol. in 12.

Lettre au sujet des animaux appellés Polypes. 1745. in-12.

Ces ouvrages méritent l'estime des Connoisseurs; M. Bazin donne dans le premier divers rapports sur l'accroissement des parties.

Berand (Guillaume).

Disp. de synovia ejusque remediis. Heidelberg. 1741.

Schlereth (J. Burgaud).

Institutiones Medicæ. Fulda, 1741, in-4°.

Cet Auteur suit en tout la doctrine de Stahl, dont il étoit grand partisan.

Wurth.

Casus & vesicæ calculo orti descriptio. Arnstein, 1741, in-4°.

Barrere (Pierre) célebre Médecin de l'Hôpital Militaire de Perpignan, mort le 1 Novembre 1755, a publié :

Dissertation sur la cause physique de la couleur des Negres, de la qualité de leurs cheveux, & de la génération de l'un & de l'autre. Paris, 1741, in-12.

M. Barrere établit le siege de la noirceur des Negres dans l'épiderme; mais suivant cet Auteur, l'épiderme des Mores, comme celui des blancs, étant un tissu de vaisseaux, ils doivent nécessairement renfermer un suc qu'on peut dire, ajoute M. Barrere, avec quelque fondement être analogue à la bile, l'observation lui paroit appuyer ce sentiment.

M. Barrere avoit remarqué dans les cadavres des Negres, qu'il a eu occasion de disséquer à Cayenne: 1°. la bile toujours noire comme de l'encre : 2°. qu'elle étoit plus ou moins noire à proportion de la couleur des Negres. 3°. Il a observé aussi que leur sang étoit d'un ouge noirâtre, selon le plus ou moins de noirceur du teint des Mores. 4°. Il est certain, suivant lui, que la bile rentre avec le chyle dans le sang, qu'elle roule avec lui dans toutes les parties du corps, qu'elle se filtre dans le foie, & que plusieurs de ses parties s'échappent à travers les reins & autres parties du corps; pourquoi donc ne se peut-il pas faire aussi que cette même bile dans les Negres, se sépare dans le tissu de l'épiderme.

Or, l'expérience prouve, dit-il, que la bile se sépare en effet dans les petits tuyaux particuliers, puisque si on applique le bout du doigt sur la surface de la peau d'un Negre, il s'y attache une humeur grasse, onctueuse & comme savonneuse, d'une odeur désagréable, qui donne, sans doute, ce luisant & cette douceur qu'on remarque à la peau : que si on frotte cette sur-peau avec un linge blanc, elle le salit d'une couleur brune, toutes qualités affectées à la bile des Negres.

L'Auteur du Journal des Savans pour la partie de la Médecine, en a fait une très savante & très vive critique. Voyez le Journal des Savans, année 1742, mois de Fevrier.

Ornithologiæ specimen novum. 1745, in-4°.

Diverses observations anatomiques tirées des ouvertures d'un grand nombre de cadavres. Perpignan, 1751, in-8°. 1753, in-4°.

Ces observations sont intéressantes & très variées, il y en a plusieurs qui concernent les maladies du foie, &c.

Fabricius (Philippe Conrad) célébre Professeur en Médecine dans l'Université d'Helmstad, est l'auteur de plusieurs bons ouvrages d'Anatomie & de Chirurgie, qui lui méritent une place dans cette histoire.

Idea anatomes practica. Wetzlariæ, 1741, in-8°.

Cet ouvrage est rempli de remarques utiles touchant les différentes préparations d'anatomie : l'Auteur donne de nouvelles regles d'injecter, parle de divers rameaux de la portion dure de la septieme paire dont il indique les communications réciproques, & décrit le périoste interne des osselets de l'ouie, & une production du muscle sterno-mastoidien qui s'étendoit jusqu'au cartilage xyphoïde. Cet Anatomiste assure pouvoir démontrer que la cornée est composée de diverses lames d'une nature différente.

Sciagraphia historiæ physico-medicæ Butisbaci. Wetzlariæ, 1746, in-8°.

On y trouve plusieurs bonnes observations sur l'abus du trépan, & l'Auteur y donne une observation curieuse d'une carie au crane ; il a disséqué le corps de plusieurs pendus, & n'a pas trouvé les vertebres du col luxées, comme le commun des Anatomistes le pensoit.

Progr. de fœtus vivi extractione, utero prolapsu. Helmstad, 1748.

L'Auteur donne l'histoire d'un fœtus tiré vivant d'une matrice sortie en entier du bassin, l'accouchement se fit avec succès & sans instrumens. Fabricius attribue la cause d'une descente aussi considérable, à quelque vice de conformation, comme à un écartement extraordinaire des os pubis.

De cognitionis anastomoseos vasorum insigni usu. Helmstad. 1750.

Observationes nonnullæ anatomicæ. 1754, in-4°.

Sylloge observationum anatomicarum. 1759, in-4°.

Observationes in puella variolis defuncta. 1760.

Samlung von responsis. 1754. in-8°.

Zweyte Samlung. 1760, in-8°.

Je ne connois point ces ouvrages, mais M. de Haller en fait grand cas.

Zeller (Jean François) de Bohême, soutint dans l'Université de Prague,

Diss. de bile & ejus usu medicamentoso. Pragæ, 1741, in-4°.

Zeller traite dans sa thèse de presque toutes les questions de physiologie qu'il tâche de ramener à son sujet principal ; mais loin d'y réussir, il rend son ouvrage inintelligible dans plusieurs endroits par les nombreuses citations, & par la multiplicité des matieres. Il regarde la bile comme une liqueur savonneuse, & comme il exagere ses usages dans l'économie animale, il trouve dans elle la cause de presque toutes les maladies.

Hofmeister (Jean Henri) Médecin de Leyde,

De organo auditus & ejus vitiis. Leid. 1741, in-4°.

Cette thèse contient peu de nouveau, mais l'Auteur a ramassé avec beaucoup de goût ce qu'il y a de plus essentiel dans les ouvrages : il parle d'un ankilose, des osselets, de l'ouie.

Scrincus (Jean Antoine Joseph) Professeur en Médecine dans l'Université de Prague, &c.

Diss. de inflammationibus, gangræna, & sphacelo in genere. Pragæ, 1741. in-4°.

Lochnerus (Wolfgang Jacques) Médecin d'Altorf.

De præcipuis sanguinis qualitatibus ad nutritionem corporis humani facientibus. Altorf. 1741, in-4°.

Volproecht.

De saliva ejusque ortu ex parotide. Lips. 1741, in-4°.

Schulz (Christ Frederic).

De sicca corporum animalium conservatione. Lips. 1741, in-4°.

Bohlius (J. Christophe) célèbre Médecin de Konigsberg.

Via lactea corporis humani. Regiomont. 1741 & dans le T. 1. de la collect. des thès. de M. de Haller.

On y trouve une description des vaisseaux lactés très détaillée, & originale à plusieurs égards, avec une planche qui mérite l'attention des Anatomistes.

Martin (J.)

De fato senili. Leid. 1741, in-4°.

Boecler (Philippe Henri) Professeur d'Anatomie & de Chirurgie dans l'Université de Strasbourg, naquit dans cette ville le 15 Décembre 1718, d'une famille distinguée. Le 24 Avril 1732, il commença à s'appliquer aux Belles-lettres, à la Philosophie, & aux Mathématiques, & y fit des progrès si rapides, que le 16 Octobre 1736, M. Boecler soutint une bonne thèse sur l'aurore boréale, qu'il composa lui-même. Le 8 Novembre de la même année il fut reçu Maître-ès-Arts, & immatriculé dans la Faculté de Médecine, à laquelle il s'appliqua pendant cinq ans. Comme il est d'usage & une loi de l'Université, que ceux

R iv

qui sont natifs de Strasbourg, soutiennent deux thèses, l'une *sub præsidio*, qui mene au candidat, l'autre *absque præsidio*, M. Boecler soutint sa premiere le 13 Avril 1741, & la seconde le 30 Juin de la même année. Il reçut le bonnet de Docteur en Médecine le 19 Avril 1742; après son doctorat, M. Boecler entreprit divers voyages. Il vint d'abord à Paris où il fréquenta les Professeurs de cette capitale, principalement Mrs. Winslow & Ferrein. La haute réputation dont M. Lieutaud jouissoit parmi les Anatomistes, le détermina à faire un voyage pour profiter des savantes leçons que cet habile Médecin faisoit avec éclat dans l'Université d'Aix en Provence. M. Boecler en profita & se rendit ensuite à Montpellier, où l'attiroit la célébrité de l'Ecole, il y fréquenta les Médecins & les Chirurgiens les plus distingués; son ardeur pour le travail, & ses talens pour la Médecine, lui méritoient l'amitié de tous ceux qui le connoissoient.

En 1744, M. Boecler de retour en sa patrie, s'adonna à la pratique de la Médecine, & s'occupa aussi de l'étude de la Chirurgie, & de l'art des accouchemens, & le 24 Février 1748, il fut nommé Professeur extraordinaire de la Faculté de Médecine, & le 24 Février 1756, M. Boecler obtint la chaire d'Anatomie & de Chirurgie qu'il a remplie avec distinction; il mourut le 7 Juin 1759, regretté de tous ceux qui le connoissoient. Parmi différentes dissertations qu'a publié M. Boecler, les suivantes sont de notre objet.

Dissertatio sistens decades thesium medicarum controversarum. Argent. 1741, in 4°.

On y trouve quelques points d'Anatomie & de Chirurgie, qui sont savamment discutés.

De glandularum thyroideæ, thymi, & supra renalium naturâ & functionibus. Argent. 1753, def. Reebmann.

De statu animarum hominum ferorum. ibid. 1756.

Disp. extollens procerum & medicorum Argoratensium in anatomen merita. ibid. 1756.

C'est un discours que M. Boecler prononça après son élection de Professeur d'Anatomie & de Chirurgie; il prouve qu'on a cultivé avec beaucoup de soin l'Anatomie dans l'Université de Strasbourg.

Apel (Denis) Médecin de Leyde.
De oculi humani fabrica. Leid. 1741, in-4°.
Il y parle des vaisseaux du crystallin découverts par Albinus.

Sherwood (Noah.), Chirurgien.
Observations sur deux pierres remarquables tirées des reins, Transact. Phil. 1741, n°. 459.

Pott, Chirurgien.
Observations sur des tumeurs qui ont amolli les os, ibid. 1741, n°. 459.

Ettrick (Henri), Chirurgien.
Description & figure d'une machine pour réduire les fractures de la cuisse, Transaction Philosoph. 1741, n°. 459.
Cette machine est formée de roues dentées & d'un cliquet, & peut être très utile dans les fractures obliques de la cuisse.

Watson (Guillaume), de la Société Royale.
Sur des portions de poumon qui ont été expulsées par la violence de la toux, ibid. 1741, n°. 459.
Rien n'est plus suspect que cette observation.
Hydatides vuidées par le vagin, ibid. 1741, n°. 460.
Sur une grosse pierre qui a été trouvée dans l'estomac d'un cheval, ibid. 1745, n°. 475.

Bromfeild (G.), Chirurgien.
Sur un fœtus qui a resté neuf ans dans le ventre de sa mere, 1741, n°. 460.

Powel (J.), Docteur en Médecine à Pembrok.
Sur diverses matieres vuidées par les voies urinaires, 1741, n°. 460, art. VIII.
Ces matieres, suivant l'Auteur, étoient des hydatides & des concrétions semblables à des poils.

Miles (Henri).
Sur la circulation dans la queue d'une salamandre d'eau. Transact. Phil. 1741, n°. 460.

Wright (Guillaume), Chirurgien.
Observation d'une grande portion de l'os de la cuisse qui a été enlevée & réparée par le cal, idid. 1741, n°. 461. Voyez l'article DUHAMEL.

Nancy (Robert), Chirurgien.
Sur une éguille qui est entrée dans le bras d'une fem-

XVIII. Siec.
1741.
APEL.
SHERWOOD.

POTT.

ETTRICK.

WATSON.

BROMFEILD.

POWEL.

MILES.

WRIGHT.

NANCY.

me, & *qui est sortie par la mammelle*, ibid. 1741, n°. 461.

TORRÉS. Torrès (Jean Ignace), Docteur en Médecine du Royaume de Valence.

Sur le cœur d'un enfant renversé de haut en bas, Transact. Phil. 1741, n°. 461.

Cette observation se trouve dans le premier volume des Mémoires des Savans étrangers, approuvés par l'Académie Royale des Sciences.

ROBERT. Robert, Evêque de Cork, a communiqué à la Société Royale de Londres ses observations.

Sur un squelette extraordinaire, & sur un homme qui a donné à tetter à un enfant. Transact. Phil. 1741, n°. 461.

Les os du squelette étoient tous soudés ensemble, & le sujet qui a été attaqué de cette ankilose générale, a vécu plusieurs années dans cet état. Cette observation a du rapport à celle que rapporte Baader & à une autre dont j'ai parlé dans un mémoire.

COPPING. Copping, Doyen de la Société Royale, a écrit dans les Transactions Philosophiques de la même année.

Sur une ankilose générale.

Le sujet qui en a été attaqué a vécu trente huit ans dans cet état.

Sur une opération Césarienne faite par un Boucher, ibid.

On trouve à la suite de ces mémoires une histoire plus détaillée de l'ankilose générale dont a parlé Copping.

CLELAND. Cleland (Archibald), Chirurgien.

Description d'une sonde propre à remédier aux inconvénients qui ont fait abandonner l'opération de la taille au haut appareil. Transact. Phil. 1741, n°. 461.

Cette sonde me paroît très curieuse & utile. Il est encore l'Auteur d'une description de quelques éguilles propres aux opérations qu'on pratique sur les yeux, & de plusieurs instruments pour les oreilles.

CHAPITRE XVII.

Epoque intéressante à l'Anatomie.

LIEUTAUD.

LIEUTAUD (Joseph), l'un des plus grands Anatomistes de nos jours, né à Aix en Provence en 1703, Professeur Royal d'Anatomie à Aix; de la Société Royale des Sciences de Londres; appellé à Versailles en 1749 pour y remplir la place de Médecin de l'Infirmerie Royale; reçu à l'Académie des Sciences en 1752; nommé en 1755 à la place de Médecin des Enfans de France, qu'il remplit aujourd'hui avec distinction; a publié divers ouvrages qui ont acquis la plus brillante réputaiton.

Essais Anatomiques contenant l'Histoire exacte de toutes les parties qui composent le corps de l'homme, avec la maniere de les ouvrir & les démontrer. Aix 1742, in-8°. *Paris* 1766, in-8°.

C'est peut-être le Livre qui sous un moindre Volume renferme le plus de découvertes ou de bonnes descriptions; il est le fruit de longs & pénibles travaux d'un des plus judicieux Observateurs de ce siecle, & d'un Anatomiste qui a eu les plus grandes commodités pour étudier cette science : M. Lieutaud a été pendant long-temps le Médecin de deux Hôpitaux où il a ouvert un nombre prodigieux de cadavres; tantôt pour examiner la structure naturelle d'une partie, tantôt pour observer les lésions que les maladies y occasionnent.

Peu satisfait de décrire une partie, M. Lieutaud a toujours donné les moyens de la découvrir, insistant plus sur ses usages que sur les causes de son action. Il a décrit les impressions digitales du coronal, dont on n'avoit point parlé depuis Dulaurens, & il a détaillé les articulations du crane, & principalement celle des pariétaux & du temporal, d'une maniere nouvelle, claire & méthodique. Il prétend que la moëlle sert à la nourriture des os : Galien est le premier qui lui ait attribué cet usage : mais Jacques Demarque a attaqué cette opinion, & Albinus a prouvé, en dernier lieu, que les pores transverses décrits par Clopton Havers donnoient passage a des vaisseaux sanguins, & non au suc médullaire.

M. Lieutaud a proposé un tableau des articulations, & il mérite une grande attention des Etudiants, parceque les Auteurs ont extrêmement compliqué cette matiere, au lieu que ce que dit M. Lieutaud sur cet objet, est très clair, méthodique & intéressant.

M. Lieutaud y a observé que le vomer étoit une production de l'os ethmoïde, & qu'on pouvoit facilement s'en convaincre en examinant cet os dans les jeunes sujets : cette remarque est juste. Sanctorini (a) avoit déja écrit que le vomer & l'os ethmoïde ne formoient qu'une seule piece osseuse, mais aucun Anatomiste n'y avoit fait attention jusqu'à M. Lieutaud : lui-même avoit été la dupe de sa crédulité envers ses Maîtres ; il avoit dabord démontré la partie comme on la lui avoit décrite, mais il est ensuite revenu de son erreur. Le vomer n'est pas toujours perpendiculaire aux os maxillaires, & les narrines n'ont pas toujours une égale capacité. M. Lieutaud s'est convaincu par l'observation, que la cloison étoit fréquemment inclinée vers l'un ou l'autre côté : Gunzius reclame cette remarque, mais Duverney l'avoit faite avant lui.

M. Lieutaud a toujours trouvé le trou palatin antérieur bouché par les membranes de la bouche & du nez, & par les vaisseaux qui y passent; & Palfin qui a écrit le contraire, a soutenu une erreur.

M. Lieutaud a indiqué la vraie position des os des extrémités ; & les réflexions qu'il fait sur leurs mouvemens, sont aussi bonnes qu'ingénieuses : il a décrit les os sésamoïdes, & en a indiqué le nombre & la situation la plus commune : il prétend que le tissu muqueux est le siége de la couleur des Negres, ce qui est

---

(a) Vomer unum os efficit cum ethmoïde. *Observationum Anatomicarum*, cap. IV. n°. 6.

conforme à l'opinion de Santorini, & opposée à celle de Littre.

XVIII. Siec.
1742.
LIEUTAUD.

M. Lieutaud a donné une description des organes des sens, plus détaillée & plus exacte qu'on n'avoit fait: il a distingué le conduit dans lequel est logé le muscle antérieur & interne du marteau de la trompe d'Eustache: il a fait voir que le bec à cuiller n'étoit qu'une partie d'un canal, que la pyramide ne formoit point une éminence solide, mais creuse, & qu'elle varioit beaucoup, que les osselets de l'ouie étoient toujours recouverts du périoste, & il a déterminé la vraie direction & position particuliere & respective de l'aqueduc de Fallope. Je sais qu'il y a beaucoup de conformité entre la description de l'oreille de M. Lieutaud & celle de Valsalva; mais aussi M. Lieutaud ne s'approprie-t-il aucune découverte. Ses descriptions sont un exposé sûr & succint de ce qu'il a trouvé, & ceux qui ont bien vu la nature doivent avoir apperçu les mêmes objets, il s'agit de bien voir, & aucun Anatomiste ne refuse ce talent à M. Lieutaud.

Il n'attribue que deux muscles à l'oreille externe, l'antérieur & le supérieur, & prétend, & avec raison, que le marteau est fixé à la membrane du timpan par une production du périoste qui le revêt. M. Lieutaud n'admet que le muscle interne du marteau; » nous avons reconnu, dit-il, que de trois muscles » qu'on croit voir, il n'y a que celui qu'on nomme » interne qui puisse porter ce nom, les autres étant » de vrais ligamens dont la forme ne sauroit con-» venir à celle des muscles «. M. Lieutaud joint à la description du muscle interne du marteau celui d'Eustache; celle du muscle de l'étrier dont l'existence n'est point douteuse & que Varoli croit avoir découvert. Varoli n'a pas toujours adopté la même opinion sur ces muscles dans son Traité *de nervis opticis* imprimé à Padoue en 1573; il soutient que les osselets de l'ouie n'ont point de muscles, parcequ'il répugne d'attribuer du mouvement aux osselets de l'ouie qu'il croit presque soudés entr'eux, & qu'il n'y a qu'à laver ces parties avec l'eau tiede pour faire disparoître la rougeur des muscles. Varoli est si persuadé de la solidité de ces raisons que pour prouver qu'il n'y a point de muscle dans l'oreille, il dit : *quam veritatem cum ego aliquando in publicum cuidam anatomico musculos auditus jactanter ostendenti aperuissem, statim obmutuit.*

Cependant Varoli tint dans la suite un langage bien différent, non seulement il admit les muscles déja connus & décrits par les Anatomistes, mais encore il parla d'un nouveau qui est le muscle de l'étrier. Or, si l'on voit de la variété dans le même Auteur, à combien plus forte raison doit-il y en avoir dans des Anatomistes divisés par tant de motifs, les remarques de M. Lieutaud doivent les concilier.

M. Lieutaud a fait d'importantes remarques en décrivant l'organe de la vue, il comprend sous le nom de grand sourcilier les muscles frontaux & occipitaux, qui sont en effet réunis, & qui n'ont été divisés que par les Anatomistes jaloux de multiplier les êtres sans nécessité. Les quatre muscles droits de l'œil, forment suivant M. Lieutaud, un cône dont la pointe est diamétralement opposée au centre de la prunelle, & ils ont tous une égale longueur, ce qui est contraire aux remarques de M. Winslow : voyez ce que j'ai dit sur ce sujet à l'article ARANTIUS.

Notre Anatomiste croit que la chambre postérieure de l'œil est un être de raison ; « pour moi, dit-il, j'a- » voue de bonne foi, que je n'ai rien vu de semblable, » & je ne comprends même pas qu'il puisse y avoir » du vuide entre une membrane molle & une sur- » face qui a quelque convexité, &c. » M. Lieutaud se fonde sur plusieurs autres raisons pour prouver qu'il n'y a point de chambre postérieure, & elles tendent à détruire celles que les Anatomistes ont regardé comme suffisantes pour prouver l'existence de cette cavité. Verreyen avoit écrit que la chambre postérieure étoit plus petite que la chambre antérieure ; Heister qu'elle étoit d'un cinquieme plus petite, & M. Petit de Namur d'un troisieme. M. Lieutaud va bien plus loin, puisqu'il avance qu'elle n'éxiste point du tout. L'opinion de M Lieutaud étant vraie, il faut que l'uvée de l'homme soit convexe, ce qui détruit les observations du même M. Petit, qui a avancé que l'uvée de l'homme étoit plane.

En décrivant les muscles de la bouche, M. Lieutaud en diminue le nombre d'une part, & de l'autre les augmente; il n'adopte pas la division de M. Winslow de muscle orbiculaire des levres & de muscle surorbiculaire, & en effet elle me paroit répréhensible en ce que la division n'est pas établie par la nature, & que d'ailleurs les mêmes fibres du cercle qui sont supérieures vers le nez, sont inférieures vers le menton. M. Lieutaud donne une très bonne description du muscle peaucier, il fait voir qu'il s'étend jusqu'aux arcades zigomatiques, bien loin de le faire terminer à la baze de la mâchoire inférieure, comme M. Winslou & quelques autres, &c.

M. Lieutaud parle d'un nouveau muscle qu'il croit tenir la place du muscle quarré du menton, il le nomme le muscle à houppe, & en donne une description très suivie; il fait une énumération détaillée des glandes salivaires, & observe avec beaucoup de raison que le muscle connu sous le nom de myloglosse se rencontre très rarement, & toujours avec quelque variété.

Notre Auteur a simplifié la description du pharynx, il le regarde comme un grand sac musculeux tissu de fibres charnues disposées en différens sens, & qui ont leurs attaches à toutes les parties qu'elles rencontrent. Je crois que cette méthode de démontrer le pharynx est préférable à toutes les autres, premierement parcequ'elle est aussi exacte, & en second lieu parcequ'elle est plus claire & plus succincte.

On consultera avec avantage ce que M. Lieutaud a écrit sur les muscles de la luette, comme sur le contourné, sur les muscles du larynx, &c. Cet Anatomiste a vu quelquefois le médiastin incliné à droite, mais plus fréquemment à gauche; il a fait remarquer qu'on trouve sur les bronches des corps glanduleux, noirâtres, d'un assez gros volume, & très fortement attachés aux angles de ses divisions, que de ces glandes, celles qui tiennent aux grosses bronches, sont les plus considérables.

M. Lieutaud compare les duplicatures du péritoine

à celles de la peau d'une orange, fait voir qu'il n'est point percé, & qu'il n'a point de glandes, il n'admet point les glandes gastriques, & en cela son opinion n'est point conforme à celle du plus grand nombre ; il a décrit les insertions & l'étendue de l'épiploon, mieux qu'on n'avoit fait avant lui. Il s'est surpassé dans la description des muscles de l'anus & du coccyx, qui est entierement nouvelle, & que je crois de la derniere exactitude. Je ne suis point de son avis sur la structure de la matrice ; M. Lieutaud ne croit pas qu'on puisse supposer que les fibres de ce viscere soient charnues, quoiqu'elles ayent beaucoup de ressort, il seroit plus porté à croire que ce n'est qu'un entrelacement de fibres membraneuses... On doit, ajoute ce célébre Auteur, regarder la matrice comme une masse spongieuse, qui soutient la division des nerfs & des vaisseaux.

La description du cerveau est étendue, claire & une des plus exactes que je connoisse ; M. Lieutaud regarde la membrane arachnoïde comme la lame externe de la pie-mere, décrit la production supérieure des cornes d'ammon inconnue à presque tous les Anatomistes, & compare à l'ancre d'un vaisseau ce double prolongement. Arantius & Varoli avoient écrit quelque chose d'analogue, mais d'une maniere si confuse qu'on ne peut presque point les entendre. M. Lieutaud dit que les deux plans de fibres médullaires qui forment le septum pellucidum s'écartent entierement dans la plupart des sujets, pour former une cavité qui pourroit contenir une petite feve, le vuide, suivant cet Anatomiste, ne se rencontre pas toujours...

M. Lieutaud regarde l'infundibulum comme un être de raison : au lieu d'un canal, dit-il, c'est une espece de cylindre de deux ou trois lignes de hauteur, formé par la substance cendrée, & recouvert par la pie-mere : M. Lieutaud le nomme *tige pituitaire*. Cette structure s'observe dans l'homme, comme cet Anatomiste l'a le premier écrit en France, mais non dans les moutons & les veaux : je m'en suis convaincu d'après Ridley ; qui assure avoir vu qu'il n'y avoit point d'*infundibulum* dans le cerveau de l'homme l'homme... *Nullam habet manifestam cavitatem quam quidem detegere valuerim, sive insufflando, sive stylo pertentando, sed totum est substantiæ medullaris, contra quam occurrit in ovibus & vitulis). Ridcley de cerebro, cap.* VII.) Cette remarque est précieuse, & il est très extraordinaire qu'on n'y ait point fait attention : moi-même l'eussé-je peut-être laissé perdre, si je n'eusse connu la description que M. Lieutaud a donnée de la tige pituitaire : car souvent on ne trouve de découvertes dans les Anciens, que parcequ'on connoit celles des Modernes. Vieussens avoit écrit quelques années avant Ridley, que la cavité de l'entonnoir ne s'étendoit pas jusqu'à la glande pituitaire, & qu'il est, pour ainsi dire, bouché par sa propre substance ; cependant son esprit fasciné par le système qu'il avoit adopté, lui faisoit entrevoir des pores à cette cloison médullaire par lesquels il pensoit que se filtroit l'eau contenue dans les ventricules.

L'exposition des nerfs, & principalement celle des nerfs du cœur & des plexus du bas ventre, est bonne & originale en plusieurs points : M. Lieutaud dit qu'on peut regarder le filet qui vient de la sixieme paire, comme le principe de l'intercostal, parcequ'on observe quelquefois que les filets de la branche orbitaire ne s'y joignent pas ; vraissemblablement le sujet sur lequel Eustache a fait ses recherches, se trouva dans ce cas, car cet Anatomiste n'a fait dépeindre que le filet du nerf de la sixieme paire. Morgagni n'admet que ce filet de communication, & M. Haller est du même sentiment.

En décrivant les vaisseaux sanguins, M. Lieutaud fait appercevoir leur vraie position : il n'admet que trois tuniques pour la formation des arteres : la premiere appartient au tissu cellulaire : la seconde est fibreuse & formée d'un grand nombre de fibres circulaires ou spirales très étroitement unies & toujours paralleles, si l'on en excepte les ouvertures des branches où ces fibres souffrent un écartement, en décrivant plusieurs sortes de courbes dont les internes semblent donner naissance aux premiers anneaux de la branche : la troisieme tunique est l'interne, & est simplement membraneuse, de même, continue M. Lieu-

Tome V. S

taud, que celle du cœur dont on peut la regarder comme une continuité.

M. Lieutaud a trouvé dans les veines une ftructure à-peu-près égale à celle des arteres, avec cette différence, dit il, que leurs parois font incomparablement plus minces. M Senac a fait voir depuis que les fibres mufculaires des veines étoient longitudinales & non circulaires comme celles des arteres, &c. &c. M. Lieutaud fait de très bonnes obfervations fur le nombre, la pofition & la ftructure des valvules ; & la defcription que cet Anatomifte donne des vaiffeaux du baffin, renferme plufieurs détails exacts, curieux & nouveaux : M. de Haller, qui en a fenti l'importance, en recommande la lecture, lui qui en a donné une fi bonne figure....

Le Traité de Myologie, fort court par le volume qu'il occupe dans l'ouvrage, eft très long & très détaillé par les defcriptions nouvelles & nombreufes qu'il contient : M. Lieutaud n'y parle que des mufcles du tronc & des extrémités, ayant déja décrit les autres en traitant des organes ; il commence la defcription de ces mufcles par celle des mufcles de l'omoplate, parcequ'ils fe préfentent les premiers : cet Anatomifte réduit
» tous les mufcles du col, du dos & des lombes à fix pai-
» res... Les trois antérieurs de chaque côté font le *long*,
» le *fcalene*, le *quarré*, auxquels on peut ajouter le *petit*
» *pfoas*, qu'on rencontre affez fouvent : les trois pof-
» térieurs font le *cofto-cervical*, le *très long du dos*,
» & l'*oblique* épineux. M Lieutaud décrit chacun de ces mufcles avec une exactitude & un ordre admirables. Les Etudians fe forment une idée de la nature en lifant cette defcription, ce qu'ils ne fauroient faire en fuivant celles de Stenon & de M. Winflow.

Au lieu des deux mufcles jumeaux de la cuiffe, admis par tous les Ecrivains de nos jours qui ont cru ces mufcles diftincts & féparés, M. Lieutaud les connoît fous le nom de *cannelé*, parcequ'il les croit réunis, & fuivant lui, » ce mufcle eft creux dans toute fa lon-
» gueur par une goutiere qui reçoit le tendon de l'ob-
» turateur interne avec lequel il fe confond. Cette ef-
» pece de divifion a porté les Anatomiftes à en faire
» deux mufcles qu'ils ont nommés jumeaux : mais fi

« l'on prend la peine de détacher le tendon de l'ob-
» turateur interne, & de l'enlever, on verra que c'est
» sans fondement qu'on a voulu le diviser ». Cette
description est conforme à ce que la Nature offre à celui qui la consulte avec des yeux observateurs. Columbus, & plusieurs anciens avoient fait la même remarque : le nom de *marsupialis*, sous lequel ils connoissoient ce muscle, le désigne ; mais Bernardinus Genga, Anatomiste Romain, s'est expliqué d'une maniere plus expressive : je répete ses propres paroles, quoique je les aie rapportées à l'article COLUMBUS, parcequ'elles trouvent encore ici leur place : *Per cagione di questa massa carnosa, alla quale questo muscolo otturatore interno nel suo tendine vien ricevuto, come in una borsa, ed è detto ancora musculo marsupiale, sogliono quasi tutti gli Anatomici assegnar questa massa carnosa per que' muscoli quadrigemini ; ma se vogliamo separarla in due muscoli, non potra farsi senza lacerazione, che percio Marchetti la numera per un solo muscolo* (a).

M. Lieutaud a considéré les muscles triceps & biceps de la cuisse sous un nouveau point de vue, & il a donné une description du fascialata, qui prouve qu'il a plus consulté le cadavre que les livres ; car on n'avoit rien dit de si exact avant lui. C'est en suivant la même méthode, qu'il a connu que M. Winslow a pris le ligament qui donne attache au muscle qu'il appelle grand abducteur, pour un muscle qu'il a nommé, muscle metatarsien. Il a révélé plusieurs secrets de l'art mal entendu, qui consistoient à former avec les ciseaux des parties qui n'existent point dans l'état naturel : il prouve que les ligaments annulaires sont bien différents de ce qu'on a dit ou démontré jusqu'ici.

On trouve dans cet ouvrage une méthode courte & facile de disséquer les parties : elle est d'autant meilleure, qu'elle a été suivie par M. Lieutaud lui-même.

Elementa physiologiæ, juxtà solertiora, novissima-

(a) Anat. Chir. 1672, pag. 383.

que physicorum experimenta & accuratiores anatomicorum observationes, concinnata. Amstel. 1749.

M. Lieutaud a composé cet ouvrage en faveur de ses disciples, lorsqu'il professoit la Médecine à Aix.

Précis de la Médecine Pratique. Paris 1759, 1761, in-8°. 1769, in-8°. 2 vol.

Synopsis universæ praxeos medicæ in binas partes divisa. Lugd. 1765, in-4°. 2 vol. La seconde partie a été traduite en François, & a paru sous le titre :

Précis de la matiere médicale, &c. Paris 1766, in-8°.

Le *Synopsis* a été réimprimé cette année 1770, in-4°. 2 vol. avec des additions considérables, & il en paroîtra bientôt une nouvelle traduction Françoise...

Ces ouvrages dont les nombreuses éditions prouvent l'accueil favorable que le public leur a fait, appartiennent plus à l'Histoire de la Médecine qu'à celle de l'Anatomie ; cependant j'ai cru en devoir rapporter les titres, parcequ'ils contiennent diverses remarques intéressantes sur les ouvertures de cadavre, sur plusieurs maladies chirurgicales, telles que les hernies, les luxations des muscles, & l'application des topiques, &c. &c.

Historia anatomico-medica sistens numerosissima cadaverum humanorum extispicia, &c. Paris. 1767, in-4°. 2 vol.

Cet ouvrage dont l'Auteur m'a confié le soin de l'édition, & dans lequel il m'a permis d'insérer mes propres observations, est divisé en quatre livres dont le premier traite des altérations des visceres du bas-ventre ; le second de celles du cœur & des poumons ; le troisieme de celles du cerveau, & le quatrieme des lésions des parties externes. .... M. Lieutaud rapporte d'abord l'histoire de la maladie qui a occasionné la mort du sujet ; il décrit ensuite les différentes altérations des parties, telles qu'on les a observées, ou qu'il les a vues lui-même ; & l'ordre, la clarté, l'élégance du style de M. Lieutaud, & le nombre prodigieux d'observations qu'on y trouve, nous paroissent devoir rendre ce livre de la derniere utilité.

M. Lieutaud est l'Auteur de plusieurs mémoires ou

observations inférés dans le Recueil de l'Académie des Sciences.

En 1735 il communiqua la description d'une vésicule du fiel extrêmement rapetissée ; son col étoit bouché par un calcul, & le canal cystique dilaté & rempli de bile, ce qui fait conclure à M Lieutaud que si des glandes séparoient la bile dans la vésicule, ou si des vaisseaux l'y apportoient, la vésicule n'eut pas été vuide & rapetissée. Fallope qui avoit observé un fait à-peu-près semblable, s'en servit pour combattre l'opinion de ceux qui admettoient des vaisseaux hépatico-cystiques ; il prétendoit que la bile refluoit du canal cholédoque dans la vésicule du fiel, &c. M. A. Petit soutint en 1744 aux Ecoles de la Faculté une thèse en faveur de cette opinion

En 1737 M. Lieutaud envoya à l'Académie l'histoire d'un corps osseux d'environ un pouce de longueur sur un demi-pouce de largeur & de figure irréguliere, trouvé dans le côté droit du cervelet d'un jeune homme de 18 ans épileptique, mais qui ne l'étoit que depuis quelques années.

En 1738 il communiqua ses remarques sur le volume respectif de la rate & de l'estomac ; il dit avoir trouvé dans l'homme & dans plusieurs animaux vivans, que le volume de la rate dépend de l'estomac plein ou vuide : il croit que s'il est plein il la comprime & la resserre, & que s'il est vuide il lui permet de s'étendre. Cet Anatomiste pense que la rate augmente de volume par le sang qui s'y accumule lorsque l'estomac est rapetissé, & qu'elle diminue de volume, lorsque l'estomac distendu comprime la rate & en exprime le sang.

En 1752 M. Lieutaud communiqua une observation sur un jeune homme qui avoit avalé un écu de six livres, & en qui cet écu s'étoit arrêté dans l'œsophage, mais que M. Lieutaud poussa dans l'estomac avec une bougie : le malade le rendit cinq jours après avec les selles. Il parle à ce sujet d'un homme qui avaloit de semblables écus autant qu'on vouloit lui en fournir.

Relation d'une maladie rare de l'estomac, avec quel-

ques observations concernant le méchanisme du vomissement, & l'usage de la rate, M. 1752.

La maladie dont il est question, est une insensibilité de l'estomac qui a empêché le sujet de vomir, malgré les différentes préparations émétiques qu'on lui a administrées ; il mourut, & à l'ouverture du cadavre M. Lieutaud trouva le ventricule extrêmement distendu ; il profita de cette observation pour prouver que le vomissement s'opere par la contraction du ventricule plutôt que par celle des muscles du bas ventre, & moins encore par celle du diaphragme. M. Lieutaud trouva dans ce sujet le volume de la rate très petit, ce qui le confirma dans son opinion, que la rate est d'autant plus petite que l'estomac est dilaté, *aut vice versa*, &c.

Observation anatomique sur le cœur. Premier Mémoire, ibid.

M. Lieutaud décrit le péricarde, & il tâche de déterminer la position du cœur, d'après celle de ce viscere membraneux. Il croit que dans l'état vivant le cœur remplit exactement la cavité du péricarde, & comme celui-ci est dans un état de distension il empêche le cœur de se porter indistinctement vers l'un ou l'autre endroit : par cet arrangement il doit arriver que le bord antérieur & inférieur du cœur ne pourra pas s'arrondir, étant logé entre le diaphragme & le sternum, qui forment un angle aigu, & qui résistent à l'extension, au lieu que les bords postérieurs pourront s'arrondir par le peu de résistance que le poumon leur oppose.

Le cœur, suivant M. Lieutaud, a un égal volume dans la systole que dans la diastole, si on le considere ne formant qu'une même piéce avec les oreillettes ; or comme les différentes parties du cœur sont logées dans le sac que forme le péricarde, il s'ensuit que le péricarde doit toujours être également distendu ; car le cœur perd d'un côté ce qu'il gagne de l'autre.

Le péricarde, suivant M. Lieutaud, est composé de deux membranes & d'un tissu cellulaire intermédiaire qui les unit : M. Lieutaud dit que la membrane extérieure est tendineuse, & que l'intérieure qui est très fine tapisse toute la cavité du sac auquel elle est très adhérente, & fournit des capsules plus ou moins complettes à toutes les parties qui y sont renfermées; ces usages ont déterminé M. Lieutaud à la nommer *membrane capsulaire* : il décrit l'une & l'autre de ces membranes avec beaucoup de détail & d'exactitude. Il dit que le péricarde s'unit si intimement au diaphragme par le bord de sa face triangulaire, que ses fibres paroissent continues à celles de la partie tendineuse du diaphragme.

M. Lieutaud croit qu'il n'y a point d'eau dans le péricarde dans l'état naturel, & il pense que dans certaines maladies il se resserre, & gêne le cœur, & rallentit la circulation, &c. &c. M. Lieutaud rapporte l'exemple d'une suppuration abondante de la membrane capsulaire du péricarde.

Observations anatomiques sur le cœur. Second Mémoire, contenant sa description générale, M. 1752.

Le cœur de l'homme n'a pas la figure conique comme celui de plusieurs animaux, il ressemble, suivant M. Lieutaud, à une pomme de pin applatie de la base à la pointe dans une certaine étendue. M. Lieutaud fait observer que le bord antérieur du cœur est beaucoup plus aigu que le bord postérieur qui est arrondi. Il regarde les oreillettes comme des espèces d'appendices, qui sont moulées dans l'espace que les vaisseaux & les ventricules du cœur leur laissent de libre. Les oreillettes sont frangées & découpées, parcequ'il y a dans l'intérieur de petites cloisons charnues qui en moderent l'extension dans certains points plus que, dans d'autres. M. Lieutaud nomme l'oreillette antérieure ou la droite, oreillette première, & il appelle l'oreillette postérieure, la seconde oreillette. La premiere a une direction verticale, & la seconde est située transversalement : les oreillettes, suivant notre Auteur, tiennent par leur structure un milieu entre les veines & les ventricules du cœur ; leurs parois ont la ténuité des veines & sont pourvues de colonnes charnues semblables à celle du cœur, &c. &c. &c.

M. Lieutaud dit que le cœur n'a, à proprement parler, qu'une seule tunique ; si on la divise en plusieurs lames, c'est qu'on en sépare le tissu cellulaire. Ce Médecin appelle le ventricule droit premier ventricule, & il donne au ventricule gauche le nom de second ventricule. Cette dénomination est fondée sur la marche du sang & sur la manière dont les parties se présentent aux yeux de l'Observateur. M. Lieutaud blâme ceux qui disent que les ventricules du cœur sont séparés par une cloison mitoyenne : le premier ventricule est formé, suivant lui, d'un grand sac qui enveloppe le second ventricule formé d'un sac particulier, de sorte que la cloison appartient complettement au second ventricule. M. Lieutaud divise les colonnes charnues en trois classes, savoir ; en murales, transversales, & libres, &c. Il ne trouve dans les valvules tricuspides qu'un simple anneau valvuleux, ayant trois productions, qu'on a mal-à-propos regardées comme des valvules particulieres. Les valvules mitrales sont à-peu-près dans le même cas : la cavité de chaque ventricule est divisée par une cloison valvulaire, & il y a, suivant M. Lieutaud, deux cavités dans chaque ventricule : il nomme celle qui aboutit à l'oreillette, cavité auriculaire, & celle qui aboutit à l'artere, cavité artérielle. M. Lieutaud indique la manière de découvrir les parties qu'il décrit, & on voit que ce qu'il avance n'est que le résultat de ses observations.

Observations anatomiques sur la structure de la vessie. M. 1753.

La description que M. Lieutaud donne de la vessie, est entierement nouvelle ; il prouve que la lame interne est la seule qui soit capable de contenir l'urine, & il dit qu'improprement on la nomme tunique veloutée, puisqu'elle n'est formée que du tissu cellulaire. Au lieu d'une tunique charnue, que la plûpart des Anatomistes ont attribuée à la vessie, M. Lieutaud dit qu'il n'y a qu'un certain nombre de trousseaux musculeux différemment entrelacés, & dont il indique & la structure & la position. M. Lieutaud a découvert un corps spongieux de figure triangulaire, qui s'étend depuis les ureteres jusqu'au verumontanum ; il est plus épais vers sa base que vers sa pointe, ce qui lui donne la figure d'un coin, M. Lieutaud le nomme le *trigone* de la vessie, il est terminé par un tubercule qui, suivant M. Lieutaud, ressemble à la luette. Cet habile Anatomiste indique & la structure & les usages de ce trigone, avec tant d'exactitude, que sa description ne laisse presque rien à desirer; il est surprenant que des objets aussi sensibles aient échappé aux yeux des Anatomistes qui ont pris tant de fois la vessie pour le sujet de leurs recherches; il est encore plus étonnant que les Lithotomistes, qu'on peut dire avoir coupé la vessie en tous les sens, n'aient pas prévenu les travaux de M Lieutaud: il n'y a que quelques Peintres plus exacts que les Anatomistes qui les ont dirigés, qui ont grossierement dépeint le trigone, ainsi on en voit une figure très imparfaite dans les ouvrages de Graaf, dans celui de Terraneus, & dans quelques autres.

Observations Anatomiques sur le cœur, troisieme Mémoire, contenant la description particuliere des oreillettes, du trou ovale & du canal arteriel. M. 1754.

M. Lieutaud expose ici ce qu'il y a de particulier à chaque oreillette; la premiere oreillette ou la droite, est de l'aveu du plus grand nombre d'Anatomistes, plus grande que la gauche; mais il est fort difficile de déterminer par l'injection, les proportions de ses capacités; il faudroit supposer qu'on a trouvé le point d'équilibre qui existoit pendant la vie. M. Lieutaud considere dans l'oreillette les quatre orifices & les valvules, dont il donne une description très étendue & nouvelle à quelques égards: il a trouvé la pointe droite de la valvule de la veine coronaire jointe à la corne gauche de la valvule d'Eustache, & suivant cet Anatomiste, cette continuité est très manifeste dans quelques sujets où ces parties n'ont pas encore souffert: il est plus difficile, continue-t-il, de la rencontrer dans les adultes & les vieux sujets, à cause des délabremens qui y arrivent: mais on rencontre quelquefois dans ces derniers, des cordages & des réseaux qui, de la valvule d'Eustache, ou du rebord qui lui donne naissance, se jettent sur la valvule de la veine coronaire où elle avoit son attache. M. Lieutaud veut qu'on regarde alors ces cordages comme les débris communs aux deux valvules, ou les restes de leur continuité.

M. Lieutaud n'a jamais trouvé la valvule de la veine coronaire double, & il pense que ceux qui ont cru la voir telle, ont été trompés par un de ces plis. Il décrit l'oreillette gauche fort au long, indique les endroits où les parois ont plus d'épaisseur, & ceux où elles en ont moins ; il a observé que dans le fœtus, le plan de la crosse de l'aorte est presque parallèle à celui des apophyses transverses des vertebres, au lieu que dans l'adulte il approche de la perpendiculaire, & c'est de ce changement de position que M. Lieutaud déduit celui du canal artériel, & une des principales causes de son oblitération, &c.

M. Lieutaud communiqua la même année (1753), à l'Académie des Sciences, une observation très curieuse sur une tumeur de la glande thyroïde, qui comprima la trachée artere, & dont une partie s'insinua dans ce canal & produisit une suffocation subite. Il rapporte à ce sujet l'histoire d'un vrai polype assez solide & ressemblant à une petite grappe qu'on trouva immédiatement au-dessous du larynx dans le cadavre d'un enfant mort subitement. Il a eu occasion de voir un autre polype dont il donna la description en même-temps, &c. &c. &c.

WEITBRECHT.

Weitbrecht (Josias), Professeur de Physiologie à Pétersbourg & de l'Académie Impériale de cette Ville, mérite une place distinguée dans cette Histoire, par les excellens ouvrages qu'il a publiés.

Syndesmologia, sive historia ligamentorum corporis humani. Petropoli 1742, in 4°. cum fig. & traduit en François par M. Tarin. Paris 1752, in 8°.

L'histoire des ligamens étoit à peine ébauchée. Les Anciens avoient très peu écrit sur cette matiere. Charles Etienne Riolan, & en dernier lieu M. Winslow, sont ceux qui y ont travaillé avec le plus de soin : mais bien loin d'avoir épuisé les objets qui appartiennent à la syndesmologie, ils en avoient omis un grand nombre, que M. Weitbrecht a recueilli avec beaucoup d'avantage.

M. Weitbrecht avoit commencé son ouvrage long-temps avant que parût l'Exposition Anatomique de M. Winslow, & il dit dans sa Préface, qu'il trouva dans l'ouvrage de cet excellent Anatomiste, la description de plusieurs ligamens qu'il se flattoit avoir découverts; c'est ainsi que deux hommes doués d'un esprit juste & clairvoyant, & persuadés de la nécessité de leurs travaux, ont couru vers le même objet, & l'ont rencontré. M. Weitbrecht trouva donc dans l'ouvrage de M. Winslow, un nouveau degré de certitude sur plusieurs descriptions qu'il se proposoit de donner; mais M. Winslow avoit oublié un grand nombre de ligamens que M. Weitbrecht décrit dans cet ouvrage : il est divisé en six sections; dans la premiere, l'Auteur traite les ligamens en général; dans la seconde, il décrit les ligamens des extrémités supérieures; dans la troisieme, ceux de la tête; dans la quatrieme, ceux du tronc; dans la cinquieme, ceux des extrémités inférieures; & dans la sixieme, les ligamens qui fixent d'autres parties que des os. Ces sections sont remplies de découvertes, & de nouvelles descriptions des ligamens connus des autres Anatomistes. M. Weitbrecht a donné plusieurs nouveaux noms, & il a fait dépeindre tous les ligamens qu'il a décrits dans trente-six Planches supérieurement exécutées.

On trouve à la fin de cet ouvrage, différents discours que l'Auteur a prononcés en Public; il y en a un dans lequel il traite de la vue & de la nature des couleurs.

Weitbrecht est l'Auteur de plusieurs Mémoires insérés dans les actes de Pétersbourg.

Sur l'action des muscles relativement à leur direction. Tom. IV. pag. 234.

Il y traite particulierement des mouvemens du pouls, donne de nouveaux noms à ses articulations, & fait quelques bonnes remarques sur la structure, la position & les usages des muscles lombricaux & interosseux; il a vû le palmaire grêle manquer dans un sujet pourvu d'une aponevrose palmaire, & il croit que dans l'état naturel, le tendon du muscle palmaire se divise en deux, dont l'un adhere au ligament annulaire, & l'autre à l'aponevrose.

Description d'un ligament commun des clavicules. Tom. IV. pag. 555.

Ce ligament s'étend d'une clavicule à l'autre, & est très fort, Weitbrecht dit l'avoir trouvé double; il se flattoit de la découverte, mais il vit que ses prétentions étoient vaines, en lisant le sixieme Chapitre de l'Ostéologie du Manuel Anatomique de Riolan; car cet Anatomiste a connu le ligament des clavicules, *inter se juncta sunt ac revincta, interventu robusti ligamenti*: cette observation fait honneur à Riolan, sans diminuer celle de Weitbrecht, qui réhabilite ce ligament qui étoit inconnu de nos jours, quoique la description s'en trouvât dans un Livre, dont tant d'Anatomistes se piquent de citer l'Auteur; mais on ignore à un tel point l'histoire des découvertes, que plusieurs Ecrivains modernes accordent à Weitbrecht celle du ligament interarticulaire, quoique lui même l'attribue à Riolan.

Observations Anatomiques. Tom. IV. pag. 258.

L'Auteur y traite de deux muscles surnuméraires, l'un de la poitrine & l'autre du bas ventre; d'une oblitération des deux trompes de Fallope dans une femme qui avoit eu un enfant; de deux ureteres trouvés d'un seul côté, d'une obliquité de la matrice, d'un abscès à la racine de l'aorte, du trou ovale; existant dans un âge avancé.

Sur la figure & la situation de la vessie. Tom. V. pag. 194.

M. Weitbrecht y donne les vraies dimensions de la vessie; suivant lui, la ligne qu'on tireroit du fond de la vessie au col, est plus longue que celle qu'on tireroit de droite à gauche, & celle-ci plus longue que celle de devant en arriere, le fond de la vessie est moins ample que l'extrémité supérieure, & l'uretre naît de sa partie antérieure & inférieure; l'extrémité inférieure de la vessie qui couvre les vésicules séminales, est plutôt applatie qu'arrondie.

Notre Auteur croit que lorſque l'homme eſt debout, la veſſie eſt plutôt placée ſur les os pubis que ſous eux, comme quelques Anatomiſtes l'ont dit ſans faire attention à la poſition des os du baſſin, & juſtifie Veſale d'avoir appellé l'endroit de la veſſie où l'ouraque s'atache, *humillimam veſicæ ſedem*, & l'eſpace applati *fundum*, ce qui ſe trouve vrai dans le ſens de Weibrecht.

Cette deſcription eſt intéreſſante : on obſervera cependant avec l'Editeur des Mémoires de Petersbourg, que Morgagni avoit fait en 1728, dans ſes Epîtres, des remarques à-peu-près pareilles ; mais M. Weitbrecht n'avoit point vû l'ouvrage, il a d'ailleurs ajoûté à ſon Mémoire une bonne figure qui ne ſe trouve point dans les Lettres Anatomiques de M. Morgagni.

Sur les marques diſtinctives des os. Tom. v. pag. 234.

On y lit une ſuccinte deſcription, des os, qu'on pourroit confondre avec d'autres, par exemple des vertebres des côtes, des os du carpe, métacarpe, tarſe, métatarſe, &c.

Sur les cœurs velus. Tom. vi. 1729. pag. 268.

Cet Anatomiſte a trouvé pluſieurs cœurs hériſſés de concrétions graiſſeuſes velues en apparence, dont il a voulu connoître la nature, tantôt en les faiſant macérer, & tantôt en les ſoumettant à l'action du feu..... Les expériences lui ont appris que ces concrétions étoient formées par la ſéroſité même du ſang.

M. Weitbrecht applique cette remarque aux concrétions qu'on trouve ſur la ſurface du poumon ou de la plevre, & qui collent ſouvent ces parties enſemble : on trouve de pareilles altérations à la ſuite de l'inflammation, dans preſque toutes les parties qui en ont été le ſiége.

Diverſes remarques phyſiologiques ſur la circulation du ſang. Tom. vi. pag. 276.

Weitbrecht entreprend de prouver que le cœur ne peut être le ſeul mobile du ſang : il compte beaucoup ſur l'action des arteres, & il adopte l'opinion de Michelotti, sur plusieurs points relatifs à ce méchanisme.

Diverses réflexions physiologiques sur la circulation du sang. Tom. VII. pag. 283.

M. Weitbrecht y recherche les causes qui poussent le sang, & les résistances qui s'opposent à son mouvement circulatoire...

Il tâche de prouver que la quantité de sang qui est poussée dans les arteres par la contraction du ventricule gauche du cœur, peut à peine dilater les arteres d'un cinquieme de ligne, quoique la dilatation qu'on observe par le tact dans les arteres des poignets & des tempes, doive être au moins d'une ligne pour produire un battement si sensible ; c'est ce qui lui a donné lieu de conclure que l'on ne peut attribuer la pulsation des arteres à la dilatation de leurs cavités, par la quantité de sang qui les pénetre & qui leur est envoyée par la contraction des ventricules du cœur. M. Weitbrecht croit que les arteres ne battent pas toutes au même instant, mais successivement ; il pense que le battement est produit par le choc de toute l'artere déplacée, & non pas seulement par l'écartement de ses parois, ou bien que les arteres se font sentir au doigt & par le sang qui les pénetre, & par leur déplacement.

Observations anatomiques sur l'action des muscles frontaux occipitaux des paupieres & de la face. Tom. VII pag. 331.

On y trouve une nouvelle description de ces muscles : M Weitbrecht prétend que les muscles frontaux & occipitaux ne sont que contigus & non continus à l'aponevrose qui revêt le haut du crâne : il parle de la coëffe aponevrotique fort au long, & décrit un faisceau musculeux placé au-dessous du menton sur les attaches antérieures des muscles digastriques..

Remarques sur la quantité du mouvement avec laquelle le sang parcourt ses vaisseaux. Tom. VIII. pag. 334.

Observations concernant l'Histoire & l'action des muscles des levres, de l'os hyoïde, du gosier, de la langue, du larynx, &c. &c.

M. Weitbrecht admet les muscles hyoépiglotiques, & en décrit divers autres qui appartiennent aux parties énoncées dans le titre : il change la dénomination de plusieurs, & donne la figure de quelques autres, &c. Il blâme ceux qui appellent les constricteurs du pharynx : *cephalo-salpingo-pterigo-mylo-hyo-chondro-syndesmo-thyro-crico-pharingiens*. Weitbrecht divise les constricteurs du pharynx en trois classes, comme a fait Albinus : savoir, en constricteurs du pharynx supérieur, inférieur & moyen.

Dissection d'un jeune homme qui avoit les pieds & les mains monstrueux. pag. 269.

Sur la dilatation & la contraction de la pupille. Tom. XIII. pag. 349.

L'Auteur prouve par des raisons puisées dans la plus haute Géométrie, que l'uvée se porte vers la cornée lorsqu'elle se dilate, & qu'elle s'en éloigne lorsqu'elle se resserre ; il n'admet point de fibres musculeuses circulaires, &c.

Sur la pituite visqueuse du larynx. Tom. XIV. pag. pag. 207.

M. Weitbrecht observe que les Vieillards crachent cette pituite en plus grande quantité, & il croit que l'excrétion de cette matiere prévient souvent la phthisie.

Sur la vraie dénomination des éminences mamillaires du cerveau. Tom. XIV. pag. 276.

Ces éminences ne se trouvent point dans l'homme, & M. Weitbrecht prouve savamment que l'on a fait un faux usage de l'Anatomie comparée.

Observations sur la structure de la matrice. Comment. Novi. T. 2. pag. 337.

Weitbrecht nie que l'utérus soit pourvu d'une membrane interne, il prétend qu'au lieu du muscle pareil à celui que Ruysch a décrit, il y en a deux au fonds de la matrice, l'un placé autour de la trompe droite, l'autre autour de la trompe gauche, &c. &c. On y trouve aussi quelques remarques sur la position & la structure des vaisseaux, dont il me paroît qu'on doit faire beaucoup de cas.

Barbenes (J.) Médecin de Strasbourg.

De circulatione sanguinis in adulto. Argent. 1742, in-4°.

Tabarrani (Pierre) Docteur en Médecine, & de l'Inftitut de Bologne, eft l'auteur d'un excellent ou-ouvrage intitulé.

Obfervationes Anatomicæ. Lucæ, 1742, in-8°. 1753, in-4.

Cet ouvrage eft rempli d'obfervations intéreffantes concernant l'Anatomie & la Chirurgie ; l'Auteur dit s'être convaincu par un nombre confidérable d'ouvertures de cadavres, que l'on prenoit fouvent pour luxation des vertebres, leur fracture ou la commotion de la moëlle épinaire ; il rapporte plufieurs obfervations circonftanciées touchant les anévrifmes vrais ou faux, & on lit l'hiftoire d'une dilatation prodigieufe du cœur qui produifit les plus fâcheux fymptomes, que notre Auteur explique en habile Médecin. Tabarrani parle fort au long d'une hernie crurale, de l'infertion d'un mufcle tranfverfe du bas-ventre, qui, felon lui, eft attaché aux apophyfes tranfverfes des vertebres lombaires, & non aux apophyfes épineufes. Il ne croit pas que ce qu'on nomme le ligament de Fallope ou de Poupart, foit différent des aponévrofes du mufcle oblique dépendant du bas-ventre ; cependant il dit que ce prétendu ligament forme chez les femmes une plus grande arcade que chez les hommes, & que c'eft ce qui les rend plus fujettes à la hernie crurale.

Tabarrani a toujours trouvé le mufcle tranfverfaire du col entre la partie fupérieure du mufcle facro-lombaire, & le petit complexus, &c. ce qui eft contraire à ce que M. Winflow dit à ce fujet. Tabarrani affure que les épineux & les demi-épineux du dos ne forment qu'un mufcle penni-forme, conjointement avec le long dorfal. La defcription que cet Auteur donne du cerveau eft extrêmement intéreffante : il a découvert plufieurs finus nouveaux placés entre les apophyfes pierreufes de l'os temporal & l'apophyfe bafilaire de l'occipital Il a examiné en habile Anatomifte la defcription que Santorini a donné des finus, il n'a pas toujours été du même avis, & il en releve quelques fautes avec honnêteté & favoir. Cet Anatomifte prétend que M. Winflow a eu tort de donner le nom de veine ophthalmique au premier émiffaire émissaire de Santorini, puisque c'est un sinus plutôt qu'une veine.

XVIII. Siec.
1742.

Tabarrani parle d'un déplacement du foie, & décrit plusieurs voies de communication entre les sinus, inconnues des Anatomistes qui l'ont précédé. On doit lire ce qu'il dit sur la courbure des arteres carotides dans le crane; il avoit coutume de faire macérer dans de l'eau chaude les parties génitales de la femme, & il découvroit facilement par cette méthode les glandes prostrates, dans tous les cadavres qui ont été soumis à ses recherches : il dit que les canaux excréteurs de ces glandes se réunissent en un seul tronc lequel s'ouvre dans la fossette naviculaire au devant de l'himen ou des caroncules mirtiformes. Tabarrani ne regarde point l'himen comme un être de raison, il l'a vu & démontré à plusieurs spectateurs : suivant lui, les conduits laiteux des mamelles n'ont point de valvule, & ils communiquent entr'eux ; il a trouvé le corps jaune dans l'ovaire d'une femme morte peu de tems après avoir avorté. Cet Anatomiste blâme vivement les Accoucheurs qui se pressent d'extraire le délivre de l'enfant. L'Auteur joint à cet ouvrage six planches, dont quelques-unes représentent assez bien les sinus du crane : on trouve plusieurs de ses observations dans un Journal italien.

TABARRANI.

Fournier (Jean) du Diocèse de Cahors, Docteur en Médecine de la Faculté de Montpellier, soutint sous la présidence de Fitzgerald la dissertation suivante.

FOURNIER.

Diss. de carie ossium. Mon*pel.* 1742, in-4°.

L'Auteur avoue n'avoir rien dit que ce qu'il a trouvé dans les Ecrivains, & on le croit sans peine quand on a lû sa thèse.

Narcissus (François Jacques) Médecin de Leyde.

NARCISSUS.

Disp. de generatione & receptaculis chyli. Leid. 1742, in-4°. & dans le T. 2 des thèses de M. de Haller.

On voit par la description & les figures que l'Auteur donne des veines lactées, du réservoir du chyle, & du canal thorachique, qu'ils varient dans presque tous les sujets.

Sussmilch (Jean Pierre).

SUSSMILCH.

Gottliche verordnung bey der vermehrung des mensch-

Tome V. T

chlichen geschlechts. Berlin, 1742, in-8°. & 1761, in-8°. 2 vol. augmenté.

C'est une espece de Nécrologe assez estimé de plusieurs Ecrivains ; l'Auteur y traite de la génération, & adopte l'opinion des Ovaristes.

Ould (Fulding).

A treatise of Midwifry in three parts. Dublin, 1742, in-8°.

C'est un précis de l'art des accouchemens, où l'on trouve plusieurs observations de pratique très intéressantes. Ould regarde comme très dangereuse la position de l'enfant ayant la face vers l'os sacrum, & recommande de la changer : il traite de l'obliquité de la matrice, donne la description du forceps, & blâme la pratique de l'opération césarienne, &c.

Lobe (J. Pierre) Médecin de Leyde, disciple d'Albinus.

Disp. de oculo humano. Leid. 1742, in-4°. & dans la collect. des thèses de M. de Haller, T. 6.

La description que l'Auteur donne de l'œil est étendue & extraite des meilleures sources ; on y trouve quelques remarques qui lui sont particulieres, telles, que la choroïde n'est pas divisée en deux lames, que le milieu de la cornée transparente est plus épais que la circonférence, &c.

Dilthey (Philipe Maximilien).

Observationes anatomico-physico-medica. Herborn. 1742, in-8°.

Ces observations forment un recueil de plusieurs questions medico légales.

Normandie (V. H. de) Médecin de Leyde.

De fabrica pulmonum eorumque usu. Leid. 1742.

Cornelissen (Van Ebo) Médecin de Leyde, disciple d'Albinus, a exposé la doctrine de son maître sur la structure de la langue dans la thèse suivante.

Disp. de fabrica & usu linguæ. Leyd. 1742.

Velse (Conrad) Docteur en Médecine de l'Université de Leyde.

De mutuo intestinorum ingressu. Leyd. 1742.

Cette dissertation est bien faite, l'Auteur y décrit avec exactitude les vaisseaux lactés ; & donne quelques nouvelles figures du canal thorachique.

Hampacher, Médecin de Halles.
De tubulis capillaribus. Hall. 1742.
Il explique la réforbtion du chyle dans les vaisseaux lactés.

Visvliet (Jacques Van) Médecin de Leyde.
De somni natura & causis. Leidæ, 1742.

Josselet (Pierre) Médecin de Leyde.
De vomitu. Leid. 1742, in-4°.

Lauth (J. George) Médecin de Strasbourg.
De glandula thyreoidea. Argent. 1742.

Pretorius (Mic. Frid. Wilh.
De saliva. Leid. 1742, in-4°.

Tschep (J. Frid.) Médecin de Halle.
De amputatione femoris non cruenta. Hall. 1742.

L'amputation faite à la maniere ordinaire, on fut extrèmement surpris en lâchant le tourniquet pour découvrir les arteres dont il falloit faire la ligature, de ne voir couler aucune goutte de sang : on soupçonna que les arteres étoient sphacelées, & ce doute fut réalifé ; peu de tems après par l'ouverture du cadavre On trouva dans la poitrine de ce sujet beaucoup d'eau épanchée dans la cavité gauche, & le poumon du même côté si petit, qu'il n'étoit pas plus gros qu'un œuf de poule, quoiqu'il parût sain, n'étant ni dur, ni ulcéré, ni squirrheux : il étoit si compacte qu'il égaloit par son propre poids celui du poumon sain, & que jetté dans l'eau, il s'enfonçoit, quoique l'autre surnageât ; ce qu'il y a de plus singulier dans cette observation, c'est que l'homme qui en a fait le sujet, ne s'étoit jamais plaint d'aucune difficulté de respirer.

Siegwart (George Frederic) Médecin de Halle, & fait Professeur en Médecine à Tubinge en 1752.
De sanatione ophtalmiæ. Hall. 1742.
Ce Médecin est l'auteur d'une dissertation qu'il publia à son aggrégation à la Faculté de Médecine de Tubinge.
De extractione cataractæ ultra perficiendâ. Tub. 1752.
Siegwart fait voir combien est ridicule la séparation de la Médecine d'avec la Chirurgie, puisqu'elles ont toutes deux pour objet le traitement de maladies qui ne different que par leur siege, & qui sont parfaitement

T ij

les mêmes. Siegwart fait le plus grand éloge des Chirurgiens de Paris ; mais, selon lui, ils ne se sont acquis l'estime générale, que parcequ'ils n'ont point perdu de vue l'art d'opérer partie la plus nécessaire de la Chirurgie. Après un long préambule assez éloigné de l'objet de la dissertation, Siegwart expose la méthode d'opérer la cataracte, inventée par Daviel, il lui en accorde la découverte, & en fait l'éloge le plus pompeux.

Hurlock (Joseph).
Practical treatise upon dentition. Lond. 1742, in-8°.

Le principal objet de l'Auteur est de démontrer qu'il n'est rien de plus utile, que d'inciser les gencives par dessus les dents, afin d'en faciliter l'éruption. Hurlock dit avoir fait cesser les convulsions, &, avoir, pour ainsi dire, sauvé des malades des portes de la mort en recourant à cette méthode. Cet Auteur blâme Harris d'avoir été d'une opinion contraire, & Hurlock n'a point ignoré que les dents pouvoient se carier dans l'alvéole avant l'éruption.

Lesser (Frederic Christian).
Insecto-Theologia. Haag. 1742, in-12. avec des notes de M. Lyonnet, & traduit du François en Italien. *Venise* 1751, in 8°.

Schmiedel (Casimir Christophe) célébre Médecin.
De exulceratione cordis & pericardii. Iena, 1742. in-4°.

Cette observation est singuliere.
De varietatibus vasorum. Erlang. 1744. in-4°.

Les variétés dont cet Auteur parle sont très nombreuses & très intéressantes à observer ; il a vu la veine azigos fournissant des branches de communication aux veines iliaques & aux vaisseaux spermatiques.

De habitu lymphaticorum in hepate. ibid. 1747. in-4°.

On y voit une figure des vaisseaux lymphatiques représentés sans nœud.

De controversa origine nervi intercostalis. 1747. in-4°.

Schmiedel blâme les Anatomistes qui ont écrit que le nerf intercostal ne communiquoit point avec la cinquieme paire ; il assure au contraire avoir vu la communication.

De nervo intercostali. 1754. in-4°.

Anonyme. *Philos. Essay on fécondation.* Lond. 1742

C'est un système bien paradoxe, l'Auteur croit que la semence de l'homme est pleine de petits garçons, & celle de la femme de petites filles : il pense que ces deux sexes s'acrochent l'un avec l'autre, & qu'ils se combinent de maniere que lorsque les particules du mâle surabondent, il naît un garçon, & une fille, lorsque la semence de la femme prédomine.

Wislizen (Jean André)
Lapides biliosi lymphatici. Lips. 1742. in-4°.
Moseder (J. Frideric) Médecin de Strasbourg.
De vesicula fellea. Argent. 1742 in-4°
Hensing (T Guillaume) Médecin de Giessen.
Disp. de peritoneo. Giessæ, 1742. in-4°.

M. de Haller dit que Hensing doit à M Humel la plupart de ses observations sur le mesentere & le mesocolon : on y trouve cependant quelques remarques qui lui sont propres touchant l'adhérence supérieure du mesocolon, au duodenum, au ventricule, au foie, & au pancreas.

De omento & colo. Giessæ. 1745. in-4°. & dans la collection des thèses d'Anatomie de M de Haller

M de Haller l'accuse d'avoir travaillé d'après lui sans le citer : en effet, confrontez la thèse que M. de Haller a publiée sur l'épiploon, & celle de Hensing, & vous verrez que celui ci n'est souvent qu'un copiste.

Pyl (Théodore) Docteur en Médecine.
De auditu in genere Gryphiswald, 1742.

Cet Auteur, à l'imitation d'Albinus, fait voir que la membrane du tympan est formée par du tissu cellulaire.

Strohlein.
De calculis felleis. Ien. 1742. in-4°.

Bazanus (Mathieu) Président de l'Institut de Bologne, a enrichi les Mémoire de cette savante Société de ses propres observations.

De ambigue prolatis in judicium criminationibus Consultationes physico-medicæ nonnullæ. Bonon, 1742. in-4°

On y trouve quatre questions medico-légales sur

des infanticides, que l'Auteur a publiées avec Joseph Pozzi.

Sur des os de quelques animaux vivans, colorés. 121.

Bazanus a nourri plusieurs poulets avec de la garance, tantôt seule, & tantôt mêlée avec de la farine de bled : il a entrepris ces recherches d'après une lettre que Scharp avoit écrite à Molinelli, pour l'avertir de ce qui se passoit dans le tems, & avant que les Mémoires de M. du Hamel fussent parvenus à Bologne. Bazanus a découvert dans les ouvrages de Mizauld, qu'il avoit autrefois connu que les os peuvent être colorés par certains alimens, & refuse aux Anglois l'honneur de la découverte. Les résultats des expériences de l'Académicien Bolonois, sont en tout conformes à celles de M. du Hamel, excepté que les poulets qui ont servi à ces expériences ont très bien résisté, au lieu que ceux de M. du Hamel n'ont pu soutenir l'expérience, & c'est ce qui a fait dire au Secrétaire de l'Institut : *nobis autem gaudendum, qui vel rubiam minus noxiam, vel pullos habemus valentiores.*

Wolfsheimer (Simon Bernard).
De causis fecunditatis Hebræorum. Hall. 1742, in 4°.

Rau (Wolfgang Thomas).
De nævis maternis. Aldorf. 1742, in-4°.

BORDEU.

Bordeu (Théophile de), fils de M. Antoine de Bordeu, naquit à Isefte en Bearn en 1722, fut reçu Docteur en Medecine dans l'Université de Montpellier en 1743, où il enseigna l'Anatomie, pendant qu'il étoit encore sur les bancs, & y étant invité par le corps des Etudians. En 1745 il obtint les titres d'Inspecteur des eaux minérales de la Généralité d'Auch & de Pau, & celui de Professeur d'Anatomie : on le nomma Correspondant de l'Académie des Sciences en 1747, & il fut reçu Docteur Régent de la Faculté de Médecine de Paris en 1754, où il exerce la pratique de la Médecine avec le plus grand succès.

Chilificationis historia. Monspelii, 1742, in-8°.
Paris, 1757, in-8°. avec le Traité des glandes.

XVIII. Siec.
1742.
BORDEU.

Cet ouvrage peu considérable par son volume, est recommandable par les descriptions d'anatomie propres à l'Auteur, ou extraites avec goût des Ecrivains les moins connus, & par les explications physiologiques neuves & intéressantes. La description que M. Bordeu y donne des muscles qui servent à la mastication & à la déglutition, est fort exacte. Il dit avec raison que les muscles pterigoïdiens externes portent la mâchoire inférieure en avant, & non en arriere, comme des Anatomistes l'avoient avancé sans fondement ; il décrit la vraie articulation de la mâchoire inférieure, le périoste des dents, &c. M. de Bordeu s'est convaincu par ses recherches de l'existence des glandes molaires décrites par Heister ; mais il s'est assuré que leur position n'est pas telle que ce célèbre Anatomiste l'avoit avancé. Bien loin d'être placées entre les muscles masseter & buccinateur, M. de Bordeu les a trouvées beaucoup plus en arriere, semblables à des productions de la glande parotide : elles étoient placées vers la face interne de l'apophyse condyloïde de la mâchoire inférieure : elles avoient deux canaux excréteurs, qui après un certain trajet, s'ouvroient vers les dernieres dents molaires (*a*).

Les glandes salivaires ne sont point comprimées par les muscles, comme Boerhaave l'avoit avancé : M. de Bordeu s'en est assuré d'abord par l'examen anatomique des glandes, qu'il a toujours trouvées éloignées des muscles, & par l'expérience. Il a injecté de l'eau par le canal salivaire dans la parotide, jusqu'à ce qu'elle fût extrêmement gonflée ; il a en-

---

(*a*) Glandulas hasce, tribus abhinc mensibus, demonstrabamus, & observabamus harum situm apprimè non designari per voces istas inter masseterem & buccinatorem, quoniam vix attingebant musculos eos (in nostro saltem cadavere), & posterius magis ad condiloïdis processus internam faciem, quasi parotidum propagines usque reperiebantur ; unde obliqui antrorsum, emittebant canaliculos duos reptantes intra genas & circiter versus molarem superiorem ultimum, penultimumve os ingredientes, quæ notatu forte digna, &c.

suite mû la mâchoire inférieure en divers sens & avec force, sans que l'eau injectée s'écoulât par le canal de Stenon ; expérience décisive contre le système de Boerhaave.

L'expérience a appris à M. de Bordeu, qu'en soufflant de l'air, ou en injectant de l'eau dans le ventricule, on le voyoit s'élever, de maniere que sa face antérieure devenoit presque supérieure. Ce fait avoit été avancé par plusieurs Anatomistes, & en dernier lieu par M. Winflow ; M. de Bordeu en tire un nouvel avantage, &c. Enfin il semble que ce Médecin ait prévu en quelque maniere la découverte des vaisseaux lactés dans les oiseaux (a), faite par M. Hunter, Anatomiste Anglois.

Dissertatio physiologica de sensu genericè considerato. Monspel. 1742, & se trouve avec l'autre. *Paris*, 1751. in-8°.

M. de Bordeu définit la sensibilité, la faculté de percevoir les objets sensibles, ou qui sont soumis à l'empire des sens : il la rapporte entierement aux nerfs. Il descend ensuite dans des détails très instructifs & très curieux touchant le méchanisme de l'action des nerfs, dans l'ouvrage des sensations, dont il rapporte les divers sentimens concernant le siege de l'ame : il réfute assez vivement l'opinion de ceux qui regardent les nerfs comme des organes tubuleux, & l'existence prétendue des esprits animaux. Mais son principal objet se réduit à établir dans les nerfs un tel dégré d'irritabilité, qu'ils peuvent se contracter & se relâcher, & à accorder un genre de sensibilité particulier à chaque viscere : *instinctûs seu tactu specie, viscera nostra cuncta, blanda quadam vellicatione excitantur*, &c. On trouve dans cet ouvrage plusieurs remarques d'anatomie, sur la structure du cerveau, sur celle des nerfs, &c ; & l'Auteur est persuadé que le foie sert plus à la sanguification qu'on ne le pense communément. Enfin nous ne pouvons nous empêcher de témoigner notre surprise, de ce qu'on ne trouve presque aucune trace de cette dissertation dans

(a) Voyez le paragraphe 113.

les divers écrits qu'on a publiés dans ces derniers tems sur la sensibilité & l'irritabilité.

Lettres contenant des essais sur l'histoire des eaux minérales du Bearn, &c. Amsterdam, 1746.

On trouve dans ces lettres qui sont écrites avec agrément, plusieurs guérisons de maladies chirurgicales opérées heureusement par les eaux minérales de Bagneres, Bareges, Cauterès, & par les autres sources minérales de la Guyenne; ensorte que cet ouvrage peut être regardé comme le pendant de la dissertation de M. Antoine de Bordeu pere.

Recherches anatomiques sur la position des glandes, & sur leur action. Paris, 1751. in-8°.

L'Auteur ne regarde cet ouvrage que comme un essai sur l'explication d'une des plus importantes questions de l'économie animale; c'est-à-dire, le méchanisme des excrétions des différentes humeurs qui viennent du sang. En effet les Médecins, comme M. de Bordeu l'observe, savent tous que les maladies ne se terminent ordinairement que par des évacuations, ou des excrétions; & l'on sait, dit-il ailleurs, que les évacuations naturelles sont d'une nécessité absolue pour la conservation de la santé; mais on ignore le méchanisme de ces fonctions, & l'on ne connoit pas exactement les forces qui les dirigent. Ces raisons jointes à d'autres, non moins valables, ont déterminé M. de Bordeu à examiner la position des glandes, & à faire des recherches suivies sur leur action.

Le principal argument sur lequel roule cet ouvrage, c'est que les glandes ne sont nullement comprimées par les muscles voisins, comme Boerhaave l'avoit avancé, mais qu'elles séparent de la matiere du sang une liqueur par une espece de sensibilité; & M. de Bordeu s'étend sur ces expériences, dont il a parlé dans sa premiere thèse.

On trouve dans cet ouvrage des remarques nouvelles sur la position de la plupart des glandes du corps, & sur l'épiglotte; l'Auteur a observé dans plusieurs cadavres, qu'elle se prolonge comme une véritable languette fort apparente dans sa base, qui est la partie par laquelle elle tient au ligament qui la lie au cartilage thyroïde, & qui est plus épaisse que l'autre extrémité. M. de Bordeu pense que cette languette peut s'enchasser quelquefois dans l'échancrure qui se trouve sur le bord supérieur du cartilage tyroïde; il a dit que les trous de l'épiglotte se trouvent en plus grande quantité vers la base de l'épiglotte, que vers son sommet; qu'ils sont plus nombreux vers la face postérieure, que dans l'antérieure, à laquelle ils n'aboutissent pas tous; qu'il y a de petites éminences vers le bord de l'épiglotte qui la rendent comme dentelée, & que ces trous, quoiqu'en très grand nombre à la face postérieure de l'épiglotte, laissent sur son milieu un espace formant une partie mitoyenne qui divise le cartilage, & qui est sans trou; ce qui est peut-être, dit M. de Bordeu, l'effet d'une espèce de bride, ou de repli de la membrane qui couvre l'épiglotte. Ce Médecin a observé que ce repli étoit plus apparent dans l'épiglotte des brebis, que dans l'homme: il a indiqué les vraies courbures de l'épiglotte; il nous apprend qu'elle se porte des parties antérieures vers le derriere en remontant, & que le reste de l'épiglotte s'évasant, se replie vers le devant en formant une espèce de bec de grosse aiguiere, ou de demi canal, dont la cavité est obliquement en arriere & en haut: M. de Bordeu se plaint avec raison de ne pas trouver ces courbures représentées dans les figures de l'épiglotte que les Anatomistes nous ont données.

Je continue l'examen des travaux de M. de Bordeu sur l'épiglotte, parcequ'ils sont de la derniere exactitude, & qu'il est surprenant que ces observations aient échappé aux Anatomistes qui l'ont précédé. Il y a dans l'épiglotte, dit M. de Bordeu, deux parties, qui font, l'une avec l'autre, un angle plus ou moins obtus dans la face anterieure du cartilage, qui se plie & replie dans cet angle; de maniere que la portion supérieure est souvent la seule qui se meut en se couchant sur la glotte: M. de Bordeu compare cet angle à une espèce de charniere, qui n'a d'autre jeu que celui de l'élasticité du cartilage, dont la souplesse est peut-être, dit-il, augmentée par des impressions, ou des replis qui se trouvent entre ces deux faces.

M. de Bordeu croit que l'épiglotte est entourée d'une enveloppe glanduleuse, recouverte elle-même par une membrane très forte & très tendue : il présume que cette couche glanduleuse, qui est plus ou moins apparente dans divers sujets, a sa principale origine vers le ligament qui joint l'angle inférieur de l'épiglotte au cartilage tyroïde.

Suivant ce médecin, il y a dans cet endroit un petit amas de graisse qui se joint avec le corps glanduleux ; de maniere, dit-il, qu'il forme une substance, dans laquelle on voit beaucoup de rapport avec celle qu'on trouve dans les articulations, & qui ne lui paroît ni graisseuse ni glanduleuse. Ces remarques anatomiques sont nouvelles, curieuses & intéressantes. L'épiglotte remplit dans l'économie animale de si grands usages, qu'on ne sauroit assez en rechercher la structure pour les déterminer : M. de Bordeu qui en a senti la conséquence, a examiné le larynx de divers cadavres humains, & d'un grand nombre d'animaux.

Il a donné un nouveau tableau des articulations des cartilages du larynx ; il rapporte l'exemple d'une luxation particuliere des cartilages arythenoïdes, observée par M. Serane pere à l'hôpital de Saint Eloi de Montpellier. M. de Bordeu doute, en se fondant sur des raisons aussi solides qu'ingénieuses, si le cerveau est une glande, & si les nerfs en sont les canaux excrétoires, comme quelques-uns l'ont avancé : la glande pituitaire a fixé son attention ; & après l'avoir bien examinée, il ne lui a trouvé aucune des qualités des glandes ; c'est pourquoi il doute qu'elle en soit une véritable, & qu'elle mérite le nom qu'elle porte, &c.

On lit dans cet ouvrage des observations sur la glande tyroïde, nouvelles & fort curieuses, qui prouvent, selon l'Auteur, qu'il y a une communication réciproque entre l'intérieur de la trachée artere & la tyroïde. M. de Bordeu croit pouvoir admettre des conduits tyroïdeo-tracheaux, & il se fonde sur plusieurs observations qu'on doit lire dans l'ouvrage même.

Enfin il présume que le tymus & les glandes sur-rénales se flétrissent après que l'enfant a respiré, parcequ'elles ne reçoivent plus de sang, &c ; que certaines glandes ont une analogie avec d'autres, soit par leur structure, soit par la liqueur qu'elles séparent de la masse du sang, &c.

Dissertation sur les écrouelles. Paris, 1751, in-12. dans le tom. 3 des Mémoires des prix, & en 1767, in-12, sous le titre de :

L'usage des eaux de Barèges & du mercure pour les écrouelles, ou dissertations sur les tumeurs scrophuleuses.

Cette dissertation a remporté le prix proposé par l'Académie royale de Chirurgie, en 1751.

Déterminer le caractere des tumeurs scrophuleuses leurs especes, leurs signes, leur cure, dans le tome III. des titres des Prix.

M. de Bordeu conseille contre les écrouelles l'usage du mercure & des eaux de Barèges, d'après plusieurs observations décisives. On y trouve des exemples sur plusieurs plaies, & ulceres; dont le virus scrophuleux a retardé la guérison, & qu'on n'a guéri qu'en recourant au secours que l'Auteur propose.

Aquitaniæ minerales aquæ. Paris, 1754.

» Cette dissertation, dit l'Auteur qui en a donné l'extrait dans le Journal des Savans, au mois de Mai 1754, » est une thèse très longue & très savante, » que M. de Bordeu a soutenue aux Ecoles de Méde-» cine de Paris « : elle est divisée en cinq parties ou paragraphes. De toutes ces parties, la premiere qui ressortit le plus à notre objet, traite de la physiologie du corps humain · nous ne pouvons dire qu'en racourci, qu'il seroit à souhaiter que les semences de la doctrine qu'elle renferme sur la santé & les maladies, fussent plus répandues qu'elles ne le sont ; nous ne doutons pas que la Médecine clinique n'en reçût plus d'avantages, que des théories vulgaires ; c'est pourquoi nous nous faisons un vrai plaisir d'annoncer que M. de Marque, Médecin de la Faculté de Bordeaux, s'occupe actuellement à un commentaire sur cet ouvrage de M. de Bordeu, commentaire, qui ne pourra qu'être accueilli avec satisfaction du Public.

Recherches sur le pouls par rapport aux crises. Paris, 1756, in-2; 1768, in-12, 2 vol.

Cet ouvrage est rempli d'observations fort intéressantes sur le pouls critique, dont l'Auteur établit plusieurs nouvelles especes, adoptées aujourd'hui d'un grand nombre de Médecins célebres. Solano & Niel avoient traité cette matiere, mais avec tant d'obscurité, que M. de Bordeu peut passer pour le créateur de cette partie de la Médecine, à l'histoire de laquelle appartient un plus long extrait de son ouvrage.

Recherches sur quelques points d'histoire de la Médecine, & concernant l'inoculation. Liege. Paris, 1764, in-8°.

L'innoculation n'est pas le principal objet de cet ouvrage, comme le titre sembleroit l'annoncer. M. de Bordeu, à qui le Public l'accorde, y traite des différentes sectes de la Médecine qui se sont élevées depuis son origine jusques à nous: il prouve que les plus grands Praticiens ont été Empyriques; & ce qui est déplorable pour l'esprit humain, que les plus célebres ont été persécutés par leurs contemporains. Il rapporte l'histoire tragique de Vesale d'une maniere aussi touchante qu'ingénieuse.

Il examine les divers systêmes de médecine, & il insiste beaucoup sur la liaison de la Théologie & de la Jurisprudence avec la Médecine, &c. &c.

Recherches sur le tissu muqueux, ou l'organe cellulaire, & sur quelques maladies de la poitrine. Paris, 1767, in-12.

La ressemblance que l'Auteur trouve dans le tissu cellulaire, examiné au microscope, avec la gelée de viande, & ce que les Chymistes appellent le corps muqueux des végétaux, le détermine à appeller le tissu cellulaire *tissu muqueux*. M. de Bordeu examine d'abord ce qu'est ce tissu dans le fœtus le moins formé, & ce qu'il devient dans les adultes. Le muscle d'un poulet, dit-il, n'est dans les premiers temps de l'incubation qu'une espece de bouillie, un corps mollasse qui lui a paru homogene, & dans lequel il n'a distingué ni fibres, ni vaisseaux; les fibres, dit-il, paroissent ensuite, ou du moins le total du muscle n'est pas aussi égal & aussi ressemblant à un morceau de pâte ; ses parties se divisent & viennent à se séparer les unes des autres ; elles acquierent une organisation plus évidente. Enfin les fibres & les vaisseaux se démontrent évidemment, & il reste dans leurs interstices de la substance gluante plus ou moins tenace, qui est la vraie substance cellulaire.

Les cellules dont les Anatomistes ont parlé ne sont pas telles qu'on pourroit se le représenter à la simple dénomination ; on doit, suivant M. de Bordeu, les comparer aux intervalles que laissent entr'eux les amas de laine ou de filasse. C'est avec les fibres du tissu muqueux, que ce Médecin forme les différentes parties de notre corps. La substance cellulaire n'a point de fibres ni de vaisseaux qui lui soient propres, ou qui entrent dans sa composition : elle les soutient, ou leur donne passage, & en reçoit même certaines propriétés ; mais cette substance cellulaire, n'est pas plus tissue de fibres, que la toile qui se fait sur le lait, ou bien que les membranes qu'Hippocrate avoit vu se former au moyen du sang battu dans l'eau chaude ; ce que M. de Bordeu dit avoir été proposé par des modernes comme une découverte.

Notre Auteur décrit les différens interstices des fibres ; & pour en prouver l'existence, il veut qu'on fasse glacer un morceau de muscle bien macéré, afin d'en examiner les glaçons, que l'on voit pour lors avoir des figures fort inégales & fort irrégulieres, se toucher les uns les autres ; ce qui lui paroît démontrer la communication qu'il y a d'une portion à l'autre dans la substance cellulaire. M. de Bordeu indique quelques autres moyens pour découvrir cette même communication. Il croit que le tissu muqueux se nourrit, s'entretient & s'étend par *juxtaposition*; que la constitution, l'état & la disposition primitive des fibres sont les mêmes ; que chaque organe est composé d'un même nombre de fibres dans les adultes des deux sexes, comme dans les enfans Ainsi M. de Bordeu adopte l'opinion de Leewenhoeck.

Il recherche la structure du tissu muqueux dans la plupart des organes du corps. C'est dans son ouvrage même qu'il faut lire les détails dans lesquels il entre : il croit que le tissu cellulaire contribue à la formation des grains charnus d'une plaie qui tend à fe cicatrifer, & il reconnoît la ftructure du tiffu cellulaire dans les membranes de notre corps. Le péritoine forme une poche, la plévre deux poches, & la pie-mere une poche différente. M. de Bordeu trouve une telle diftribution dans le tiffu cellulaire, qu'il croit devoir les comparer à d'autres poches qui revêtent les membres, les mufcles, leurs trouffeaux & leurs fibres; il décrit les communications réciproques de ces mêmes poches ; & après des remarques très détaillées, il avance qu'il eft aifé de montrer que les dérangements de la plévre font plus d'impreffion fur la partie fupérieure du corps, le vifage, les bras & les mains, que ceux du péritoine; que ceux-ci agiffent beaucoup fur les parties inférieures, &c. &c. M. de Bordeu fait une application de fes recherches fur le tiffu muqueux, à quelques aphorifmes d'Hippocrate touchant les métaftafes, douleurs fympathiques, &c. &c., qu'on ne peut empêcher de trouver très judicieufes & très intéreffantes pour la pratique.

XVIII. Siec.
1742.
BORDEU.

M. de Bordeu eft l'auteur d'un excellent Mémoire que l'Académie Royale des Sciences a jugé digne d'être imprimé dans le recueil des Mémoires préfentés par les Savants Etrangers.

Recherches anatomiques fur les articulations des os de la face, tom. II. p. 13.

Les différentes coupes & les articulations des os de la face, & de plufieurs des os du crâne, m'y paroiffent mieux décrites que dans aucuns des ouvrages que j'aie confultés. M. de Bordeu indique jufqu'à quel point les os contribuent à fe maintenir mutuellement dans leur pofition. Ce qu'il dit fur l'ufage des os de la pomette & des os du palais, mérite de la confidération.

Recherches fur l'opinion de M. Aftruc, au fujet de la maladie qu'il nomme Rachialgie, *& qui eft vulgairement appellée colique de Poitou*. Journal de Médecine. Mars 1762.

Nous plaçons cette differtation dans l'Hiftoire de l'Anatomie; quoiqu'elle en foit affez éloignée par fon titre ; parcequ'elle contient l'hiftoire de neuf ouvertures de cadavres de personnes mortes de la colique de Poitou, &c.

1742. Le mot *crise* du Dictionnaire encyclopédique appartient à M. de Bordeu.

BRUYER. Bruyer d'Ablaincourt (Jean Jacques) de Beauvais, Docteur en Médecine de l'Académie d'Angers, mort le 24 Octobre 1756.

Dissertation sur l'incertitude des signes de la mort, & l'abus des enterrements & embaumements précipités. Paris, 1742, 1749, 1 *vol. in* 12. & traduit en Suédois, & augmenté par Tillæus, *Stokholm*, 1751, *in* 8°. & en Allemand, par Jancke, *Copenhague*, 1754, *in*-8°.

Mémoire présenté au Roi . . . . au sujet des enterrements & embaumements. Paris, 1745, 1749, *in*-8°. avec le précédent.

Le fonds de ces Ouvrages est extrait de la savante these que M. Winslow avoit donnée sur l'incertitude des signes de la mort. M. Bruyer conclud qu'il n'y a pas de vrais signes pour la connoître. Il rapporte dans son Ouvrage une suite fâcheuse d'observations qui prouvent qu'on a enterré vivants une multitude de sujets.

M. Bruyer a donné une traduction de l'ouvrage de Deventer sur le manuel des accouchements, à laquelle il a joint une préface où il compare le livre de ce Médecin à tous ceux des Auteurs François qui ont écrit sur les accouchements, & il ne craint pas de lui donner la préférence.

VESTPHAL. Vestphal (André).

Existentia ductuum hepatico-cysticorum. Griphiswald, 1742, *in*-4°.

L'Auteur donne une description de la vésicule du fiel, & admet dans l'homme l'existence des canaux hepatico-cystiques.

MEINER. Meiner (Henri), Oculiste.

Liste delle operazione fatte dal S. HENRICO MEINER, *& scielta delle piu singolari guarigioni fatte in Torino sulle malattie dell' occhi.* Turin, 1742.

ANONYME. Anonyme. *Dissertation sur la question, savoir lequel est préférable de l'usage des Sages-Femmes, ou des*

des Chirurgiens dans les accouchements. Sans nom de lieu, ni date du temps de l'impression.

L'Auteur y soutient que l'Art des Accouchements ne doit être confié qu'aux femmes, à moins d'une nécessité absolue : il se fonde sur un passage de S. Paul.

Vilars (Abraham François Léon Col de), Docteur Régent de la Faculté de Médecine de Paris.

An a vorticoso motu, sanguinis calor ? Paris 1742, affirm. *Resp.* Guil. Ruellan.

Bercher (Pierre), ancien Doyen de la Faculté de Médecine.

An a valvulis intestinorum, chymi progressionis determinatio ? Paris 1742, negat. *Resp.* Dion. Ponchon

An ab uteri, ejusque vasorum perpendiculari situ, menstrua mulierum purgatio ? 1749, affirm. *Resp.* Joh. Fr. Clem. Morand.

An sua sit in cerebro cuique ideæ fibra ? 1763, affir. *Resp.* Francis. Jos. Collet.

Schacher (Polyc. Fred.).

De lacte virorum & virginum. Lips. 1742, in-4°.

Langguth (George Augustin), Professeur en Médecine dans l'Université de Wittemberg.

De motu peristaltico. Witteberg 1742, in-4°.

Il assure que l'œsophage & les gros intestins ne jouissent point du mouvement vermiculaire, & qu'on ne l'observe que dans les intestins grêles.

De luce ex pressione oculi. Witteberg. 1742, in-4°.
Meditationes de circulatione sanguin. ib. 1743, in-4°.
De arteriæ efficacia ab officio cordis remota, ibid.

L'Auteur soutient que le sang est poussé vers les extrémités du corps par la seule force des arteres.

De fractura patellæ & genu, ibid. 1745, in-4°.
De usu siphonis anatomici parum anatomico, ibid. 1746, in-4°.

Langguth y fait une critique de la machine de Wolfius.

De humoris saccati per solos renes percolatione, ibid. 1745, in-4°.

L'Auteur prétend que les reins seuls séparent l'urine, & qu'il n'y a point de voies particulieres des intestins à la vessie. Langguth y donne une description des tuniques des intestins.

Tome V. V

De fœtu ab ipsa conceptione animato, ibid. 1747, in-4°.

De terebratione capitis chirurgia generosa, ibid. 1748.

De pilo parte corporis humani non ignobili, ibid. 1749, in-4°.

Kruger (Jean Gottlob.), célèbre Professeur en Médecine dans l'Université de Halles, des Académies des Sciences de Berlin, & des Curieux de la Nature, mort en 1760, âgé de 45 ans.

Disp. de sensatione. Hall. 1742, in-4°.

Physiologie, oder zweyter theil der naturlehre. Hall. 1743 & 1748, in-8°. augmenté & traduit en Hollandois. Amst. 1763, in-8°.

Cet Auteur tient un milieu entre les Partisans de Stahl & les Méchaniciens, quoiqu'il accorde que l'ame préside à nos fonctions ; il explique les sensations de l'ame à la faveur du mouvement des fibrilles qu'il suppose exister, & être en proportion avec les fonctions, & celles-ci avec les mouvements des fibres. Kruger pense que le sang se refroidit dans les poumons, & qu'il y circule plus lentement que dans les autres parties du corps. On lit dans cet ouvrage le résultat de plusieurs expériences sur le mouvement du cœur, que M. de Haller croit appartenir à Wodvard. Bien loin d'admettre l'opinion de Mariotte, Kruger la combat d'après quelques expériences qu'il a faites ; il dit avoir vu l'image d'un objet dépeint sur la rétine, & non sur la choroïde.

Grundriss eines neuen lehrgebandes der arzney-gelahrheit. Hall. 1745, in-8°.

Kruger propose de nouveau sa conciliation du système des Animistes avec celui des Méchaniciens.

Physico theologische betrachtung einiger thiere. Hall. 1746, in 8°.

De refrigeratione sanguinis in pulmonibus. Hall. 1748, in-4°.

Differentia elateris toni, contractionis vitalis, voluntariæ, sensibilitatis & irritabilitatis. Hall. 1754, in-4°.

Cartheuser (Jean Frédéric), célèbre Professeur en Médecine, connu par plusieurs bons ouvrages de

Médecine, a publié quelques dissertations qui lui font trouver place dans notre histoire.

De necessitate transpirationis cutaneæ. Francof. ad Viad. 1742, in-4°.

De aeris subtilioris per corpus humanum perenni circuitu, ibid. 1743.

De habitus cutanei subitâ inflatione, ibid. 1747, in-4°.

De ciborum neglectâ manducatione, 1748, in-4°.

Burton (Guillaume), Docteur en Médecine, est l'Auteur de deux histoires de cancers internes, très circonstanciées, insérées dans les *Transactions Phil.* 1742, n°. 664.

On trouve dans les Transactions Philosophiques de la même année, l'observation d'une femme qui parloit sans langue d'une maniere intelligible, n°. 464, art. 11.

Bell (George), Chirurgien, a communiqué à la Société Royale de Londres:

Observations sur les pierres des reins & de la vessie, Transact. Phil. 1742, n°. 462.

Martin (M.), Professeur en Médecine à Lausanne, Correspondant de l'Académie des Sciences, est l'Auteur d'une observation insérée dans l'Histoire de l'Académie des Sciences 1741, sur un relâchement des muscles du bras & de la tête, après une chûte dont il ne restoit aucune marque extérieure.

Juvet (M.), fils, Docteur en Médecine.

Lettre sur les opérations qu'exigent les panaris, &c. Journal des Savans 1742.

L'Auteur conseille de lier fortement les membres dont on veut faire l'amputation.

Zinn (Jean Godefroi), Professeur ordinaire en Médecine, de l'Académie de Gottingue, Membre de la Société Royale des Sciences, & de l'Académie de l'Institut de Bologne, & de celle de Berlin.

De ligamentis oculi. Gottin. 1743, in-4°.

De vasis subtilioribus oculi & cochlea aureque interna, ibid.

La plupart des faits contenus dans ces deux dissertations, se trouvent dans le traité que cet Auteur a publié sur la structure de l'œil.

Experimenta quædam circa corpus callosum, cerebellum, duram meningem, in vivis animalibus instituta. Gotting. 1749, in-4°. Dans le Tom. VII. de la Collection des thèses Anatomiques de M. de Haller, & par extrait, en François dans le Recueil des *Mémoires sur les parties sensibles & irritables.* Lausanne 1760, in-12. Tom. II.

L'Auteur y établit, d'après des expériences faites sur les animaux vivans, que le péricrâne & la dure-mere sont insensibles; que la lésion de la moëlle épiniere donne lieu à des douleurs & à des convulsions; que les blessures du corps calleux n'ont rien de particulier, & que celles du cervelet & de la moëlle de l'épine ne sont pas subitement mortelles.

Descriptio anatomica oculi humani iconibus illustrata. Gotting. 1755, in-4°.

Cet ouvrage est le plus complet & le meilleur que nous ayons encore aujourd'hui sur cette matiere: à ses propres observations, M. Zinn joint celles des Ecrivains des différents âges, & il écarte de sa description tout ce qui pourroit être problématique. Il veut que les membranes du cerveau se répandent sur le globe de l'œil, que l'iris puisse se diviser en deux lames, que la dilatation soit son état naturel, & que le resserrement s'opere par la contraction des fibres circulaires qui entourent l'uvée. M. Zinn établit sur l'observation & sur des expériences décisives, l'inégalité des chambres aqueuses de l'œil, & personne n'a décrit un aussi grand nombre de vaisseaux & de nerfs, que l'a fait ce célébre Anatomiste.

Notre Auteur a, comme M Demours, fait geler un œil pour connoître la véritable nature de l'humeur vitrée, & l'expérience lui a fourni des résultats pareils, à peu de chose près. Il a apperçu dans les yeux de quelques animaux qu'il a disséqués, une artere placée au centre de l'humeur vitrée, fournissant plusieurs rameaux à la capsule du crystallin, &c. &c.

La description des muscles des yeux est fort exacte, M. Zinn a indiqué leur véritable attache à l'orbite; il a évité l'erreur commise par Valsalva, & par Winslow, &c.

M. Zinn a publié plusieurs bons Mémoires dans les Actes de l'Académie de Gottingen.

Observations sur différentes Maladies. Acad. des Sc. de Gottin. Tom. II.

Ce Recueil d'observations est très intéressant : il y en a une sur l'œdeme des pieds causée par la compression de la veine crurale ; une autre sur un sarcome adhérent à la matrice, accompagné d'accidents singuliers ; une troisieme sur les sutures des os du crâne effacées dans une fille d'onze ans, &c. On y peut lire encore l'histoire d'une amputation du cancer faite avec succès, &c.

Observations sur des squirrhes trouvés dans le cerveau, & dans le cervelet. Ibid. Tom. II.

L'Auteur a découvert cette altération de la substance du cerveau, dans des enfans qui avoient été attaqués d'obstructions aux glandes conglobées.

Sur les tuniques & les muscles des yeux. Ibid. Tom. III.

L'Auteur y considere d'abord la route du nerf optique : parvenu dans l'orbite, il change de direction ; il s'incline en avant, se déjete vers le bas de l'orbite, & forme avec la partie du nerf optique contenue dans le crâne, une courbure singuliere ; ce nerf forme un autre contour avant de s'insérer dans le globe de l'œil ; que M. Zinn décrit avec toute l'exactitude dont un Anatomiste puisse être capable.

M. Zinn prétend que la dure-mere parvenue dans l'orbite, se divise d'abord en deux lames, dont l'une se colle à la surface osseuse, & l'autre recouvre le nerf optique ; celle-ci se sous-divise en deux autres lames : l'extérieure reçoit les muscles du globe, & l'intérieure se répand sur le globe même. La sclérotique, suivant cet habile Anatomiste, est une membrane propre & indépendante de la dure-mere, qui cependant la recouvre, & c'est, suivant M. Zinn, ce qui en a imposé à plusieurs Anatomistes. L'érudition regne dans tous les Mémoires de M. Zinn, & sur-tout dans celui-ci, c'est pourquoi on le consultera avec avantage, si l'on veut connoître les Auteurs qui ont écrit sur cette question. Cet Anatomiste remarque que la pie-mere adhere à la membrane choroïde, & que c'est là la raison pourquoi on l'a regardée comme une suite de cette membrane, quoiqu'elle ait une structure bien différente.

M. Zinn a observé que les muscles droits des yeux ne s'implantoient pas autour du trou optique, mais qu'ils adhéroient au bord externe de ce même trou : il entre dans d'autres détails fort curieux sur la structure & la position de ces muscles, mais dont je ne parle pas pour plus grande briéveté ; voyez à ce sujet ce qui a été dit aux Articles ARANTIUS, VALSALVA, & LIEUTAUD.

Sur la différence dans la structure de l'œil de l'homme d'avec celle des animaux. Ibid.

Cet Anatomiste trouve de la différence dans la position, dans la structure & dans les volumes des parties, &c. &c. Il dit que le cryftallin de l'homme est plus petit que le cryftallin des animaux quadrupedes, &c. &c. M. Zinn s'étend sur d'autres differences qu'il a observées : on peut consulter ce Mémoire qui est réellement curieux.

On trouve, dans les Actes de Berlin, un Mémoire très intéressant que Zinn a communiqué à l'Académie de cette Ville.

Sur l'enveloppe des nerfs, traduit du Latin. Mémoires de Berlin. 1753. Tom. IX.

Cet Anatomiste avance que, lorsque les nerfs sont parvenus aux trous du crâne, la dure-mere, auparavant fortement attachée aux os, se réfléchit sur eux, & leur donne une espece de gaîne ou d'étui formant un entonnoir dans lequel chacun d'eux est reçu tant qu'il est dans l'épaisseur des os, mais à l'issue des trous, la dure-mere ne les accompagne point indistinctement ; dans ceux qui, immédiatement après leur issue, continuent leur route dans les muscles, tels, dit Zinn, que le troisieme, le huitieme & le neuvieme rameaux de la cinquieme paire ; la dure-mere, parvenue à l'embouchure extérieure du trou du crâne, se sépare d'abord en deux lames : l'externe, qui a la solidité & la densité de la dure-mere, est réfléchie autour des os & se continue de la maniere la plus manifeste dans le périoste même.

L'autre lame, continue Zinn, revêt le nerf comme un étui pendant un court espace, & alors son état paroît favoriser l'opinion communément reçue: mais après avoir fait un peu de chemin avec lui, insensiblement, plutôt dans certains nerfs, & plus tard dans d'autres, elle devient plus lâche & plus mince jusqu'à ce qu'elle ne forme plus qu'une toile celluleuse qui peut se gonfler, entierement semblable à la toile celluleuse qui répond par-tout aux muscles & aux autres parties du corps humain, & qui se confond pleinement avec celle des parties circonvoisines.

Zinn étaie ce qu'il avance sur nombre d'observations, & les exemples qu'il cite sont de sûrs garants de son opinion. Le nerf optique fait une exception à ce qu'il a avancé; il est revêtu, dit Zinn, jusqu'à la prunelle, par la lame interne de la dure mere qui ne dégénere point en tissu cellulaire, & elle ne produit point la sclérotique. Zinn s'est convaincu que cette tunique est propre à l'œil, & indépendante de la dure-mere, ainsi que la choroïde l'est de la pie-mere. Cet Anatomiste promet, dans un autre ouvrage, des preuves ultérieures de ce qu'il avance, & il a tenu sa parole dans son excellent traité sur l'œil.

L'opinion la plus évidente trouve souvent des contradicteurs, sur-tout quand elle attaque les préjugés qu'on a adoptés. M. le Cat, qui avoit suivi la doctrine des Anciens dans un de ses ouvrages sur l'origine des tuniques de l'œil, crut devoir se défendre en répondant, & c'est ce qu'il a fait dans sa Dissertation sur les meninges du cerveau, qui se trouve à la suite du Traité sur le mouvement musculaire.

Mittelhauser (Lebr. Dan. Christoph.)
Disp. de nodis articulorum & incurvatione ossium rachitica. Jen. 1743.

Buckis (Charles Joseph de).
Apologia pro arte sympathetica. 1743, in-4°.

Schmidt (J. Guillaume), Médecin de Gudan.
Historia hydropici paracentesi plus quàm quadragines instituta curati. Gedani 1743, in-4°.

Ce Malade, comme le remarque M. de Haller, fut de nouveau attaqué de l'ascite dont il mourut.

Bosch (Henri de), Médecin de Leyde.

De intestinorum crassiorum usu & actione. Leid. 1743, in-4°.

BOSCH. Bosch a composé cette these d'après les leçons d'Albinus, dont il étoit le Disciple; on y trouve plusieurs remarques dont nous avons rendu compte en analysant les travaux d'Albinus.

VOIGT. Voigt (Jean Charles), Docteur en Médecine de l'Université de Giessen, Disciple de Fried célebre Accoucheur de Strasbourg.

De capite infantis abrupto, variisque illud ex utero extrahendi modis. Giessa 1743, in-4°.

Cet Auteur n'admet point l'écartement des os pubis pendant l'accouchement; il recherche les causes du décollement de la tête du tronc; examine les moyens de l'extraire de la matrice; décrit différents tire-têtes qu'on a imaginés, & donne la figure de ceux qui ont été les plus accrédités; mais aucun d'eux ne mérite son approbation excepté celui de M. Fried, &c.

WENCKER. Wencker (Christian), Médecin de Strasbourg.

De virgine per 17 annos ventriculum perforatum habente. Argentorati 1743.

L'Auteur rapporte dans cette Dissertation plusieurs cas semblables, mais non pas si extraordinaires que celui dont il s'agit.

DAOUSTENC. Daoustenc (Pierre Jacques), Médecin de Montpellier.

Dissert. de respiratione. Lugduni 1743.

HENSELER. Henseler (Jean), Médecin d'Altorf.

Disp. historia brachii prætumidi. Altorf 1743.

On n'y voyoit aucune ouverture, & cependant il en sortoit une sérosité âcre & caustique qui enlevoit l'épiderme, &c.

NIEROP. Nierop.

De libera urinæ excretione. Leid. 1743.

Ce Médecin a pratiqué lui-même l'opération de la taille, & nous a transmis plusieurs observations importantes sur cette matiere.

FISCHER. Fischer.

De modo quo se ossa accomodant. Leid. 1743.

On y trouve la Description d'une articulation singuliere.

Riet (François de), Médecin de Leyde, Disciple d'Albinus.

Disp. de organo tactus. Leid. 1743, in-4°. & dans le Tom. IV. de la Collect. des Theses de M. Haller.

Cette These est fort bonne, mais l'Auteur en doit les principaux articles à son Maître, telle est la description des papilles de la peau.

Augier (Jean), du Diocèse de Senez, en Provence, Docteur en Médecine de la Faculté de Montpellier.

Dissert. de fecundatione Monspel. 1743, in-8°.

Il y soutient qu'il y a des animalcules dans la semence de l'homme, & que les ovaires des femmes renferment des œufs prêts à être fécondés par un des animalcules de la semence virile.

Herzog (Nicolas), de Berne, Médecin de Bâle, soutint pour son Doctorat la dissertation suivante :

De generatione puris. Basil. 1743, in-4°.

Herzog prouve très savamment que les molécules qui se changent en pus, sont contenues dans le sang, & qu'elles subissent ce changement par la chaleur & le mouvement. Il a joint à cette these plusieurs remarques intéressantes sur les signes & le traitement des abcès internes.

Onymos (Joseph), de Wirsbourg, Docteur en Médecine, & disciple de Siefroid Albinus.

De naturali fœtus in utero materno situ. Lugd-Batav. 1743, in-4°. 1745, in-8°.

Il soutient que le fœtus est toujours placé dans la matrice, de telle maniere qu'il a la tête en bas & les pieds en haut : la tête répond à l'orifice de la matrice, & les pieds touchent le fond : il croit encore que les parois de la matrice sont beaucoup plus épaisses pendant la grossesse, qu'elles ne le sont dans les autres tems de la vie.

Mesnard (Jacques), Chirurgien & Accoucheur à Rouen, ancien Prevôt de sa Compagnie.

Le guide des Accoucheurs, ou le Maitre dans l'art d'accoucher les femmes. Paris 1743, in-8°. 1753, in 8°.

C'est un précis très succinct de l'art des accouchements, dont les faits sont présentés par demandes &

par réponses. L'Auteur l'a divisé en onze chapitres, dans lesquels il traite des objets qui intéressent le plus ceux qui s'adonnent à l'art des accouchements. M. Mesnard donne de nouveaux préceptes sur l'extraction du placenta. Il prouve qu'il n'est rien de plus barbare que d'enlever les os du crâne d'un enfant, dans la matrice de sa mere, lorsqu'il présente sa face au passage, & il établit qu'il ne faut pas introduire de l'eau vulnéraire & autres liqueurs analogues dans le vagin d'une femme nouvellement accouchée, quand à la suite d'un accouchement laborieux & contre nature, cette partie se trouve meurtrie. M. Mesnard a inventé un tire-tête, & quelques bandages dont il recommande l'application dans le traitement des hernies. Le style de l'Auteur est simple & expressif, & l'ouvrage est rempli d'observations.

Buta (Wenceslas Alexandre).
De ossium inflammatione. Prag. 1743, in-4°.

Dercum.
De anatomes cereæ præstantia & utilitate. Wurtzburg. 1743, in-4°.

Cet Auteur y indique les moyens pour imiter avec de la cire le cerveau, & les autres parties du corps humain.

Fosse (Frederic de la), Médecin de Leyde.
De aere vitæ & morborum causa. Leidæ. 1743, in-4°.

Hilchen (Louis-Henri Léon).
De lethalitate vulnerum in intestinis. Giess. 1743.
On y trouve l'histoire d'une blessure aux intestins, qu'on jugea mortelle.

Geisler (D.).
De motu sanguinis per vasa coronaria. Gorliz. 1743, in-4°.
On y trouve quelques expériences sur les vaisseaux exhalans du cœur, &c.

Humel (Jean), Prévôt de M. de Haller, a communiqué dans le *Commer. Litter. Norimb.* 1743, l'observation d'un seul rein.

Kerseboon (Guillaume).
Verhandeling tot een proeve om te weeten de proba-

ble menigte des volks, & tweede verhandeling & derde verhandeling. Haga. 1743, in-4°.

L'Auteur y donne une espece de nécrologe, & détermine le nombre des morts dans les divers âges de la vie.

Lauffer (J. Jacques).
De infante sine cerebro. Hall. 1743, in-4°.

Leonhart (J. Christian).
De constitutione fibrarum naturali & præpostera. Ergna. 1745, in-4°.

Mettrie (Julien Offray de la), Docteur en Médecine, né à Saint Malo le 25 Décembre 1709, mort le 11 Novembre 1751.

Institutions & aphorismes de médecine de Boerhaave, traduit en François, avec un Commentaire. Paris 1743, 8 vol. in-12, 1799, in-12.

C'est une traduction du Commentaire de M. de Haller, sur les Instituts de Médecine de Boerhaave, si imparfaite, que la plupart des passages y sont tronqués, & que certains lambeaux françois ont un sens opposé à celui du texte original ; les omissions sont en très grand nombre, ainsi que les additions ; mais il n'y regne aucun ordre : tout est interverti depuis le commencement jusqu'à la fin, & le traducteur sacrifie le bon sens & la raison, pour une prétendue belle phrase.

Histoire Naturelle de l'ame. La Haye 1745, in-4°.

L'Auteur entreprend de prouver que l'ame est matérielle, que l'homme est une espece de singe, & que celui-ci est une machine ; pour soutenir ce paradoxe, il puise dans les ouvrages des Ecrivains qu'il ne cite pas. M. de Haller se plaint de ce que cet Auteur a pillé ses propres ouvrages sans le nommer.

L'homme machine. Leyde 1748, in-12.

C'est le comble de l'irréligion, du déraisonnement & de l'orgueil : l'Auteur avoit voulu prouver, dans le premier ouvrage, que l'ame est matérielle ; il soutient ici que Dieu n'est lui-même que matiere, car il agit sur l'ame, & il n'y a, dit il, qu'une matiere qui puisse agir sur l'autre ; cependant comme il falloit rendre raison de l'action de l'ame sur le corps, l'Auteur suppose qu'il existe dans les parties un degré d'irritabilité, qu'il tâche de démontrer à sa maniere : & non seulement il allégue de foibles raisons pour établir ce dégré d'irritabilité dans les parties ; mais encore il ose s'en approprier la découverte, quoique l'exposition de cette irritabilité soit consignée dans un nombre prodigieux d'ouvrages qui ont paru avant le sien.

Ouvrage de Penelope ou Machiavel en Médecine, par Alethius Demetrius (la Mettrie) *Berlin* 1748, in-12, 2 vol.

On lui attribue encore l'ouvrage suivant.

Caracteres des Médecins 1760, in-12.

Comme l'Auteur faisoit peu de cas de la Médecine qu'il ignoroit, il a méprisé les Médecins les plus respectables, & a publié une censure indécente de leurs meilleurs écrits & de leurs actions les plus louables ; il est des gens qui croyant s'établir une réputation ne craignent point d'attaquer celle des personnes qui sont les plus dignes de leur estime & de leur respect.

Réflexions philosophiques sur l'origine des animaux. Londres 1750, in-4°.

Cet Auteur prétend que la terre engendre les animaux ; & la maniere avec laquelle il soutient son opinion est aussi singuliere & aussi bisarre, que cette opinion est absurde.

LILLIE. Lillie (Guillaume Daniel)

De auditu. Leid. 1743, in-4°.

LAMURE, Lamure (François de), né à l'Amérique, Doyen des Professeurs en Médecine de Montpellier, de la Société Royale des Sciences de cette ville.

Theoria inflammationis. Bourg. St Andeol 1743.

Quæstiones medicæ duodecim pro regia cathedra vacante per obitum D. Gerardi Fitzgerald. Monspel. 1749, in 4°.

De ces douze questions plusieurs sont chirurgicales ou ont du rapport à l'Anatomie. Dans la premiere, où il s'agit de déterminer si la contraction d'un muscle, quoique constante & permanente, provenant de la paralysie de son antagoniste, est une véritable convulsion, & exige le même traitement, l'Auteur rapporte quelques expériences faites sur des animaux vivans, qui prouvent que la ligature des arteres iliaques n'occasionne pas une paralysie subite de l'extrémité, comme il a été annoncé; & si quelquefois cela arrive, c'est, dit M. de Lamure, qu'on a embrassé quelques nerfs dans l'anse de la ligature.

La troisieme question a pour objet de déterminer si dans l'empyeme, la matiere purulente peut s'évacuer par les voies urinaires, & l'Auteur y conclud pour l'affirmative de la maniere la plus savante.

Dans la quatrieme question il s'agit de décider si les plaies de tête sont plus dangereuses à Paris qu'à Montpellier, & si celles des jambes sont plus dangereuses à Montpellier qu'à Paris. M. Lamure y traite la question fort au long, mais la trouve si obscure, qu'il aime mieux la laisser indécise que de la résoudre.

Le sujet de la sixieme question est d'exposer les différentes especes d'hydropisies ascites, d'en donner la théorie & d'en indiquer le traitement. M. Lamure satisfait à la demande succinctement, mais il laisse peu à désirer ; il a lié les gros vaisseaux de quelques chiens vivans, & a produit de cette maniere des hydropisies locales; il pense, avec M. Ferrein, que plusieurs veines lymphatiques s'abbouchent avec les veines sanguines, &c.

Dans la huitieme question M. Lamure examine pourquoi le fœtus contenu dans la matrice ne rend ni urines ni matieres fécales, &c. il pense que l'ouraque est un canal, & il rapporte à ce sujet une observation qui lui a été communiquée par M. d'Aumont, Professeur de Médecine à Valence, d'un enfant de dix ans qui rendoit les urines par l'ombilic.

La onzieme question concerne la théorie & la cure de la presbitie, dans laquelle M. Lamure donne une idée exacte de la vision; il indique les divers dégrés d'applatissement & de consistance du crystallin, produits par l'âge.

Examen animadversionum clarissimi Petiot in parergon de anevrismate conscriptum.

M. de Lamure s'y justifie victorieusement des reproches mal fondés de M. Petiot; il prouve qu'il ne mérite point celui de plagiaire; que la description des arteres qu'il a donnée dans sa thèse touchant l'anévrisme est dûe à M. Monro, comme il en a averti, & M. de

Lamure soutient de nouveau que la distinction d'anévrisme vrai & d'anévrisme faux est inutile dans la pratique de la Médecine, &c.

Diss. de respiratione. Monspel. 1752.
Lettre à M. d'Aumont. Lyon 1756, in-12.
Positiones ex physiologia. Monspel. 1761, in-4°.

M. Lamure y traite avec beaucoup de savoir de plusieurs points de physiologie

Prima linea pathologicæ, &c. Monspel. 1766, in-8°.

L'Auteur y donne quelques préceptes chirurgicaux sur les différentes especes de hernies, &c. nouveaux & intéressans, &c.

Sur la cause des mouvemens du cerveau, qui paroissent dans l'homme & dans les animaux trépanés. Mémoire inséré dans le Recueil de l'Académie des Sciences 1749, & dans un ouvrage imprimé à *Montpellier* en 1769, in-12.

M. de Lamure s'est assuré par l'expérience de M. Schliting, que le cerveau s'élevoit pendant l'expiration & s'abaissoit pendant l'inspiration : il a été plus loin : il a démontré que le reflux du sang vers le cerveau est la véritable cause des mouvemens d'élévation de ce viscere, & que son affaissement n'est dû qu'à la facilité avec laquelle le sang se porte vers les gros vaisseaux de la poitrine dans le tems de l'inspiration ; la principale cause de ce reflux est la pression que souffrent les vaisseaux renfermés dans la poitrine lorsqu'ils se resserrent. M. de Lamure croit que les troncs des veines-caves renfermés dans la poitrine sont plus pressés dans l'expiration que dans l'inspiration, & il ajoûte qu'il est certainement possible que cet excès de pression suffise pour faire refluer le sang vers le systême veineux supérieur & inférieur.

En imitant le jeu de la respiration, dit M. de Lamure, l'animal étant mort, on apperçoit évidemment les mêmes phénomenes que dans le vivant : si on comprime les côtes, le sang est repoussé vers les jugulaires & la veine-cave du bas-ventre ; si on les abandonne à elles-mêmes ces vaisseaux se désemplissent dans le moment, cependant pour que cette expérience réussisse il faut y apporter certaines précautions que M. de Lamure indique. Cet Anatomiste admet de l'air dans la cavité de la poitrine d'après les expériences de

M. Haller, & d'après les siennes il pense qu'il existe un espace entre la dure & la pie-mere assez grand pour permettre les mouvements d'élévation du cerveau. Fernel que M. de Lamure cite a parlé de cet espace, mais il est impossible de le démontrer dans les sujets de tous les âges : s'il existe, tout au plus le trouve-t-on dans les vieillards, mais dans l'enfant & dans l'adulte le cerveau remplit si exactement la cavité du crane, qu'on a de la peine à l'y contenir quand on en a une fois enlevé la calotte. M. de Haller a démontré qu'on n'observoit point les mouvements du cerveau lorsque la dure-mere étoit adhérente aux visceres, &c. Plusieurs autres raisons sembleroient prouver que les mouvements du cerveau n'ont point lieu lorsque le crane est entier. Quoi qu'il en soit M. de Haller prétend avoir découvert avant M. de Lamure que l'élévation du cerveau étoit produite par le reflux de sang, qu'il explique de maniere à ne laisser rien à désirer. Voyez ce qui a été dit précédemment à l'article *Haller*.

Recherches sur la cause de la pulsation des arteres. Mémoire de l'Académie Royale des Sciences année 1765.

M. de Lamure entreprend de prouver que l'influx du sang dans l'artere n'est pas la cause de sa pulsation. Veibrecht avoit eu cet objet en vûe, mais l'avoit différemment rempli. Suivant M. de Lamure la pression latérale du liquide ne peut rendre le battement sensible, parceque les parois ne sont pas suffisamment écartées pour que le mouvement soit apparent, & parceque les oscillations sont trop promptes pour être apperçues. » Les partisans de la pression latérale, dit » cet habile Médecin, estiment, d'après leurs expé- » riences, que la plus forte pression latérale n'excede » pas la moindre, de plus d'un quatre-vingtieme, » d'où il suit que les effets étant proportionnels » aux causes, le diametre intérieur de l'artere n'aug- » mente tout au plus que d'un quatre-vingtieme ». Augmentation trop foible pour être apperçue & par la vue & par le tact d'une maniere aussi sensible que le sont les arteres même les plus petites. M. de Lamure trouve des preuves contre l'ancienne opinion du mouvement des arteres, dans une expérience bien simple :

si l'on adapte, dit-il, une seringue à un canal flexible, à une portion, par exemple, d'aorte de quelque animal tué récemment, que l'on pousse de l'eau dans ce canal en frappant le piston de la seringue, le doigt appliqué sur les parois du canal sent l'écartement des parois du canal, mais non aucun battement, &c. M. Lamure a recouru à une expérience plus décisive.

Il a prié M. *Lafosse*, Médecin & habile Anatomiste de Montpellier, de faire deux ligatures à une artere, & d'observer si la partie du vaisseau comprise entre les ligatures jouiroit de la pulsation comme le reste de l'artere. M. Lafosse fit l'expérience sur un gros chien très vigoureux, & M. Dupessleau & moi y assistâmes; il mit à nud l'artere crurale, y fit deux ligatures distantes d'un grand pouce l'une de l'autre : nous observâmes que le diametre de la portion d'artere comprise entre les ligatures étoit sensiblement le même que celui de la partie supérieure ou inférieure de l'artere; nous vîmes les battements de l'artere & nous nous assurâmes par le tact de leur réalité. Ces effets bien observés, M. Lafosse coupa l'artere entre les ligatures, & le peu de sang qui s'en écoula nous convainquit que les ligatures avoient intercepté toute communication avec la portion supérieure & inférieure de l'artere, & qu'il n'y avoit point d'artere collatérale qui aboutît à la partie de l'artere que M. Lafosse avoit renfermée entre les ligatures, &c.

M. de Lamure ayant réitéré la même expérience n'en obtint pas les mêmes succès, à peine sentit-on une espece de fremissement dans la portion d'artere comprise entre les ligatures ; cependant ce Médecin a cru pouvoir conclure que le sang poussé dans le systême artériel par l'action du cœur n'étoit point la cause des battements ou pulsations de l'artere.

Il en a ensuite recherché la cause, & a pensé que le déplacement du cœur est la cause la plus probable de leur déplacement, & par conséquent de leur pulsation.

Speisegger (Bonhord), Médecin de Leyde.
Disp. de olfactu. Leydæ, 1743, in-4°.

L'Auteur y décrit, d'après les observations d'Albinus, les papilles des narines.

Monrava

Monrava Roca (Antoine), Médecin, Anatomiste Anglois.

Theatrum Anatomicum animalium, plantarum & aliorum corporum naturalium Madrit. 1740...

Stam (J).

De Anatomicis. Leidæ 1743, in-4°.

Dubinski (J. Michel), Médecin de Halles.

De reminiscentia vitali. Hall. 1743.

L'Auteur y adopte l'opinion de Stahl.

Hérissant (François-David) Docteur, Régent de la Faculté de Médecine de Paris, de l'Académie Royale des Sciences, de la Société Royale de Londres, &c. s'est rendu recommandable par des Mémoires d'Anatomie nombreux & intéressants.

An secundinæ fœtui, pulmonum præstent officia? Paris 1743, affir. Resp. Fr. Bidault.

An verò in empyemate necessaria, licet rarò prosperata, paracentesis? 1762, affirm. Resp. Boyrot de Joncheres.

En 1743, il lut un Mémoire *sur la respiration*, dans lequel il prouve que le poulmon n'est pas subordonné au mouvement du thorax, que celui dont il jouit est indépendant, & qu'il lui est propre. Il apprend qu'on peut s'en convaincre, en faisant une ou plusieurs ouvertures au thorax. Cet Anatomiste établit trois espèces de respiration. Il nomme la première spontanée, & selon lui, elle commence dès l'instant que l'enfant sort du ventre de sa mere, & ne finit qu'avec sa vie. La seconde est celle qui s'exécute plus foiblement & avec difficulté, lorsque la poitrine est ouverte. La troisième est purement volontaire. M. Hérissant propose un nouveau sentiment pour rendre raison des principaux effets de la respiration; & » l'A- » cadémie toute réservée qu'elle est sur les systêmes, » l'a jugé digne d'être communiqué au Public, & » a trouvé une grande connoissance de la matiere » dans le Mémoire de cet Auteur ».

M. Hérissant communiqua la même année à l'Académie des Sciences, la description d'un bec de lievre singulier. Outre que les os maxillaires & palatins étoient écartés l'un de l'autre, les cornets inférieurs du nez manquoient, & l'on voyoit vers la partie

Tome V. X

moyenne, & à chaque côté de la division du palais, un trou oblong, c'étoient les orifices des canaux excreteurs très gros de deux glandes placées auprès de la luette, &c. M. Hérissant fit plusieurs savantes réflexions sur ce vice de conformation.

Sur la structure des cartilages des côtes de l'homme & du cheval, pour servir à l'explication méchanique des mouvements du thorax. M. 1748.

M. Hérissant a découvert que la continuité des cartilages sterno-costaux étoient interrompus par une infinité de fentes presque circulaires entrelacés les unes dans les autres, & formant par leur rencontre une espece de spirale dont la régularité étoit interrompue par plusieurs petites languettes cartilagineuses très minces & très fines, qui joignoient ensemble les lames séparées par les fentes presque circulaires. Il paroît à M. Hérissant qu'une telle structure doit donner aux cartilages des côtes le ressort dont ils ont besoin, pour se rétablir, lorsqu'ils ont été comprimés. La structure des cartilages sterno-costaux du cheval a paru à M. Hérissant bien différente de celle de l'homme : on en trouve la description très circonstanciée dans son Mémoire.

Observations anatomiques sur les mouvements du bec des oiseaux. M. 1748.

Ce mémoire qui est très détaillé, nous fait connoître la méchanique jusqu'ici inconnue du mouvement du bec des oiseaux en général.

Recherches sur les usages du grand nombre des dents du canis carcharias. M. 1749.

On voit dans ce mémoire la méchanique industrieuse, par laquelle les dents de cet animal se rétablissent à la place de celles qui viennent à manquer.

Recherches sur les organes de la voix des quadrupedes, & de celle des oiseaux. M. 1753.

Ce Mémoire qui a mérité l'approbation générale des Anatomistes, contient une description nouvelle & fort étendue du larinx du cheval, de l'âne, du cochon, du mulet, celle de la trachée artere du canard. M. Hérissant en indique les usages d'une maniere fort savante, & dont on ne peut avoir connoissance qu'en recourant à son mémoire.

En 1753, M. Hériffant communiqua à l'Académie des Sciences, l'obfervation d'un afthme fingulier qui occafionna une dilatation du péricarde lequel fembloit au premier afpect former une feconde plevre.

Il fit voir encore à l'Académie un poulet attaqué d'une efpece d'emphyfeme, & un oifeau blanc nommé *anfer baffanus*, fur lequel il a fait obferver des faits bien finguliers.

La même année, M. Hériffant montra à l'Académie une ratte prodigieufement tuméfiée, & qui contenoit trois pintes de pus trouvée dans le cadavre d'une perfonne morte d'hydropifie, & qui lui avoit été envoyée par M. l'Hermite, Médecin de l'Hôtel-Dieu de Nevers.

Nouvelles recherches fur la formation de l'émail des dents & fur celle des gencives. M. 1754.

L'Auteur confidere dans ce Mémoire deux objets intéreffants. Il dit 1°. qu'il y a deux fortes de gencives dans chaque mâchoire de l'enfant qui eft encore privée de dents, une fupérieure & l'autre inférieure; la fupérieure eft celle qui eft percée par la dent qui vient à pouffer, & non l'inférieure. Il nomme la premiere gencive paffagere, & l'autre gencive permanente. Celles-ci font les vraies gencives ou les gencives permanentes; elles ne font pas, fuivant M. Hériffant, déchirées ni percées par les dents qui fortent. 2°. M. Hériffant a découvert fur la furface du follicule membraneux des dents, une multitude infinie de très petites véficules, qui, par leur tranfparence, font affez femblables à celles dont la plante appellée glaciale eft recouverte. Cet Anatomifte a obfervé que ces véficules contiennent en certains tems une liqueur très claire & très limpide; & confidérées dans un tems plus avancé, leur liqueur devient laiteufe & s'épaiffit. M. Hériffant n'eft pas éloigné de croire que l'émail eft formé de cette liqueur épaiffie. Son Mémoire eft orné de plufieurs planches faites avec beaucoup de goût.

M. Hériffant fit part la même année à l'Académie de quelques obfervations nouvelles fur les vifceres du bas ventre de l'autruche.

On lit dans l'Hiftoire de l'Académie de 1756 une observation qui a été communiquée à M. Hérissant, laquelle rapporte qu'une femme qui avoit porté pendant vingt sept mois un fœtus qu'on lui tira mort par le moyen de l'opération césarienne, en avoit pendant ce même tems conçu un autre dont elle étoit accouchée heureusement & dans le tems ordinaire.

Eclaircissements sur l'ossification, M. 1758.

M. Hérissant a démontré qu'il existe dans les os deux sortes de substances principales : la première qui sert de base à la seconde, & qui en est même l'organe secretoire, est une espece de parenchyme cartilagineux qui ne s'ossifie jamais, à proprement parler, & qui ne change point de nature. La seconde est, suivant M. Hérissant, purement terreuse ou crétacée, & donne la solidité aux os. M. Hérissant établit ce qu'il avance sur des expériences décisives. Il a mis macérer des os dans une liqueur composée d'esprit de nitre fumant, & de quatre parties d'eau commune ; & il les a réduits en un vrai cartilage. Cette expérience prouvoit qu'une partie de l'os s'étoit séparée de l'autre ; il vouloit en connoître la nature, & pour y réussir, il fit évaporer la liqueur qui la tenoit en dissolution, & il en retira une vraie terre absorbante. M. Hérissant s'est donc assuré par la dissolution de la substance terreuse des os dans les acides, qu'ils étoient formés d'un cartilage & d'une terre absorbante. Il s'imagina de calciner un os qu'il jetta ensuite dans sa liqueur, & il s'y est dissous sur le champ, sans qu'il y soit resté le moindre vestige. Dans cette expérience, la partie cartilagineuse s'est trouvée brûlée dans la calcination. Tous les os du corps humain soumis aux mêmes expériences lui ont donné les mêmes résultats, mais la substance émaillée des dents lui a fourni une exception. L'émail s'est complettement dissous dans les acides, & M. Hérissant n'en a pu retirer aucune substance animale : aussi pense-t-il que l'organisation de l'émail des dents n'est pas la même que celle des autres parties osseuses ; qu'elle n'est pas l'effet d'une incrustation semblable à celle des autres os ; mais qu'il y a toute apparence que cette organisation est plutôt l'effet d'une espece de congélation singuliere formée par une liqueur qui d'abord est très claire & très limpide, laquelle s'épanche dans un certain tems, sur la couronne de la dent, s'y épaissit peu-à-peu, devient laireuse, puis acquiert une consistance très dure & très solide, capable de former ce beau & solide vernis qui assure, dit M. Hérissant, la durée de la dent qu'il recouvre, ainsi qu'il l'a expliqué dans son mémoire de 1754.

Ce Mémoire, comme on peut en juger par l'analyse succinte que j'en donne, est d'autant plus intéressant, que l'Auteur n'avance rien qui ne soit démontré par l'expérience.

Eclaircissements sur les maladies des os. M. 1758.

M. Hérissant prouve par de très bonnes observations que dans la plupart des maladies des os, la partie terreuse se détache de la partie cartilagineuse, & est chassée par les urines au-dehors du corps. Ce Médecin prétend que toutes les maladies qui attaquent les pieces de la charpente osseuse, si l'on excepte les luxations & les fractures, commencent par un ramollissement plus ou moins sensible qui se manifeste dans un ou plusieurs de ces organes. M. Hérissant dit que la décomposition des substances des os peut s'exécuter de deux manieres, savoir *insensiblement* & *sensiblement*; & suivant lui la décomposition insensible précede toujours la décomposition sensible, &c. &c. On trouve à la suite de ce Mémoire sept planches très curieuses représentant plusieurs portions osseuses viciées.

La même année, M. Hérissant montra à l'Académie une pierre très volumineuse trouvée dans la vessie d'un cheval, contenant un corps étranger d'une nature singuliere.

En 1766 M. Hérissant a donné un excellent mémoire sur l'organisation, de quantité de productions de mer & des coquilles: on trouve à la fin de ce mémoire une démonstration neuve de l'organisation de la substance animale ou parenchymateuse des os, dont on tire le plus grand avantage dans l'étude de l'ossification, & des maladies des os.

Hunter (Guillaume), célebre Anatom. d'Angler. *De la structure, & des maladies des cartilages qui se trouvent dans les articulations.* Transact. Philosop. 1743, in-4°.

Les cartilages qui revêtent les têtes & les cavités articulaires sont composés de fibres très courtes, à-peu-près paralleles, qui s'élevent de l'os, & se terminent à la surface externe du cartilage. Ainsi, dit M. Hunter, nous pouvons comparer la contexture d'un cartilage au poil du velours. Les fibres sortent de l'os, comme les poils de soie de cette étoffe partent de la chaîne. Dans ces deux substances, les fils se courbent & s'enfoncent en formant diverses ondes, lorsqu'ils sont comprimés. Mais par leur élasticité, ils se rétablissent dans leur situation perpendiculaire, dès que la pression vient à cesser. Notre habile Anatomiste compare encore ces cartilages à la fleur des plantes corymbiferes, & il soutient savamment son parallele. Outre les fibres longitudinales, il trouve des fibres transverses dans les cartilages, & il prétend que le cartilage est revêtu d'une membrane très fine qui est la continuation de la lame interne des capsules articulaires. Chaque jointure est donc revêtue d'une membrane qui forme un sac complet, & qui recouvre tout l'intérieur de l'articulation, de la même maniere, dit le célébre Hunter, que le péritoine revêt non-seulement les parois, mais aussi les visceres du bas-ventre. Cet Anatomiste fait diverses remarques intéressantes sur les vaisseaux des cartilages; suivant lui, il y a tout autour du col de l'os un grand nombre d'arteres & de veines qui se ramifient, & communiquent entr'elles par de fréquentes anastomoses comme celles du mésentere. On pourroit, dit cet Anatomiste, lui donner le nom de cercle vasculaire ou de couronne vasculaire des articulations. Hunter a suivi quelques ramifications vasculaires jusques dans la propre substance du cartilage, mais il avoue qu'on suit avec peine ces ramifications. Cet Anatomiste ajoute à cette excellente description un exposé succinct des usages les plus reconnus, & des maladies des cartilages articulaires.

Bevan (Sylvain), Chirurgien.
Sur un ramollissement des os. Transact. Phil. 1743, n°. 470.
Le ramollissement succéda à un diabetes.

Petit (M.), fils du célebre Chirurgien Jean Louis

Petit, né à Paris le 28 Mai 1710, reçu Maître en Chirurgie en 1730, Démonstrateur Royal en 1732, Chirurgien Major de l'armée en 1735, & mort à Paris en 1737, à l'âge de 28 ans, est l'Auteur de quelques excellents Mémoires insérés dans le Recueil de l'Académie Royale de Chirurgie.

Essai sur les épanchements, & en particulier sur les épanchements de sang. Mém. de l'Acad. de Chirurgie, 1743, tom. I, p. 237.

L'Auteur avoit formé le projet d'un grand ouvrage sur cette matiere ; mais la mort qui le surprit bientôt après, nous a privés d'en voir l'exécution. Il croyoit donner à son mémoire six parties, & il n'a pas même fini la premiere dans laquelle il traite des épanchements dans le bas ventre, & il prouve que le sang se forme une espece de foyer, duquel on peut l'extraire par l'incision, &c.

Suite de l'essai sur les épanchements, & sur les épanchements du bas-ventre en particulier. Ibid. 1753, tom. II.

M. Petit y établit par de nouvelles preuves, que le sang se ramasse dans un lieu déterminé : il fonde sa théorie sur les raisons les plus solides, & en déduit les corollaires les plus utiles à la pratique.

Il a fait usage de ses propres observations & de celles de plusieurs Chirurgiens célèbres, & il en tire des conclusions si judicieuses, & déduit des préceptes si sages & si lumineux, que c'est un des meilleurs Mémoires contenus dans le Recueil de l'Académie de Chirurgie.

Des apostémes du foie, tom. II. p. 59.

On y trouve plusieurs observations sur cette matiere, dont M. Petit se sert avec avantage pour déterminer le lieu de l'abcès, & les signes qui le caractérisent. Ce Mémoire est peu susceptible d'un extrait, parcequ'il est rempli de faits également utiles. A ses propres observations, il a joint celles de MM. Taillard, Pibrac, Despelete, &c.

Dufouart (M.), Chirurgien de l'Hôpital de Bicêtre, & Chirurgien Aide-Major des Armées du Roi

Sur une tumeur énorme de la cuisse, dans lequel on

recherche par diverses expériences, à déterminer la nature des humeurs dont cette tumeur étoit formée, & les remedes qui auroient pu la résoudre. Mémoires de l'Académie Royale de Chirurgie. *Paris*, 1743, *in*-4. 1761, *in*-4. tom. I p. 271.

Faget (M.), Chirurgien de S. Côme & de la Charité des Hommes, est l'Auteur de quelques Mémoires & observations recueillies dans les Mémoires de l'Académie Royale de Chirurgie.

Remarques sur les abcès qui arrivent au fondement, tom. I. p. 89.

Cet Auteur conseille dans les abcès du fondement où le rectum est découvert, d'inciser ou fendre cet intestin, pour procurer sa réunion avec les parties voisines. Sans cette précaution, dit M. Faget, on n'obtient assez ordinairement qu'une fausse guérison, & souvent la récidive de la maladie oblige à recourir à des opérations beaucoup plus considérables. M. Faget prouve par de très bonnes observations ce qu'il avance; mais il eût pu citer Saviard, qui a fait la même remarque. ›› L'on ne peut jamais, dit ce cé-
›› lèbre Chirurgien, établir une bonne cicatrice dans
›› le fond de l'ulcere, quand la matiere a touché le
›› corps de l'intestin, ce qui occasionne la récidive...
›› Si l'on sent l'intestin bien mince, il faut nécessaire-
›› ment le percer & couper la fistule pour guérir l'ab-
›› scès sans récidive; au lieu que si l'on y remarque
›› une épaisseur de chairs assez raisonnable, l'on
›› peut espérer de guérir l'ulcere, & sans retour, sans
›› couper l'intestin (Obs. XLIX).

Sur une tumeur chancreuse à la mamelle. Ibid. tom. I. p. 681.

On trouve encore de M. Faget quelques observations insérées dans les Mémoires des autres Académiciens, qu'on consultera avec avantage.

Houstet (M.), Chirurgien de S. Côme, ancien Directeur de l'Académie Royale de Chirurgie, Fondateur de l'Ecole pratique, & des prix qu'on distribue aux Etudiants qui s'y distinguent, &c. est l'Auteur de plusieurs Mémoires & Observations.

Sur les pierres enkistées & adhérentes à la vessie, avec des recherches sur ce sujet. Mém. de l'Acad. de Chir. tom. I. p. 395.

Ce Mémoire est rempli de bonnes observations extraites de divers Ouvrages qui appartiennent à l'Auteur, ou que des Chirurgiens lui ont communiquées, &c.

Sur les exostoses des os cylindriques. Ibid. tom. III. p.

Il établit trois espèces d'exostoses ; la première qui dépend d'une extravasion des sucs osseux dans la cavité des os ; la seconde entre leurs fibres, & la troisième sur leurs surfaces externes. M. Houstet prouve l'existence de chacune d'elles par de bonnes observations, insiste beaucoup sur celle que produit l'épanchement de la matiere du cal à la suite des fractures, & fait plusieurs remarques judicieuses sur les amputations des membres.

Hevin (M.), Chirurgien, Démonstrateur Royal de Chirurgie, & Chirurgien de Madame la Dauphine.

Précis d'observations sur les corps étrangers avalés & arrêtés dans l'œsophage & dans la trachée artere, avec des remarques sur les moyens qu'on a employés ou qu'on peut employer pour les retirer. Acad. de Chirurg. 1743, tom. I, p 444.

« Ce Mémoire n'est, comme M. Hevin le dit lui-même, qu'un tissu d'observations : la matiere n'est pas du genre de celles qui peuvent être réduites à des principes dont le seul développement puisse fournir une théorie capable de nous conduire dans la pratique ». M. Hévin presente ces observations avec beaucoup d'ordre & de clarté ; aux siennes propres, il joint celles d'un nombre prodigieux d'Auteurs, de plusieurs Chirurgiens qui les lui ont communiquées, ou qui les ont adressées à l'Académie de Chirurgie ; il a indiqué les cas qui exigent qu'on enfonce le corps étranger dans l'estomac, qu'on les retire par la bouche, ou qu'on recoure à l'incision, ou à l'œsophagotomie.

Recherches historiques & critiques sur la néphrotomie ou taille du rein. Ibid. 1757, tom. III. p.

M. Hévin prouve savamment qu'il est très difficile de déterminer l'opération qu'on a faite à l'Archer de Bagnolet, par la diversité d'opinions des Ecrivains qui nous ont transmis cette histoire ; il croit l'opération de la néphrotomie praticable dans le cas d'un abcès ou d'un suppuration au rein, dont le siege répond aux téguments; mais il en blâme la pratique dans d'autres cas.

Recherches historiques sur la gastrotomie, ou l'ouverture du bas-ventre, dans le cas du volvulus, ou de l'intus-susception d'un intestin. Ibid. 1768, tom. VI. p. 202.

On lit dans ce Mémoire plusieurs observations curieuses sur le volvulus & sur les invaginations des intestins. « Mais ces cas sont très formidables, de » l'avis même de M. Hevin, en ce qu'ils ne présentent » aucun signe positif qui marque la nature de la » cause & le lieu qu'elle occupe, ce qui les met ab- » solument hors du domaine de la Chirurgie opéra- » toire.....». Ces trois mémoires remplis de faits curieux & intéressants, sont dignes de la haute réputation de leur Auteur.

Simon (Jean François), Chirurgien de S. Côme & Démonstrateur Royal.

Recherches sur l'opération césarienne. Mém. de l'Ac. Royal de Chir. 1743, tom. I. p. 623.

Recherches sur l'opération césarienne, seconde partie. Ibid. 1753, tom. II. pag. 308. & ensemble, en un vol. in-12.

Dans le premier mémoire, l'Auteur rapporte les preuves les plus fortes, qui établissent la possibilité de l'opération césarienne; elles sont déduites des divers Ouvrages ou des observations qui ont été communiquées à l'Académie par Messieurs la Peyronie, Urban, la Faye, Noyer, Presseux, Soumain.

Dans le second mémoire, M Simon examine les cas qui exigent l'opération Césarienne: tels sont 1°. dans la mauvaise conformation des os du bassin de la mere.; 2°. l'étroitesse du vagin, tumeurs dans cette partie, & callosités de la matrice; 3°. le déchirement de la matrice; 4°. les conceptions ventrales; 5°. hernies de la matrice. M. Simon se fonde sur les observations les plus certaines: il a fait usage de celles que lui ont communiqué MM. Levret, Louis & Sabatier.

M. Simon est encore l'Auteur de quelques ouvrages particuliers.

Abrégé des maladies des os, in-12.

Collection de différentes pieces concernant la Chirurgie, l'Anatomie, &c. Paris, 1761, 4 vol. in-12.

L'Auteur a extrait des Recueils de différentes Académies, & de divers Journaux, plusieurs mémoires ou observations d'Anatomie & de Chirurgie; il a aussi inséré quelques bonnes dissertations particulieres de MM. Haller, de Haen, Buttini, &c. &c. dont nous avons parlé en donnant l'histoire de ces Auteurs.

Foubert (Pierre), Chirurgien du Parlement, Trésorier de l'Académie Royale de Chirurgie, mort le 16 Août 1766.

Nouvelle Méthode de tirer la pierre de la vessie. Mém. de l'Acad. Royale de Chir. 1743, tom. I. pag. 650, & dans un ouvrage particulier sous le même titre. Paris, 1743, in-12.

Pour pratiquer l'opération de la taille, M. Foubert faisoit retenir l'urine au malade, ou injectoit de l'eau dans la vessie, jusqu'à ce qu'elle fût sensiblement distendue; il comprimoit le verge par le moyen de quelques lacs, afin d'empêcher la liqueur de s'écouler. Lorsque la vessie étoit bien remplie, il faisoit coucher le malade horizontalement; un aide comprimoit la vessie avec une pelotte, ou quelque compresse de linge appliquée sur la région hypogastrique; il introduisoit lui-même dans l'anus le doigt index de la main gauche, avec la main droite il saisissoit un trois quarts dont le bord supérieur étoit canellé, il l'enfonçoit horizontalement dans les chairs, à deux lignes environ de la tubérosité de l'ischium gauche, jusqu'à ce qu'il fût parvenu dans la vessie, ce qu'il connoissoit par l'écoulement de l'urine; l'instrument perçoit la vessie cinq ou six lignes en-deçà des ureteres, & au-delà de la prostrate. Alors M. Foubert baissoit de la main gauche le manche de la canulle, & de la droite il introduisoit dans le sillon pratiqué au-dessus de la canule du trois quarts, un bistouri fort long, dont la pointe en se relevant sans quitter la canule, incisoit la partie postérieure de la vessie, &c.

Ces quatre mots suffiront pour donner une idée de cette opération; elle différe de toutes les autres méthodes connues; elle n'est cependant pas meilleure. MM. Gunsius & Ledran en rapportent quelques inconvénients. M. Thomas, Chirurgien de Paris, a pratiqué l'opération de la taille, à la méthode de M. Foubert, avec un lithotome; il portoit un trois quarts dont le bord inférieur est sillonné, au-dessous des os pubis, un peu latéralement, & faisoit l'incision en descendant, &c. &c.

Observations sur un abscès au poumon. M. de l'Ac. de Chir. tom. I. p. 717.

Il parut dans les derniers temps de la maladie une tumeur ondulente dans la région épigastrique: M. Foubert se convainquit par l'ouverture du corps, qu'elle étoit remplie de pus, & qu'elle communiquoit avec la poitrine.

Sur différentes espèces d'anévrismes faux. Ibid. 1753, tom. II. p. 535.

Il établit deux espèces d'anévrismes faux, qui selon lui peuvent arriver sur-tout au bras à l'occasion de la saignée, l'un primitif & l'autre consécutif: le premier se forme tout de suite, & l'autre ne survient que quelques jours après. M. Foubert indique les signes qui caractérisent l'un & l'autre, & établit plusieurs préceptes curatifs très ingénieux.

Sur les grands abcès du fondement. Ibid. 1757, tom. III. pag. 473.

M. Foubert prouve par l'observation, qu'il est inutile de se conformer à la méthode que M. Faget avoit établie, de fendre l'intestin rectum, lorsqu'il y a quelque abscès tout au tour.

M. Foubert est l'Auteur de quelques autres observations insérées dans le Recueil de l'Académie de Chirurgie, auxquelles je renvoie pour plus grande brièveté.

Puzos (Nicolas) naquit à Paris en 1686, d'un Chirurgien Major d'une des Compagnies des Mousquetaires, il étudia la Chirurgie sous les plus savants Professeurs: & dans les meilleurs Hôpitaux de cette ville. Il fut employé dans les Hôpitaux militaires depuis 1703 jusqu'en 1709. Cependant, de retour à Paris, il quitta la pratique de la grande Chirurgie, pour se livrer à celle des accouchements; & pour y réussir, il suivit les leçons & la pratique de M. Clément, un des plus habiles Accoucheurs de son temps, sous lequel il fit les plus grands & les plus rapides progrès. En 1741, le Roi nomma M. Puzos à la place de Vice-Directeur de l'Académie Royale de Chirurgie, & en 1755 à celle de Directeur, dont il a joui jusqu'en 1751, que le Roi lui accorda des Lettres de Noblesse : on l'avoit nommé l'année d'auparavant Censeur Royal des livres de Chirurgie, à la place de M. Petit ; mais M. Puzos jouit peu de temps de ces titres, il mourut le 7 Juin 1753, dans la soixante-huitieme année de son âge, regretté de tous ceux qui l'avoient connu.

M. Puzos est l'Auteur d'un bon mémoire inséré dans ceux de l'Académie Royale de Chirurgie.

Sur les pertes de sang qui surviennent aux femmes grosses. Mém. de l'Acad. Royale de Chir. 1743, tom. I. p. 358.

Cet habile Accoucheur y donne le moyen de les arrêter sans en venir à l'accouchement, & y joint une méthode de procéder à l'accouchement dans les cas de nécessité, par une voie fort douce ; il recommande de dilater l'orifice de la matrice.

Traité des accouchements, contenant des observations très importantes sur la pratique de cet Art ; deux petits traités, l'un sur quelques maladies de matrice, & l'autre sur les maladies des enfants du premier âge ; & quatre Mémoires. Corrigé & publié par Morissot des Landes, Docteur, Régent de la Faculté de Médecine de Paris. *Paris,* 1759, *in* 4°.

C'est un des bons ouvrages que nous ayons sur l'art des accouchements, par les préceptes de pratique qu'il renferme, & par l'ordre avec lequel les matieres y sont distribuées. Les faits appartiennent à M. Puzos ; mais comme la mort le surprit dans le temps qu'il se proposoit de donner son ouvrage au Public, il n'a pu y mettre la derniere main, & l'ouvrage n'eût peut-être pas vu le jour sans le secours de M. *Morissot Deslandes,* qui en a rédigé les matieres, corrigé le style, & qui y a ajouté plusieurs remarques intéressantes.

L'ouvrage de M. Puzos est divisé en trois parties : la premiere traite de tout ce qui a rapport à l'accouchement : dans la seconde, M. Puzos décrit plusieurs maladies singulieres de matrice; & dans la troisieme il traite des maladies des enfants. Les préceptes intéressants qu'on trouve dans ces traités, sont extraits des meilleurs livres, ou appartiennent à l'Auteur. Il s'est étendu sur la conformation vicieuse des os du bassin, sur les mouvements naturels & contre nature de la matrice, &c. M. Puzos a donné de très bons préceptes sur les moyens d'écarter les obstacles capables de rendre le travail plus long & plus pénible, & pour remédier aux accidens qui surviennent quelquefois, même dans les accouchements naturels, & pour extraire le placenta, &c. C'est à M. Puzos qu'on est redevable de la méthode facile & sûre d'exercer le *toucher*; il a publié aussi une nouvelle méthode de tirer dans certains cas, l'enfant par un seul pied; tandis que l'autre jambe & la cuisse qui la soutient sont repliées sur le ventre de l'enfant. M. Puzos eût pu s'approprier la découverte de cette pratique, cependant son équité ne lui permit pas d'en laisser ignorer le véritable Auteur; il cite avec honneur M. Clément de qui il la tenoit.

On trouve dans cet ouvrage plusieurs mémoires de M. Puzos; le premier sur les pertes de sang dont nous avons déja parlé; le second, sur les dépôts laiteux appellés communément lait répandu, & dans lequel l'Auteur prouve par de très bonnes observations, que les dépôts laiteux procurent aisément la voie de la résolution; terminaison la plus louable & la seule qu'on puisse desirer: le troisieme mémoire est une suite du précédent; il a pour objet les maladies aiguës produites par les dépôts laiteux.

M. Morissot y a joint une savante préface & une dissertation dans laquelle il soutient que le vrai Médecin sait la Chirurgie, quoiqu'il ne la pratique pas; & que sans être Accoucheur, il est instruit de tout ce qui concerne les accouchements. M. Morissot a publié à la suite de cet ouvrage la traduction d'une dissertation de M. Crantz sur la rupture de la matrice.

Busson (Julien), Docteur, Régent de la Faculté de Médecine de Paris.

An ab origine monstra? Paris 1743, negat. *Resp. Petr. Isaac* Poissonier.

An absque membranæ tympani aperturâ, topica in-

jici in concham possint ? affirm. 1748, *Resp.* Diennert.

Lemoine (Silvain Antoine), Docteur Régent de Paris.

An obliqui oculorum musculi retinam à crystallino removeant ? Paris 1743, affirm. *Resp.* Ant. Le Camus.

An arteriotomia aliquando instituenda, 1748 affirm. *Resp.* Ann. Carol. Lorry.

Macquer (Pierre Joseph), célèbre Chymiste, né à Paris le 9 Octobre 1718, Docteur Régent de la Faculté de Médecine de Paris, ancien Professeur de Pharmacie, de l'Académie Royale des Sciences de Paris, & de celle de Turin, Censeur Royal, s'est acquis une des plus brillantes réputations par les ouvrages & les excellents Mémoires qu'il a composés sur la Chymie ; il a fait soutenir quelques thèses d'Anatomie aux Ecoles de Médecine, & c'est ce qui lui mérite une place dans cette Histoire.

An chylus & succus nutritius, simili perficiantur mechanismo ? Paris 1743, affirm. *Resp.* Lud. Pathiot.

An inflammationi pro varia sede, suppuratio potior ? 1748, affirm. *Resp.* Capet.

An in hydrope punctio quàm plurimum infausta, scarificationes periculosa ? 1762, affirm. *Resp.* Hug. Gauthier.

Despreaux (Charles François Boutigny), d'Amiens, Docteur, Régent de Paris.

An in qualibet hominis ætate succus idem nutritius ? Paris 1743, affirm. *Resp.* Lud. Ren. Marteau.

An simplicia pulmonum vulnera, acie facta, solis diæta & venæ sectione curentur ? 1748, affirm.

Isez (Jean François), Docteur Régent.

An venæ spermaticæ structura secretioni seminis faveat ? Paris 1743, affirm. *Resp.* Joh. Claud. Munier.

An caries in extremitatibus ossium vix sanabilis ? affirm. 1748, *Resp.* Bern. Nic. Bertrand.

Sourdiere (Jacques François le Chat de la), du Mans, Docteur Régent de la Faculté de Médecine de Paris.

An ubique corporis sanguis idem ? 1743, affirm. *Resp.* Franc. Bernard.

An chirurgica herniarum, curationi musculorum ster-

nomastoideum tensio noceat ? 1748, affirm. *Resp. Mes-fence.*

1743.

BERGER. Berger (Antoine), Docteur Régent

An respiratio sit motus sympathico-mechanicus ? 1743, affirm. *Resp. Claud. Person.*

An tracheotomia, nunc scalpellum, nunc trigonus mucro ? 1748, affirm. *Resp. Jac. Barbeu du Bourg.*

GEVIGLAND. Gevigland (Noel Marie de), Docteur Régent.

An functionum integritas a spiritibus ? 1743, affirm. *Resp. Petr. Chevalier.*

GUETTARD. Guettard (Jean Etienne), du Diocèse de Sens, Docteur Régent de la Faculté de Médecine de Paris, de l'Académie Royale des Sciences, de celles de la Rochelle, Florence & Stockolm, Garde du cabinet d'Histoire Naturelle de M. le Duc d'Orléans, & connu par les excellens mémoires qu'il a composés sur la Botanique & l'Histoire Naturelle

An nervi canales ? Paris 1743, affirm. *Resp. Joh. le Thieullier.*

An in partu difficili sola manus instrumentum ? 1761, affirm. *Resp. Carol. Sallin.*

M. Guettard communiqua en 1746 à l'Académie des Sciences la description de trois enfans monstrueux observés par M. Chabelard, Chirurgien à Tours.

Expériences par lesquelles on fait voir que les racines de plusieurs plantes, de la même classe que la garance, rougissent aussi les os, & que cette propriété paroit être commune à toutes les plantes de cette classe, M. 1746.

L'année suivante M. Guettard apprit à l'Académie qu'on avoit nourri pendant du tems des lapines pleines avec une pâtée, dans laquelle il entroit de la racine de caillelait pulvérisée que l'on mêloit avec du son & des feuilles de chou hachées ; l'usage de cette pâtée a produit des effets singuliers, les lapines ont eu leur lait teint d'un couleur de rose assez vif, & les os de leurs petits naissants se sont trouvés d'une couleur rouge foncée, sans que les leurs en eussent la moindre teinte.

LALOUETTE. Lalouette (Pierre), Docteur Régent de la Faculté de Médecine de Paris.

An nutrimentum, tandem decrementi corporis causa ?

ja ? Paris 1743, affirm. *Resp. Jos.* Lallemant.

M. Lalouette a communiqué à l'Académie Royale des Sciences, un mémoire qui a pour titre :
Recherches anatomiques sur la glande thyroïde, 1743. Mémoires des Savans Etrangers, Tom. I.

1743.
LALOUETTE.

L'Auteur décrit la structure de la glande thyroïde telle qu'il l'a observée dans divers animaux, & l'exposition anatomique qu'il en donne est très détaillée, & m'a paru exacte : M. Lalouette croit probable que la glande thyroïde sépare un liquide propre à lubréfier l'intérieur du larynx, à donner de la souplesse aux fibres de la glotte, & peut-être, dit-il, à contribuer en quelque maniere à rendre les sons de la voix plus doux, &c. M. Lalouette établit par diverses expériences la communication réciproque de la glande thyroïde avec l'intérieur de la trachée artere : il a joint à son mémoire deux planches assez bonnes.

Mastiani (M.), Médecin Sicilien, Pensionnaire du Sénat de Palerme, vint à Paris pour se perfectionner dans l'état qu'il avoit embrassé, & montra à l'Académie en 1743 plusieurs piéces en bois de grandeur quadruple par rapport au naturel, pour démontrer l'organe de l'ouïe.

MASTIANI.

Garcin (M.), Docteur en Médecine, de la Société Royale de Londres, & Correspondant de l'Académie des Sciences de Paris, célèbre par ses découvertes d'Astronomie, communiqua à l'Académie en 1743 l'histoire d'une brûlure à un de ses bras, qui l'avoit privé de tout sentiment, quoiqu'il en mût avec facilité les différentes parties.

GARCIN.

Drew (François), Irlandois, Médecin de Leyde. *De usu lienis.* Leid. 1744, in-4°.

1744.
DREW.

Il regarde la rate humaine comme vasculaire, & dit avoir poussé l'injection des arteres dans les veines, sans qu'il soit survenu aucune extravasion, ce qui n'auroit pas manqué d'ariver si les cellules existoient : suivant Drew on ne peut découvrir des glandes dans la ratte de l'homme, & l'on a souvent pris pour des glandes, des hydatides, ou des concrétions gypseuses ; du reste il croit que la rate atténue le sang, & concourt avec l'épiploon à la formation de la bile que le foie sépare.

Tome V. V

Box (Guillaume), Médecin de Leyde.

De ventriculi usu & actione in ingesta. Leid. 1744, in-4°.

L'Auteur suit de très près les principes de Boerhaave.... Il prétend que l'orifice du pylore est plus grand que celui du cardia, &c.

Lyne (Edouard), Anglois, Médecin de Leyde.

De urinæ secretione in statu naturali & morboso. Leid. 1744, in-4°.

On y trouve une analyse assez détaillée de l'urine, & quelques remarques utiles au diagnostic des maladies des voies urinaires.

Gerlach (Henri Augustin).

De cura cancri in mamma exulcerata possibili. Hamberg. 1744, in-4°.

Gibson (Jean), Ecossois, Docteur en Médecine de l'Université de Leyde.

De utero. Leid. 1744, in-4°.

L'Auteur décrit la véritable position de l'utérus dans les divers âges de la vie, & il en examine quelques changements notables, soit dans la figure, soit dans le volume ; il soutient contre l'opinion de quelques Auteurs, qu'il n'y a point de génération sans éjaculation de la semence dans la cavité même de la matrice.

Blomestein (Guillaume Van), Médecin de Leyde, soutint pour son Doctorat :

De humorum motu per vasorum sanguineorum humani corporis systema, variisque modis quibus eorum fines ultimo terminantur. Leid. 1744, in-4°.

On y trouve des détails curieux sur plusieurs observations microscopiques faites avec soin.

Fischer (Charles Daniel), Médecin d'Erford.

De calculo vesicæ urinariæ in urethrâ impulso & singulari encheiresi absque sectione exemplo. Erford 1744.

Cette manœuvre consiste à donner un coup de troiscart dans l'urètre ; Fischer laisse la canule & introduit, à la place du trois cart qu'il retire, un vilebrequin : avec cet instrument il perce la pierre, & la fait sortir par morceaux, &c. Fischer vante beaucoup les avantages de cette méthode ; mais il n'est pas sûr qu'elle soit toujours praticable.

Akinside (Marc) , Médecin de Leyde.
De ortu & incremento fœtus humani. Leid. 1744.

Queixa.
Manifeſto da Razam da Queixa. Liſſabon. 1744, in-fol.

L'Auteur croyant avoir trouvé un ſpécifique contre le cancer l'avoit envoyé en France, comptant ſur une récompenſe, mais il fut fruſtré de ſon attente; & c'eſt ce dont il ſe plaint dans l'ouvrage dont je viens de rapporter le titre. Cependant ſes plaintes ſont bien mal-fondées, la récompenſe a été proportionnée au bienfait; comme il n'a rien donné de bon, il n'a rien obtenu.

Swaving (Chriſtian) , Médecin de Leyde.
De excrementis ſecundæ coctionis. Leid. 1744.

Bourgeois (Pierre).
Diſp. de calculo & remediis eum ſolventibus. Leid. 1744.

Miſchel (Jean Alexandre).
Inſtitutiones anatomicæ. Hamburg. 1744, in-4°.

L'Auteur donne des préceptes touchant l'art de diſſéquer, qu'il n'a pas ſuivis lui-mêmc. Miſchel, comme l'obſerve M. de Haller, a fréquemment puiſé dans les Eſſais d'Anatomie de M. Lieutaud, & dans quelques autres bons ouvrages qu'il n'a pas toujours cités avec fidélité.

Meyer (J. Frédéric) , Docteur en Médecine.
Von der ubereinſt immenden harmonie. Hall. 1744, in-8°.

Von der gemuths bewegundgen , ibid. 1744, in-8°.

L'Auteur recherche fort au long dans ces ouvrages l'action de l'ame ſur le corps : mais comme ils ſont écrits en Hollandois, nous ne pouvons en donner un plus long extrait.

Bianchi (Joſeph) , célébre Médecin de Rimini, connu ſous le nom de *Jani Planci* (a).
Breve ſtoria di Catarina Vizzani. In Venegia, 1744, & en Anglois, *Londres* 1751, in-8°.

L'Auteur y parle d'un hymen qu'il a trouvé dans une adulte.

Diſſertazione de veſicatori , ibid. 1746, in-8°.

(a) Haller meth. ſtud. pag. 79.

L'Auteur en blâme l'usage.

De monstris & rebus monstrosis, ibid. 1749, in-4°.

M. de Haller dit que cet ouvrage contient l'histoire de plusieurs monstres, favorable à son système.

Storia medica d'una postema nel lobo destro del cerebello, che produsse la paralisia della membra della parte destra, con alcune osservazioni anatomiche fatte nella sezione, con una tavola. Rimini 1751, in-8°.

NICOLAI. Nicolai (Ernest Antoine), célèbre Professeur en Médecine dans l'Université de Halles.

Vereinigung der Music mit der artzneykunst. Hall. 1744, in-8°.

Von wurkungen der kaft der Einbildung indem menschlichen korper. Hall. 1744, in-8°. 1751, in-8°.

Vonder erzeugung des kindes inmutter leibe, und der harmonie welche die mutter mit. Selbigem hat, ibid. 1746, in-8°.

Vom lachen, 1746, in-8°.

Vom weinen und thranen, 1748, in-8°.

Von der erzeugung des kindes, 1748, in-8°.

Vom pulsschlage, 1746, in-8°.

Bemuhungen in der arzney. Wissenschaft 1749, in-8°.

L'Auteur attaque dans la plupart de ces ouvrages les principes de Stahl & de ses Sectateurs touchant le pouvoir de l'ame sur le corps, & tous ces traités sont, au rapport des connoisseurs, remplis d'observations curieuses, & parfaitement bien écrits.

REY. Rey (Guillaume), Médecin, de l'Académie de Lyon, où il naquit en 1687; il est mort le 10 Février 1756.

Dissertation sur un Nègre blanc. Lyon 1744, in-8°.

VERDELHAM. Verdelham (Jacques des Moles), Docteur Régent de la Faculté de Médecine de Paris.

An temperamenti diversitas, à diversâ fibrarum constitutione? Paris 1744, affirm. Resp. Bore.

THIEUILLER. Thieuiller (Jean le), Docteur Régent.

An physiologiæ basis mechanicè? Paris 1744, affir. Resp. Jac. Laur. Mauroy.

An exercenda chirurgia juventus aptior? 1746, affirm. Resp. Dupré.

POULLIN. Poullin (François Sauveur Daniel), Docteur Régent de la Faculté de Paris.

An functiones aliæ ab aliis mutuo pendeant ? 1744, affirm. *Resp. Flor. Car.* Bellot.

Coudere (M), Chirurgien à Beziers, envoya la même année (1744), à l'Académie des Sciences, la description d'un petit chien monstrueux.

Aylett (George), Chirurgien à Windsor.

Sur un spina bifida, Transactions Philosophiques, 1744, n°. 472.

Warrick (Christ), Chirurgien, a communiqué à la Société Royale de Londres.

Un moyen de perfectionner la pratique de la paracenthese, & de guérir radicalement l'ascite par le secours de cette opération, ibid 1744, n°. 472, art. III.

Ce Chirurgien injectoit dans la cavité du bas-ventre de l'eau de Bristol, mêlée avec une certaine quantité de vin, immédiatement après en avoir extrait par la ponction le liquide épanché ; il évacuoit par la compression la matiere injectée, & répétoit plusieurs fois l'opération. Il est encore l'Auteur d'une lettre, contenant les nouveaux succès de l'injection des liqueurs médicamenteuses dans l'abdomen, pour la cure des hydropisies ascites, *ibid.* n°. 432.

Arderon (Guillaume), de la Société Royale de Londres.

Sur une broche de navette de Tisserand, tirée de la vessie d'un jeune homme, ibid. 1744, n°. 474.

Sur une soie de cochon qui a été trouvée dans le pied d'un homme à qui elle avoit causé une violente inflammation, 1746, n°. 480.

Ramby, (Jean), premier Chirurgien, du Roi d'Angleterre, & de la Société Royale de Londres, a publié,

Gunshot wounds. Lond. 1744, in-8°. & traduit en François, par M. Demours. *Paris* 1745, in-8°.

Ce Chirurgien rapporte plusieurs observations qui prouvent que des esquilles considérables des bailes de plomb, ou autres corps étrangers, ont resté long tems cachés dans le corps humain sans produire d'accidents fâcheux ; il recommande le régime rafraîchissant & les saignées réitérées dans le traitement d'une plaie par arme à feu : il a retiré le plus grand avantage du quinquina pris intérieurement contre la gangrene; il aime mieux qu'on abandonne un corps étranger dans un membre, que de le trop molester, crainte d'en occasionner la gangrene. Ramby blâme la multiplicité des instrumens, & recommande aux Chirurgiens de travailler à simplifier leur Art.

Narration of the last illness of the Earl of Orfort. Lond. 1748, in-8°.

Il y donne l'histoire d'une vessie, dont la surface interne étoit incrustée de pierres.

Il a paru contre ces deux ouvrages de Ramby,

An epostulating adress to J. Ranby occasioned by his treatise on gunshot wounds, and by his narrative of the Earl of Orfords last illness. Lond. 1745, in-8°.

A letter from a Physician to another at Bath concerning the case of the Earl of Orford. Lond. 1745, in-8°.

An second letter occasioned by Ranby's appendix to his Narrative. Ibid.

Ranby est l'Auteur de plusieurs observations, ou Mémoires insérés dans les *Transactions philosophiques.*

Anatomie d'un œil qui avoit une cataracte. 1724, n°. 381.

Examen de la prétendue découverte d'un canal excrétoire qui va de la glande renale à l'épididime. 1725, n°. 387.

Découverte de deux nouvelles arteres qui vont aux ovaires dans les femmes. 1726, n°. 395.

Observations Anatomiques faites dans la dissection de trois cadavres. 1728, n°. 401, Art. 7.

Relation de l'ouverture du cadavre d'une femme, morte d'une hernie ombilicale très considérable. 1731, n°. 421.

On trouva le péritoine dans son intégrité, quoique la hernie fût considérable.

GAYMANS. Gaymans (Gerard Antoine), Médecin de Leyde.

De fluidorum corporis humani natura, usu &c. Leid. 1744, in-4°.

Ce Médecin y fait plusieurs remarques qui m'ont paru intéressantes.

PRAUN. Praun (Otten Philippe).

Anleitung zur krebscur ohne Schnitt, Ulm 1744, in-8°.

Ce Livre est rempli de recettes particulieres auxquelles l'Auteur ajoûte beaucoup de foi.

Rulmann (J. Ad).
De partu præternaturali & difficili ob hæmorrhagiam uteri antecedentem. Giess. 1744.

Velsus, (J. Henri).
De hernia crurali. Argent. 1744.
Cette these est bien faite, au jugement de M. Haller.

Fromond (André).
Imperforatæ mulieris utero prorsus carentis observ. Anatomica. 1744, in-4°. Heister.

Kleinschmidt.
Unterricht fur die hebammen. Ulm. 1744. in-8°.

Tremblay (Abraham), célebre Naturaliste.
Mémoire sur le Polype d'eau douce. Leide. 1744, in-4°. Paris 1744. in-8°.

Mopiller le jeune, Chirurgien à Angers.
Dissertation contre l'usage des setons, des cauteres, & des vésicatoires, & par occasion contre l'usage des ventouses, des scarifications, des épispastiques ou attractifs, & même des sangsues. Paris 1744, in-12.
L'Auteur ne fonde son opinion que sur une théorie assez utile, & l'on ne trouve dans son ouvrage aucune observation : il se sert des mêmes raisons de M. Senac, pour combattre le systême de la révulsion & de la dérivation.

Marco (Joseph), Docteur en Médecine de l'Université de Montpellier.
Disp. de respiratione, ejusque usu primario. Monspel. 1744, in-8°.

Anonyme. *Chirurgie complette suivant le systême des Modernes.* Paris 1744, in-12. 2 vol.
On trouve dans le premier volume, une description des parties du corps humain, le second traite des maladies chirurgicales, &c. &c.

Clarellis (Louis de), Médecin de Naples.
Spiritus animales ex systemate medico exturbantur. Neapoli 1744, in-4°.
C'est un des plus grands Antagonistes des Auteurs qui ont admis l'existence du fluide nerveux. Clarellis regarde les fibres comme entierement solides & imper-

méables au fluide le plus subtil ; il raisonne beaucoup pour prouver que le fluide nerveux ne sauroit parcourir les nerfs avec assez de vîtesse, pour se rendre en un instant des parties de la tête aux parties qui en sont les plus éloignées ; son style est emphatique & trop libre.

Beudt (Gisbert), Médecin de Leyde.

De frabrica & usu viscerum uropoëticorum. Leid. 1744, & se trouve dans le Tom. III des Thes. Anat. de M. Haller.

Cette These est remplie de recherches puisées dans les Ecrivains, & d'observations faites sur le cadavre : Beudt décrit les papilles des reins avec exactitude, & il indique la position respective des reins succenturiaux ; il parle de deux arteres qu'il a trouvées dans quelques sujets, qui, des reins succenturiaux, se propageoient vers le bassin, & Beudt est un des premiers, de l'aveu de M. Haller, qui ait bien décrit la tunique cellulaire de la vessie : cependant il a multiplié les tuniques des arteres & de la vessie, puisqu'il dit qu'elles sont au nombre de cinq.

Maupertuis (Pierre Louis Moreau de), célèbre Physicien de l'Académie Françoise, de celle des Sciences de Paris & de Berlin, né à S. Malo le 28 Septembre 1698, mort le 27 Juillet 1759, a publié,

Dissertation physique à l'occasion d'un Negre blanc. Leyde 1744, in-12. *Venus Physique.* 1745, 1746, 1751, in-12. VI édit. &c. &c.

Un Négre blanc qu'on montroit à Paris, & qu'on assuroit être né de Parens très noirs, donna lieu à cet ouvrage plus recommandable par l'éloquence du style que par les faits qu'il contient : l'Auteur tâche de donner une description des parties de la génération de la femme, & des fœtus de différens âges, mais elle est tronquée à plusieurs égards ; il rapporte les systêmes de la génération qui ont eu quelque vogue, & les réfute pour proposer le sien ; il croit que le fœtus est formé du mélange des deux semences, mais il l'explique d'une nouvelle maniere, c'est, selon lui, une espece d'attraction qui se fait par l'affinité que les parties ont entr'elles, ainsi que cela arrive dans diverles opérations chymiques. » Qu'on admette de telles » propriétés ou de tels rapports dans la nature, & » nous ne perdrons pas l'espérance d'expliquer les » phénomenes les plus difficiles : qu'il y ait dans » chacune des semences des parties destinées à former » le cœur, la tête, les entrailles, les bras, les jambes, » & que ces parties aient chacune un plus grand rap- » port d'union avec celle qui, pour la formation de » l'animal, doit être sa voisine, qu'avec toute autre, » le fœtus se formera ; & fut-il encore mille fois » plus organisé qu'il n'est, il se formeroit « : M. de Maupertuis entre à ce sujet dans des détails fort in- génieux, mais trop longs à rapporter ici...

La seconde édition intitulée *Vénus physique*, est beaucoup plus ample que la premiere : on y trouve di- verses remarques sur les variétés de l'espece hu- maine...

Rogaer.
De nutritione. Leidæ 1744.

Anonyme. *An essay on comparativ Anatomy. Lond.* 1744.

Quel que soit l'Auteur de cet Essai, dit M. de Haller, il me plaît par les comparaisons utiles de la structure du corps humain avec celle des animaux : il y a quel- ques observations qui sont propres à l'Anonyme, qui s'étend fréquemment sur la structure des différentes parties du chien, de la vache & de l'oiseau : l'Auteur cite à la page 64, ses propres recherches, & à la page 71, un de ses ouvrages sur la membrane allantoïde.

Anonyme. *Syllabus, sive index omnium partium cor- poris humani. Petropoli*. in-4°. (1744).

C'est un Précis d'anatomie si succint & si abrégé, qu'à peine y trouve-t-on la nomenclature des parties : il a été commencé par *Melln* & fini par *Hanharat*, ces Auteurs ont voulu réduire en tables l'ouvrage de M. Winslow, & y ont ajouté quelques figures extraites des ouvrages d'Eustache & autres célebres Anato- mistes, & quelques-unes qui leur sont propres, re- présentant les os les plus petits, & les vaisseaux du cœur.

Person (Claude), Médecin de la Faculté de Paris, Disciple de M. Ferrein, qui pratiqua la Médecine à

Châlons-sur-Marne où il mourut en 1758, est l'Auteur d'un assez mauvais ouvrage d'Anatomie :

An vesiculæ fellæ, per ductum cysticum, bilis mittatur. Paris 1744, affirm. *Resp. Ant.* Petit.

Nouveaux Elémens d'Anatomie raisonnée. Paris 1749, in-8°.

L'Auteur ne donne cet ouvrage que comme un Livre élémentaire en faveur de ceux qui n'ont point embrassé l'état de la Médecine & de la Chirurgie, & en effet ce Traité n'est bon que pour ceux qui ne veulent point être Anatomistes; les descriptions sont tronquées, & la partie physiologique y est très négligée, &c.

M. Person donna en 1743, à l'Académie des Sciences, un Mémoire sous le titre de

Recherches sur le mouvement du cœur, & Expériences qui prouvent que le cœur se racourcit dans la contraction. H. 1743.

Ce Médecin y soutient la cause de M Ferrein plutôt que la sienne, & l'on ne trouve rien de nouveau dans l'Extrait que l'Historien de l'Académie des Sciences donne de ce Mémoire.

Lœsecke (Jean-Louis Leberecht) Docteur en Médecine, de l'Académie des Curieux de la Nature, mort à Berlin en 1756, âgé de 33 ans.

De motu sanguinis intestino. Lipf. 1745. in-4°.

Cette dissertation m'a paru peu intéressante.

Observationes anatomico chirurgico - medicæ. Berl. 1754; in-4°. & traduit en François par M. Magenis, avec la Chirurgie de Warner. Paris 1757, in-12.

Lœsecke y parle d'une nouvelle articulation formée au-dessous de la cavité glénoïdale de l'omoplate ; d'une configuration particuliere de l'oreille, & d'arteres pulmonaires observées dans un fœtus monstrueux, &c. Ces remarques sont intéressantes. L'Auteur y a joint plusieurs figures.

Physiologie, Dresd. 1762, in-8°.

Needham (Tuberville) de la Société Royale de Londres.

Microscopical discoveries. Lond. 1745, in-8°. & augmenté sous le titre de

Nouvelles observations microscopiques, avec des découvertes intéressantes sur la composition & décomposition des corps organisés. Paris 1750, in-8°.

XVIII. Siec.
1745.

NEEDHAM.

Ce célebre Physicien se propose d'établir sur des observations multipliées deux vérités générales : la premiere, qu'il y a une force productrice dans la nature ; la seconde, que tout corps organisé, depuis le plus composé jusqu'au plus simple, est formé par végétation ; c'est le point de vue sous lequel il voudroit qu'on considérât la génération, & c'est par-là, dit M. Needham, qu'elle peut être réduite à un principe général, univoque, variable dans différentes circonstances, lorsqu'il vient à être dirigé dans différentes matrices. Il pense que ce principe a universellement lieu. M. Needham entreprend de prouver par ses observations ; que les animaux naissent de la pourriture, qu'ils sont formés par une force expansive & résistante, & que les animaux dégenerent en végétaux ; & il dit que la semence de divers animaux contient des corps mouvants très élastiques qu'il regarde comme le vrai germe de l'animal, &c. &c. Cet ouvrage renferme un grand nombre d'autres observations, mais qui n'ont qu'un rapport éloigné à mon objet.

D'Orville (Abraham) Médecin de Leyde.

D'ORVILLE.

De fabricâ & usu pancreatis Leid. 1745, in-4°.

On trouve dans cette dissertation une description assez étendue du pancreas & des vaisseaux qui s'y distribuent ; l'Auteur dit avoir vu, à la faveur du microscope les vaisseaux sanguins du pancreas, dégénérant en vaisseaux lymphatiques, lesquels à leur tour aboutissoient aux follicules du pancreas ; ceux-ci ont des canaux excréteurs qui forment par leur réunion le canal pancréatique découvert par Virsungus. D'Orville fait quelques remarques intéressantes sur les conduits pancréatiques de divers animaux, &c.

De causis menstrui fluxus. Gotting. 1749, in-4°.

Boehmer (Jean-Benjamin) Professeur de Mécecine à Léipsic. *Disp. de psyllorum morsorum & ophtogenum adversùs serpentes, &c. Lips.* 1745.

BOEHMER.

De ossium callo ibid. 1748, & se trouve dans la collection des Theses de M. Haller, T. VI.

Le périoste ne paroît pas à notre Auteur le véritable organe de l'ossification, & Boehmer croit que la nature du cal, quoiqu'en ait dit M. Duhamel, est un suc épanché dans l'interstice des fibres, &c.

De radicis rubiæ tinctoriæ in corpus animale. Lipf. 1751, in-4°.

MULLER. Muller (Jean-Jacques) Docteur en Médecine de l'Université de Basle soutint pour son Doctorat.

Disp. de rupto in partu utero. Basil 1745.

Cette thèse est intéressante par son sujet, mais elle l'est encore davantage par la maniere dont l'Auteur l'a écrite. Il y donne une description fort détaillée de la matrice & du bassin. Il décrit fort au long le muscle de Ruysch, dont il admet l'existence, & il parle encore de quelques paquets de fibres musculeuses placées vers le col de la matrice. Suivant Muller, le contrebalancement réciproque des fibres musculaires du fond, & de celles qui sont vers le col de la matrice, retient l'enfant dans la cavité de ce viscere, mais l'excès de force du fond de la matrice le fait sortir. Muller étaie cette théorie, de plusieurs propositions géométriques, qui souvent ne s'accordent pas avec la nature, &c.

BOEHMER. Boehmer (Philippe-Adolphe) Professeur en Médecine, dans l'Université de Halles, est l'Auteur de quelques dissertations soutenues sous sa présidence :

De prolapsu & inversione uteri, ejusque vaginæ relaxatione. Hallæ 1745.

L'Auteur parle de la matrice d'une fille, qui étoit sortie en entier de l'abdomen, & qui formoit au-dehors une tumeur grosse comme la tête d'un enfant, &c. L'Auteur traite des pessaires, & décrit celui de M. Mesnard auquel il donne la préférence

De necessariâ funiculi umbilicalis deligatione. Hallæ 1746.

L'Auteur y décrit fort au long les arteres ombilicales, & blâme ceux qui ont écrit contre la méthode de lier le cordon ombilical.

ENS. Ens (Abraham) Docteur en Médecine, disciple d'Albinus.

De causâ vices cordis alternas producente dissertatio. Ultraject. 1745, in-4°. Leid. 1745, in-8°.

L'Auteur rapporte le résultat de plusieurs expériences faites sur les animaux vivants, afin de prouver que le cœur reçoit du cerveau la cause motrice par le moyen des nerfs de la huitieme paire & de l'intercostal. Il dit avoir distingué un battement dans les veines jugulaires de quelques chiens qu'il avoit soumis à son expérience ; & que dans les jeunes animaux, le principe du mouvement est plus actif que dans les animaux d'un âge avancé, & il ajoute que le sang est un agent qui détermine le cœur à se contracter par son action sur la surface interne de ses ventricules. Il a ouvert l'aorte, la veine ascendante, après avoir coupé les nerfs intercostaux de la huitieme paire, & cependant les mouvements du cœur ont continué. C'est, dit-il, pour résoudre cette objection que le sang qui abordoit au cœur par la veine cave descendante lui imprimoit encore quelque leger mouvement, &c. Il n'a jamais vu que les valvules du cœur formassent une cloison complette, à quelques degrés qu'elles s'étendissent.

Griffioen (Guillaume) Hollandois, & Docteur en Médecine de Leyde.

De fato muliebri. Leid. 1745, in-4°.

Ce Médecin trouve dans la pléthore la cause principale de l'évacuation périodique, & il croit que la matiere des regles coule & de la cavité de la matrice, & de celle du vagin.

Imbert (François) Chancelier de l'Université de Médecine de Montpellier, de la Société Royale de cette Ville, Inspecteur des Hôpitaux militaires de la Provence & du Roussillon, gendre de M. de Senac premier Médecin du Roi.

De generationis historiâ. Monspel. 1745, in-4°.

M. Imbert composa cette thèse pour son acte de Bachelier. Il adopte le système des Ovaristes, & prétend contre Leewenhock, que les animalcules qu'on apperçoit dans la liqueur séminale, n'existent point naturellement, mais qu'ils sont l'effet de la pourriture. M. de Haller reproche à M. Imbert d'avoir avancé une telle proposition ; mais il y a apparence que M. Imbert veut dire que la pourriture sert au développement des vers plutôt qu'à leur production.

Quæstiones medicæ duodecim pro catherâ regiâ vacante per obitum D. Fitzgerald. 1749, in-4°.

La plûpart de ces questions sont médicinales. Il n'y en a que trois qui aient du rapport à notre objet. Dans la cinquieme question, il s'agit de déterminer si la transpiration a lieu dans tous les vaisseaux, & s'il n'y a qu'une seule voie pour la transpiration cutanée & la sueur. M. Imbert y soutient l'affirmative.

La huitieme question a pour objet si les os ramollis sont susceptibles de sentiment. M. Imbert y soutient la négative, mais je ne puis dissimuler que sa conséquence me paroît contredite par un grand nombre de faits qu'il seroit hors de propos de rapporter ici. Voyez ce qui a été dit à l'article de *Nicolas Massa*.

Dans la neuvieme question, l'Auteur se propose de déterminer si la carie est aux os, ce que la gangrenne & le sphacele sont aux parties molles, & il adopte ces deux points après les avoir savamment discutés.

Ces thèses soutenues avec beaucoup de savoir, d'ordre & de clarté méritèrent à l'Auteur la place de Professeur vacante par la mort de M. Gerard Fitz-gerard.

De tumoribus humoralibus. Monsp. 1753, in-12.

Ce Traité n'est qu'un ouvrage élémentaire que M. Imbert a composé en faveur de ses disciples, aussi s'est-il accommodé en plus d'un endroit au langage de l'Ecole. Il m'a paru que le chapitre des tumeurs & efflorescences cutanées ceux de l'emphyseme, & du panaris méritoient particulierement d'être consultés.

Tentamen medicum de variis calculorum biliarium speciebus. Monspel. 1758.

Cet ouvrage est rempli d'observations qui intéressent autant l'Histoire de l'Anatomie que celle des maladies du foie, dont M. Imbert décrit plusieurs espèces qui ont été produites par la présence des calculs biliaires. M. Lieutaud s'est servi avec avantage de ces observations dans son *sepulchretum*; c'est ce qui lui a fait dire, en parlant de M. Imbert, *qui præter varios labores medicos in illuftrandam lapidum biliarium hiftoriam fingularem curam adhibuit.*

Nouvelles Obfervations Anatomiques fur la marche du médiaftin le long de la face interne du fternum. Journal de Méd. 1756.

M. Imbert a pris les plus fures précautions pour déterminer la vraie pofition du médiaftin : il a féparé fur trois fujets différents, les cinq vraies côtes fupérieures des cartilages qui les unifloient : il a coupé les côtes de côté & d'autre, & enfuite a mefuré les diftances qu'il y avoit des cinq bords latéraux du fternum correfpondants aux cinq efpaces cartilagineux fupérieurs du côté droit, jufqu'à la lame droite du médiaftin, & des cinq bords latéraux fupérieurs du côté gauche jufqu'à la lame gauche de cette cloifon : cette maniere ingénieufe d'examiner le médiaftin, eft la plus fure que je connoiffe & ne peut induire en erreur. Il donne le réfultat de différentes mefures que les expériences lui ont fournies ; & il penfe, ,, 1°. que le
,, médiaftin n'eft pas, dans tous les fujets, également
,, éloigné des bords latéraux du fternum, mais que
,, cet éloignement doit varier fuivant le plus ou le
,, moins de largeur de cet os, fuivant le plus ou le
,, moins de graiffe qui fe trouve entre les deux lames
,, du médiaftin, en un mot, à raifon des différentes
,, caufes qui peuvent rapprocher les lames du mé-
,, diaftin des bords latéraux du fternum, ou les en
,, éloigner ; 2°. que conftamment, & dans tous les
,, fujets, les lames du médiaftin font plus près des
,, bords gauches du fternum que des bords droits, ce
,, qui confirme cette vérité anatomique ; que la ca-
,, vité droite de la poitrine eft toujours plus grande que
,, la cavité gauche. Mais voici, dit-il, ce qui m'a paru
,, mériter le plus d'attention dans les expériences que
,, je viens de rapporter : fi l'on compare dans ces trois
,, expériences les diftances qu'il y a de cinq bords
,, droits du fternum au médiaftin, & les diftances de
,, cinq bords gauches à cette même cloifon, on trou-
,, vera que le médiaftin ne fe rapproche point du
,, côté gauche en biaifant fur le fternum, & par une
,, ligne oblique, comme le difent tous les Anatomif-
,, tes, mais que fa marche fur cet os eft véritable-
,, ment perpendiculaire.

» Pour être bien convaincu que, des mesures que j'ai prises sur ces trois cadavres, il s'ensuit que le médiastin ne se détourne point sur la face interne du sternum, mais qu'il y marche perpendiculairement, on peut faire trois figures qui représentent les trois sternum des cadavres indiqués, partager selon leur longueur chacune de ces trois figures, par une ligne moyenne, & ensuite tirer cinq lignes transversales qui indiquent les largeurs dans nos cinq points donnés, correspondants aux cinq espaces intercartilagineux supérieurs du sternum : si après cela on veut déterminer, suivant les mesures que nous en avons données, la position du médiastin sur les cinq lignes, on trouvera que dans chacune de ces trois figures en particulier, le médiastin s'éloigne de la ligne moyenne & se rapproche du bord gauche de la figure, de telle sorte qu'il est dans tous ces points à égale distance de ladite ligne moyenne, à une ou deux demi-lignes près : or cette uniformité ou égalité dans laquelle le médiastin reste éloigné dans tous les points de la ligne moyenne de la figure, ne sauroit avoir lieu si la marche de cette cloison étoit oblique.

» Il est donc nécessaire de conclure que le médiastin, en descendant des clavicules vers le diaphragme, ne se porte point obliquement sur le sternum, comme on l'a prétendu, mais perpendiculairement. &c. &c ».

Bonnet (Charles), de Geneve, des Académies Impériales d'Allemagne & de Russie, des Académies Royales d'Angleterre, de Suede & de Lyon, de celles de Baviere & Bologne, Correspondant des Académies des Sciences de Paris, de Montpellier & de Gottingue.

Traité d'insectologie, ou observations sur les pucerons 1745, in-8°. 2 vol.

Essai analytique sur les facultés de l'ame. 1760, in-4°.

Considérations sur les corps organisés, où l'on traite de leur origine, de leur développement, de leur reproduction, &c. Amsterdam 1762, in-8°. 2 vol.

Contemplation de la Nature. Amsterdam 1764, in-8°. 2 vol. 1770, in-8°. 2 vol.

Ces ouvrages sont généralement estimés, mais ils intéressent très peu l'histoire de l'anatomie de l'homme, principal objet de mon ouvrage. M. Bonnet y traite des objets en général; ainsi il examine la génération & ses diverses productions. Il adopte une espece d'irritabilité dans nos parties, & établit l'existence du fluide nerveux, sur des preuves solides, &c.

Accrell (Olof), de l'Académie des Sciences & de la Société de Chirurgie de Stockolm, & Associé étranger de l'Académie Royale de Chirurgie de Paris.

Ut forig forklaring om fris ka fors eganskaper. Holm. 1745, in-8°.

L'éloge pompeux que M. de Haller donne à cet ouvrage nous en fait désirer une traduction en notre langue. Il contient, au rapport de ce juge éclairé des écrivains, un traité simple, mais exact, des plaies, & une histoire beaucoup plus détaillée qu'elle n'est ailleurs, avec des réflexions sur les plaies qui sont mortelles de leur nature.

Montagnat (Henri-Joseph Bernard), Docteur en Médecine, né à Amberieux dans le Bugey, étoit un des zélés disciples de M. Ferrein, en faveur duquel il a publié les ouvrages suivans.

An vox humana à sonoris fidibus plectro pneumatico oriatur? Remens. 1744, in-4°.

M. Montagnat y soutient l'affirmative.

Lettre à M. l'Abbé de F. (Fontaines) *Paris* 1745, in-8°.

Eclaircissements en forme de lettre à M. Bertin sur la découverte que M. Ferrein a faite du méchanisme de la voix de l'homme. Paris 1746, in-8°.

Lettre à M. Bertin au sujet d'un nouveau genre de vaisseaux découverts dans le corps humain. Paris 1746, in-8°.

Supplément à la lettre précédente sur les lymphatiques de M. Ferrein.

Nous avons rendu compte de ces ouvrages en donnant l'histoire de M. Ferrein. Voyez page 75 *& suiv.* tome V de cette histoire.

Aulber (J. Casimir).

De fœtus progresso capite partum retardante. Giess. 1745

Tome V.   Z

Cette dissertation, suivant M. Haller, est remplie de remarques intéressantes sur la manœuvre de cette espèce d'accouchement.

Pasquai (Pierre), Médecin de Leyde.

De signis & partu fœtus mortui. Leid. 1745, in-4°.

Il nie qu'il y ait de vrais signes pour connoître la mort de l'enfant dans le sein de la mere.

Maurin (Jean-François), Médecin de Montpellier.

Dissertatio chirurgica de vulneribus. Monspel. 1745, in-8°.

Vignon (M.), Médecin de M. le Duc d'Orléans, Régent du Royaume.

Traité de Médecine-pratique composé pour l'instruction des jeunes Chirurgiens, &c. Paris 1745, in-12. 2 vol.

L'Auteur traite dans le quatrieme chapitre du premier volume, des accouchements laborieux, & donne les moyens d'y remédier, &c.

Fichet de Flechi (Philippe), Docteur en Médecine, &c.

Observations sur différens cas singuliers relatifs à la Chirurgie, aux accouchements. 1745, 1761, in-12. (a) 1765, in-12.

Ces observations, qui sont au nombre de cent, traitent des objets les plus importans de la Chirurgie.

Anonyme. *Lettres sur le pouvoir de l'imagination des femmes enceintes, &c.* Paris 1745, in-12.

Le but que l'Auteur se propose, c'est de prouver que la force de l'imagination ne peut imprimer sur le corps des enfans la figure des objets qui ont frappé la mere. L'Auteur explique ces marques de naissance en disant qu'une plus ou moins forte contraction de quelque point de la matrice détermine le sang à couler irrégulierement dans le corps de l'enfant; il survient suivant lui une tumeur dans l'endroit où le sang se porte en plus grande abondance, & une cavité là où il coule en moindre quantité.

L'Anonyme a encore écrit en faveur de son opinion dans le Journal de Trévoux de 1746, & un second Anonyme lui répondit dans le même Journal pour y défendre l'opinion des Anciens.

(a) Il n'est fait mention de ces deux premieres éditions que dans la *France Littéraire*.

Gautier Dagoty (Jacques), de Marseille, Anatomiste pensionné du Roi, de l'Académie des Sciences & Belles-Lettres de Dijon.

Essais anatomiques en tableaux imprimés. Paris 1745 & suiv. in-fol.

Myologie complette en planches de couleur & grandeur naturelle, avec leurs explications, &c. Paris 1747, in-fol. max.

Anatomie de la tête en planches de couleur & de grandeur naturelle, &c. ibid. 1748, in-fol.

Anatomie générale des visceres, &c. 1756, in-fol.

Ces planches n'ont mérité l'approbation que de ceux qui n'ont aucune teinture d'Anatomie; leurs yeux fascinés par les couleurs variées, n'ont pu reconnoître leurs nombreux défauts: voici ce qu'en dit M. de Haller en appréciant les planches de différents Anatomistes. *D. Gautier tabulas potiùs ad inferiorem classem refero.*

Zoogenesie, conjectures sur la génération de l'homme contre les Oviparistes & les Vermiculistes, fondée sur l'expérience faite sur divers animaux. Paris 1750, in-12.

Observations périodiques sur la physique & l'Histoire Naturelle, &c. Paris 1756, in-4°. & suiv.

Bordolo.
De morte ejusque causis. Erfurt. 1745, in-4°.

Famars (Corneille Jean de), Médecin de Leyde.
De lienis structura & usu. Leid. 1745, in-4°.

Schlegel (J. David).
De calculo vesicæ prægrandi in puero novenni. Erfurd. 1745.

Koppenhagen (Theodore).
De insigni usu venæ sectionis in sanandis vulneribus. Altdorf. 1745.

Monge (George Louis de).
De corde in genere. Basil. 1745, in-4°.

Dietrichs (Louis Michel).
Rede von einem wahren vorfall und gluklich unternommener absetzung der bahrmutter. Ratisbon. 1745, in-4°.

On y lit l'histoire singuliere d'une extirpation d'une matrice squirrheuse, faite après un accouchement laborieux, à la suite duquel elle s'étoit renversée. Pour prouver que c'est la matrice qu'on a emportée, l'Auteur dit que la femme étant morte on fit l'ouverture du corps, & qu'on ne trouva point de matrice.

Observationes de usu corticis peruviani in cancro mammæ Ratisbon. 1746, in-4°.

L'Auteur rapporte quelques observations, qui prouvent qu'il a employé avec quelque succès le kinkina & l'esprit de sel, contre le cancer des mammelles; & il donne par là un nouveau dégré d'autenticité à une observation de M. Vanswieten, sur le même objet.

De fratribus italis ad epigastrium connatis. Regenspurg. 1749, in-4°.

Il est question d'un homme qui porte dans la région épigastrique une tumeur semblable à la moitié du corps d'un enfant.

Daran (Jacques), Chirurgien ordinaire du Roi, a publié :

Observations Chirurgicales sur les maladies de l'urethre. Avignon 1745, 1746. Paris 1757, 1768, in-8°. & traduit en Anglois. Londres 1750.

M. Daran y préconise l'usage de quelques bougies de sa composition, & dont il garde le secret, contre la plupart des vices de l'uretre, & principalement contre les prétendues carnosités : il rapporte un nombre considérable d'observations en faveur de ses bougies.

Réponse à la brochure de M. Baget, intitulée : Lettre pour la défense & la conservation des parties les plus essentielles à l'homme, 1750, in-12.

Traité de la gonorrhée virulente. Paris 1756, in 12.

Lettre pour servir de réponse à un article du traité des tumeurs.

Camus (Antoine le), Docteur Régent de la Faculté de Médecine de Paris, ancien Professeur des Ecoles, Aggrégé honoraire du Collège Royal des Médecins de Nancy, Membre des Académies Royales d'Amiens, de la Rochelle, & de la Société Littéraire de Châlonssur-Marne, né à Paris le 12 Avril 1722, a publié,

Amphitheatrum medicum, poema. Parisiis 1745, in-4°.

La Médecine de l'esprit. Paris 1753, in-12. 2 vol. 1769, in-12. 2 vol.

La Médecine pratique, rendue plus simple, plus sûre & plus méthodique. Paris 1769, in-12.

L'objet de ces ouvrages est assez éloigné de ceux qui sont du ressort de notre Histoire : l'Auteur fait une application plus directe de ses travaux au traitement des maladies de l'esprit ou du corps, qu'à la science de l'Anatomie : s'il entre quelquefois dans des explications physiologiques, c'est pour en venir à son objet principal. Après avoir attentivement » réfléchi sur les cau-
» ses physiques, qui modifiant différemment le corps,
» varioient aussi les dispositions de l'esprit, M. le Ca-
» mus a été convaincu ou qu'en employant ces diffé-
» rentes causes, ou qu'en imitant avec art leur pou-
» voir, on parviendroit à corriger par des moyens pu-
» rement méchaniques, les vices de l'entendement &
» de la volonté... Mais s'il s'agissoit de tracer une mé-
» thode par laquelle on pût déraciner les défauts que
» l'on pense appartenir à l'ame » ; il faudroit procéder de la même maniere que les Médecins guérissent une fluxion de poitrine, une dysenterie, une fievre maligne, toutes les autres maladies qui n'attaquent ou ne paroissent attaquer que le corps.

M. Le Camus a rempli l'ouvrage de *la Médecine de l'esprit* de vues neuves intéressantes & solides qui tentent à rectifier les passions, ou à maintenir les fonctions de l'ame dans leur intégrité. Nous ne saurions mieux faire que de conseiller la lecture de cet ouvrage instructif par les faits qu'il contient, & agréable par la maniere avec laquelle l'Auteur les expose.

On trouve à la tête du Traité de *la Médecine pratique*, deux Mémoires, dont le premier contient un nouveau système sur la génération, & le second présente des vues nouvelles sur l'Anatomie. M. le Camus commence son Mémoire sur la génération, par des remarques sur la structure du cerveau, parcequ'il le croit le principal organe de cette intéressante fonction ; M. le Camus nous assure avoir vu à la faveur du microscope : 1°. que la substance corticale étoit très transparente & semblable entierement à une gelée animale ; 2°. que la substance médullaire ou blanche étoit plus opaque, & n'offroit à la vue aucune distribution de fibres semblable à du lait caillé, ou à une bouillie fort épaisse : peu satisfait de ce premier examen, M. le Camus fit macérer une partie du cerveau dans l'eau froide, mais cette préparation n'apporta aucun changement, seulement la substance corticale se desséchaplusvîte sur le verre, & forma une membrane aussi transparente & de la même couleur que de la colle de poisson : il a observé d'autres particularités sur la substance médullaire ; il a vu se former une pellicule comme il s'en forme ordinairement sur la bouillie qui se réfroidit peu-à-peu : cette croûte se durcit, mais M. le Camus lui a trouvé moins de solidité & de consistance qu'à la membrane produite par la substance corticale.

C'est d'après de telles observations que M. le Camus compare le cerveau à un noyau renfermé dans le fruit des plantes ; & qu'il le nomme *noyau animal*, il est le principe de la fécondation, du développement & de l'accroissement des animaux, comme les semences sont le principe de la germination & de la végétation des plantes.

Suivant M. le Camus, les animalcules séminaux, les molécules organiques, &c., sont de petits cerveaux flottans dans la semence, & ils sont portés par les nerfs aux testicules, dans lesquels M. le Camus trouve la structure des ganglions ; c'est aussi ce qui lui donna lieu de placer les testicules parmi les ganglions. Mais les preuves sur lesquelles il établit son parallele, ne nous paroissent pas assez solides pour y ajoûter foi.

Cependant nous ne pouvons nous refuser à l'éloge que M. Roux en a fait dans son Journal de Médecine de cette année ; on nous dispensera sans doute, dit-il, en rendant compte de l'ouvrage de M. le Camus, de rapporter les preuves du détail sur lesquelles il tâche d'appuyer cette assertion ; ces preuves ne convaincront sans doute aucun de nos lecteurs, mais nous osons les assurer qu'ils en admireront l'enchaînement.

Le second Mémoire, qui est une suite du précédent,

doit être placé parmi les ouvrages agréables par la diction & par les idées singulieres de leurs Auteurs, mais qui ne sont fondés ni sur l'expérience ni sur l'observation...

M. le Camus a fait soutenir aux Ecoles de Médecine, les Theses suivantes.

An inter apostemata, pauca ferro sint aperienda? Paris 1746, affirm. *Resp. Barth. Tustan Leclerc.*

An a fluido electrico vita, motus, & sensatio? 1761. affirm. *Resp. Simon. Vacher.*

Brehm (G. Christ. Beat).
De hydatidibus. Erford. 1745, in-4°.

Lorenz (J. David).
Singularia circa vesiculam felleam & bilem. Hal. 1745, in-4°.

Endler (Christophe Ernest).
Samlung vom Krebs. Hamburg. 1745, in-4°.

Heffter (Icar).
De causa incrementi fœtus celerioris. Erfurt. 1745, in-4°.

S. (J. J.).
Untersuchung in welchen fœllen es erlaubt sey saeug ammen zu halten. Leipf. 1745, in-8°.

Gruner (Christian Albert Gotthlieb).
De motu periodico sanguinis. Altdorf. 1745, in-4°.

Hansen.
De termino animationis humanæ. Halæ 1745.

Krazenstein (Christian Gottlieb), célebre Médecin de Hales.
Beweiss dass die seele ihren korper baue, & fortsetung dieses beweises. Hall. 1745, in-8°.

Cet Auteur se sert de l'exemple des polypes pour prouver l'action de l'ame sur le corps, &c., H. J. Delius, Physicien, s'est élevé contre le sentiment de ce Médecin.

Von der erzeugun der wurmer im menschlichen korper. Hall. 1748, in-8°.

Krazenstein prétend qu'il y a des animalcules dans la semence, & qu'ils s'y développent.

Winkler (Ad. Bernhard), Médecin de Gottingue.
De arteria brachiali. Gotting. 1745, in-4°.

Cette Dissertation contient de très bonnes remarques, & une description exacte de l'artere brachiale.

De uteri situ obliquo. Gotting. 1745, in-4°.

L'Auteur remarque que la situation oblique n'est pas nouvellement connue, & qu'il n'est pas d'une si grande importance de la connoître.

TANDEAU. Tandeau (François Bruno), du Diocèse de Limoges, Docteur de Sorbonne, Archidiacre de Paris.

Lettre de M Maître en Chirurgie, sur l'Histoire naturelle. 1745, in-12.

SCHWARTZ. Schwartz (Benj.), Médecin de Leyde.

De vomitu & motu intestinorum. Leid. 1745, in-4°.

Il prouve, par quelques expériences, que la cause du vomissement réside tantôt dans le diaphragme, tantôt dans l'estomac, & souvent dans le mouvement antipéristaltique des intestins.

SALMON. Salmon (Nicolas), Médecin de Montpellier.

De fluxu menstruo. Monspel. 1745.

Ce Médecin pense que la matrice est pourvue de différents sinus dans lesquels le sang s'accumule, mais qu'ils ne s'ouvrent que dans l'age de puberté.

DEPARCIEUX Deparcieux (Antoine) célèbre Physicien, des Académies Royales de Paris, de Berlin, de Stockholm, de Montpellier, de Metz & de Lyon, &c., né en 1703, & mort en 1768.

Essais sur les probabilités de la durée de la vie humaine. Paris 1745, in-4°.

Objections faites sur le Livre des probabilités de la durée de la vie humaine. 1746, in-4°.

M. Deparcieux, à l'exemple de Kerseboom, Médecin de la Haye a voulu déterminer la durée de la vie humaine, en indiquant dans des tables particulieres le nombre des personnes mortes dans divers âges.

ARCELIN. Arcelin (Pierre, Docteur Régent de la Faculté de Médecine de Paris.

An dentur vasa absorbentia? Paris 1745, affirm. *Resp.* Dion. Claud Doulcet.

Utrum ani fistula, ferro tutius quàm causticis aut ligaturâ curetur. 1746. affirm. *resp.* Doulcet.

CHEVALIER. Chevalier (Pierre), Docteur Régent.

An quo accuratior masticatio, eò perfectior digestio?

Paris 1745, affirm. *Resp. Steph.* Pourfour du Petit.

An senescentibus oculi inflammationibus, conjunctivæ scarificatio. 1746, affirm. *Resp.* Pourfour du Petit.

Ruellan (Guillaume), Docteur Régent,

Datur ne status hominis perfecte sanus? 1745. affirm. *Resp.* Joane Fr. Paris.

An erysipelati topica. 1746. Neg. *Resp.* Mauroy.

L'Allemant (Joseph), de Langres, Docteur Régent de la Faculté de Médecine de Paris.

An actio muscularis à solis spiritibus? Paris 1745. affirm.

An ubi partus difficilis ac desperatus, tentanda etiam in matre vivâ sectio Cesarea? affirm. 1760. *Rsp.* Humbert

M. l'Allemant est Auteur d'un très bon ouvrage, que nous ne ferons qu'indiquer, parcequ'il est trop éloigné de l'histoire de l'Anatomie.

Essai sur le méchanisme des passions. Paris 1751. in-12.

Fothergill (J.) Licencié du College des Médecins de Londres, a communiqué à la Société de cette Ville,

Remarque sur une observation publiée dans le dernier Volume des Essais & Observations de Médecine de la Société d'Edimbourg en 1744, *concernant un homme mort en apparence, & que l'on fit revivre* (par G. Tossack), *en lui distendant les poumons avec de l'air.* Transact. Phil. 1745, n°. 475.

Sur une déchirure du diaphragme, & sur une situation contre nature de quelques visceres observés à l'ouverture du corps d'une fille de dix mois. Ibid. 1746.

L'estomac & la plûpart des intestins s'étoient insinués dans la poitrine par l'ouverture du diaphragme.

Winthrop (J. Still), Ecuyer.

Observation sur des os d'un fœtus qui sont sortis par le fondement. Ibid 1745. n°. 475. art. XVI.

Jernegan (Charles), Docteur en Médecine, Licencié du College des Médecins de Londres.

Touchant un kiste extraordinaire trouvé dans le foie, & rempli d'eau. Ibid n°. 475, art. XVII.

Simon (J.).

Lettre touchant les os d'un fœtus sortis par le fondement. Ibid. 1745, n°. 477.

Lazard (D. P.), Chirurgien.

Histoire d'une fracture de l'os des isles & de sa guérison. Ibid. 1745. n°. 477. art. XI.

L'observation est très détaillée, & elle est d'autant plus intéressante, que peu d'Auteurs ont traité de la fracture des os des isles.

Gabon (M.), Chirurgien, présenta à l'Académie des Sciences un enfant monstrueux.

Beccari (Jacques Barthelemy), de l'Institut de Bologne.

Sur une longue abstinence du boire & du manger. Comment. Bonon. Tom. II. 1745. page 1.

Verattus (Joseph), Médecin & de l'Institut de Bologne, a composé plusieurs excellens Mémoires qui ont du rapport à notre Histoire.

Sur les vésicatoires. Tom. II. 1745. partie 1. page 175.

L'Auteur y recherche quels sont les véritables principes des meilleurs vésicatoires, & rend son Mémoire très intéressant, & par ses raisons & par les observations qu'il rapporte.

Remarques sur trois maladies. Ibid. page 184.

Il trouva, dans un des ventricules du cerveau d'une femme morte d'apoplexie, un peloton de cheveux. &c.

Menghinius (Vincent), Médecin, & de l'Institut de Bologne.

Sur un Malade qui rendoit des vésicules avec ses urines. Comment. Bonon. Tom. II. 1745. page. 1.

Des particules de fer contenues dans le sang. Tom. II. page 11.

Cet habile Médecin tâche de prouver, par des expériences, que les médicamens martiaux pénetrent la masse du sang; il a analysé celui de plusieurs animaux à qui il avoit fait prendre quelques compositions martiales, & il a trouvé une quantité de fer d'autant plus considérable, qu'ils en avoient fait un plus long usage.

Bonnazzoli, Anatomiste célebre de l'Institut de Bologne.

Observations sur la structure des intestins & des reins. Institut Bonon. 1745. Tom. II.

Il y décrit d'abord la position de l'intestin duodénum, en indiquant ſes courbures ; j'euſſe ſouhaité qu'il eût averti des différences qu'on obſerve lorſque l'eſtomac eſt vuide ou qu'il eſt plein : cependant les remarques de Bonnazzoli ſur cet objet ſont curieuſes & utiles. Cét Anatomiſte parle dans ce Mémoire d'une valvule qu'il croit avoir apperçu à l'ouverture de l'appendice cœcale dans l'inteſtin cœcum ; il lui attribue l'uſage d'empêcher les matieres contenues dans la cavité de cet inteſtin de pénétrer dans l'appendice : Bonnazzoli va plus loin, il dit avoir apperçu juſqu'à quatre valvules, qui vraiſſemblablement n'étoient que des replis de l'appendice leſquels euſſent diſparu s'il l'avoit un peu diſtendu. Bonnazzoli joint à ces deux remarques ſur la ſtructure des parties dans l'état naturel, une obſervation ſur des reins qui étoient joints enſemble & fort diſtendus, il dit encore, dans ce Mémoire, avoir trouvé dans quatre ſujets morts maniaques, un appendice à l'inteſtin iléum, preſqu'auſſi long que l'appendice vermiforme.

XVIII. Siec.

1745.

BONNAZZOLI

Bachetonnus (Joſeph Marie), Médecin, Lithotomiſte & de l'Inſtitut de Bologne.

BACHETONNUS.

Sur de l'huile d'amandes rendue par les voies urinaires. Comment. Bonon. Tom. II 1744. page 1.

Galli (Jean Antoine), de l'Inſtitut de Bologne.

GALLI.

Sur une opération Céſarienne. Comment. Bonon. Tom. II. 1745. page 2.

EN GÉNÉRAL les Mémoires de l'Inſtitut de Bologne ſont très intéreſſans, & la partie hiſtorique de l'Académie y eſt ſupérieurement traitée.

CHAPITRE XVIII.

Epoque intéressante à la Chirurgie.

LOUIS.

Louis (Antoine) un des plus célébres Chirurgiens de nos jours, né à Metz le 13 Février 1723, Secrétaire perpétuel de l'Académie Royale de Chirurgie, Professeur & Censeur Royal, Chirurgien consultant des Armées du Roi, ancien Chirurgien-major de l'hôpital de la Charité, Membre des Académies de Montpellier, Lyon, Rouen, Metz, de celle Gottingue, de Florence, Docteur en Chirurgie dans la Faculté de Médecine en l'Université de Halles & de Magdebourg, a publié plusieurs ouvrages, & est Auteur d'un grand nombre de mémoires qui lui ont mérité la plus haute réputation.

Cours de Chirurgie-pratique sur les plaies d'armes à feu, 1746, in-4°.

M. Louis y donne en peu de mots le plan d'un cours qu'il se proposoit de faire aux éleves qui se destinoient à l'exercice de la Chirurgie dans les armées ; & comme il étoit à la tête d'un hôpital dans lequel il avoit à sa disposition un nombre prodigieux de cadavres, il propose diverses expériences qui ne pouvoient fournir que des résultats utiles à l'instruction : heureux les éleves qu'un tel Maître veut diriger dans leurs études !

Essai sur la nature de l'ame, où l'on tâche d'expliquer son union avec le corps, & les loix de cette union. Paris 1746, in-12.

M. Louis nous avertit que les réflexions qu'il communique au Public sur la nature de l'ame sont extraites du livre de M. de S. Hyacinthe. M. Louis établit, comme M. de la Peyronie, le siege de l'ame dans le corps calleux, & c'est de-là, dit-il, qu'elle exerce ses fonctions. Voyez l'article la PEYRONIE.

Obfervations fur l'électricité, où l'on tâche d'expliquer fon méchanifme & fes effets fur l'économie animale, avec des remarques fur fon ufage. Paris 1741. *Paris* 1747, in-12.

L'obftruction des nerfs dépend, fuivant cet habile Chirurgien, d'un engorgement des vaiffeaux qui s'y diftribuent & leur portent les fucs nourriciers: dans cet état les vaiffeaux gorgés de fang agiffent par compreffion ou conftriction fur les tubes médullaires qu'ils environnent, ils peuvent fufpendre le cours des efprits animaux. M. Louis blâme l'ufage de l'électricité dans la paralyfie qui dépend de cette caufe & de quelques autres principes qu'il expofe favamment; mais il penfe qu'elle ne feroit point oppofée à l'indication curative de la paralyfie par atonie. Il entre dans d'autres détails, mais qui appartiennent plus à l'hiftoire de la Médecine qu'à celle de l'Anatomie & de la Chirurgie.

Obfervations & remarques fur les effets du virus cancéreux, & fur les tentatives qu'on peut faire pour découvrir un fpécifique contre ce vice. Paris 1748, in-12.

M. Louis y rapporte l'exemple de deux fractures qui n'ont été fenfiblement produites par aucune caufe externe dans une Dame attaquée d'un virus cancéreux, & dont elle mourut. M. Louis en ayant examiné les os fracturés, les trouva fans aucune atteinte de carie, mais beaucoup plus fecs qu'ils n'ont coutume d'être; la moelle en étoit feche, blanche, friable & ifolée dans le canal, & quoique les bouts offeux fuffent contigus, le calus ne s'étoit point formé, mais ces extrémités fracturées étoient tuméfiées & ramollies. M. Louis explique pourquoi le virus cancéreux avoit altéré la fubftance des os plutôt que celle des parties molles, & il en donne les raifons les plus probables, & qui le font déterminer à confeiller l'ufage intérieur de l'alun.

Examen des plaintes des Médecins de Province, & réfutation de divers Mémoires de M. Combalufier, en faveur de la Faculté de Médecine. Paris 1748, in-4°.

Pofitiones Anatomico Chirurgicæ de capite. Parifiis 1749, in-4°.

Lettre sur la certitude de la mort, où l'on rassure les citoyens de la crainte d'être enterrés vivans, avec des observations & des expériences sur les noyés. Paris 1752, in-12.

Cet Auteur établit, contre l'opinion de M. Bruhier, que la putréfaction n'est pas le seul signe de la mort, bien plus qu'elle n'en est pas un signe, il regarde le conseil que donne M. Bruhier de conserver les morts jusqu'à la putréfaction comme barbare & funeste à l'humanité.

M. Louis prouve dans la seconde partie de cet Ouvrage, d'une maniere incontestable, l'entrée de l'eau dans le poumon des noyés. Pour se convaincre de ce fait, il a noyé plusieurs animaux dans des liqueurs colorées, & il a trouvé les bronches de ces animaux remplies de la même liqueur. Il eut cette idée en ouvrant un chien qu'il avoit fait noyer dans une eau fort bourbeuse, & dont on trouva la trachée artere remplie de boue, ce qui prouve l'entrée de l'eau dans les poumons; » je pensai dès-lors, dit M. Louis, à
» faire des expériences qui fussent pleinement dé-
» monstratives, j'imaginai qu'il seroit utile de noyer
» des animaux dans des liqueurs colorées : je versai
» sur-le-champ environ deux pintes d'encre que j'a-
» vois sous la main, dans une suffisante quantité
» d'eau pour submerger un chat. A l'ouverture de la
» poitrine de cet animal, je trouvai les poumons gon-
» flés & noirs, comme s'ils eussent été gangrénés : la
» cavité des bronches & la trachée étoient pleines de
» cette eau noircie par l'encre que j'y avois versée :
» j'ai répété cette expérience dans différentes eaux co-
» lorées, & la surface des poumons en a toujours été
» tachée.

» Les explications qu'on a données pour prouver
» que l'eau n'entre point par la trachée artere, n'au-
» roient pas besoin d'autre réfutation: mais n'y entroit-
» elle pas après la mort de l'animal ? C'est un objec-
» tion qu'il est important de prévoir : j'ai tenu dans
» l'eau pendant plusieurs heures des animaux que
» j'avois fait étouffer auparavant, il n'est jamais en-
» tré une seule goutte d'eau dans leurs poumons. Dès

» que la poitrine ne fait pas le mouvement nécessaire
» pour l'inspiration, il ne paroît pas qu'il puisse rien
» entrer dans les poumons. L'eau de l'amnios entre-
» t-elle dans le poumon du fœtus, quoiqu'il soit vi-
» vant. A ce raisonnement joignons une expérience
» décisive : j'ai noyé des chiens que l'on suspendoit
» par les pattes de derriere, & dont la tête seule avoit
» été tenuë dans l'eau : leurs poumons en étoient
» remplis ; elle n'a pu y être attirée que dans le mou-
» vement d'inspiration, par la même méchanique
» qui fait que l'eau monte contre son propre poids
» dans une seringue dont on tire le piston.

» Pour découvrir précisément comment on se
» noie, je fis attacher un chien par les deux pattes de
» derriere avec le bout d'une ficelle de dix à douze
» pieds de long, assez forte pour porter l'animal & un
» poids double du sien qui y étoit pareillement atta-
» ché : on jetta le chien ainsi préparé, dans un réservoir
» bien nettoyé que j'avois fait remplir d'une eau très
» claire : en tenant à la main l'extrémité de la corde,
» je soutenois le poids de façon que l'animal, situé
» perpendiculairement, avoit la tête deux ou trois
» pouces au-dessous de la surface de l'eau, afin que
» je pusse observer facilement tout ce qui passeroit :
» l'animal se débatit beaucoup, il remuoit les pattes
» de devant, & faisoit des efforts pour nager : après
» deux ou trois minutes de mouvemens inutiles, il
» sortit de la poitrine beaucoup d'air qui forma d'as-
» sez grosses bulles à la surface de l'eau : un instant
» après l'animal s'agitant toujours, il sortit de l'air
» en moindre quantité, mais un peu plus longue-
» ment, le chien fit ensuite la culebute, & parut mort.

» Cette expérience que j'ai répétée plusieurs fois,
» ne me laisse aucun lieu de douter qu'à l'instant que
» l'animal est submergé, sa poitrine ne reste dans
» l'état où elle étoit avant que de tomber dans l'eau :
» mais la nécessité dont est la respiration l'oblige en-
» fin à cesser de suspendre le mouvement de la poi-
» trine. Par le mouvement d'inspiration, l'eau entre
» dans les poulmons, & en chasse l'air qui y étoit
» renfermé ; c'est la sortie de cet air qui forme les

» bulles qu'on apperçoit à la surface de l'eau, &c «.

M. Louis entre dans d'autres détails aussi curieux qu'utiles, & prouve que la cause de la mort des noyés est différente de celle des pendus & de celle des apoplectiques.

Il recommande pour ramener les noyés à la vie, de les mettre dans un lieu chaud, & de les agiter de diverses manieres, comme en les secouant, en versant dans leur bouche des liqueurs spiritueuses, en approchant de leur nez des esprits volatils, &c., ou en soufflant dans leur nez avec un chalumeau, du tabac ou de quelqu'autre sternutatoire; il prouve d'après l'observation, qu'il est très utile de leur souffler de l'air chaud dans la bouche, & de leur faire recevoir de la fumée de tabac par le fondement. M. Louis, en indiquant ces secours, décrit la méthode de les mettre en usage; il a joint à son Mémoire, une thèse de M. Winslow sur l'incertitude des signes de la mort, avec tion exacte.

De partium externarum generatione inservientium in mulieribus, naturali, vitiosa & morbosa dispositione. Parisiis 1754, in-4°.

L'écartement des os pubis, dans l'état de grossesse, & dans d'autres circonstances de la vie, y est établi sur plusieurs bonnes observations: M. Louis y traite fort au long des signes de la virginité, & conclud pour l'affirmative; il y a joint ses remarques sur l'imperforation, elles sont très intéressantes.

Lettre à M. Bagieu sur les amputations.

Discours critique & historique sur le traité des maladies des os, de M. Petit. Paris 1758, in-12.

M. Louis justifie M. Petit des critiques mal fondées, qu'on avoit publiées contre lui: il y traite fort au long de la rupture du tendon d'achille & de l'usage des machines dans le traitement des luxations, dont il fait voir le peu d'avantage qu'on doit en attendre.

Eloges de MM. Bassuel, Malaval & Verdier, prononcés aux Ecoles de Chirurgie. Paris 1759, in-8°.

Mémoire sur une question anatomique relative, à la Jurisprudence dans lequel on établit les principes pour distinguer, à l'inspection d'un corps trouvé pendu, les signes du suicide, d'avec ceux de l'assassinat. Paris 1763, in-8°.

L'Auteur

L'Auteur a employé tous les moyens possibles pour déterminer la question; il a lu les meilleurs ouvrages, & n'a pas craint de consulter l'Exécuteur de la Justice de Paris, & de faire consulter celui de Lyon: il rapporte ce qu'il a appris de l'un & de l'autre; & il dit, d'après Michel Alberti, Professeur de Halles, que les signes qui se manifestent à l'inspection anatomique du corps des pendus, sont l'impression de la corde, accompagnée du cercle livide & échymosé; la peau enfoncée & même quelquefois excoriée dans un des points de la circonférence du col; les rugosités qu'elle forme; la tuméfaction & la lividité de la langue repliée ou passant entre les dents qui la serrent; l'écume sanguinolente dans le gosier & les narines, & autour de la bouche, l'inflammation des yeux; les paupieres gonflées & à demi fermées; la lividité & la tuméfaction des levres; la roideur du corps; la contraction des doigts livides à leurs extrémités, & l'échymose des bras & des cuisses. M. Louis nous apprend encore, d'après Alberti, qu'on trouve par la dissection, les poumons, le cœur & le cerveau extrémement gorgés de sang, lequel est souvent extravasé par la crevasse des vaisseaux. Tous ces signes ne se rencontrent pas quand le corps n'a pas été pendu vivant; & quand on a fait violence au corps; il y a, selon Alberti, continue M. Louis, distorsion, dépression, & même lacération des cartilages du larynx, & de plus, luxation des vertebres du col, sur-tout après une exécution où la tête a été depuis tirée en devant, dans l'intention d'accélérer la suffocation. M. Louis traite beaucoup d'autres objets, & rend par-là sa dissertation très intéressante.

Mémoire contre la légitimité des naissances prétendues tardives, dans lequel on concilie les Loix Civiles avec celles de l'économie animale. Paris 1764, in-8°.

L'Auteur conclud contre la possibilité physique absolue de la naissance naturelle d'un enfant au-delà du terme ordinaire, dont la plus grande étendue, dit M. Louis, a été déterminée par Hippocrate, à dix jours au-delà de neuf mois complets.

Supplément au Mémoire contre la légitimité des naif-

sances prétendues tardives. Paris 1764, in-8°.

Discours sur les loupes, prononcé à l'ouverture de la Séance publique de l'Académie Royale de Chirurgie en 1755.

Recueil d'observations d'Anatomie & de Chirurgie, pour servir de base à la théorie des plaies de tête par contre-coup. Paris 1767, in-12.

Cet ouvrage contient un Discours de l'Auteur, prononcé dans une Séance publique de l'Académie Royale de Chirurgie, sur les moyens qu'il convient de suivre, pour établir la théorie des contre-coups dans les lésions de la tête, & pour en déduire les conséquences pratiques. L'Auteur y a fait réimprimer divers lambeaux qui ont du rapport à l'objet, extraits des ouvrages de MM. Pourfour du Petit, Valsalva, Morgagni, Santorini, Winslow & Molinelli ; il y a joint la Traduction françoise d'une Thèse latine, soutenue à Helmstadt en 1754, sous la Présidence de L. Heister, par Georges Conrad Thoer, intitulée :

Dissertatio chirurgico-medica inauguralis de apoplexia magis chirurgicis quàm aliis medicamentis curanda.

Eloge de M. Bertrandi. Paris 1767, in-12.

Aphorismes de Chirurgie de Boerhaave, commentés par M. Vanswieten, traduits en françois avec des notes, par M. Louis. Paris 1767, in-12. 7 vol.

Les imperfections de l'ancienne traduction françoise de cet ouvrage, en faisoient désirer une nouvelle ; & l'accueil qu'elle a eu du Public, est une preuve de sa supériorité : les notes que M. Louis y a ajoutées, en augmentent le prix.

Réponse de M. Louis, à MM. Faissole & Champeaux, Chirurgiens de Lyon. Mémoires sur la mort de Claudine Rouge. Lyon 1768, in-8°.

M. Louis loue MM. Faissole & Champeaux, d'avoir conclu que Claudine Rouge n'avoit point été jettée vivante dans l'eau, parcequ'on n'a pas trouvé dans ses bronches l'eau écumeuse dont elles sont, dit M. Louis, nécessairement remplies lorsqu'on a respiré sous l'eau, & qu'on a péri par la submersion, &c. &c.

L'Académie de Chirurgie a eu, dans M. Louis, un Membre des plus zélés & des plus capables de soutenir & même d'augmenter son lustre. Les Mémoires de M. Louis, nombreux, savans, & dont le sujet est toujours nouveau & utile, qu'on trouve dans le Recueil de cette Société, sont une preuve non équivoque de ce que j'avance, ils sont contenus dans le second, troisieme & quatrieme volumes.

Mémoire sur les concrétions calculeuses de la matrice. Tom. II. M. pag. 130.

Certaines concrétions calculeuses de la matrice, ont la forme des stalactites, & en général elles sont moins pesantes que les pierres qui se forment dans les voies urinaires : les signes qui indiquent leur présence, sont équivoques ; la sonde & le doigt paroissent à M. Louis des moyens plus décisifs. Cet habile Chirurgien croit qu'on peut extraire certaines concrétions de la matrice, dont il désigne le caractère par une opération qu'il propose, laquelle consiste à aggrandir l'orifice de la matrice par deux sections latérales qu'il seroit possible de faire en même-tems, par le moyen d'une espece de ciseau droit, dont M. Louis donne la description. Cette section de l'orifice de la matrice permettroit l'introduction d'un crochet à curette, avec lequel on extrairoit la pierre. M. Louis établit ce qu'il avance sur les observations les plus convaincantes & les raisonnemens les plus judicieux ; il parle de fœtus pétrifiés trouvés dans la matrice ; il a fait représenter diverses concrétions calculeuses de la matrice tantôt isolées & tantôt renfermées dans la matrice : les Planches sont au nombre de cinq, & supérieurement exécutées.

Remarques sur la construction & les usages de l'élévatoire de M. Petit. M. Tom. II. pag. 151.

M. Louis a substitué à la charniere qui unit le levier au chevalet, une jonction par genou, & cette correction a mérité l'approbation de M. Petit lui-même.

Réflexions sur l'opération de la fistule lacrimale. M. Tom. II. pag. 193.

Cet Ecrivain rend compte, à l'Académie de Chirurgie, de deux Mémoires, l'un de M. Mejan, Maître en Chirurgie à Montpellier, & l'autre de M. Cabanis, Maître en Chirurgie à Geneve : le premier a imaginé d'introduire dans les voies lacrymales, une mèche à la faveur de laquelle on peut porter les remedes convenables, & qu'on peut groſſir ou diminuer ſuivant que les cas l'exigent; pour y réuſſir, M. Mejan introduit par le point lacrymal ſupérieur, à l'imitation d'Anel, un ſtylet de ſix à ſept pouces de longueur, & dont le diametre eſt proportionné à celui des points lacrymaux; un bout eſt arrondi & non boutonné, l'autre eſt percé à jour comme les fines aiguilles à coudre, & c'eſt dans cette ouverture qu'il introduit la mèche. On doit chercher, dans le Mémoire de M. Louis, les détails ſur la manœuvre que M. Mejan met en uſage. Le bout inférieur du ſtylet parvenu dans les narines, M. Mejan l'en retire à la faveur d'une eſpece de ſonde ayant une ouverture étroite dans laquelle pénetre le même bout inférieur du ſtylet. M. Cabanis a imaginé, au lieu de la ſonde de M. Mejan, qui n'a qu'une ſeule ouverture, un inſtrument compoſé de deux petites palettes percées de pluſieurs trous, dont il faut lire la deſcription & la maniere de s'en ſervir dans le Mémoire dont je donne une ſuccinte analyſe. M. Cabanis tâche de concilier ſa méthode à celle de M. Laforêt, & M. Louis ſe contente juſqu'ici de rapporter l'opinion de MM. Méjan & Cabanis, ſur l'opération de la fiſtule lacrymale. Mais après avoir rempli l'office d'un Hiſtorien exact, il fait part de ſes réflexions ſur les différens moyens propoſés : il fait voir les cas où ils peuvent être conciliés, & ceux où ils doivent être employés ſéparément; M. Louis emprunte les preuves de ſes propres obſervations, ou de celles des Ecrivains dont il a une connoiſſance très étendue : il nous avertit, & avec raiſon, qu'Anel n'eſt pas le premier qui ait penſé à ſonder les points lacrymaux, & il tire ſa preuve d'un paſſage contenu dans les ouvrages de Stahl que j'ai cité ailleurs. Voyez auſſi ce qui a été dit aux Articles MORAGNI & ANEL.

Mémoire ſur la ſaillie de l'os après l'amputation des membres, où l'on examine les cauſes de cet inconvé-

nient, *les moyens d'y remédier, & ceux de le prévenir.*
M. Tom. II. pag. 268.

On y trouve plusieurs importantes observations, & une théorie nouvelle & lumineuse sur la cause de la dénudation des os après l'amputation : dans
» l'amputation de la cuisse, si l'on veut préve-
» nir la saillie de l'os inévitable malgré toutes les
» précautions qu'on a indiquées jusqu'ici, il faut,
» dit M. Louis, avoir celle d'ôter la ligature qui affer-
» missoit les chairs, dès que la section des parties
» molles sera faite ; les muscles mis en liberté se re-
» tireront sur-le-champ ; ils changeront de situation ;
» on pourra alors relever les chairs avec la compresse
» fendue, porter le bistouri sur le muscle crural, &
» couper le point d'adhérence des vastes & du triceps
» à l'épine postérieure du femur : par cette méthode,
» continue M. Louis, on pourra très facilement scier
» l'os trois travers de doigts plus haut qu'on ne l'au-
» roit fait si on l'eut scié au niveau des chairs affer-
» mies par la ligature «.

Second Mémoire sur l'amputation des grandes extrémités. M. Tom. II. pag. 355.

Cet habile Chirurgien prouve qu'il n'est rien de plus pernicieux que de suivre une méthode générale d'amputer les membres, & décrit celles d'amputer la cuisse, la jambe, le bras & l'avant bras, qu'il varie suivant la structure des parties qu'on coupe dans l'opération : ce Mémoire est rempli de recherches historiques & d'observations intéressantes propres à l'Auteur.

Sur la cure des hernies intestinales avec gangrene. M. Tom. III. pag. 145.

M. Louis détaille les signes qui indiquent la hernie complette, & le simple pincement de l'intestin, &c. &c. La dilatation de l'anneau lui paroit nuisible dans les hernies avec gangrene & adhérence ; on a toujours réussi lorsqu'on s'est contenté d'emporter les parties attaquées de gangrene, sans toucher aux parties saines circonvoisines, &c. &c. M. Louis y traite des plaies des intestins, &c. &c., & détermine les cas où il convient de pratiquer la suture inventée par M. de la Peyronie : il rapporte plusieurs observa-

XVIII. Siec.
1746.
LOUIS.

tions nouvelles & intéressantes sur la hernie crurale qui font connoître combien cet Auteur sait tirer parti des effets pour remonter aux causes, & des mauvais succès pour découvrir la méthode de traiter la plus douce & la plus sure.

Sur les pierres urinaires formées hors des voies naturelles de l'urine. Tom. III. pag. 332.

L'Auteur démontre par diverses observations, qu'à la suite de l'opération de la taille, les bords extérieurs de la plaie se cicatrisent avant ceux qui répondent dans la vessie, & qu'il en résulte une fistule borgne interne qui a son foyer dans le tissu cellulaire de la vessie, & dans lequel il peut se former insensiblement des calculs. M. Louis prétend qu'on peut empêcher ces calculs de se former, en faisant usage des bougies, dans la vue d'entretenir l'uretre dans son diametre naturel, &c. M. Louis observe que les fistules au périnée sont souvent la suite de la méthode au grand appareil.

Sur l'écoulement de la salive par la fistule des glandes des parotides, & par celle de leur conduit excréteur. Tom. III. pag. 442.

Ce Mémoire contient une nouvelle description de la glande parotide, & de son canal excréteur, & l'Auteur prouve que la meilleure maniere de traiter les fistules salivaires, est d'introduire un seton par le trou fistuleux, dans le canal de Stenon, jusqu'à ce qu'une extrémité pénetre dans la bouche; M. Louis donne la maniere d'y réussir, d'après celle qu'il a mise lui-même en usage avec succès.

Sur les tumeurs salivaires des glandes maxillaires & sublinguales, & sur les fistules que causent leur ouverture. M Tom. III. pag. 460.

La grenouillete, suivant l'Auteur, est une tumeur salivaire; & les tumeurs salivaires, ne sont point enkistées, suivant l'idée qu'on attache à ce terme: ce sont, dit M. Louis, les glandes mêmes & leurs tuyaux excrétoires dilatés par la matiere de l'excrétion retenue; & pour la guérison de ces sortes de tumeurs, il suffit de procurer à l'humeur salivaire retenue, une issue qui ne puisse pas se consolider. M. Louis présume que la perforation de la tumeur avec le cautere actuel comme Paré l'a proposée seroit un moyen préférable à l'incision faite avec l'instrument tranchant, &c. &c.

Rapport des expériences faites par l'Académie, sur différentes méthodes de tailler. M. Tom. III. pag. 623.

Les expériences ont appris à notre Chirurgien que la méthode du haut appareil est très imparfaite & fort dangereuse : mais l'opération latérale lui a paru satisfaire aux vues que l'on doit avoir dans la lithotomie ; M. Louis assure que cette opération ne peut être faite avantageusement avec le lithotome caché, & il loue les méthodes de tailler proposées par M. Foubert & M. Thomas.

Histoire de l'Académie Royale de Chirurgie, depuis son établissement jusqu'en 1743. Paris 1768 in-4°.

Cet Eloge est fait avec beaucoup d'art.

Nouvelles observations sur la rétraction des muscles après l'amputation de la cuisse, & sur les moyens de la prévenir. M. Tom. IV. pag. 40.

La rétraction des muscles est la principale cause de la dénudation des os, & ne dépend point de la fonte du tissu cellulaire par une suppuration abondante qui n'est qu'une cause occasionnelle & déterminante dans quelques cas seulement. M. Louis désapprouve l'usage de ces pieces d'appareil qui repoussent l'extrémité des muscles coupés vers leur principe : » les compresses » longuettes produisent encore un plus mauvais effet » par la façon dont on a coutume de les appliquer «. Au lieu de pareils secours, il conseille de faire le bandage, en commençant les circulaires depuis le haut du membre jusqu'au bord de la plaie, & d'engager ensuite sous un second rang de circonvolutions faites dans le même sens, un chef de chacune des deux longuettes : M. Louis en a appliqué une le long de la partie latérale interne, & l'autre le long de la partie postérieure : lorsqu'elles étoient fixées par quelques tours de bande, il les ramenoit en les croisant sur le bout de l'os par le centre du moignon, à la partie opposée où elles étoient assujetties par le reste des circonvolutions de la bande. M. Louis avoit en vue de rapprocher les parties les plus éloignées vers le point dont il auroit été à desirer qu'elles ne fussent point écartées : il recommande de faire beaucoup d'attention aux divers mouvements que le Malade fait avec le membre sur lequel on a pratiqué l'opération, ou aux mouvements que le Chirurgien fait faire à la partie dans la pratique des pansements. M. Louis désapprouve qu'on fasse fléchir la cuisse pour élever le bout du moignon, afin de se mettre plus à portée de panser commodément la plaie, &c. &c. Ce Mémoire de M. Louis, est rempli de vues neuves & intéressantes qui doivent servir de regle dans la pratique des amputations.

Sur la consolidation des plaies avec perte de substance. M. Tom. IV. pag. 106.

L'Auteur s'est convaincu par l'inspection réitérée des plaies de différens genres, & par des expériences, que la régénération des substances détruites étoit un être de raison, mais que la peau & les parties qui la soutiennent s'allongent par l'affaissement; de même, dit M. Louis, qu'un habit trop étroit qu'on ne pouvoit boutonner, devient large & peut se croiser, si l'homme vient à maigrir. Le dégorgement, continue-t-il, procure dans les plaies cet allongement sans lequel il n'y a point de consolidation à espérer. M. Louis nous avertit qu'il n'a pas adopté l'idée de l'affaissement & de la non régénération sans examen; & on le croit sans peine, quand on connoît son exactitude à examiner les faits qu'il avance, & la réserve avec laquelle il contredit les principes déja reçus : cette théorie posée & démontrée, M. Louis établit plusieurs préceptes sur le traitement des plaies, qu'il confirme par les observations les plus décisives, &c.

Réflexions sur l'opération de la hernie. M. Tom. IV. pag. 281.

Le manuel de cette opération, que M. Louis décrit, est presque entierement nouveau ; il donne des préceptes utiles sur la position du Malade, l'incision des tumeurs, & sur celle du sac herniaire ; il blâme l'usage de la dilatation des anneaux, &c. &c.

Sur l'opération du bec-de-lievre, où l'on établit le

premier principe de réunir les plaies. M. Tom. IV. pag. 384.

Le bec-de-lievre n'est point un défaut de substance, mais une simple solution de continuité ; M Louis veut qu'on incise les bords de la plaie avec le bistouri, & non avec les ciseaux, blâme l'usage des sutures, & décrit un bandage de son invention qu'il a appliqué avec un succès manifeste.

Mémoire sur la bronchotomie. M. Tom. IV. pag. 455.

Je regarde ce Mémoire comme un chef-d'œuvre d'érudition, & je ne crains pas de le proposer pour modele à ceux qui écriront sur quelques points historiques de leur art : M. Louis rapproche tous les travaux de l'Antiquité sur l'opération de la bronchotomie ; il prouve qu'elle a été trop négligée, quoique plusieurs Auteurs dont il célebre les écrits en aient prescrit l'usage, & recommande de se servir d'un bronchotome inventé par M. *Bauchot.*

Second Mémoire sur la bronchotomie, où l'on traite des corps étrangers de la trachée artere. Tom. IV. pag. 513.

M. Louis recommande l'usage de la bronchotomie, pour extraire les corps étrangers contenus dans la trachée artere ; il prouve par les raisons les plus solides, que le corps étranger sera toujours porté vers l'ouverture par le courant d'air qui en sortira, & il rapporte en faveur de son opinion les observations les plus intéressantes : on en sentira le prix par la lecture du Mémoire, & par l'application au corps humain des préceptes judicieux qu'il contient.

M. Louis a composé plusieurs Mémoires pour les prix proposés par l'Académie royale de Chirurgie, & qui sont insérés dans les recueils que cette Société a publiés Il a concouru pour le prix de 1744, remporté par M. Graslot sur ce sujet.

Déterminer ce que c'est que les remedes émolliens ; expliquer leur maniere d'agir ; distinguer leurs différentes especes, & marquer leur usage dans les maladies chirurgicales ?

En 1744, M. Louis remporta le prix proposé par l'Académie.

Déterminer ce que c'est que les remedes anodins, expliquer leur maniere d'agir, distinguer leurs différentes especes, & remarquer leur usage dans les maladies chirurgicales.

En 1747, il concourut pour le prix remporté par M. Flurant, premier Chirurgien de la Charité de Lyon.

Déterminer ce que c'est que les remedes détersifs, expliquer leur maniere d'agir, distinguer leurs différentes especes, & marquer leur usage dans les maladies chirurgicales.

En 1755, M. Louis concourut pour le prix remporté par M. de la Bissiere.

Le feu ou cautere actuel n'a-t-il pas été trop employé par les Anciens, & trop négligé par les Modernes ? En quel cas ce moyen doit-il être préféré aux autres pour la cure des maladies chirurgicales, & quelles sont les raisons de préférence ?

La partie chirurgicale de l'*Encyclopédie* appartient à M. Louis ; & comme cet Auteur laisse des traces de son génie dans toutes les questions qu'il traite, elle contient des remarques nouvelles & curieuses ; il seroit à désirer que ces différens articles fussent réunis en un seul corps de doctrine, pour être plus aisément communiqués aux Chirurgiens qui en retireroient un grand avantage.

Anonyme.

Von den gemulhs Bewegundgen. Hal. 1746, 8°.

L'Auteur trouve dans la différente tension & vibratilité des nerfs, la diversité des tempérammens, & il l'explique à sa maniere d'après une telle théorie.

Unzer (J. Augustin) Docteur en Médecine.

Vom einfluss del seele in den korper. Hall. 1746, in-8°.

Sectateur des principes de Sthal touchant l'action de l'ame sur le corps, Unzer explique par cette théorie les différentes fonctions, & la plupart des symptomes des maladies.

Philosophische betrachtung des menschlichen korpers uberhaupt. Hall. 1750, in-8°.

L'Auteur y donne des élémens de Physiologie.

Knolle (Jean Christian Gerh.)

Vonder Verdikung des geblutes in der lunge. Hall. 1746, in-4°.

Il soutient que le sang veineux est plus dense & plus pesant que le sang artériel.

Chausse (Fortune Ignace de la), Médecin de Strasbourg.

Disp. De hernia ventrali. Argent. 1746.

L'Auteur a principalement puisé dans le traité d'opération de Garengeot ; il y indique assez bien les moyens qu'on doit mettre en œuvre, lorsque l'intestin est gangrené, ou prêt de l'être, &c.

Casamajor Laplace (Antoine), Docteur en Médecine de Paris & de Montpellier, Censeur royal, &c.

Mémoire sur une nouvelle aiguille propre à faire la ligature des vaisseaux, toutes les fois qu'il est nécessaire. Paris, 1746, & se trouve encore *ibid* 1747, avec le Traité des plaies de Guisard.

M. Casamajor communiqua le 16 Juillet 1746, à l'Académie des Sciences, la description & la figure de cet instrument.

Liebich (Henri Christian), Médecin de Leipsick, soutint, sous la Présidence de Quelmaltz, la dissertation suivante.

Disp. De serotino testium descensu, eorumque retractione. Lipsf. 1746.

Withof (J. Philippe Laurent), Professeur en Médecine à Duisbourg, & de la Société de Gottingue.

Commentarii duo ad systema Leeuwenhockianum. Læid. 1746, in-8°.

Les observations qu'il rapporte ne sont pas toujours conformes à celles de Leeuwenhoek.

De pilo humano. Duisburgi. 1750 in-4°.

De castratis commentationes quatuor. Duisburgi, 1756, in-8°.

Dans la premiere partie l'Auteur donne l'histoire de la castration concernant son origine & ses progrès ; dans la seconde il expose ses suites funestes ; dans la troisieme il prouve que la résorbtion de la semence dans le sang produit de grands avantages : mais l'Auteur ne traite ces questions qu'historiquement, & remplit son ouvrage de contes & de fables extraites des Auteurs les plus crédules.

WEGELINUS. Wegelinus (Paul), Médecin de Bâle, soutint pour son Doctorat, dans la Faculté de cette Ville, la dissertation suivante.

De superfœtatione. Basil. 1746, in-4°.

L'Auteur y rapporte, d'après plusieurs Ecrivains, un grand nombre d'exemples qui prouvent la superfétation.

SAUSSINE. Saussine (Michel), Médecin de Montpellier.

Dissertatio physiologica de digestionis mechanismo. Monspelii. 1746, in-4°.

CAMPER.

CAMPER. Camper (Pierre), un des plus célèbres Anatomistes de nos jours, Docteur en Médecine de l'Université de Leyde, ancien Professeur d'Anatomie & de Chirurgie dans le collège d'Amsterdam, Professeur en Médecine à Groningue, Membre des Sociétés royales des Sciences de Londres & de Harlem, de l'Académie royale de Chirurgie de Paris, &c.

Diss. de visu. Leid 1746, in 4°.

Ce Médecin y défend, comme il nous l'apprend lui-même, la théorie de Robert Smith, sur la vision.

De quibusdam oculi partibus, ibid, & se trouve avec la précédente dans la Collect. des thes. de M. Haller, tom. 4.

On y trouve parmi plusieurs points intéressants une bonne description de l'humeur vitrée, des arteres du cristallin, que l'Auteur doit à Albinus, suivant M. de Haller ; M. Camper donne dans cette thèse une nouvelle description & une bonne figure du canal godronné de M. Petit, qu'il n'a vu que dans les yeux des animaux, & il soutient que la rétine est le vrai siege de la vision.

Demonstrationum anatomico-pathol. liber primus, continens brachii humani fabricam & morbos. Amstelædami 1760, fol. max. cum. fig.

L'Auteur combine avec le savoir le plus profond, & l'art le plus recherché, les observations chirurgicales avec les remarques anatomiques; il procéde de l'extérieur à l'intérieur dans la description des parties, & du général au particulier. Le chapitre premier concerne la peau, les muscles, les aponevroses, les ligamens du bras, & leurs maladies; M. Camper a eu occasion d'examiner la peau d'un Negre, & il a trouvé entre elle & le tissu réticulaire, une espece de gluten qui produisoit divers filamens, toutes les fois que M. Camper soulevoit l'épiderme & le tissu réticulaire de la peau. Ce célébre Anatomiste a répété les expériences que Mrs. Santorini & Albinus ont faites, & il a trouvé comme eux, qu'en faisant macérer la peau, le tissu réticulaire ne perdoit sa couleur qu'après un certain temps; M. Camper conserve dans son cabinet un lambeau de la peau d'un Negre, où l'on voit l'épiderme teint d'une légere noirceur; il indique le vrai moyen de séparer le tissu réticulaire, & entre dans des détails suivis sur la cause de la noirceur : on ne pourra mieux faire que de les consulter.

M. Camper nie que le tissu réticulaire détruit, se régénere, & c'est pourquoi les cicatrices sont blanches dans les Æthiopiens; il conserve des lambeaux de peau, où l'on voit les figures que les Matelots ont coutume de se faire, en brûlant de la poudre à canon sur leurs bras.

La peau est tissue de fibres pour ainsi dire tendineuses, & elle résiste à la dilatation; c'est pourquoi M. Camper recommande de faire de grandes incisions, lorsqu'il s'agit d'extraire quelque corps étranger engagé au fond d'une plaie ou logé dans quelque cavité interne : telles sont les pierres de la vessie.

On doit puiser dans l'ouvrage que j'analyse des remarques sur la structure & sur les maladies des glandes sébacées sur les vaisseaux exhalans & inhalans, & sur les papilles nerveuses de la peau; M. Camper prétend que le tissu cellulaire est le siege du cancer, & il prouve par l'observation & par le raisonnement ce qu'il avance.

M. Camper considere avec la plus grande exactitude les membranes qui revêtent les muscles en particulier & en général ; il croit qu'elles concourent à augmenter la force du muscle, & à en prévenir le déplacement ; une suite d'observations qu'il rapporte, prouve que la piqure aux nerfs du bras, produit des symptomes violens & consécutifs, tandis que ceux qui sont la suite de la piqure de l'aponevrose, sont peu douloureux, & ne surviennent que fort tard.

Il décrit les muscles dans leur position naturelle, & indique avec plus de détail qu'on n'avoit fait auparavant, leur situation, relativement aux vaisseaux & aux nerfs ; M. Camper y joint un exposé anatomique de chaque muscle en particulier ; il compare les trois muscles anconés aux vastes crural & droit de la cuisse, parcequ'ils remplissent, à l'égard de l'olécrane, les mêmes fonctions que les muscles vastes crural & droit exercent sur la rotule. M. Camper fait un judicieux parallele de la fracture de l'olécrane avec celle de la rotule ; il confirme ce qu'il avance par une observation très intéressante.

Cet Anatomiste donne une description aussi nouvelle qu'utile des ligamens de la capsule de l'omoplate, & traite des différentes luxations du bras, & des principales méthodes qu'on met en usage pour la réduire ; il fait l'éloge de celle de Purman, dont M. Nicolas Vander Meulen retiroit le plus grand avantage.

Ses remarques sur les ligamens de la clavicule du bras & de l'avant-bras, sont originales en plusieurs points : telle est celle du relâchement des ligamens annulaires, qui est accompagné de très vives douleurs. M. Camper traite du panaris, qu'à l'exemple de Richard Wiseman, il divise en panaris benin & malin, &c. &c.

Le second chapitre traite des nerfs du bras. M. Camper y fait plusieurs solides remarques sur le fluide nerveux, & sur le traitement des blessures des nerfs ; il regarde comme très vraisemblable que les nerfs primitifs naissent tous de la moëlle allongée, & de la moëlle épiniere, & qu'ils sont cylindriques ; & que les nerfs secondaires, sont le nerf intercostal, & tous ceux qui naissent des ganglions ; il pense que tous font creux, remplis d'un esprit ou d'un liquide préparé par le cerveau, qui, quoique très élastique, ne s'évapore que lentement.

M. Camper regarde comme très vraisemblable que les actions volontaires reconnoissent pour cause l'impulsion & la collision, que les muscles & les membranes sont susceptibles de contraction, mais laquelle est subordonnée au mouvement imprimé au fluide nerveux. Le mouvement involontaire qui est l'effet de l'irritabilité, est perpétuel, si le corps irritant agit sans interruption, & alternatif, lorsqu'il n'agit que par intervalle.

M. Camper s'est surpassé dans la description des nerfs du bras; il indique nombre de ramifications inconnues aux autres Anatomistes. On doit principalement consulter ce qu'il dit sur le nerf médian & ses rameaux. Je crois aussi qu'on doit faire le plus grand cas des observations de Médecine & de Chirurgie qu'il y rapporte. Les glandes cancereuses cachent, suivant cet habile Médecin, un abcès sous des parois aussi durs que le cartilage; & il faudroit pour guérir cette cruelle maladie un reméde qui put résoudre les duretés, & corriger ou évacuer la matiere ichoreuse. Mais un reméde qui réunisse de si grands avantages est bien difficile à trouver; c'est ce qui fait dire à M. Camper: *Vereor ut tale unquam detegatur.*

Le troisieme chapitre a pour objet les vaisseaux sanguins du bras, & n'est pas moins intéressant que les deux précédents. M. Camper prouve que les arteres jouissent d'une forte contractibilité qui subsiste après la mort, & il explique par-là pourquoi la matiere de l'injection rejaillit quelquefois à une hauteur étonnante, lorsque quelque vaisseau vient à se rompre. Ce Médecin nous apprend qu'ayant été attaqué d'une violente pleurésie, il se fit saigner; le sang qui sortit d'abord parut d'une qualité naturelle, mais la seconde saignée fournit un sang couvert d'une croute très épaisse, peut être, dit M. Camper, la vingtieme partie du sang contenu dans le vaisseau étoit-elle ainsi altérée? Cependant il recouvra la santé presque tout de suite. Il entre dans des détails suivis sur la croute inflammatoire, & conseille aussi lorsqu'on veut pratiquer quelqu'opération au bras, dans laquelle on a l'hémorrhagie à appréhender, de comprimer l'artere sous-claviere dans l'endroit où elle change de nom pour prendre celui d'artere axillaire, & il veut qu'on fasse la compression entre la clavicule & l'apophyse coracoïde, ayant soin de porter l'omoplate en arriere. Ce moyen de prévenir l'hémorrhagie est nouveau & aussi ingénieux qu'utile. On trouve dans un Journal de Médecine de l'année 1767, la traduction d'une Thèse, avec la figure d'un tourniquet propre à faire la compression de l'artere axillaire, ainsi que le désire M. Camper.

Les descriptions que M. Camper donne des tendons des muscles extenseurs & fléchisseurs des doigts, celle de l'arcade palmaire & des vaisseaux qui en partent sont très exactes ; l'Auteur y fait part de ses observations sur les moyens d'arrêter les hémorrhagies produites par l'ouverture de quelques-uns des vaisseaux de la main, & sur l'art d'amputer les phalanges des doigts.

Cet ouvrage est orné de quatre grandes planches où l'on voit le bras & ses différentes parties représentées avec beaucoup de netteté. M. Camper en a dessiné lui-même les figures, & elles ont été gravées par J. V. D. Schley. On a négligé le pittoresque pour mieux rendre la nature. La figure premiere qui représente le plexus axillaire & les parties voisines, telles qu'une partie des muscles scalenes & du nerf intercostal, mérite d'être distinguée. Pour mieux représenter les objets, M. Camper a coupé le tronc de devant en arriere en deux parties égales.

Demonstrationum anatomico pathologicarum liber secundus continens pelvis humanæ fabricam & morbos. Amst. 1762, fol. max. cum fig.

C'est dans le premier chapitre que l'Auteur donne une description, qui peut passer pour nouvelle par son exactitude, des ligaments, des cartilages, des os & des muscles placés autour du bassin, avec un exposé succint, mais fidele des maladies qui les attaquent. M. Camper donne les dimensions du bassin de sujets de différents âges & de divers sexes, & il observe que le cartilage placé entre les os pubis

du

pubis du bassin de la femme est plus épais que celui de l'homme, & par-là très propre à se gonfler pendant la grossesse. M. Camper décrit les ligaments de l'épine, & traite de plusieurs de ses maladies telles que de la bosse, de l'anchilose, &c. &c. Il faut principalement consulter ce que M. Camper dit sur le ligament triangulaire, &c.

Le second chapitre concerne les arteres du bassin & du périné; & la description qu'on y lit est supérieure à celle que M. de Haller en a donnée; mais M. Camper dit en avoir tiré un grand avantages. Il a trouvé de nombreuses variétés, mais il s'accomode à ce que la nature lui a offert le plus souvent; par exemple, il a vu fréquemmment l'aorte fournir les arteres iliaques primitives vers l'avant derniere vertebre des lombes; il est vrai qu'il a trouvé des sujets qui avoient six vertebre. Dans l'homme, l'angle que les arteres épigastriques forment avec les iliaques qui les fournissent, est plutôt obtus qu'aigu. M. Camper l'observe, & blâme les Auteurs qui ont été d'un avis contraire. Il décrit plusieurs rameaux collatéraux de l'artere crurale qui lui donnent lieu d'établir une certaine analogie avec les arteres du bras, relativement à l'opération de l'anévrisme qu'on pourroit pratiquer, avec quelque succès, à la cuisse, &c.

Le chapitre troisieme traite des nerfs du bassin & du périné dont M. Camper expose anatomiquement les plus petits rameaux indiquant principalement leur position, de laquelle il déduit l'explication de plusieurs maladies des visceres situés dans le bassin. M. Camper s'est surpassé dans la description des rameaux que l'intercostal fournit à ces parties.

Le quatrieme chapitre a pour objet la figure, la situation des parties qu'on coupe en faisant l'opération de la taille à la méthode de Raw, & à celle de Chefelden. M. Camper y traite en passant des suppressions d'urine, & de la méthode de sonder. Ce savant doute que le trigonfe de M. Lieutaud ne puisse en se gonflant, s'opposer à l'introduction de la sonde; il croit qu'il est plus fréquemment produit par des caroncules. M. Camper fait remarquer que la glande prostate se coupe difficilement, & qu'à moins qu'on n'apporte des précautions, on la pousse plutôt en bas qu'on ne l'incise. Il est vrai que pour peu qu'elle soit coupée, elle se dilacere facilement & dans la même direction. M. Pouteau cité avec honneur par M. Camper l'a avancé, & M. Camper s'est assuré de la vérité du fait par plusieurs épreuves ; cet Anatomiste parle d'une dilatation qu'il a observée dans l'intestin rectum produite par les matieres fécales

Il remarque que la courbure de l'urtere des enfans est plus grande que celle des adultes ; & c'est d'après cette importante observation d'Anatomie, qu'il pense qu'il faut recourir à des sondes plus courbes, lorsqu'on veut en faire l'application à des enfans, que lorsqu'on doit s'en servir dans les adultes. M. Camper orne ses remarques sur la méthode de tailler de Raw, de plusieurs observations d'Anatomie très intéressantes, & qu'il faut puiser dans l'ouvrage même dont il donne une succinte notice, &c. &c.

M. Camper traite dans le cinquieme chapitre de son ouvrage des abcès, fistules, &c. du periné & des parties voisines, &c. Et dans le sixieme & dernier chapitre, des hernies de la vessie, & de la chute des intestins dans le periné & dans le trou ovale, &c. Objets très intéressans & par eux-mêmes & par la maniere solide dont ils sont traités, mais dont la brieveté que je me suis imposée dans mes extraits, m'empêche de rendre un compte plus détaillé.

L'ouvrage est enrichi de quatre belles planches, représentant dans plusieurs figures les parties du bassin. M. Camper l'a divisé en deux parties égales de devant en arriere ; & par cette méthode a été à même de faire voir la vraie position des vaisseaux & des nerfs, ce qu'on n'avoit pas fait auparavant ; il a dessiné lui-même les figures, & elles ont été gravées comme les précédentes, par J. V. D. Scheley.

Oratio inauguralis de analogia inter animalia & stirpes, Groningæ. 1764, in-4°.

M. Camper prononça ce discours le 9 Mai 1764, à son installation à la chaire de Médecine théorique, d'Anatomie, de Chirurgie & de Botanique dans l'Université de Groningue, qu'il occupe encore aujourd'hui, & dont il remplit les devoirs avec la plus grande distinction. M. Camper y traite son sujet d'une maniere fort intéressante par les faits qu'il rapporte, & fort agréable par son élocution.

Epistola ad Anatomicorum Principem magnum Albinum. Groning. 1767, in-4°.

M. Camper releve dans cette lettre plusieurs défauts qu'il a trouvés dans les planches du célebre Albinus; il lui reproche d'y avoir mis trop de pittoresque, mais avec tous les égards qui sont dûs à un aussi grand homme.

Weber (J. Jacques).
Von der œfnung des leiber. Hall. 1746, 8°.
Hancoph (Gerhard Rutger).
De mola. Gotting. 1746, in-4°.
James (R.) Médecin de Londres.
Dictionnaire universel de Médecine, de Chirurgie, ... d'Anatomie, traduit de l'Anglois. Paris 1746, in-fol. 6 vol.

Cet ouvrage n'est point digne d'un extrait; il contient peu de faits dans sa vaste étendue : les Auteurs ont fait réimprimer divers ouvrages, dignes d'un éternel oubli, tandis qu'on a négligé de très bon traités qui eussent mérité d'y trouver place. Instruits des défauts de cette vaste compilation, plusieurs Médecins se proposent d'y faire des augmentations considérables, & de retrancher les articles superflus. Cet ouvrage doit être imprimé en 7 vol. *in-fol.* chez Didot le J.

Butini (Jean Antoine) Docteur en Médecine, aggrégé au collége des Médecins de Genêve, de la Société royale des Sciences de Montpellier.

De circulatione sanguinis. Monspel. 1747 in-4°.
L'Auteur y suit les principes & la doctrine de Sthal.

Lettre à M. Bonnet sur la cause de la non pulsation des veines. Lausanne, 1761, in-8°.

Ce célebre Médecin prouve que les veines n'ont point de pulsation, parceque leurs parois sont toujours également pressées & dans la systole & dans la diastole du cœur, par le sang qu'elles contiennent. Il emprunte ses preuves de l'Anatomie & de l'hydrostatique, dont il a une parfaite connoissance.

Goessel (Corneille).

De organis secretoriis, & ipsa secretione in genere. Marpurg. 1746, in-4°.

Nannoni (Ange) Professeur en Chirurgie, & l'un des principaux Chirurgiens de l'Hôpital de Sainte-Marie-la-Neuve, à Florence.

Trattato delle malattie delle mamelle. Firenze, 1746, in-4°.

Il vante contre la plûpart des maladies des mamelles, le vinaigre appliqué extérieurement, & il regarde l'amputation comme le seul vrai moyen curatif du cancer.

Dissertazioni chirurgiche. Paris, 1748, in-8°. Et en latin, sous le titre : *De medicamentis exsiccantibus causticisque,* dans le vol. 2 des Mém. de l'Acad. royal. de Chir.

L'Auteur y explique d'une maniere assez vraisemblable l'action de ces topiques, dont il fait une longue énumération.

Discorso chirurgico nell' introduzzione al curso delle operazioni. Firenz, 1750, in-4°.

Eschenbachs (Christian Ehrenfried) Docteur en Médecine.

Anfangsgrunde der chirurgie zum gebrauch sciner vorlesungen. Rostoch, 1746. in-8°.

Ce n'est, au rapport de M. de Haller, qu'un précis, dans lequel l'Auteur traite des maladies les plus communes, & indique le manuel des opérations les plus usitées.

Anatomische beschreibung des menschlichen korpers. Rostock, 1750, in-8°.

Au jugement des Auteurs du journal de Leipsick, ce n'est qu'une traduction de l'Anatomie de l'ouvrage de M. Winslow, auquel Eschenbach a inféré les planches de Kulmus, & quelques remarques, dont on ne rend pas un compte bien avantageux.

Observationes anatomico-chirurgico-medicæ. Rostock, 1755, in-4°.

Continuatio observationum. Ibid. 1755.

Ces observations sont curieuses & intéressantes.

Hugo (Augustin Louis) Médecin de la Cour d'Angleterre, & des armées d'Hanovre, mort le 16 Février 1753.

De glandulis & thymo. Gotting. 1746, in-8°.

Il prétend que le thymus est formé de deux glandes assez grosses, lesquelles par leur concours produisent une cavité moyenne ; cet Auteur y joint une figure du thymus.

Atthalin (Claude François), célebre Professeur en Médecine dans l'Université de Besançon, de l'Académie de cette ville, a publié.

Lettre à un Médecin de la Province, au sujet d'une observation rare & intéressante sur des accidens survenus seulement au bout de cinquante-quatre jours, ensuite d'un coup reçu à la tête, qui n'avoit occasionné aucun accident primitif. Besançon, 1746, in-8°.

On pratiqua l'opération du trépan, & il ne s'écoula par l'ouverture aucune goutte de liqueur ; le malade mourut, & l'on trouva un épanchement de sang coagulé dans le lobe antérieur du cerveau.

Institutiones anatomicæ. Vifunt. 1753, in-8°.

Ce n'est qu'un précis très abrégé de l'anatomie, que l'Auteur a composé en faveur d'un de ses enfans. Les matieres y sont disposées par demandes & par réponses, & avec beaucoup d'ordre, ce qui rend l'ouvrage à la portée des jeunes gens.

Hiffernan (Paul).

Réflexions on the structure and passions of man. Lond. 1746, in-8°.

Benvede, Physicien Italien.

Animadversioni sopra tredeci paragrafi consistenti in due pagine in octavo della littera data fuori dal Signor Carlo Guattani Chirurgo sopra l'apertura del cadavere del Signor avvocato Bagnara. In Roma, 1746, in-4°.

Clauhold (J. Jac).

De visu duplicato. Argent. 1746, in-4°.

Goulard (Thomas) Maire d'Alet, habile Chirurgien & Démonstrateur royal de Chirurgie à Montpellier, de la Société royale de cette ville, né à Saint Nicolas de la Grave, a publié les ouvrages suivans.

Mémoire sur les maladies de l'uretre, 1746, in-8°.

C'est un recueil d'observations sur les maladies les plus rares de l'uretre, que M. Goulard a guéries par le moyen des bougies, ou que plusieurs Chirurgiens ont traitées par les mêmes secours avec le plus grand succès : les Auteurs des observations, & ceux qui en ont été les tristes sujets, y sont cités avec soin : ainsi ce sont des pièces authentiques, qui parlent en faveur de la méthode de M. Goulard.

Lettre à M. de la Martiniere, sur les bougies, pour les carnosités, 1751, in-8°.

Traité sur les effets des préparations de plomb, & principalement de l'extrait de Saturne, 1760, in-12, 2 vol.

M. Goulard se sert avec beaucoup d'avantage d'une dissolution du plomb par le vinaigre, en qualité de résolutif émollient & répercussif ; & l'utilité du topique est démontré par un nombre prodigieux d'observations, on en fait le plus grand usage dans les principales villes du royaume.

On trouve de ce Chirurgien quelques Mémoires dans les volumes de l'Académie des Sciences de Paris & de Montpellier.

Sur quelques nouveaux instrumens de Chirurgie. Mémoire de l'Acad. de Paris, 1740.

Il décrit une aiguille à manche pour la ligature de l'artere intercostale, dont il a retiré les plus grands avantages ; la description de l'aiguille se trouve dans les Œuvres d'Ambroise Paré, mais l'application que M. Goulard en a faite, est nouvelle & ingénieuse.

Des aiguilles courbes à manche pour la ligature des vaisseaux & pour les sutures.

Deux instrumens inventés pour passer une meche de la bouche dans le nez, & dont on pourra tirer de l'avantage.

Un crochet pour la réduction des côtes fracturées en dedans. J'en crois l'application difficile & dangereuse.

En 1775, M. Goulard communiqua à l'Académie de Montpellier l'histoire de l'opération de la taille.

Hoerle (Gottfried) Docteur en Médecine.
De staphylomate fungoso, Giess. 1746.

Bianconi (Jean Louis).
Due lettere al Marchese Maffei. Venet. 1746.

L'Auteur traite dans une de ces lettres de la propriété du son, &c. &c.

Sue (J. Joseph) célebre Professeur d'Anatomie aux Écoles royales de Chirurgie, & à l'Académie royale de Peinture & Sculpture, Censeur royal, Conseiller du Comité de l'Académie de Chirurgie, Chirurgien Major de l'Hôpital de la Charité, de la Société royale de Londres, & de la Société philosophique d'Edimbourg.

Traité des bandages & appareils. Paris, 1746, 1761, in-12.

M. Sue y donne la description des bandages les plus usités, & dont on peut retirer les avantages les plus manifestes..

Abrégé d'Anatomie. Paris, 1748, 2 vol. in-12, 1754, 2 vol. in-12.

On peut se former par la lecture de cet ouvrage, une idée générale des parties du corps humain, & acquérir des notions positives sur leur structure : M. Sue donne une succincte description de chacune d'elles; il insiste beaucoup sur la position des parties, parcequ'il sent l'utilité d'une telle connoissance. M. Sue a fait usage des Mémoires qu'il a lus à l'Académie des Sciences, & ce n'est pas là la moins bonne partie de son ouvrage; il fait part de quelques observations qu'il a faites sur la variété des sutures du crane, sur la structure des os maxillaires, & sur celles des alvéoles ; ses remarques sur les courbures de l'épine me paroissent justes.

L'histoire des muscles comprend plusieurs particularités sur les muscles du pharynx, du larynx & des parties de la génération, &c. Le traité de la splanchnologie contient plusieurs bonnes descriptions, quoique succintes ; on chercheroit vainement ailleurs ce que dit M. Sue sur la structure de la matrice, &c. &c. Les autres parties de l'Anatomie sont traitées avec un égal soin.

L'anthropotomie, ou l'art d'injecter, de disséquer & d'embaumer. Paris, 1749, 1765, in-8°.

Les préceptes touchant l'administration anatomique que l'Auteur donne dans cet ouvrage, sont les fruits de sa propre pratique, & on ne peut mieux faire que de s'y conformer ; M. Sue nous expose fidellement les moyens les plus sûrs qu'il a mis en usage pour bien injecter les vaisseaux, & pour disséquer les nerfs, les muscles, les visceres : il apprend aux Etudiants la méthode de faire les ouvertures & les embaumemens des cadavres, & celle de pratiquer l'opération Césarienne sur une femme enceinte lorsqu'elle vient d'expirer, &c. &c.

Elémens de Chirurgie. Paris 1755, in-12.

Cet ouvrage est composé à l'usage des Etudiants ; mais comme il est bien fait, il sera consulté avec avantage, même de ceux qui sont ou qui se croyent plus avancés dans l'art.

Traité d'Ostéologie, traduit de l'Anglois de Monro. Paris 1759, in-fol. 2 vol.

J'ai rendu compte de cet ouvrage à l'article MONRO ; M. Sue y a inséré des notes très intéressantes, & qui prouvent son profond savoir en Anatomie. Les planches qu'on a jointes à cette traduction sont un chef-d'œuvre ; les regles de l'art de la peinture y sont scrupuleusement observées, & on y découvre l'exactitude de l'Anatomiste le plus scrupuleux : il seroit à souhaiter que M. Sue nous donnât quelque jour des planches sur la Splanchnologie, dont la Médecine retireroit le plus grand avantage.

M. Sue a communiqué à l'Académie des Sciences plusieurs mémoires qui sont dignes de sa réputation.

En 1746 il communiqua à l'Académie des Sciences des observations curieuses sur un fœtus monstrueux.

Observations Anatomiques sur une transposition des visceres. Mém. des Savans Etrangers, Tom. I. pag. 292.

Cette transposition étoit telle, que les visceres qui sont naturellement à droite se trouverent à gauche, & M. Sue a sous ses yeux, dans le moment même que j'écris, un nouvel exemple d'une pareille transposition ; Riolan, Bartholin, Morand pere, Mery, &c. ont remarqué des transpositions des visceres à peu près semblables.

Description de trois loutres femelles, ibid. Tom. II. pag. 197.

Cette description est très détaillée, &, à ce qu'il me paroît, faite avec autant d'exactitude que de goût :

l'Auteur en examine les parties, & en donne féparément une defcription, qui mérite de fervir de modele à ceux qui écriront fur une matiere analogue.

Sur les proportions du fquelette de l'homme, examiné depuis l'âge le plus tendre, jufqu'à celui de vingt-cinq ans, foixante ans & au-delà, ibid. Tom. II.

Ce mémoire a coûté beaucoup de travail à fon Auteur ; M. Sue y détermine la grandeur commune de l'homme dans fes différents âges, celle de fes différents membres & des divers os qui les compofent. Il rend compte de fon travail dans deux tables ; l'une comprend les mefures des fujets de différents âges, & l'autre les dimenfions des os en particulier : il y prouve que dans le premier tems de la formation du fœtus, la longueur du tronc eft beaucoup plus confidérable que celle des extrémités ; que les extrémités fupérieures font plus longues que les extrémités inférieures ; que l'enfant étant forti du fein de la mere, les extrémités, fur-tout les inférieures, croiffent à proportion plus que le tronc, & que vers l'âge de vingt à vingt-cinq ans, le bord fupérieur de la fymphife des os pubis fait précifément le point du milieu, entre le fommet de la tête & la plante des pieds. M. Sue remarque qu'avant cet âge les parties, & fur-tout le corps des os, & leurs épyphifes grandiffant tous les jours, ce centre des fujets a des variations continuelles.

Le changement qui arrive aux mâchoires des vieillards a fixé l'attention de M. Sue, qui en a cherché la caufe ; il a obfervé que les bords des mâchoires étant entierement fpongieux, & ceux de l'alvéole n'étant plus appuyés dès qu'une dent eft tombée, les fibres font pouffées vers le centre par la compreffion, & elles fe rapprochent tellement les unes des autres, qu'elles forment une fubftance compacte, ferme, qui, fuivant M. Sue, devient plus épaiffe que celle qui entoure tout le refte de l'os maxillaire. Cet Anatomifte a obfervé que dans la plupart des femmes la tête du fémur a moins d'étendue que dans les hommes ; que le col en eft plus droit & plus long de quelques lignes, & que la cavité cotyloïde n'eft pas auffi profonde dans l'homme que dans la femme. M. Sue croit que la grandeur extraordinaire de certains hommes vient des os surnuméraires qu'ils ont, & principalement des vertebres extraordinaires : il fait part de ses observations sur les côtes surnuméraires, & elles méritent d'être consultées.

Recherches sur la matrice, ibid. Tom. 5, pag 247.

Ce mémoire est rempli de faits intéressants : M. Sue s'occuppe à déterminer les différences de la matrice, soit par rapport à la structure, soit relativement aux âges ; il dit avoir découvert dans l'intérieur, des ligaments qui attachent la matrice au rectum, des muscles qu'il nomme obliques latéreaux ; cet Anatomiste y décrit les colonnes & quatre petits corps charnus, dont deux sont situés à la partie antérieure & les autres à la partie postérieure. Il a trouvé dans la matrice quatre plans charnus de figure triangulaire, dont la pointe étoit vers la partie latérale du fonds, & la base vers la partie moyenne & inférieure ; ces plans charnus lui ont paru être le développement de quatre corps charnus qu'il a décrits, & dont j'ai déja parlé. On trouve dans ce mémoire plusieurs observations sur les vaisseaux de la matrice, qui sont le fruit de l'observation, dont peu de personnes sont capables.

Dozi (Pierre).
Ortus & occasus vitæ humanæ. Leid. 1746, in 4°.

Wallerius (J. Gottschalk).
De situ naturali & morbosa. Upsal. 1746, in-4°.

Delius (H. J.), Physicien.
Antwort schreiben auf den beweiss die seele ihren korper bawe. Hall. 1746, in-8°.

Cet Auteur y attaque l'opinion de Krazenstein, touchant l'action de l'ame sur le corps.

Suprian (J. C. J.).
Vom schlaffe und den traumen. Hall. 1746, in-8°.

Schaarschmidt (Augustin), Anatomiste de Berlin.
Tabulæ osteologica. Berolin. 1746, in-8°.

L'Auteur a eu le soin de désigner le lieu précis où les muscles s'attachent, & il donne un exposé succinct des autres parties.

Myologische tabellen. Berlin 1746, in-8°.

Splanchnologifche tabellen. Berlin 1748, in-8°.

Cet ouvrage, suivant M. de Haller, contient un extrait des travaux de M. Winflow, fur la Myologie & la Splanchnologie.

Nevrologifche tabellen. Berlin 1750, in-8°.

Schaarfchmidt a encore emprunté de M. Winflow ce qu'il dit dans ce Traité de Névrologie ; il a fait aufli ufage des travaux de Meckel fur cette partie de l'Anatomie.

Parmenio (Louis), Docteur en Médecine.

Sammlung verfchiedener cafuum medico-chirurgico-forenfium mit nutzlichen anmerkungen. Ulm. 1746, in-8°.

Ce Traité renferme vingt-cinq obfervations curieufes & détaillées, dont plufieurs font Chirurgicales.

Willan (Robert).

Effays on the kingfevil. Lond. 1746, in-8°.

Mihles (Samuel).

Elements of furgery, &c. Lond. 1746, in-8°.

M. de Haller fait affez de cas de ce livre Elémentaire de Chirurgie, dans lequel on trouve un expofé fuccinct de la manœuvre des opérations Chirurgicales, avec des figures repréfentant les inftruments les plus employés ; cependant M. de Haller reproche à Mihles d'avoir hazardé plufieurs points, tel eft celui où il dit que Duverney amputa en 1730 en préfence de Boerhaave, le bras dans fon articulation.

Mouton (Claude), Chirurgien Dentifte, ordinaire du Roi, mort le 10 Octobre 1761.

Effai d'Odontotechnie, ou *Differtation fur les dents artificielles.* Paris 1746, in-12.

L'Auteur y a parlé des dents artificielles, d'après fa propre pratique.

Thomin (More), né à Toury en Beauce, mort le 21 Décembre 1752, âgé de 45 ans.

Inftructions fur l'ufage des lunettes ou conferves. Paris 1746, in-8°.

On y trouve de très bonnes remarques fur les presbytes & les myopes : l'Auteur croit que le premier vice dans la vue dépend d'une trop grande convexité de la cornée, & y joint plusieurs remarques sur l'usage des lunettes.

Traité d'optique méchanique. Paris 1749, in-8°.

HELBERG. Helberg (Louis).

Bedenken uber die jetziger zut regierende viehseuche. Hafn.... & Wismar 1746, in-8°.

C'est un Traité de la Médecine du Barreau.

CONDILLAC. Condillac (l'Abbé Etienne Bonnot de), de Grenoble, de l'Académie Françoise & de celle de Berlin, & Précepteur du Prince Ferdinand, héréditaire de Parme.

Essai sur l'origine des connoissances humaines. Paris 1746, in-12. 2 vol.

Traité des sensations. Paris 1754, in-12. 2 vol.

L'objet de cet ouvrage est de faire voir quelles sont les idées que nous devons à chaque sens, & comment lorsqu'ils se réunissent ils nous donnent toutes les connoissances nécessaires à notre conservation ; c'est des sensations suivant l'Auteur que viennent toutes les connoissances humaines, &c.

Traité des animaux. Paris 1755, in-12.

M. l'Abbé de Condillac avance que les bêtes ne sont pas de purs automates....... qu'elles comparent, jugent, & qu'elles ont des idées & de la mémoire, &c. &c. Ces Traités appartiennent plutôt à l'histoire des progrès de la Métaphysique qu'à celle de l'Anatomie.

KUNTSCHT. Kuntsche (J. Daniel), Médecin.

De secretione in genere. Witteberg. 1746, in-8°.

L'Auteur y adopte l'opinion d'Hamberger sur les sécrétions.

HOEVE. Hoeve (Pytus Vander).

De vita. Leid. 1746, in-4°.

MOREL. Morel (M.), Chanoine à Montpellier.

Nouvelle théorie physique de la voix, 1746, in-12.

L'Auteur s'étend plutôt sur les propriétés de la voix, que sur les organes qui la produisent.

BIDAULT. Bidault (François), Docteur Régent de la Faculté de Médecine de Paris.

An paronychiæ operatione celebranda, torcular versus supernam brachii partem applicandum ? Paris 1746, affirm. Resp. Ant. Petit.

An fracto cranio semper admovenda terebra ? 1760, negat. *Resp. Steph.* du Haume.

Munier (Jean Claude), Docteur Régent, & Médecin de l'Hôpital Royal des Invalides.

An post gravem, ab ictu vel casu violento, capitis contusionem, etiam mediocriter suspectâ cranii fracturâ vel fissurâ, cutis unâ cum pericranio ad os usque incidenda ? 1746, affirm. *Resp. Joh. Franç.* Paris.

An tumoris cancrosi radicitus ablati regeneratio, rursus chirurgiæ tradenda ? 1760, negat. *Resp. Petr. Joh. Claud.* Mauduit de la Varenne.

Marteau (Louis René), Docteur Régent de la Faculté de Médecine de Paris.

An, ad extrahendum è vesicâ calculum, pro re natâ debeat usurpari chirurgia ? 1746, affirm. *Resp. Florent. Car.* Bellot.

Bassuel (Pierre), né à Paris en 1706, fut reçu Maître en Chirurgie en 1730, un des Membres de la Société Académique en 1731, & Démonstrateur Royal aux Ecoles de Chirurgie pour la thérapeutique en 1744. En 1745 il fut substitué à M. Hévin son beau-frere, pour y remplir l'emploi de Commissaire des Correspondances : il mourut le 4 Juin 1757, âgé de 51 ans.

Dissertation hydraulico-anatomique, ou nouvel aspect de l'intérieur des arteres, & de leur structure par rapport aux cours du sang. Mém. des Savans Etrangers Tom. 1.

L'Auteur décrit la saillie que les rameaux vasculeux font dans les troncs en s'y insérant obliquement, ou comme M. Bassuel le dit, les éperons faisant saillie dans toutes les arteres à leurs embouchures avec les troncs. Lower avoit décrit ceux de l'aorte formés par les arteres carotides & sou-clavieres : ce mémoire est orné de deux planches ; dans l'une on voit l'insertion oblique des arteres & les angles saillans qu'elles forment par leurs embouchures dans les troncs, & dans l'autre on voit les arrangemens des fibres.

M. Bassuel avoit donné en 1731 un mémoire à l'Académie des Sciences, sur les mouvemens du cœur, dans lequel il soutint que le cœur doit se raccourcir dans la systole, par rapport à l'attache des valvules auriculaires à la pointe du cœur par les colonnes tendineuses ; suivant M. Bassuel, les valvules ne peuvent se relever qu'autant que la pointe du cœur se rapproche d'elles, & comme il est démontré que pendant la systole du cœur, elles se relevent pour s'opposer au reflux du sang des ventricules dans les oreillettes, il lui paroît évident que dans la systole du cœur la pointe se rapproche de sa base.

M. Bassuel a lu quelques mémoires à l'Académie Royale de Chirurgie, qui ne se trouvent point dans le recueil qu'elle a publié *sur la hernie crurale, la fracture de la rotule, une sueur salivale à la joue qui se manifesta à la suite d'un long usage d'emplâtres vésicatoires.*

Il auroit été capable, dit M. Morand, dans l'éloge qu'il nous a donné de ce Chirurgien (a), de produire bien d'autres mémoires, si une vie pénible & très agitée au-dehors lui eût permis de plus grands loisirs dans son cabinet.

Marcorelle (M.), Avocat au Parlement de Toulouse, de l'Académie des Sciences & Belles-Lettres de cette Ville, & Correspondant de l'Académie Royale des Sciences ; a communiqué à l'Académie des Sciences quelques mémoires qui ont du rapport à cet ouvrage.

Observations physiques sur la statique du corps humain. Mémoires des Savans Etrangers 1746, Tom. I. pag. 19.

Il y est question d'un homme, qui après avoir passé deux mois sans boire diminua considérablement de son poids, qu'il regagna en très peu de tems, en reprenant l'usage de la boisson qu'il s'étoit supprimée. Les réflexions que M. Marcorelle déduit de cette observation sont neuves & intéressantes.

Observations sur l'hydrocéphale de Begle. ibid. Tom. IV.

On lit dans le Journal de Médecine 1755 & de 1756, la description d'un hydrocéphale, & l'on trouve dans ce mémoire les détails de ce qu'on a

(a) Opuscules de Chirurgie, pag. 55.

trouvé dans la tête de l'enfant qui en fait le sujet ; ils sont très circonstanciés. Les Chirurgiens qui en ont fait l'ouverture n'ont point trouvé de glande pineale, ni de glande pituitaire ; mais ils ont eu tort de conclure qu'elles n'existoient point : on pourroit peutêtre plutôt s'en prendre à la mal-adresse des Chirurgiens, qu'au défaut de la nature.

Courcelles (Etienne Chardon de) de Reims, Médecin de la Marine à Brest, est l'Auteur de quelques ouvrages d'Anatomie & de Chirurgie.

Manuel de la saignée, 1746, 1763, in-12 ; & dans la collect. des thes. chirurg. de M. Haller, par M. Macquart, tom. V.

L'Auteur destiné par sa place à instruire des Chirurgiens pour la Marine, a cru devoir composer en leur faveur un Traité Elémentaire sur la saignée, opération la plus commune dans la Chirurgie ; & il a rempli supérieurement son objet : car à des détails historiques, curieux & intéressants ; il joint ses observations pratiques qui sont de la derniere utilité. Il traite de la Phlébotomie avec le plus grand détail, relativement à la saignée du bras, à celle du pied, & à la saignée de la jugulaire ; il décrit aussi l'Artériotomie, & en traitant de l'une & de l'autre de ces saignées, il indique les cas qui exigent, ou ceux qui défendent la saignée ; & comme il en fait voir les avantages, il en expose les inconvéniens.

Abrégé d'Anatomie 1753, in-8°.

C'est un précis très succint de l'Anatomie, que M. de Courcelles a composé en faveur des Chirurgiens de la Marine ; la précision, l'ordre & la clarté qui y regnent, en font le principal mérite.

Manuel des opérations les plus ordinaires de la Chirurgie, &c. Brest. 1756, in-8°.

Ce Manuel d'opérations est aussi recommandable que l'ouvrage d'Anatomie ; on y voit parmi plusieurs faits importants, que M. de Courcelles a adopté l'opinion de M. Louis, sur la cause qui fait périr les noyés, &c. &c.

En 1743 ce Médecin fit part à l'Académie des Sciences d'une variété singuliere qu'il trouva dans un cadavre ; c'est un muscle indépendant du cubital interne, du radial interne, du long palmaire, qui avoit la forme d'un muscle digastrique, & qui par ses attaches ne pouvoit avoir d'autres fonctions, que celles de fléchir le petit doigt.

Howel (Georges), Chirurgien, a communiqué à la Société Royale de Londres un observation.

Sur l'extraction d'une grosse pierre par une ouverture de l'uretre. Transact. Phil. 1746, n°. 480.

Cette pierre étoit arrêtée depuis quinze ans dans le canal de l'uretre, & pour l'extraire le Chirurgien fut obligé de faire une incision de trois pouces de long. La pierre pesoit deux onces & demie, & avoit six pouces de circonférence, selon la direction où elle se trouvoit dans la verge. Il y avoit environ cinquante petites pierres entre la grande pierre & le bulbe de l'uretre, elles sortirent par la plaie ; après cela l'Auteur pratiqua la suture entortillée, & introduisit une cannule de plomb ; cependant Howel ne put cicatriser la plaie qui resta fistuleuse.

Templeman (P.), Docteur en Médecine.

Sur un polype trouvé dans le cœur, & une tumeur squirrheuse de la matrice, ibid. 1746, n°. 481.

Baydy (Edm.), Docteur en Médecine à Havant, Comté de Hamp.

Sur une grosse pierre trouvée dans l'intestin colon d'un cheval, & sur plusieurs pierres tirées des intestins d'une jument, &c. 1746, n°. 488.

Mouliere (Claude Bourdier de la), Docteur Régent.

An ingruente in artubus gangrænâ à causa interna, amputatio imperanda? 1756, negat. Resp. Labrenille.

Bellot (Florentin Charles), Docteur Régent de la Faculté de Médecine de Paris, & Professeur en Médecine au Collége Royale de France.

An quo longius à corde distat organum secretionis, eo humor secretus subtilior? 1746, affirm. Resp. Petr. August. Adet.

Utrum in cancro Belladona usus tum internus, tum externus? 1760, affirm. Resp. Cæsar. Coste.

PETIT.

A. PETIT.

Nemo, opinor, graviter feret quod non nullas alias res quæ vulgò à junioribus inventæ putantur, eas quoque alicubi prifcis inventoribus reftituerim.

Morgagni, Epift. ad Antonium Manfredium.

PETIT (Antoine), célebre Anatomifte, né à Orléans; reçu Docteur Régent de la Faculté de Médecine de Paris en 1746; de l'Académie des Sciences en 1760; Infpecteur des Hôpitaux Militaires du Royaume en 1768; Profeffeur d'Anatomie & de Chirurgie au Jardin du Roi en 1769, &c.; a publié divers ouvrages qui ont du rapport à notre Hiftoire.

An in fyftole fuâ cor decurtetur? Affirm. *Paris* 1746. Refp. Fr. de Vallun.

Anatomie Chirurgicale publiée ci-devant par M. Jean Palfin, &c. Nouvelle Edition entierement refondue & augmentée d'une Oftéologie nouvelle, par A. Petit, &c. Paris 1753, in-8°.

La Critique que les plus favans Bibliographes de nos jours, tels que MM. Morgagni & de Haller, ont faite de l'ouvrage de Palfin, prouve qu'il ne doit point être placé parmi les bons Livres d'Anatomie (a), cependant M. Petit a pris la peine non-feulement d'en donner une nouvelle Edition, mais encore de la *refondre*. Il eft vrai qu'il a vû l'Anatomie Chirurgicale de Palfin fous un autre point de vue que MM. Morgagni & de Haller : " j'ofe, dit-il, efperer que les change-
" mens & les corrections que j'ai cru néceffaires d'y
" faire, & dont je vais rendre compte, pourront
" ajoûter encore au prix, au mérite & à l'utilité du
" Livre : toujours eft-il bien certain, continue M.
" Petit, qu'elles ne fauroient en diminuer la bonté ".

Le témoignage avantageux que M. Petit rend de fes propres travaux, n'a pas été du goût du célebre M. de

---

(a) Les approbations de MM. Duverney, Winflow, Albinus, &c. qu'on lit à la tête de l'ouvrage de M. Palfin, ne font point contradictoires; ces célebres Anatomiftes ont fimplement loué M. Palfin d'avoir fu joindre quelques obfervations Chirurgicales aux defcriptions d'Anatomie.

Tome V. C c

Haller : ce savant Bibliographe, dans le huitieme volume de sa grande Physiologie, distingue par deux étoiles les excellens ouvrages ; il marque d'une * les Ecrits médiocres, & n'en met point du tout aux Livres dont il fait peu de cas : il place tous les ouvrages de Morgagni, & l'Exposition Anatomique de M. Winslow, parmi les meilleurs Livres de l'Art, & les marque de deux ** : l'Anatomie Chirurgicale publiée par M. Palfin lui-même, est notée d'une *, comme un Livre médiocre. J'ai cherché l'étoile à l'Edition de Palfin publiée par M. Petit, & je ne l'ai point trouvée à ma grande surprise; car je croyois l'Anatomie de M. Petit supérieure à toutes les autres, puisqu'il en faisoit lui-même un éloge si décidé. J'ai donc cru devoir recourir à l'ouvrage même & le lire avec attention pour fournir au Lecteur des faits d'après lesquels il puisse porter son jugement sur les Ecrits d'Anatomie de M. Petit : voici quelques lambeaux qui me paroissent prouver que ;

I. M. Petit n'est point d'accord avec lui-même : ce sera au Lecteur à décider la question d'une maniere plus positive.

» L'action des nerfs, dit M. Petit, n'est point néces-
» saire pour la nutrition des os ; & ce qui le prouve,
» c'est que les nerfs ne pénétrent point la substance des
» os, & qu'ils s'arrêtent à leur superficie... pag. 12. Et plus bas,

» Les nerfs qui portent la faculté de sentir au pé-
» rioste *interne* (a), pénétrent dans les cavités des os
» par les petits trous dont leurs extrémités sont cri-
» blées, pag. 18 ».

Nota. Ces deux passages sont contradictoires: auquel de deux M. Petit veut-il qu'on ajoûte foi ? Il me paroît qu'on ne peut gueres mieux concilier les deux suivans.

» On croyoit autrefois que la moëlle étoit la ma-
» tiere qui servoit à la nutrition des os; cette opinion
» est assez vraisemblable : il y a même des expériences
» qui semblent le prouver. pag. 11.

(a) MM. Nesbith, Haller & Bertin en ont nié l'existence avec raison.

« L'idée la plus universellement reçue sur la matiere qui sert à la nutrition des os, & celle que j'adopterai le plus volontiers, est celle des Anatomistes qui prétendent qu'il n'y a entre le suc nourricier des os & celui des autres parties, aucune différence essentielle. pag. 12 ».

Nota. D'un côté, il est vraisemblable que les os sont nourris par la moëlle..., & de l'autre, par le suc nourricier des autres parties : ces deux propositions, si elles ne sont pas contradictoires, me paroissent du moins très obscures.

« On a toujours cru que les condiles de la mâchoire étoient articulés avec la cavité glénoïde de l'os des tempes : mais il y a déja long temps que le célebre M. Rau, Professeur de Leyde, a démontré que dans l'attitude naturelle de la mâchoire, les deux condiles ne sont point logés dans *les cavités glénoïdes*, mais appuyées devant les cavités sur les apophyses transversales de l'os des tempes, & M. Albinus a prétendu faire voir le contraire, & a soutenu l'opinion des Anciens Anatomistes, mais il s'est trompé.. Anat. Chir. Tom. I. Pag. 96 ».

Et dans la même page, six lignes au-dessous, on lit que « dans le mouvement par lequel on ferme la bouche, on repousse les condiles dans *les cavités* ; de même que quand on fait aller la mâchoire horisontalement en arriere, mouvement toujours fort petit, à cause qu'alors le condile s'appuie sur l'éminence qui termine la cavité en arriere ».

Dans le premier Article, M. Petit soutient que les condiles de la mâchoire inférieure ne sont point *logés dans les cavités glénoïdes*. Dans le second, il avance qu'on repousse *les condiles dans les cavités* lorsqu'on ferme la bouche. Le vrai est que les condiles de la mâchoire inférieure sont placés dans les cavités glénoïdales de l'os temporal lorsque la bouche est bien fermée : que les condiles sont au-dessous de la télure lorsque la mâchoire est à demi ouverte, & au-devant lorsque la mâchoire est à son dernier degré d'ouverture, comme cela arrive dans les luxations.

En établissant ces trois changemens de position des condiles dans les trois degrés d'ouverture de la mâchoire, qui sont réels & démonstratifs, on voit qu'Albinus s'est trompé en assurant que les condiles sont logés dans les cavités glénoïdales; & que M. Petit n'a pas dit plus vrai en disant que les condiles sont logés sous la félure glénoïdale, &c. &c. &c.

II. M. Petit s'attribue plusieurs découvertes qui appartiennent à d'autres Anatomistes.

M. Petit observe que le vomer est joint à l'ethmoïde, & non-seulement il passe sous silence le nom des Auteurs à qui appartient la remarque, mais il la donne comme de lui, & plusieurs de ses Disciples le citent comme ayant découvert le premier cette union du vomer avec la lame descendante de l'ethmoïde: mais M. Lieutaud l'avoit remarquée & décrite dans ses Essais d'Anatomie; & il avoit été devancé par Sanctorini, qui dit: *vomer unum os efficit cum ethmoïde* (a).

M. Petit, en décrivant la fosse jugulaire, avance " que cette fosse se rencontrant avec une certaine " échancrure, il se fait en dedans un trou que nous " avons nommé trou déchiré. Tom. I. pag. 63 ". Je ne comprends pas comment M. Petit se flatte d'avoir donné le nom à cette fosse, puisque M. Winslow (N°. 179 de son Ostéologie) se sert du nom de trou déchiré, & cette dénomination a été reçue de plusieurs autres Ecrivains François avant & après M. Winslow.

M. Petit, en parlant des cornets sphénoïdaux de Bertin, prétend avoir observé qu'ils ne sont que des productions de l'ethmoïde, tom. I. pag. 74 : mais il a été prévenu par Schneider qui a écrit plus de cent ans avant lui, que les cornets, dont il avoit une parfaite connoissance, étoient des productions de l'ethmoïde. Ainsi M. Petit a tort d'accorder la découverte des cornets à M. Bertin puisqu'elle ne lui appartient pas, & de le critiquer aux dépens de Schneider (b).

(a) Observations Anat. cap. IV. n°. 6. Vesale regardoit le vomer comme une production de l'ethmoïde : voyez notre Histoire, tom. premier, pag. 403.

(b) Voyez le second vol. de cette Histoire, art. SCHNEIDER, pag. 616.

ET DE LA CHIRURGIE. 393

On ne doit pas non plus accorder à M. Petit, l'honneur d'avoir le premier observé que le bassin de la femme est plus grand que celui de l'homme, & que la poitrine de l'homme est plus grande que celle de la femme. M. de Haller & Bertin l'ont remarqué en dernier lieu dans leurs ouvrages, & la découverte remonte jusqu'à Carpi, qui, dans ses remarques sur les Commentaires de Mundinus, dit (*édit. Bonon.* 1552) que la poitrine de l'homme est plus grande que celle de la femme qui a au contraire le bassin plus ample.. Voyez notre Histoire. Tom. I. pag. 277.

XVIII. Siec.
1746.
PETIT.

« Il est bon de se souvenir, dit M. Petit, qu'en
» parlant du grand pectoral, nous avons fait observer
» qu'il se détachoit de sa partie inférieure une bande-
» lette charnue qui s'alloit insérer à la surface de l'a-
» ponévrose du grand oblique. Anat. Chirur. Tom. II.
» pag. 22 ».
Cette communication du grand pectoral avec le grand oblique, a été connue de presque tous les Anatomistes, & notamment de M. Winslow qui en a même donné une description plus exacte dans son Exposition Anatomique du grand pectoral. On lit, (n°. 78) que la premiere de ces digitations ou celle de la cinquieme vraie côte, paroît plus longue que les autres : qu'elle est large d'environ deux travers de doigts, & qu'elle a des fibres qui se joignent avec le muscle du grand pectoral. Cette description est de la derniere exactitude. Voici une autre découverte de M. Petit. « Les
» deux muscles placés derriere l'oblique externe, ne
» contribuent en rien à la formation de l'anneau : je
» sais bien, dit M. Petit, que la plûpart des Anato-
» mistes ont prétendu qu'il se faisoit un écartement
» entre les fibres charnues du petit oblique & du
» transverse ; M. Palfin le croyoit comme les autres ;
» mais il s'est trompé avec eux ».
On croiroit sans doute, à entendre M. Petit, qu'il est l'Auteur de cette remarque, mais elle est due à M. Lieutaud : ce célebre Anatomiste dit, en parlant du petit oblique, qu'on ne sauroit démontrer aucun anneau dans le petit oblique (*a*), & que c'est perdre

(*a*) Essais d'Anatomie, pag. 223.

C c iij

son tems que de le chercher dans le muscle transverse.

» On ne sauroit, dit M. Lieutaud, démontrer aucun
» anneau dans le petit oblique, puisque les fibres charnues du muscle, qui viennent du ligament inguinal,
» quoique paralleles par leur direction à celles qui
» sont par-dessus, rencontrant les vaisseaux spermatiques, se réfléchissent pour les accompagner, & donnent naissance à une gaîne musculeuse qu'on nomme
» crémaster : dans les femmes, toutes les fibres charnues passent sur le ligament rond, de sorte qu'il n'y
» a ni ouverture ni écartement pour les recevoir : si
» l'on a observé quelquefois le contraire, ce sont des
» variétés ».

Et en parlant du muscle transverse, M. Lieutaud dit que ce muscle est aussi aponévrotique du côté de la ligne blanche, & que son aponévrose s'unit très étroitement au feuillet interne de celle du petit oblique : que les vaisseaux spermatiques & les ligamens ronds, sont sous le bord inférieur du transverse; de sorte que c'est perdre son tems que d'y chercher une ouverture pour leur passage.

Si l'on s'en rapportoit aux paroles de M. Petit, on croiroit qu'il a découvert jusqu'aux usages des muscles *carrés des lombes*.

Pag. 265. » par rapport au carré de lombes, dit
» M. Petit, on se trompe certainement, quand on
» dit qu'il sert à la flexion de l'épine : il ne faut qu'examiner sa disposition pour se convaincre que son
» principal usage est de *ployer l'épine sur le côté*, &
» que quand les deux carrés se contractent ensemble,
» loin de servir à la flexion ils contribuent à opérer
» l'extension de l'épine ; & malgré les idées reçues,
» je ne vois pas qu'on en puisse douter un moment,
» quand on fera attention que ces muscles sont en
» arriere, par rapport aux corps des vertebres des
» lombes, & que par conséquent ils ne sauroient tirer
» ces mêmes corps en devant «.

Le reproche que M. Petit fait aux Anatomistes, n'est point fondé : Albinus parlant du muscle carré des lombes, dit, *utilitas quadrati est lumbos curvare in latus, coxam attollere*, &c. (*a*), & M. Lieutaud a écrit qu'on ne doit point penser que ce muscle puisse fléchir l'épine, il l'étendroit plutôt : mais il paroît, dit-il, que son véritable usage doit être de la tirer par les côtés pour la tenir en équilibre (*b*).

M. Petit dit, (Tom. 1. pag. 198) avoir trouvé deux petits os sur la pointe de la portion pierreuse de l'os temporal, & passe le nom de Riolan sous silence quoiqu'on en lise la description dans son *Enchiridion Anatomicum*. » J'ai trouvé, dit cet homme célebre, en » 1610, en préparant pour les leçons d'Anatomie la » tête d'une femme disséquée, un osselet de la figure » d'une graine de citrouille, dans la cavité du trou ex- » terne du conduit par où passe l'artere carotide (*c*) «. M. de Haller parle d'un osselet à-peu-près semblable, qu'il a trouvé dans le même endroit (*d*).

Tome 2. Pag. 336. M. Petit annonce avec confiance que la tunique extérieure de l'artere n'est point tendineuse, mais cellulaire, & ne cite aucun Auteur : cependant ce fait a été observé par M. de Sénac, & est exposé dans divers endroits de son Traité sur la structure du cœur, & M. Lieutaud a écrit » que la premiere tunique » qu'on peut attribuer aux arteres, appartient au » tissu cellulaire qui les embrasse à leur sortie du » cœur, & les accompagne par-tout : c'est dans ce » tissu qu'on peut diviser en plusieurs feuillets, que » marchent les vaisseaux coronaires qui ne se mani- » festent que dans les grosses arteres «, & plus bas, M. Lieutaud ajoute » la tunique cellulaire que nous » leur donnons, & qui les accompagne par-tout, peut » être regardée comme une production commune, qui » embrasse non-seulement les vaisseaux de toute es- » pece, mais encore les muscles «. J'abrége l'Article des découvertes que M. Petit s'attribue & qui ne lui appartiennent point, pour examiner celles qu'il accorde à d'autres Ecrivains.

(*a*) Historia musculorum, pag. 318
(*b*) Essais d'Anat. des muscles de l'épine.
(*c*) Riolan, Manuel Anatomique. Tom. 2, de cette Histoire, pag. 297.
(*d*) Methodus stud. med.

III. M. Petit enléve à divers Anatomistes des découvertes qui leur appartiennent, & les accorde à d'autres qui n'y ont aucune part.

Pag. 158, Tom. 1. « On doit, dit-il, à M. Winslow, de nous avoir fait connoître la *vraie* situation *naturelle* de l'os du bras, ce qui est d'une grande importance »; cependant Ambroise Paré connoissoit la vraie position des condiles environ cent cinquante ans avant M. Winslow ; il eut bien mérité d'être cité par M. Petit : voyez notre Histoire. Tom. 1. pag. 492.

Mais tandis que M. Petit refuse au chef des Chirurgiens François, l'honneur d'avoir connu la situation naturelle de l'humérus pour l'accorder à M. Winslow qui ne la point observée le premier : il accorde, d'après M. Winslow, à un autre Chirurgien François, Habicot, la gloire d'avoir donné le premier une bonne descripton des muscles interosseux, que Guillemeau (*a*) accorde à Riolan, son Maître ; & M. Petit donne à Riolan, Tom. 1. pag. 80, la découverte des bandes charnues du colon qui appartient à Jacques Silvius (*b*). Ainsi, il dépouille des Anatomistes des découvertes qui leur sont dues, pour les accorder à d'autres qui n'y ont aucune part.

Autre découverte mal adjugée. Tom. 2. pag. 81. « Il y a, dit M. Petit, au commencement du colon, une valvule membraneuse & *longitudinale*... Cette valvule s'appelle la valvule de Bauhin, du nom de son *Inventeur*, ou du moins de celui qui le premier en a fait une bonne description.

Il s'en faut de beaucoup que Bauhin ait découvert la valvule du colon, il n'en a parlé qu'en 1579 (*c*), & Rondelet, au rapport de Posthius, son Disciple, la

---

(*a*) « C'est l'opinion tant des Anciens que des Modernes touchant les muscles interosseux ; mais ils se sont trompés, tant à leur origine qu'à leur insertion : je les décrirai, dit-il, comme M. RIOLAN, Médecin du Roi, me les a plusieurs fois montré sur le sujet » : Voyez le second vol. de cette Histoire, pag. 343, art. HABICOT.

(*b*) Voyez le tom. IV. de cet ouvrage, pag. 326, 329, art. VALSALVA.

(*c*) Voyez le second vol. de l'Histoire, pag. 107.

décrivoit vers l'an 1566 dans ses Cours d'Anatomie, où Bauhin alla puiser ses principales connoissances (*a*).

La Description de la valvule du colon, par Bauhin, ne mérite pas aussi l'épithete de bonne Description que M. Petit lui donne : M. Morgagni en a relevé plusieurs défauts, & les reproches qu'il fait à cet Auteur sont fondés, comme il seroit aisé de le démontrer si cet ouvrage me permettoit de plus longs détails : cependant la description que Bauhin donne de la valvule (*b*), est, j'ose le dire, supérieure à celle de M. Petit, ou à celle qu'il a laissé subsister dans les ouvrages de Palfin.

Je suis surpris que M. Petit conserve, (Tom. 2. pag. 135) à la capsule du foie, le nom de Glisson qui ne l'a point découverte, puisque Galien & Eustache l'avoient confusément indiquée, & que Walæus l'a décrite 14 ans avant Glisson ; & si M. Petit n'a pas connoissance de l'ouvrage de Walæus, il eut pû trouver dans les écrits de M. Morgagni cette remarque historique : ce Prince des Anatomistes nous rapporte les propres paroles de Walæus, & elles prouvent que Walæus a eu une idée très exacte de la capsule. *In ipso hepate, tot rami arteriæ cæliacæ sunt, quot sunt rami venæ portæ & totidem quoque sunt rami ductus cholidoci, quæ omnia hactenus ab Anatomicis pro venis portæ habita sunt, quod* COMMUNI TUNICA *tria illa vasorum genera includantur* (*c*).

Botal n'a point découvert le trou ovale des oreillettes du cœur, & M. Petit a grand tort de s'en tenir à la dénomination ordinaire : Galien l'a décrit de la maniere la plus complette, & Carcanus lui a donné l'épithete d'*ovale* : il me paroît que M. Petit, qui se picque d'érudition, & dans ses Ecrits & dans ses Cours, eut dû faire usage des travaux de ces célébres Ecrivains ; mais ce n'est pas à moi à lui faire ce réproche.

On trouve dans le premier volume de cette histoire,

(*a*) Voyez les articles RONDELET & POSTHIUS, du premier volume de cet ouvrage.

(*b*) Voyez notre Histoire, tom. 2, pag. 106.

(*c*) *Epistola ad Thomam Bartholinum* 1640, & l'ouvrage de Glisson, intitulé : *Anatomia hepatis*, ne parut qu'en 1654 :

quelques lambeaux extraits des ouvrages de Galien, de Carcanus & de Botal, qui prouvent ce que j'avance; on pourra, si l'on veut de plus longs détails, recourir aux originaux.

Je parcours divers objets pour prouver à M. Petit que l'érudition n'est point inutile. Le petit lobe du foie ne doit pas être appellé le lobe de Spigel, puisqu'il étoit connu d'Eustache : ″ outre les parties desquelles ″ nous avons fait l'exposition, on observe, dit M. ″ Petit, après M. Palfin, à la partie postérieure de la ″ face concave ou inférieure du foie, une éminence ″ oblongue & triangulaire que l'on nomme le *lo-* ″ *bule*, &c., ou le lobule de Spigel, du nom de l'A- ″ natomiste, qui le premier l'a remarqué & dé- ″ crit ″.

Voici la preuve que cette dénomination est mal fondée : Spigel publia son ouvrage en 1626, & Eustache avant 1552 a fait dépeindre le petit lobe dans la Tabl. 11. fig. 4. & Vidus Vidius, vers 1561, l'a connu sous le nom de *Parvulæ fibræ, quasi nucis* (a). de sorte qu'on est bien surpris d'entendre dire à Spigel, *lobus exiguus in cava hepatis parte juxta portas vocatas situs, qui in ipsam omenti cavitatem totus reconditur, ab aliis Anatomicis nondum descriptus.* (b) Les Anatomistes peu instruits de l'histoire de leur Art, ont ajouté foi au témoignage avantageux que Spigel rend de ses travaux, & comme il s'étoit attribué cette découverte, ils la lui ont accordée sans attention : M. Petit a été entraîné par leur exemple; il n'est pas louable d'avoir suivi de mauvais Guides.

Bertin, dont M. Petit critique fréquemment les ouvrages, n'a pas le premier découvert les sinus sphénoïdaux, & M. Petit, Tom. 1. pag. 74. qui blâme la description que cet Anatomiste en a donnée, eut dû lui enlever la découverte pour la rapporter à Schneider qui en est le véritable Auteur; & le nom de cornets de Bertin est un nom impropre : ceux qui liront le passage suivant, verront que Schneider a connu les cornets

---

(a) De anat. corporis humani, lib. 5, cap. 7, & tab. 64, fig. 12.

(b) Spigel, humani corporis fabricâ, pag. 223.

sphénoïdaux. *Circà illam osseam apophysim, quæ vomeri aratri simulitudine respondet, quosdam cuniculos osseos subeunt ad latera ossis ethmoidis à quibus pervius est meatus narium, quibus mucus extrahi solet. Sed hi cuniculi ex tenuissimis ossibus, partim latis, partim cavis & sphæricis, in quam plurimis craniis à me observati & demonstrati : a nullo eorum qui Osteologiam tractarunt mihi satis perspicuè videntur descripti, cum tamen non parum ad excretionum illarum vias cognoscendas faciant* (a).

J'honore la mémoire de M. Winslow, & personne ne fait plus de cas de ses ouvrages ; mais je ne puis lui accorder avec M. Petit la gloire d'avoir le premier décrit la vraie position du ventricule plein ou vuide : Carpi (b) écrivoit en 1536, que le ventricule change de position lorsqu'on y introduit de l'air ; qu'il se porte un peu plus en avant, & un peu plus sur le côté gauche (c), ce qui fait le principal sujet du Mémoire de M. Winslow. Ce changement de position a été observé par d'autres Anatomistes cités avec soin dans cet Histoire, & M. Winslow n'a aucun droit à la découverte que plusieurs Ecrivains modernes, & notamment M. Petit, ont la complaisance de lui accorder.

M. Winslow est certainement le premier qui ait bien décrit le petit épiploon, mais n'est pas le premier qui l'ait connu ; & Palfin ou M. Petit son commentateur, n'eussent pas dû lui en attribuer la découverte, P. 51. Tom. 2. Eustache l'a fait dépeindre dans la tabl. 11. fig. 4. Spigel l'a décrit, qui (*lobulus*) *in ipsam omenti cavitatem totus reconditur* (d) : & Glisson, en parlant de ce petit lobe du foie, donne une description très détaillée du petit épiploon (e) ; & quelques Anatomistes cités plusieurs fois dans cette histoire, ont distingué avant M. Winslow les épiploons par les épithetes de *grand* & de *petit* épiploon ; bien plus, ils ont fait passer l'air du petit dans le grand

---

(a) Schneider, de catarrho, lib. 3, pag. 433.
(b) Tom. premier, pag. 352 de cet ouvrage.
(c) Anatomiæ liber introductorius, pag. 12, édit. Bon.
(d) De humani corporis fabricâ, pag. 223.
(e) Anatomia hepatis, édit. 1659, in-12. pag. 110.

épiploon : ainsi M. Petit, n'eût pas dû accorder à M. Winslow la découverte du petit épiploon.

P. 122. Tom. 2, M. Petit se montre encore trop complaisant envers M. Winslow, lorsqu'il lui accorde la découverte du petit pancréas, & de son canal excréteur; Warthon l'a devancé : cet Anatomiste Anglois a observé que dans plusieurs sujets le pancréas communiquoit avec le duodenum par deux conduits distincts & séparés, dont l'un se distribuoit dans le grand, & l'autre dans le petit pancréas. (*a*)

P. 353. Tom. 2, M. Petit loue M. Goulard d'avoir « inventé une aiguille pour faire la ligature de l'artere intercostale, & arrêter l'hémorrhagie ». Mais il se trompe, M. Goulard n'a que le mérite de l'application; car l'aiguille est décrite dans les ouvrages d'Ambroise Paré. Celui-ci s'en servoit principalement pour lier les vaisseaux des extrémités, & M. Goulard a employé avec beaucoup d'avantage cette aiguille pour lier les arteres intercostales qu'on ouvre quelquefois, en pratiquant l'opération de l'empyeme, &c.

Je trouve un nombre prodigieux de fautes historiques dans l'Anatomie chirurgicale de Palfin, commentée par M. Petit; & je puis dire que l'érudition anatomique & chirurgicale y est vicieuse. Fréquemment M. Petit s'attribue des découvertes qui appartiennent à autrui, souvent il en frustre les vrais Auteurs pour les accorder à d'autres, & rarement, a-t-il rendu justice aux Ecrivains qui étoient digne de son estime, & même de ses louanges.

IV. L'Anatomie chirurgicale de M. Palfin, commentée par M. Petit, contient la description de plusieurs objets qui n'existent pas :

En voici quelques exemples : je m'étendrai ailleurs plus au long sur cet objet. Quoi qu'en dise M. Petit, il n'y a point de périoste interne, c'est une chose de fait; mais comme je ne parle dans cette histoire que d'après l'autorité, je renvoie aux ouvra-

_____
(*a*) Tom. 3, de cet ouvrage, pag. 71. l'adénographie de Watthon.

ges de Fallope (*a*), de Ruifch (*b*), de Nesbith (*c*), de Haller (*d*) & de Bertin (*e*), » j'ai cru, dit ce dernier, » (*f*) pendant bien du tems être le premier qui eût » ofé s'élever contre l'exiftence du périofte interne. » Tous les Anatomiftes modernes reconnoiffent & » décrivent une membrane qui tapiffe la furface in- » térieure des os, & qui fait dans l'intérieur des os » ce que le périofte externe fait fur leur furface exté- » rieure. M. Nesbith (*g*) m'a prévenu : mais je » puis affurer avec fincérité, que quand je me fuis » affuré que ce que l'on a avancé fur l'exiftence du » périofte interne, étoit contraire à l'Anatomie, » j'ignorois entiérement, dit M. Bertin, que M. Nef- » bith eût apperçu cette vérité ; M. Haller (*h*) avan- » ce que M. Ruifch a précédé Nesbith dans la » même découverte ; mais je ne trouve pas, con- » tinue M. Bertin, que Ruifch s'explique bien » clairement à ce fujet : je crois même que dans le » tems que j'ai démontré que la furface intérieure de » la grande cavité des os longs n'étoit tapiffée d'au- » cune membrane, l'ouvrage de M. Nesbith n'avoit » pas encore paru en France.

P. 323. M. Petit, à l'imitation de M. Winflow, décrit le mufcle métatarfien, que M. Lieutaud a démontré, être un vrai ligament; » M. Winflow, dit M. Lieutaud, » a pris ce ligament avec les fibres charnues qu'il » cache, pour un mufcle qu'il a nommé métatarfien, » il en a jugé apparemment par les attaches exté- » rieures de cette apponévrofe ligamenteufe, fans » s'appercevoir que les fibres qui en naiffent, ne tou- » chent point à la partie du cinquieme os du méta- » tarfe, où il défigne l'infertion (*i*), &c.

Ordinairement le grand nerf fympatique ne commu-

(*a*) Voyez le premier volume de cette Hiftoire d'Anatomie, pag. 571.
(*b*) Troifieme vol. ann. 1665.
(*c*) Le quatrieme volume, année 1736.
(*d*) Le même vol. 1727.
(*e*) Le même vol. 1740.
(*f*) Tom. premier, pag. 219.
(*g*) Human. Ofteol. pag. 8.
(*h*) Commenr. vol. 3, pag. 7.
(*i*) Effais d'Anat. mufcles, des arteres.

— nique qu'avec la sixieme paire, & non avec la cinquième; & M. Petit a tort d'admettre indistinctement des filets de communication entre le nerf intercostal & la cinquieme paire: il a pris des rameaux artériels de la carotide interne, pour des nerfs, ou bien il a suivi aveuglément l'opinion des Auteurs qu'il a consultés. Voici quelques remarques historiques sur cet objet, éparses dans divers endroits de cet ouvrage, & que je rapprocherai. Achillinus (a) & Eustache, qui ont connu la communication du nerf intercostal avec la sixieme paire, n'ont parlé d'aucun rameau nerveux qui aboutît à la cinquiéme, ou qui en vînt (b); mais Willis (c) a prétendu que le nerf intercostal se joignoit à la seconde branche du nerf de la cinquième paire, par deux rameaux que Vieussens (d) a admis, & a fait dessiner dans sa grande planche de nerfs; il a été suivi par divers Anatomistes, & notamment par M. Winslow. Willis a réuni les remarques d'Achillinus & de ses Sectateurs à l'observation de Galien, qui prétendoit que l'intercostal aboutissoit au nerf connu aujourd'hui sous le nom de cinquieme paire; mais il ne connoissoit pas la communication de l'intercostal avec la sixieme paire (e) Galien a été suivi par Razes (f), par Gabriel de Zerbis (g), par Carpi (h), & par nombre d'autre modernes, dont j'ai rappellé l'opinion dans cette histoire.

Cependant Morgagni instruit de toutes ces contestations sur l'origine du nerf intercostal, a cru devoir consulter le grand livre de la nature, & ne s'en rapporter qu'à ses propres dissections: elles lui ont appris que le nerf intercostal ne communiquoit qu'avec la sixieme, & non avec la cinquieme paire (i). Ma

---

(a) Voyez notre Histoite, Tom. I, 1518.
(b) A l'article Eustache, 1563.
(c) Willis, 1659.
(d) Vieussens, 1684.
(e) De nervis dissectis, cap. 5.
(f) Pag. 142. Tom. 1.
(g) Année 1502.
(h) Ann. 1518.
(i) Voyez notre Histoire, tom. 4, année 1706, & son advert. VI. pag. 50, &c.

de Haller qui s'est convaincu de la vérité de cette opinion (*a*), cite en sa faveur l'autorité de plusieurs Anatomistes ; & M. Lieutaud a écrit en dernier lieu, » que quoique le nerf orbitaire, & celui de la sixie- » me paire, concourent ordinairement à la formation » de l'intercostal, on peut cependant regarder le fi- » let qui vient de la sixieme paire, comme son prin- » cipe, parcequ'on observe quelquefois que les filets » de la branche orbitaire ne s'y joignent pas, &c. (*b*). M. Sabatier est de l'avis de M. de Haller, dans ses commentaires sur Verdier ; M. Petit eût dû faire attention à toutes ces controverses & ne pas décrire, sans en donner les raisons, les communications de la cinquiéme paire avec les nerfs intercostaux, comme constantes.

Sans entrer dans de plus longs détails historiques, qui grossiroient l'article de M. Petit au-delà des bornes que je me suis prescrites dans cet ouvrage, je demande à cet Anatomiste s'il a vu la dure-mere se propager sur les nerfs, & s'il peut le démontrer ; ignore-t-il que Ludwic & Zinn ont prouvé le contraire (*c*).

P. 8. Tom. 2. Malpighi admit des glandes cutanées dans ses premiers ouvrages, mais il se rétracta dans la suite (*d*) ; cependant plusieurs Anatomistes, dans le nombre desquels est M. Palfin, le citent pour garant de leur opinion sur l'existence des glandes cutanées, ne connoissant pas sa rétractation, ils accordent donc à Malpighi la découverte de corps supposés, dont il s'est repenti dans la suite d'avoir donné la description : ainsi ils tombent dans une double erreur celle de décrire des corps qu'ils n'ont pas vus, & qu'ils ne peuvent voir, & celle d'accorder à Malpighi une découverte que lui-même se refuse : d'ailleurs je ne conçois pas comment on peut prendre pour glandes cutanées, les extrémités des arteres cutanées, qui

---

(*a*) De vera origine nervi intercostalis. Opuscul. min. tom. 1. pag. 509.
(*b*) Essais d'Anat. nerfs du cerveau.
(*c*) Voyez le cinquieme volume de l'Histoire, 1739, article LUDWIC. & le T. v. article ZINNIUS, 1743.
(*d*) Hist. de l'Anat. Tom. 3. ann. 1661.

font les vrais organes fécrétoires de la fueur : *Ultima arteriolarum extremitates, quæ tomentofi goffipii tenuitatem plurimum exfuperant, canales funt ipfi, quibus fudoris tranfmittitur materies, &c.* (*a*). Morgagni (*b*) s'eft récrié contre Bidloo, non-feulement de les avoir admifes, mais encore d'en avoir donné une defcription, & de les avoir fait dépendre : il lui fait le même reproche touchant les glandes des mammelles, dont il a donné une figure, que Palfin a laiffé fubfifter dans fon Anatomie chirurgicale, & que M. Petit a cru devoir conferver ; ignoroit-il que cette figure avoit mérité à Bidloo les reproches les plus féveres de M. Morgagni, & que M. de Haller avoit dit de Bidloo, à ce fujet : *Audax in depingendis quæ non viderat*. La defcription que M. de Senac donne de ces glandes, eft plus conforme à ce que la nature préfente à ceux qui favent obferver (*c*).

1°. Des defcriptions hafardées d'objets qui n'exiftent pas ; je paffe à quelques omiffions que je ne ferai qu'indiquer.

M. Petit n'a point décrit les canaux creufés dans les corps des verteberes connus de Colombus (*d*) & expofés fort au long par M. Bertin (*e*) : dont M. Petit cite en plus d'un endroit les mémoires.

Les finus creufés dans les petites aîles du fphénoïde décrits par Bertin.

Les canaux par lefquels les nerfs pénetrent les dents.

Plufieurs objets relatifs à l'hiftoire des finus, dont M. Petit fe pique de connoître le dévelopement, mais dont Fallope a mieux traité que lui.

Les courbures naturelles de l'épine.

La vraie pofition du Baffin.

Un nombre prodigieux de faits relatifs à l'hiftoire de l'offification.

Beaucoup de différences entre le fquelete de l'enfant & celui de l'adulte.

(*a*) Ruyfch, adverfaria Anat. Decad. I. pag. 12.
(*b*) Hiftoire de l'Anat. Tom. 4, ann. 1706.
(*c*) Hift. Tom. 4, pag. 609.
(*d*) Hift. Tom. premier, pag. 546.
(*e*) Hift. Tom. 5, ann. 1740.

Les caracteres distinctifs du squelete de l'homme, de celui de la femme, &c. &c.

M. Palfin & M. Petit ont tronqué l'histoire des muscles ; on n'y lit presque rien d'exact sur le tissu cellulaire, ni sur la graisse. La fine myologie y est décrite si succintement, qu'on ne peut acquérir en la lisant, que des notions très imparfaites ; je ne sai pourquoi M. Petit n'a pas fait usage des travaux d'Albinus, de M. Lieutaud, de Courcelles, &c. J'ignore aussi pourquoi M. Palfin a commis la plupart des fautes que M. Morgagni a reprochées à Verreyen, & pourquoi M. Petit ne les a pas corrigées ; pourquoi M. Petit n'a fait aucun usage des découvertes de MM. Monro, de Haller, Lassone, &c. sur la structure, sur le nombre & sur la position des vaisseaux : M. Petit n'a tiré aucun avantage des travaux de Mekel, sur les nerfs, &c. & il a négligé de consulter les ouvrages des Anciens & ceux des Modernes, sur la structure des visceres : *Audio*, dit M. de Haller, *reclamantes librorum contemptores, qui nihil legunt, nisi noviter inventum, quæ Autores numquam nominant quin una refutent. Vulgò ita sentitur in gente ingeniosa & acri*, &c. (*a*).

Lettre d'un Médecin de Montpellier, au sujet de l'examen public, que le sieur Louis a subi à S. Côme en 1749, pour servir d'éclaircissement à ce qu'en dit M. Freron, in-4°.

Discours sur la Chirurgie. Paris, 1757, in-4°.

Les ouvrages dont je vais rendre compte, sont faits avec plus de soin.

Consultation en faveur des naissances tardives. Paris. 1764, in-8°.

Il s'agissoit de prononcer si le terme de l'accouchement dans l'espece humaine, peut s'étendre & se prolonger jusqu'au onzieme ou douzieme mois, inclusivement, & même au-delà ?

M. Petit ainsi que plusieurs autres Médecins respectables, croyent la chose possible, & il est très convaincu que réellement elle a eu lieu plusieurs fois ; cependant les preuves sur lesquelles M. Petit établit son opinion, bien loin de mériter l'approbation de M. Bouvart, ont donné lieu à une réponse que j'ai indi-

(*a*) Præfat. ad Element. Physiol.

Tome V.   D d

quée, en rendant compte des travaux de ce célébe Médecin ; M. Petit a cru devoir lui répondre à son tour.

Recueil de pieces relatives à la question des naissances tardives. Paris, 1766, 2 vol. in-8°.

Ce recueil contient ; » 1°. un Mémoire sur le méchanisme, & la cause de l'accouchement.

» 2°. Des observations sur ce que M. Astruc a écrit » touchant les naissances tardives.

» 3°. Une Consultation en faveur desdites naissan- » ces tardives.

» 4°. Une lettre en faveur de M. Bouvart, en ré- » ponse à la critique qu'il a faite de la Consultation » précédente ».

Le Mémoire sur le méchanisme & la cause de l'accouchement, est très détaillé, & comprend plusieurs objets qui m'ont paru intéressants ; M. Petit y décrit, d'après sa propre observation, les phénomènes qui précedent le travail de l'accouchement: ceux qui l'accompagnent, & ceux qui le suivent.

Il prouve d'une manière aussi solide que nouvelle, » que ce n'est point dans l'enfant que réside la puis- » sance, qui dilate les parties naturelles, & provo- » que l'accouchement. En effet, au moment où, » dans l'ordre naturel, cette dilatation s'opere, » avant la sortie des eaux, aucune des parties du » corps de l'enfant ne s'engage dans l'ouverture de la » matrice, aucune ne la touche, ce sont les eaux qui » s'avancent alors dans le passage, & dans cet ins- » tant le corps du fœtus est soulevé & repoussé par » elles vers le fond de la matrice, ce qui fait qu'il » s'éloigne alors de l'orifice qui se dilate; peut-on » dire qu'en s'éloignant d'une ouverture, on est l'a- » gent qui opere sa distension, & que l'on fait effort » pour s'y engager? Peut-on concevoir qu'en cé- » dant à l'impulsion des eaux, l'enfant les pousse » vers le vagin? Si les Physiologistes avoient fait » attention à ce phénomène, s'ils l'eussent seulement » connu, il y a apparence qu'ils auroient senti la » fausseté du système qu'ils avoient embrassé (a) ».

La matrice paroît à M. Petit le seul organe actif ;

___

(a) *Mémoire sur la cause & le méchanisme de l'accouchement*, pag. 57.

c'est par les contractions de ce viscere, que l'enfant est poussé au-dehors, & que le placenta en est détaché; mais avant que d'exposer ce méchanisme, M. Petit donne une description des fibres de la matrice, qu'on chercheroit, à ce que je crois, vainement ailleurs, & dont on doit faire grand cas. » Il est, dit ce
» célebre Anatomiste, assez difficile, pour ne pas
» dire presque impossible, hors l'état de la grosses-
» sesse, de développer la structure de cet organe;
» son tissu semble se lâcher, les fibres se dévelop-
» pent, s'élevent, & s'expriment sensiblement. On les
» voit alors disposées par trousseaux à la surface in-
» terne de la matrice; tandis qu'à l'extérieur elles sont
» si serrées, qu'on ne sauroit en suivre la disposi-
» tion & l'arrangement: on a même peine à déter-
» miner leur nature, & a décider si elles sont mus-
» culaires, ou non; mais tout change dans la grossesse:
» rangées d'une maniere uniforme, elles font un plan
» égal, qui rend cette surface parfaitement unie,
» soit qu'on les considere à l'une ou à l'autre de ces
» surfaces; on les reconnoît sans peine pour être de
» vraies fibres musculaires, & les faisceaux qu'elles
» forment au-dedans de la matrice, ne ressemblent
» pas mal à ceux qu'on distingue, en examinant l'in-
» térieur de la vessie urinaire. On ne sauroit dire qu'en
» général ils gardent un ordre constant, ou qu'ils
» suivent une direction réguliere & déterminée; la
» plus grande partie se porte en ligne droite du fond
» de la matrice vers son col, les autres vont obli-
» quement. Il s'en trouve aussi qui s'avancent pres-
» qu'horisontalement d'un côté de la matrice à l'au-
» tre: en un mot, à l'exception de l'épaisseur qui
» n'est pas tout à fait si marquée dans les faisceaux fi-
» breux de la matrice, il n'y a rien qui se ressemble
» tant que leur arrangement dans l'une & l'autre des
» parties dont nous parlons. Leur maniere d'agir se
» ressemble aussi parfaitement; quand la vessie uri-
» naire se contracte, & que le diaphragme, les mus-
» cles de l'abdomen, cooperent avec elle, l'urine
» pressée de toutes parts s'échappe par le côté qui
» offre le moins de résistance, surmonte les obstacles,
» qui quelquefois s'opposent à sa sortie; & quand

» elle n'en rencontre point, elle s'élance en faisant
» un jet proportionné à la force qui presse ; tout se
» passe de la même manière de la part de la matrice,
» quand elle se met en action de concert avec les
» muscles susdits (*a*), &c. «. M. Petit donne dans
la suite de cet ouvrage une description plus détaillée
de cette structure ; il prouve » que Ruisch s'est
» trompé, en prenant pour un muscle particulier, ce
» qui n'est qu'une portion de la substance même de la
» matrice, dont la structure se développe avec moins
» de difficulté à la surface interne, qu'à l'extérieur ;
» mais les erreurs des grands hommes, qu'on me passe
» l'expression dit M. Petit, ont quelque chose de
» grand comme eux, & même de lumineux, &c. (*b*).

Je trouve les remarques de M. Petit sur les divers développemens de la matrice dans les différents tems de la grossesse, originales dans plusieurs points ; cependant l'explication qu'il donne de la cause de l'accouchement, peut être victorieusement attaquée, & les faits qu'il produit comme vrais, & qui le sont en effet, ne sont pas plus favorables à l'opinion des naissances tardives, qu'il cherche à établir, qu'à l'opinion contraire qu'il combat.

Observations sur ce que M. Astruc a écrit contre les naissances tardives dans le chapitre XI *du cinquieme tome de son Traité des maladies des femmes,* pag. 144. 1ere. part. du Receuil.

Lettre à Monsieur Bouvart, pour servir de réponse à la critique qu'il a faite à la Consultation, en faveur des naissances tardives.

M. Petit eût donné plus d'autenticité aux raisons & aux préceptes, sur lesquels il établit son opinion sur les naissances tardives, s'il eût été moins partial, & s'il n'eût souvent perdu de vue l'objet de son ouvrage, pour se livrer à des personalités, que ses meilleurs amis lui reprochent.

Deux Consultations médico-légales ; la premiere, tendante à prouver qu'un Briquetier de la ville de Liege, trouvé mort dans sa chambre le 11 Avril 1766, s'est

(*a*) Pag. 66.
(*b*) Pag. 83.

pendu & fait mourir lui-même ; la seconde, pour Demoiselle Famin, femme du sieur Lencret, accusée de suppression, exposition & homicide de deux enfants. Paris, 1767, in-8°.

On trouve de M. Petit deux Mémoires insérés dans ceux de l'Académie des Sciences.

Description anatomique de deux ligamens de la matrice, nouvellement observés. M. 1760.

Il peut se faire que ces ligaments aient été nouvellement observés par M. Petit ; mais il est certain qu'il y a long-tems qu'ils ont été décrits par d'autres Anatomistes ; je rapporterai d'abord la description que M. Petit en donne, ensuite celle qu'on en a donné avant lui, afin qu'on puisse juger si les Anciens ont mieux ou plus mal décrit les ligaments ronds & postérieurs de la matrice.

» Aux quatre ligaments connus jusqu'à ce jour,
» il me paroît, dit M. Petit, qu'on en doit ajouter
» deux autres, que je pense avoir démontrés le pre-
» mier, & que j'ai cru devoir nommer les ligaments
» ronds, postérieurs de la matrice, parcequ'en effet
» ils sont ronds & placés à la partie postérieure de
» cet organe. Ces ligaments nouveaux sont deux cor-
» dons arrondis & couverts d'une production du pé-
» ritoine, conforme à celle qui forme ou qui couvre
» les autres ligaments ; ils sont un peu plus gros que
» les ligaments ronds antérieurs, ou les anciens liga-
» ments ronds ; ils sont un peu moins rouges qu'eux:
» on les voit à la partie postérieure de la matrice,
» du milieu de laquelle ils paroissent naître sur le
» côté ; ils descendent ensuite jusqu'au col de ce
» viscere, puis se réflechissent en se courbant, pour
» gagner la partie postérieure du petit bassin, vers
» laquelle ils montent jusqu'au haut de l'os *sacrum*,
» où ils semblent se terminer ; leur structure me pa-
» roît peu différente de celle des ligaments ronds
» antérieurs. La principale différence qu'à cet égard
» j'ai pu observer entr'eux, consiste en ce que les li-
» gaments ronds postérieurs ne sont presque point
» vasculaires, au lieu que les antérieurs le sont beau-
» coup, ce qui fait que leur maniere de se terminer
» n'est pas la même ; les antérieurs forment à leur

» terminaison dans l'aîne une espece de pate d'oie,
» qui se perd dans le tissu cellulaire, tandis qu'on ne
» voit rien de semblable à l'insertion des ligaments
» ronds postérieurs, vers la partie la plus élevée du
» sacrum.

» Quoiqu'il n'y ait aucun sujet féminin, dans le-
» quel ces ligaments ne puissent se voir très distinc-
» tement, cependant ils sont en général plus sail-
» lans dans les personnes qui n'ont point eu d'enfans,
» ou qui en ont eu peu, & qui sont toujours accou-
» chées sans difficulté.

» Quand, en soulevant le fond de la matiere,
» on la tire en devant, on apperçoit les deux liga-
» ments ronds postérieurs, qui sont comme deux
» croissants, dont les concavités se regardent, &
» font une grande ouverture ovale, qui conduit à la
» cavité que chacun fait être entre le vagin & l'in-
» testin *rectum*, & qui descend fort bas ; les poin-
» tes de ces deux croissants sont l'une en devant sur
» le côté du col de la matrice à sa face postérieure,
» les autres sont sur la partie la plus élevée de l'os
» *sacrum* : quand l'intestin *rectum* est fort gonflé, il
» paroît comme embrassé, & serré par les deux liga-
» ments en question.

» Il y a quelqu'apparence que les parties, dont je
» viens de donner la description, ont pour usage de
» soutenir la matrice dans les premiers tems de la
» grossesse, & de l'empêcher de se trop enfoncer
» dans le petit bassin ; je soupçonnerois aussi assez
» volontiers qu'ils peuvent servir à fixer un peu en
» arriere le col de ce viscere, afin que dans le moment
» de la génération, son orifice interne soit placé de
» maniere à recevoir directement le jet de la semence
» de l'homme ; quoi qu'il en soit de ces idées que je
» ne propose, que comme de simples conjectures,
» il me paroît certain que ces douleurs des reins,
» dont les femmes se plaignent si souvent dans les
» derniers tems de leur grossesse, proviennent du ti-
» raillement des ligaments ronds postérieurs, com-
» me les douleurs des aînes naissent incontestable-
» ment de celui des ligaments ronds antérieurs ; avant

» cette découverte, la véritable cause de ces dou-
» leurs n'étoit pas bien connue, & les explications
» qu'on en donnoit, n'étoient en aucune maniere
» satisfaisantes.

» On peut encore, d'après cette exposition, dire
» pourquoi toutes les femmes, chez qui la matrice
» est oblique, ont dans le travail de l'accouchement
» des douleurs si vives dans les reins ; il ne m'a pas
» paru que jusqu'à présent ce phénomène ait été
» bien expliqué ; c'est la chose la plus essentielle en
» Médecine, de découvrir les vraies causes des maux.
» On se met en état par-là d'en trouver certainement
» les remedes «. *Mémoires de l'Académie des Sciences. Année* 1760, *p.* 287.

Les plus anciens Anatomistes ont connu les ligaments de la matrice ; Hippocrate n'en fixe point le nombre dans plusieurs endroits de ses ouvrages, mais Galien, ce célébre Auteur des plus grandes découvertes en Anatomie, n'en a décrit que quatre ; les deux ligaments larges, & les deux ligaments ronds ; les Anatomistes, ses successeurs immédiats, marcherent sur ses traces, jusqu'à Hermondaville, qui professoit l'Anatomie en France, vers le milieu du treizieme siécle ; il parle de huit ligaments : *Matrix veluti animal furibundum octo ligamentis alligatur, quatuor superioribus, & quatuor inferioribus.* Gabriel de Zerbis, célébre Anatomiste de Verone, décrivit ces ligaments vers la fin du quinzieme siécle : voici ses propres paroles. *Colligatur primò matrix fortibus ligamentis posteriùs cum dorso in directo, seu ad partem renum superiorem & anteriorem ; alligatur similiter vesica quæ jacet anteriùs ; alligatur etiam ossibus ancharum : deindè aliis mediis quæ sequuntur ipsam matricem intestino recto, quod post ipsam est retrò* (*a*).

Louis le Vasseur (Vassæus), Médecin de Châlons-sur-Marne, & disciple de Jacques Silvius, Professeur au Collége royal, parle de ces mêmes ligaments dans un ouvrage inconnu des meilleurs Bibliographes, quoiqu'il contienne les faits les plus importans. Piccolhomini en a parlé d'une maniere plus

(*a*) Anatomia corporis humani. Venetiis.

étendue & plus exacte ; Mais Santorini en a donné une description, aussi suivie qu'elle peut l'être, & qui semble avoir servi de modele à celle que M. Petit a publiée comme une ses découvertes.

Description des ligaments postérieurs & inférieurs de la matrice par Sanctorini (a).

» Utrinque ab recti intestini latere, ac priore ejus-
» dem facie reflexum, contractumque peritoneum pau-
» lùm protenditur, & in imum cervicis illatum sic
» strenuè inseritur, ut neque inelegantem, neque
» inutilem ligamenti speciem præ se ferat. Circa la-
» tera namque TERETEM quodammodo figuram nan-
» ciscitur, ac multò validissimùm, quàm in reli-
» quis quibuscumque nexibus, nec LIGAMENTI no-
» mine, nec munere illud esse meritò dedignandum,
» sum arbitratus. Per id etenim vel nè nimiùm prove-
» hatur cervix, vel prolatetur caveri potest. Atque
» cum superiori uteri parti consultum sit, & infe-
» riori quadantenus prospiciatur, quò scilicet à par-
» tu cervix hac ope adjuta in promptiorem veniat
» contractionem.

Cette description des ligaments postérieurs & infé-rieurs de la matrice, est pour le moins aussi exacte, que celle de M. Petit ; M. Gunzius, premier Médecin du Roi de Pologne, a encore décrit ces ligaments avant M. Petit : l'exposition anatomique qu'il en a donnée, est très exacte. Je dois cependant faire observer que Gunzius a cité Sanctorini, au lieu que M. Petit ne cite ni Sanctorini ni Gunzius, quoique l'exposition anatomique qu'il a donnée de ses prétendus nouveaux ligaments, soit conforme à celle de Sanctorini ; & que les usages qu'il leur a attribués, soient à-peu-près les mêmes que ceux que leur accorde Gunzius.

Description des ligaments postérieurs & inférieurs de la matrice, par Gunzius (b).

» Præter hæc ligamenta, duo à Santorino des-
» cripta sunt, per quæ uterus rectumque intestinum
» inter se jungerentur. Quæ cum pleriæque non nisi

(a) Observat. anat. Cap. xi. §. xii.
(b) Prolusio ad panegyrin medicam . . . . observationes quasdam anatomicas de utero ; pag. 9.

» plicas peritonæi esse contendant, ab utero ad in-
» testinum flexi sursumque protensi ego quidem,
» etsi pro plicis peritonæi habendas esse existimo,
» ligamentorum tamen usum simul præstare puta-
» verim, quæ, quo minus uteri collum in gravidis
» antrorsum cedat, impediant. Eaque ita fere posi-
» ta esse vidi, ut possent pro una simplici arcuata
» plica haberi, quæ ab oris uteri regione utrinque
» ad intestinum, & aliquando sursum profertur. Me-
» mini quidem aliquando duo satis distincta liga-
» menta, vel plicas vidisse, quarum dextra multum
» elata, sinistra contra depressa erat; sed in eo cor-
» pore superior uteri pars ad sinisteriorem partem
» conversa fuit. Videtur autem hæc plica maximè
» ad hunc usum parata esse, ad quem etiam trans-
» versa illa, quæ in viris, inter intestinum rectum
» ac vesicam, etsi laxior, invenitur, facta est, ut ute-
» rus gravidus, ut vesica, dum urinâ repletur,
» liberè extendi, & sursum quoque moveri possit,
» præterquam quod peritonæum, & per hoc intes-
» tinum rectum nimis, atque ad dolorem usque,
» tendatur. Idque probabile fit hoc, quod illa plica
» non infimo loco, inter vaginam uteri & intesti-
» num, sed inter hoc & uteri collum est. Vaginam
» enim, non aliter ac imam vesicæ partem, vel
» basin, firmam immobilemque esse oportet; quare
» etiam peritonæum vaginæ & intestino firmiter ad-
» hæret. Fortassis tamen ad plicam illam formandam
» aliquid etiam confert, tùm figura intestini & fa-
» ciei uteri aversæ, tùm quoque hoc, quod peri-
» tonæum non modo ante intestinum, ferè ut post
» vesicam, ascendere debet, verùm etiam lateribus
» intestini, ac posteriori ejus parti, quamvis non
» toti, adhærere.

*Observations sur un anevrisme, qui a produit des ef-
fets singuliers.* M. 1763.

Il s'agit, dit M. Petit, » d'une oblitération de
» l'artere carotide droite, à la suite d'un ané-
» vrisme, qui lui-même s'est effacé par le seul
» effort de la nature; & cette oblitération, quoique
» entiere & parfaite, n'a pas empêché celui, chez

» lequel elle s'est opérée, de vivre encore plusieurs
» années après sa formation ; je ne connois aucun
» fait, dit M. Petit, semblable à celui-là «... Le
sujet, sur lequel M. Petit a fait cette observation,
avoit d'abord eu une tumeur anévrismale de la grosseur d'un œuf de pigeon, au dessous de l'angle de la
machoire inférieure ; cette tumeur disparut avec le
tems, & ce changement n'avoit apporté, suivant
M. Petit, d'autre incommodité au malade, que celle
de prononcer avec une sorte de difficulté, de begayer
un peu, d'avoir la bouche habituellement remplie
de salive, & de ne pouvoir tirer la langue hors de la
bouche. Le malade vécut sept ans dans cet état, au
bout duquel tems il fut frappé d'une sorte d'apopléxie, dont il mourut bientôt. Parmi plusieurs lésions notables, on trouva à l'ouverture du cadavre une
grande partie de l'artere carotide droite entierement
oblitérée. M. Petit entre dans de longs raisonnemens
sur cette maladie singuliere ; il me paroît qu'il eût
pu rapporter, ou au moins citer une observation de
Willis (*a*), dans laquelle il est question d'un homme dans lequel on trouva la carotide droite oblitérée, comme M. Petit l'a vu, & qui ne mourut
pas même d'appolexie, ce qui est encore plus étonnant.

(*a*) Non ita pridem cujusdam defuncti cadaver dissecuimus
quem schirrhus intra mesenterium ingens, ac demum ulcerosus, extinxerat : in eo, dum cranio aperto quæ ad encephalon
pertinebant, lustravimus, *carotidem dextram* intra cranium
emergentem, plane osseam, seu potius lapideam (CAVITATE
EJUS FERE IN TOTUM OCCLUSA) invenimus ; adeo ut sanguinis
influxu hac via denegato, mirum videatur quare æger non
prius interiisset APOPLECTICUS : quod equidem in tantum ab
fuit, ut mentis suæ libero exercitio usque ad extremum vitæ
momentum potiretur. Enim vero contra illud apoplexiæ periculum natura remedium satis idoneum substituerat ; nimirum ex
eodem latere quo carotis defecerat, arteria vertebralis, tubuli
mole aucta, pati sua alterius lateris triplo majore vaserat : quippe sanguis carotide exclusus, vertebralis solito vectigali sese
insuper addens, & duplicato fluvio in eundem alveum confluens, arteriæ istius canalem ita SUPRA MODUM DILATAVERAT *Willis cerebri anat cap.* 7 ; *de meninge tenuiore sive pia
matre*. M. Sabatier a fait usage de cette observation, *Anat. de
Verdier*, Tom. 2, pag. 421.

M. Petit a publié dans le Journal de Médecine: *Observations anatomiques sur une nouvelle clef du crâne*. Fevrier, 1758, p. 156.

Cet os, ou cette clef que M. Petit pense avoir découvert, » est communément quadrangulaire, &
» formant une espece de parallelograme irrégulier;
» il a pour l'ordinaire un travers de doigt de haut
» dans les adultes. Sur un peu plus de large; sa sur-
» face extérieure est égale, & légérement enfoncée;
» l'interne est moins unie, & creusée par un sillon qui
» loge le tronc principal de l'artere épineuse, qui se
» distribue à la dure-mere. Il est comme la plûpart
» des autres os du crâne, composé de deux tables,
» mais minces & presque confondues; chacun de
» ses bords est taillé en biseau, de façon qu'il se joint
» avec les os voisins par cette espece de suture qu'on
» appelle *écailleuse*. C'est avec l'angle antérieur &
» inférieur du pariétal qu'il s'unit en haut; il le fait
» en bas avec l'extrémité de l'aîle temporale du sphé-
» noïde; il s'articule en arriere avec la portion écail-
» leuse du temporal, & en devant avec la partie in-
» férieure du frontal. . . . dans les enfants nouveaux
» nés : on ne trouve à leur place qu'une membrane
» forte, qui résulte de la cohésion du péricrâne &
» de la dure-mere, & dans l'intérieur de laquelle les
» os doivent par la suite se former : cette membrane
» fait alors une ouverture quarrée assez considérable,
» qu'il nomme la fontanelle inférieure & antérieure,
» pour la distinguer d'une autre ouverture encore
» plus grande, mais bien plus irréguliere, qui se
» trouve entre l'occipital & la portion mastoïdienne
» du temporal, & que j'ai cru devoir appeller la fon-
» tanelle postérieure & inférieure du crâne.

La description que M. Petit donne de l'os surnuméraire, qu'on trouve dans la région temporale, est exacte & entiérement conforme à ce que la nature présente ; cependant la découverte de cet os, bien loin d'être nouvelle, & d'appartenir à M. Petit, remonte à la plus haute antiquité. On voit cet os dépeint dans les premieres planches d'Anatomie que nous ayons, telles sont celles de Magnus Hund, Jean de Ketan, Carpi, &c. & dans plusieurs autres figures modernes. La dénomination même de fontanelle autérieure & inférieure, & celle de postérieure & inférieure, dont M. Petit croit s'être le premier servi, a été employée par divers Ecrivains, comme on peut le voir dans la table de cet ouvrage.

Après un tel extrait fait avec toute l'impartialité dont un homme puisse être capable, je demande aux Anatomistes les plus partisans des écrits de M. Petit, s'il a droit de se plaindre qu'on lui ait enlevé ses découvertes, & si ce langage sied dans sa bouche: » *On a plus d'une fois saisi mes idées ; on s'est décoré* » *du fruit de mon travail, sans seulement prononcer mon* » *nom ; plus d'une fois les couronnes académiques ont* » *été la récompense de ces larcins secrets* : Sic vos » non vobis (*a*). « Les vrais Auteurs des découvertes que M.º Petit s'est appropriées, pourront bien dire avec plus de vérité, *sic vos non vobis*.

Nota. On lit dans les cayers qui ont été écrits sous la dictée de M. Petit, par ses Disciples, qu'il a découvert une membrane cornée dans le cerveau ; qu'il compare les vaisseaux mésentériques aux isles que la Seine forme autour de Paris ; qu'il soutient que les reins succenturiaux reçoivent l'urine du fœtus que le rein ne sépare pas, &c. &c. Mais outre que la plûpart de ces points d'Anatomie & de Phisiologie sont hasardés ; ils ont été avancés par d'autres Anatomistes. Ainsi la description de la membrane *prétendue cornée*, remonte jusqu'à Herophile, la comparaison des arteres mésentériques avec les isles de la Seine a été sérieusement proposée par Lacuna (*b*) Anatomiste Espagnol & Maître-ès-Arts de Paris, & (Molinelli), que M. Senac a victorieusement réfuté, a attribué aux reins succenturiaux les mêmes usages que M. Petit leur accorde.

Borie (Pascal), Docteur Régent de la Faculté de Médecine de Paris.

Datur ne etiam vitalium organorum somnus? 1746, affirm. *Resp. Jac.* Barbeu du Bourg.

Petit (Etienne Pourfour du), Docteur en Médecine de la Faculté de Paris.

(*a*) Avertissement pour le Recueil des pièces concernant les naissances tardives, pag. 6.
(*b*) Anat. meth. Paris. 1535, & cette Histoire T. 1. p. 326.

An pro diversis à conceptu temporibus, varia nutritionis fœtus via ? 1746, affirm. *Resp. Steph. Lud. Geofroy.*

Remarques adressées à l'Auteur du Mercure de France, sur l'extrait du mémoire de M. Daviel, inséré dans le Mercure d'Août 1752.

Ce Médecin prétend que la méthode que suivoit M. Daviel, se trouve décrite dans les ouvrages d'Avicenne & de Rhasès; mais il aura peine à le prouver.

M. Petit communiqua en 1741 à l'Académie des Sciences, ses expériences sur les noyés. Il a éprouvé que les insectes & les hannetons restoient plus long-tems dans l'eau sans perdre la vie, que les animaux quadrupedes, & parmi ceux-ci il y en a plusieurs qui résistent plus long-tems à l'eau, que d'autres. Suivant M. Petit, l'homme est plutôt suffoqué que les animaux, & cela parceque le trou ovale des oreillettes du cœur est plutôt obliteré, &c.

Dupré (Louis Gabriel), Docteur Régent.
An causa caloris in pulmone, aeris actione temperetur ? 1746, affirm. *Resp. Anna Carol. Lorry.*

Arlet (M.), Docteur en Médecine de la Faculté de Montpellier, de la Société Royale des Sciences de cette Ville.

Mémoire où l'on donne les différences du volume, du poids, de la consistance & de l'arrangement du cerveau de l'homme, & de celui de plusieurs animaux, avec le rapport qui se trouve entre ces différences, & la diversité de leurs exercices. Mémoires de l'Assemblée publique de la Société Royale de Montpellier, 1746.

Le cerveau de l'homme & celui de plusieurs animaux, ont, suivant M. Arlet, un certain rapport avec la diversité de leurs exercices; ainsi les animaux qui sont lestes & légers à la course, ont en général la tête fort légere, les os du crâne extrêmement minces & presque sans diploé; & il a trouvé très peu de cerveau dans les animaux de ce genre. La loge qui renferme le cervelet, est une espece de boîte osseuse qui resserre si bien cette partie, qu'elle la met à l'abri, suivant ce Médecin, des commotions lorsque l'animal grimpe, saute, s'élance sur sa proie, & sur-tout lorsqu'il tombe de quelqu'endroit élevé.

La disposition des parties de la tête est différente dans les animaux tardifs & paresseux ; en général leur cerveau est beaucoup plus volumineux, la cloison qui le sépare du cervelet n'est point osseuse, & les os du crâne sont plus épais. M. Arlet examine dans ce Mémoire en quoi le cerveau de l'homme diffère de celui des animaux, & principalement d'où vient que son volume est beaucoup plus considérable. Il est constant, dit M. Arlet, que l'homme a beaucoup plus de cerveau que tout autre animal d'égale grosseur ; mais encore beaucoup plus que le cheval & le bœuf : il étend son parallele sur les quadrupedes & sur les volatiles, & trouve toujours dans l'homme plus de cerveau que dans les animaux de ces deux classes, proportion gardée à la masse de leurs corps. Mais la classe des poissons lui offre une exception : ses recherches lui ont appris, que le dauphin a pour le moins autant de cerveau que l'homme.

La table des rapports de la masse du corps des animaux avec celle de leur cerveau, nous apprend qu'un homme pesant cent quarante livres, avoit quatre livres trois onces de cerveau, & qu'un autre homme pesant cent livres avoit quatre livres de cerveau, tandis que le cerveau d'un bœuf pesant huit cents soixante livres, ne pesoit qu'une livres & dix grains, &c. Le dauphin de trente cinq livres avoit une livre & six onces de cerveau, &c.

Levret (André), Chirurgien Membre de l'Académie Royale de Chirurgie, ancien Accoucheur de feue Madame la Dauphine.

Observations sur les causes & les accidens de plusieurs accouchemens laborieux. Paris 1747, in-8°. 1762, in-8°.

Ce célebre Accoucheur traite dans cet ouvrage de trois Articles différens ; il donne d'abord l'histoire de tous les moyens qui ont été mis en usage, ou proposés par les Auteurs pour tirer une tête d'enfant séparée du corps, & restée dans la matrice, & l'énumération qu'il en fait prouve qu'il a des connoissances peu communes sur les Auteurs de sa profession : cependant M. Levret trouvant des imperfections dans tous les instrumens qu'on a inventés pour extraire la tête de l'enfant, se détermine à donner la description d'un forceps qu'il a imaginé, & dont il a retiré le plus grand avantage en diverses circonstances qu'il détaille avec toute la précision, l'exactitude, & la clarté possibles.

Dans le second Article, M. Levret traite de l'accouchement où la tête se trouve arrêtée au passage, le corps de l'enfant entierement sorti de la matrice, mais restée en partie dans le vagin ; il rapporte le sentiment de plusieurs Auteurs sur ce sujet, les moyens qu'ils ont employés, qu'il estime ce qu'ils valent ; mais comme ils lui paroissent insuffisans, il propose une nouvelle méthode pour terminer cet accouchement.

Dans le troisieme Article, M. Levret prouve par diverses observations que lorsque le placenta est attaché près de l'orifice de la matrice, il peut par sa situation basse, être regardé comme une des causes communes des accouchemens laborieux ; c'est d'après cette observation qu'il a été à même de décrire une nouvelle méthode d'accomplir l'accouchement où la tête est aussi enclavée dans le détroit des os du bassin.

Un Anonyme ayant critiqué cet ouvrage de M. Levret en 1749, dans le Journal des Savans, M. Levret se crut obligé d'y répondre par le Livre suivant.

Suite des observations sur les causes & les accidents de plusieurs accouchemens laborieux. Paris 1751, in-8°.

M. Levret y prouve par un nombre considérable d'observations, les principaux faits qu'il a avancés dans son premier ouvrage ; il y établit qu'on ne doit point faire de suture à la matrice après la section Césarienn ; fait plusieurs remarques intéressantes sur le développement de la matrice, sur le polype utérin, & établit un parallele du renversement de l'intestin rectum avec celui du vagin, &c. &c. On y trouve la description d'un instrument nouveau pour extraire le corps de l'enfant lorsqu'on n'a pu éviter l'arrachement de la tête.

Observations sur la cure radicale de plusieurs polypes. Paris 1749, in-8°.

Ce Traité est très intéressant par les bonnes observations qu'il renferme, & par les moyens que l'Auteur y propose pour faire la ligature des excroissances polypeuses; il n'ignore pas que plusieurs Chirurgiens les ont trouvées impraticables, & ont regardé cette invention comme une idée du Cabinet : mais les observations que M. Levret rapporte, font une preuve que si l'idée a été enfantée dans le Cabinet, elle a été avantageusement mise en usage sur les Malades ; & j'ai vu, en dernier lieu, une excroissance polypeuse, très grosse, que M. Levret a extraite par cette méthode, ce qui ne laisse aucun doute sur son utilité.

Explication de plusieurs figures sur le méchanisme de la grossesse & de l'accouchement. Paris 1753, in-8°.

L'Auteur a tâché de représenter les différents degrés de dilatation de la matrice ; mais la nature varie trop à cet égard pour qu'on puisse rien dire d'absolu. Les figures où l'on voit le bassin d'un sujet rachitique, &c. &c., sont meilleures.

L'Art des Accouchemens démontré par des principes de Physique & de Mécanique, pour servir de base & de fondement à des leçons particulieres. Paris 1753, in-8°. 1763 in-8°. 1766 in-8°.

Cet ouvrage, qui forme un précis très bien fait de l'Art des Accouchemens, est divisé en quatre Parties, la premiere comprend la description des parties des femmes qui servent à la génération, & on y trouve une description exacte du bassin, bien & mal conformé, &c. La seconde traite du méchanisme de la grossesse, & c'est là que l'Auteur expose son système sur la génération. M. Levret y fait une réflexion bien sage : toutes les hypotheses, dit il, les probabilités & les conjectures des différents Auteurs sur la génération du fœtus, sont trop défectueuses pour qu'il soit encore possible d'en former un système satisfaisant. L'Analogie est elle-même, dit ce Chirurgien, d'une très foible ressource, pour nous aider à pénétrer dans l'opération mystérieuse de la propagation de l'espéce humaine, &c. M. Levret se contente de rechercher les divers termes du développement de l'embryon, & de décrire, d'après l'observation, la vraie & la fausse grossesse. Tout ce que M. Levret dit sur cette matiere, me paroît extrêmement utile & savant.

Dans la troisieme Partie, l'Auteur décrit l'Accouchement

chement; il en examine le méchanisme, fait part de quelques nouvelles manœuvres, rapporte plusieurs observations favorables à l'usage du forceps courbe, pour remédier à l'enclavement de la tête de l'enfant, & recommande l'opération Césarienne lorsqu'il y a un empêchement absolu de l'accouchement par la voie ordinaire.

On trouvera dans la quatrieme Partie des détails suivis sur les fausses grossesses, sur les maladies des femmes grosses, & sur celles des petits enfans; c'est là que l'Auteur propose ses idées sur le rachitis: elles sont ingénieuses & solides, &c. &c. M. Levret a joint à cet ouvrage, cinq Planches dans lesquelles il donne une idée du développement de la matrice dans la grossesse.

Essai sur l'abus des regles générales, & contre les préjugés qui s'opposent aux progrès de l'Art des Accouchemens. Paris 1766, in-8°.

Cet ouvrage contient, 1°. la maniere de se conduire pendant la grossesse, le travail de l'enfantement, les suites de couches; 2°. le choix des Nourrices, l'alaitement, la dentition, le sevrage des enfans, &c.

Supplément aux ouvrages de M. Levret, & se trouve à la suite de l'Art des Accouchemens.

On y trouve un extrait des Mémoires que M. Levret a communiqués à l'Académie de Chirurgie, & un abrégé de son sentiment sur les Aphorismes de Mauriceau, touchant la grossesse, l'accouchement, les maladies & autres indispositions des femmes, &c. &c.

M. Levret a communiqué quelques Mémoires & Observations, à l'Académie Royale de Chirurgie, & qu'on trouve dans les Mémoires de cette Société.

Observation sur la hernie de la vessie. Tom. II. p. 23.

Observation sur un accouchement difficile à cause de la dureté de l'orifice de la matrice. Ibid. pag. 319.

Mémoire sur la méthode de délivrer les femmes après l'accouchement, & sur les différentes précautions qu'exige cette opération, suivant les circonstances. Tom III. pag. 216.

On y trouve des regles fort sages sur l'extraction du placenta: l'Auteur y détermine le tems précis pour faire à propos cette extraction: il y indique les précautions les plus essentielles à prendre pour délivrer les femmes lorsque le cordon a été coupé, ou lorsqu'entier il n'est pas en état de servir à l'extraction du placenta ; enfin, M. Levret y expose les méthodes les plus convenables pour procurer l'expulsion, ou pour faire l'extraction du placenta des fœtus avortifs dans les premiers tems de la grossesse.

Mémoire sur les polypes de la matrice & du vagin. Tom. III. pag. 518.

M. Levret a traité de cette matiere dans un ouvrage dont j'ai rendu compte

Schliting (Jean Daniel), Médecin d'Amsterdam, Associé Etranger de l'Académie Royale de Chirurgie de Paris, & Membre de l'Académie des Curieux de la Nature.

Embryulcia nova detecta, of het nieuwe behande linge in de moeyelickste baaringen op't spœdigste te helpen, geœffend door Roonhuysen. Amsterdam 1747, in-8°.

Cet ouvrage est rempli de faits importans, & je regrette qu'il ne soit point traduit en notre Langue pour en donner un extrait qui puisse répondre à son utilité & à la haute réputation de l'Auteur. M. Schliting, au rapport de M. de Haller, a trouvé des défauts dans la plûpart des planches qu'on a données sur l'utérus de la femme enceinte, parcequ'on ne l'a pas représenté aussi rempli qu'il est naturellement : cet habile Chirurgien donne dans son Traité une description du levier de Roonhuysen, & fait quelques remarques utiles sur les moyens de s'en servir.

Embryulcia nova detecta appendix. Ibid.

Traumatologia nova & antiqua, of de vernieuwde Wondheelkunde. Amst. 1748, in-4.

Les préceptes de pratique Chirurgicale qu'on y trouve, sont du plus grand prix : l'Auteur a sû, aussi-bien que personne, allier les observations les plus détaillées à la théorie la plus savante ; il parle d'abord des plaies en général, & il indique ensuite le traitement de chaque espece. M. Schliting y démontre, & par le raisonnement & par les faits, que les plaies des tendons ne sont pas aussi dangéreuses que plusieurs Chirurgiens le pensent : il a guéri nombre de plaies de ce genre, & il a remédié à l'ouverture de l'artere crurale & de la vertébrale : il rapporte l'histoire des contusions du foie & des plaies de poitrine qui ont percé de part en part, heureusement terminées, &c. : il blâme l'usage des tentes & d'un grand nombre d'emplâtres, & conseille celui du quinquina dans certaines gangrenes qu'il décrit avec soin.

M. Schliting a donné, en 1750, une nouvelle édition de l'ouvrage de Verbrugge, & y a ajoûté plusieurs remarques intéressantes sur les topiques, & un Précis de Physiologie, &c.

Diverses observations. Transact. Phil. 1742, n°. 466, elles roulent sur le spina ventosa, sur un anévrisme faux sans pulsation, & sur quelques abscès.

De motu cerebri, 1744. Mémoires des Savans Etrangers. Pag. 113.

M. Schliting a observé que la substance du cerveau se gonfloit dans le tems de l'inspiration, & qu'elle s'affaissoit pendant l'inspiration, & qu'ainsi les mouvemens de ce viscere étoient hétérochrones : les Anciens avoient vû le cerveau s'élever & s'enfoncer alternativement, mais ils ne connoissoient point le rapport que ces mouvemens ont avec ceux des poumons, & c'est ce que M. Schliting a découvert, &c.

Vogel (Rodolphe Augustin), Médecin d'Erford.
De laringe humano & vocis formatione. Erfurd. 1747 in-4°.

Jelgersma (Bernard) Médecin de Leyde.
Disp. de dentibus. Leid. 1747, in-4°.

Boerner (Frédéric).
De mirabili narium structura. Brunswici, 1747, in-4°.

Baldinger (Louis).
De conceptione. Altdorf 1747, in-4°.

Barker (J), célebre Médecin.
Essai on the agreement ... between the practice of Hippocrates .... and Boerhaave. London. 1747, in-4°. & en François, Amsterdam 1749, in-8°.

L'Auteur attaque par diverses raisons l'opinion des Partisans de Stahl, touchant l'action de l'ame sur le corps.

Mocega (Aaron).

Von der einbildungs kraft der Schwangeren weiber 1747, in-8°.

Mizler (Laurent).
De balsamo universali. Erfurt 1747, in-4°.

Cet Auteur se flatte d'avoir trouvé un baume spécifique contre le squirrhe des mamelles, la morsure de la vipere, la cataracte ; mais Mizler n'employoit, au rapport de M. de Haller, que le baume vulnéraire de Dippellius.

Brun (Joseph), Médecin de Montpellier.
De suctione vasorum capillarium. Monspel. 1747, in-4°.
Otia Physiologica. Ibid. 1753, in-4°.

Traun (Christian Frédéric).
De modo, quo consolidantur vulnera. Leidæ. 1747, in-4°.

Jackson (Rowland), Médecin Anglois.
De verâ phlebotomiæ theoriâ, sanguinis circulationis legibus innixâ tentamen. Lond. 1747, in-8°.

Cet ouvrage est rempli de préceptes singuliers, l'Auteur distingue les effets de la saignée faite avec la ligature, de celle qu'on pratique sans ligature; celle-ci, dit-il, est dérivative, & l'autre est révulsive. Il compare les effets de la ligature sur les parties, à ceux que Bellini attribuoit au stimulus ; cet Auteur défend de pratiquer la saignée proche d'une partie enflammée ; il prescrit au contraire de s'en éloigner le plus qu'il est possible.

Barberini (Camille).
Fis. Anat. supra l'esclusione di fermenti stomachici e delle glandole nella tunica villosa. Rom. 1747, in-12.

Wesseling (Henri).
Specimen de arteriis hominis. Leid. 1747.

Boehmer (J. Samuel Frédéric), Jurisconsulte.
De legitima cadaveris occisi sectione. Hall. 1747, in-4°.

Douglass (Robert), Médecin Anglois.
Essay concerning the generation of animal heat. Lond. 1747, in-8°.

Cet Auteur s'éleve contre l'opinion de ceux qui trouvent dans le froissement des liqueurs & des vaisseaux, la seule cause de la chaleur animale ; Douglass a recours à d'autres agens : à peine accorde-t-il que le froissement des globules rouges sur les ramifications capillaires, puisse contribuer à cet effet, &c.

Klingen (Henri).
Sendeschreiben an einem Chirurgum in Strasburg. Berlin 1747, in-8°.

M. de Haller nous apprend que Klingen attaque vivement Hitmer, Oculiste : mais que cette critique lui valut un très mauvais traitement.

Key (Georges), célèbre Praticien de Londres.
A dissertation on the effects of mercury on human bodies. Lond. 1747, in-8°.

Quoique cet ouvrage traite spécialement de la pratique de la Médecine, on y trouve quelques détails sur des plaies, entr'autres la description d'une plaie fort singuliere faite par arme à feu ; une balle s'étoit frayé une route dans le bassin par le trou ovale ; elle occasionna des symptômes fâcheux, mais l'Auteur les dissippa heureusement : il parle d'un instrument nouveau pour la phlebotomie.

Sormani (Jean Baptiste), Médecin Italien.
Littera della natura de' mostri. in Lucca. 1747. in-4°.

L'Auteur a adressé cette Lettre au D. Ranieri Buonaparte, pour répondre à quelques questions que ce Médecin lui avoit faites sur un Monstre né dans le voisinage de Lucques.

Haar (Jacques Vander).
Verhandeling van de geschotene wonden. Amst. 1748, in-8°.

M. de Haller dit que ce n'est qu'une traduction, mais il ne nous apprend pas de quel ouvrage.

Dicten (Adrien), Médecin de Leyde.
Disp. de gangrena & sphacelo. Leid. 1747.

L'Auteur rapporte plusieurs observations sur les maladies dont il traite.

Marquet (François Nicolas), Doyen des Médecins de Nancy, & Ancien Médecin du Duc de Léopold, né en 1687, mort en 1759.
Méthode pour apprendre par les notes de la Musique, à connoître le pouls de l'homme Nancy 1744, in-4°. augmentée par M. Buchoz. 1768, in-12.

Cet ouvrage est le fruit d'une imagination hardie, qui entreprend de réaliser les faits les plus éloignés de la vraissemblance. La description que Marquet donne du pouls, n'est pas si éloignée de la vérité, que l'idée de les avoir fait dépeindre en caractere de Musique est folle & extravagante.

RAHTLAUW. Rahtlauw (J. P.), Chirurgien & Accoucheur d'Amsterdam.

Het berugt geheim in de vroedkunde van Roonhuysen ont dekt. Amst. 1747, in-8°.

Rahtlauw, au rapport de M. Haller, y donne la description de l'instrument de Roonhuysen, & y ajoute la description d'un forceps Anglois.

De la cataracte. Amsterdam 1751, in-8°. & en Hollandois, ibid. 1751, in-8°.

GODMAN. Godman (Thomas), Chirurgien Anglois.

A remonstrance against the mischievous abuse of phlebotomy, &c. Lond. 1747, in-8°.

L'Auteur fait voir l'abus que font de la saignée, certains Chirurgiens ignorans.

SCHOBINGER. Schobinger (David Christophe), Médecin de Gott.

De ortu bilis cystica, ejusque ad vesiculam felleam itinere. Gotting. 1747, in-4°.

De tunica cellulosa dignitate in corpore humano. Ibid. 1747.

Ces deux theses sont bien faites, & contiennent des remarques judicieuses sur les parties qui y sont traitées.

TAGLINI. Taglini (Charles) a publié dans ses *Lett. scient. Florent.* 1747, une Lettre dans laquelle il recherche pourquoi les odeurs, qui plaisoient aux Anciens, nous sont désagréables; on trouve dans le même ouvrage, quelques observations de cet Auteur sur plusieurs points d'Histoire naturelle.

CLERC. Clerc (Barthelemy Toussaint le), de Rouen, Médecin du Roi, Docteur Régent de la Faculté de Paris

An chylosi promovendæ, tritus? Affirm. Paris 1747, *Resp.* Hug. Capet.

Discours prononcé aux Ecoles de Médecine, pour l'ouverture du Cours de Chirurgie. Paris 1761, in-4°.

L'Auteur y fait l'éloge de cet Art, & prouve combien il doit aux travaux des Médecins.

DOULCET. Doulcet (Denis Claude), Docteur Régent.

An tonus partium a spiritibus? Affirm. Paris 1747, *Resp.* Bern. N. Bertrand.

Paris (Jean François), Docteur Regent.

An chylus in canalem thoracicum quasi suctu traha-tur tempore inspirationis ? Affirm. 1747, *Resp.* Dyon. Diennert. 1758, *Resp.* Guil. Fumée.

An intestinis integre dissectis ano artificiali, alia sit anteponenda methodus. affirm. 1754, in-4°.

Chesneau (Noel André Jean-Baptiste), Docteur Régent

An a facili perspiratione functionum libertas ? Affirm. Paris 1747, *Resp.* Joh. Jac. Messence.

An mammarum cancri, ferro tutior quàm causticis, ablatio ? 1758, Affirm. *Resp.* Maxim. Jos. Leys.

MECKEL

Meckel (Jean Fréderic) célèbre Professeur d'Anatomie & de l'Académie royale de Berlin, correspondant de l'Académie des Sciences de Paris, est Auteur de plusieurs ouvrages d'Anatomie, qui sont une preuve des profondes connoissances qu'il a de cette science.

Dissert. de quinto pare nervorum cerebri. Gotting. 1748, in-4°.

La description que notre Auteur donne de la cinquieme paire, est sans doute plus exacte que celle qu'en avoient donné les Anatomistes précédents; mais il est bien difficile, pour ne pas dire impossible, de trouver dans un seul sujet tous les rameaux nerveux, dont parle Meckel. Il est vrai qu'il a disséqué plusieurs sujets, & qu'il a accommodé sa description à ce qu'il a trouvé le plus fréquemment. Cet Anatomiste a parlé avec exactitude des rameaux que la branche ophtalmique fournit à la glande lacrymale, aux muscles des yeux, &c.

En décrivant la branche sous-orbitaire, il indique plusieurs rameaux de nerfs, qui se distribuent à la membrane qui revêt le sinus maxillaire, ou qui pénétrent les racines des dents supérieures ; il décrit en détail les rameaux de communication de la branche sous orbitaire de la cinquieme paire, avec la portion dure de la septieme paire. Meckel soutient son exactitude dans la description de la troisieme branche de la cinquieme paire, & indique plusieurs rameaux qui se distribuent aux muscles de la machoire inférieure

& des lèvres, qui avoient échappé à ses prédécesseurs. Il poursuit la branche du nerf lingual, qui pénètre le tympan, & en donne une description anatomique digne de lui, mais que nous ne pourrions rapporter sans sortir des bornes que nous nous sommes prescrites dans nos extraits.

Dissertatio epistolaris de vasis lymphaticis glandulisque conglobatis ad illust. HALLER. Berolini, 1757, in-4°. *Lipsiæ*, 1760, in-8°.

Ce célèbre Anatomiste y donne une description très-détaillée, bonne, & nouvelle à plusieurs égards, des vaisseaux & des glandes lymphatiques: il a appris par ses recherches multipliées, que les extrémités supérieures & inférieures étoient pourvues de vaisseaux lymphatiques; que quelques unes de leurs extrémités s'ouvroient dans les cellules du tissu cellulaire, & que d'autres s'anastomosoient avec les extrémités artérielles d'espace en espace, & tantôt plus ou moins, quand ces vaisseaux se rendent à des glandes lymphatiques, dont Meckel indique le nombre, la position & la stucture mieux & plus clairement, qu'on n'avoit fait avant lui: *Glandula ejusmodi*, dit-il, *microscopio contemplata nil nisi plexus vasorum ex lymphatico vase inserto ortorum apparet*; mais la marche de ces vaisseaux est très compliquée, & Meckel tâche d'en décrire la nature le mieux qu'il lui est possible.

Cet Anatomiste est parvenu, en injectant les veines du ventricule, à faire passer la matiere de l'injection jusques dans le canal thorachique, ce qui prouve évidemment l'anastomose immédiate des vaisseaux lymphatiques avec les veines sanguines. Mais ce n'est pas là le seul exemple d'anastomose, que Meckel produit: il dit que la plûpart des vaisseaux lympatiques du bras s'ouvrent dans les veines axillaires ou sous-clavieres, &c. &c. Cette dissertation doit servir de base aux ouvrages que l'on écrira sur la matiere dont elle traite.

Meckel est l'Auteur de plusieurs Mémoires insérés dans les actes de Berlin.

Observation anatomique sur un nœud, ou ganglion, du second rameau de la cinquieme paire des nerfs du cerveau, nouvellement découvert, avec l'*examen physiologique du véritable usage des nœuds, ou ganglions des nerfs*, traduite du latin. *Mémoires de Berlin*, 1749, tom. V.

C'est en continuant ses observations de la cinquieme paire, que Meckel a découvert ce ganglion placé entre l'os maxillaire & les apophyses ptérigoïdes de l'os sphénoïde ; ce ganglion produit, suivant lui, la racine du nerf intercostal, les nerfs naseaux & les palatins. Ce ganglion est rougeâtre, un peu dur, triangulaire, & M. Meckel le nomme le ganglion spheno-palatin ; il naît de ce ganglion, suivant cet Anatomiste, quelques rameaux de nerfs, qui percent la dure-mere dans l'endroit où elle bouche le trou sphéno-palatin, &, parvenus dans les narines où ils entrent par les fosses nazales postérieures, ils se glissent, dit-il, entre la membrane pituitaire, & le périoste des os du nez. Meckel décrit plusieurs autres rameaux non moins utiles à connoître, mais dont il faut chercher la description dans son propre Mémoire.

Observation d'Anatomie & de Physiologie concernant une dilatation extraordinaire du cœur, qui venoit de ce que le conduit de l'aorte étoit trop étroit. Ibid. 1750, tom. VI.

Le diametre de l'aorte, à sa sortie du cœur, n'étoit que de huit lignes, pied de Paris, tandis que celui de l'artere pulmonaire étoit de treize lignes : d'où il résulte, suivant M. Meckel, que l'artere & les veines pulmonaires apportoient plus d'une fois & demie de sang au cœur, que l'aorte n'en recevoit du ventricule gauche. Meckel persuadé que les veines du poumon sont moins amples que les arteres, y recherche la cause de cette configuration, & par là paroît adopter un fait qui n'est rien moins qu'avéré.

Dissertation anatomique sur les nerfs de la face. Ibid. 1751, tom. VII.

Cette description est un chef d'œuvre d'exactitude ; l'Auteur décrit un nombre prodigieux de rameaux de la septieme paire, qu'on ne connoissoit pas avant lui. Il fait voir que plusieurs d'eux entourent les vaisseaux sanguins de la face, & il établit par plusieurs observations la communication de la septieme paire avec huitieme paire observée par M. de Haller, & décrite dans son *fascic. icon. anat.* Meckel a aussi découvert un rameau de la septieme paire, qui se joignoit avec le nerf grand sympatique ; suivant lui, le nerf qui traverse le tympan, est fourni par la portion dure de la septieme paire, & non par le nerf hypoglosse, &c. Il a fait représenter les différents nerfs de la face dans une figure qui est de la derniere exactitude.

Recherches anatomiques. Ibid. 1753, tom. IX.

L'Auteur s'occupe de trois points d'Anatomie ; dans le premier il recherche la nature de l'épiderme, & du réseau qu'on appelle Malpigien ; dans le second il traite de la diversité des couleurs dans la substance médullaire des Negres, & dans le troisieme point de la maladie du Negre sur le corps duquel Meckel a fait les deux premieres observations.

Meckel n'a point trouvé la peau également noire & épaisse dans tous les endroits du corps, ce qu'il indique en détail. Il fait quelques remarques sur l'éruption de la petite verole dans cette espece d'hommes. L'épiderme est adhérent par-tout à la peau par une mucosité noirâtre, & par les racines des poils ; suivant Meckel, la macération dissout insensiblement la membrane muqueuse, & la réduit dans les Negres en une liqueur noire. Cette expérience lui fait croire que le réseau Malpigien n'est autre chose qu'une liqueur muqueuse épaissie en forme de membrane, que la putréfaction & la macération dissolvent fort aisément, tandis que la peau & l'épiderme conservent la fermeté & leur tissu. Cette liqueur muqueuse, exposée à l'air, s'épaissit, dit notre Anatomiste, & forme une croûte semblable à de la corne ; M. de Haller, continue Meckel, mon illustre & respectable maître, a conjecturé que c'étoit de cette maniere que s'engendroit l'épiderme, & je vais, dit-il, confirmer cette opinion, tant par la voie du raisonnement, que par celle des expériences. Cette promesse n'est point vaine ; Meckel tient exactement sa parole, & ce n'est qu'en lisant attentivement son ouvrage, qu'on peut avoir une idée exacte de ses travaux.

Cet Anatomiste s'apperçut, en disséquant le cerveau de ce Negre, que la substance médullaire, qui surpassoit de beaucoup la substance corticale en solidité, diféroit de celle des autres cerveaux, en ce qu'elle étoit bleuâtre, & qu'exposée à l'air, elle devenoit tout de suite blanche. Meckel a fait une remarque non moins intéressante, il a ouvert les grands ventricules, qu'il nomme tricornes, lesquels étoient entiérement séparés l'un de l'autre par la cloison transparente, parfaitement entiere, ensorte que le souffle ne passoit pas de de l'un de ces ventricules dans l'autre ; cette cloison étoit d'une si grande consistence, que Meckel put la diviser en lames.

Cette observation est intéressante, & peut être jointe à celles que j'ai rapportées à l'Académie des Sciences, dans un Mémoire, où j'établis que les grands ventricules du cerveau sont complettement séparés, &c.

Observations anatomiques sur des pierres trouvées dans les différentes parties du corps humain. Ibid. 1674, tom X.

Les observations que M. Meckel rapporte, prouvent que presque toutes les parties du corps humain sont exposées au calcul ; il décrit une pierre trouvée dans le cerveau, elle étoit très légere, semblable à la pierre ponce, & toute la surface étoit hérissée de petites pointes ; elle étoit renfermée dans un sac membraneux, & celui qui la portoit, avoit été fou pendant plusieurs années. Meckel prétend avec Winckler que ce qu'on appelle communément ossification des arteres, n'est qu'une espece de pétrification. Meckel a trouvé dans un sujet toutes les arteres coronaires du cœur pétrifiées jusques dans leurs dernieres ramifications.

Observations sur les maladis du cœur. Ibid. 1755, tom. XI.

Nouvelles observations sur les maladies du cœur. Ibid. 1756 tom. XII.

L'Auteur y traite des adhérences du péricarde au cœur, & au poumon, &c. &c.

Nouvelles observations sur l'épiderme & le cerveau des Negres. Ibid. 1757, tom. XIII.

M. Meckel prétend que l'épiderme n'est, ni ne peut être traversé par des vaisseaux, & il prétend que la matiere de la sueur passe seulement à travers cette membrane, comme le mercure à travers le chamois. Meckel a de nouveau trouvé dans ces Negres la substance médullaire du cerveau, bleuâtre, & il conclut qu'un fluide coloré peut être porté de-là à la surface de la peau ; mais ce n'est qu'un système, dont M. le Cat semble avoir eu quelqu'idée même avant M. Meckel.

Observations anatomico-pathologiques sur l'enflure extraordinare de l'abdomen, procédant de diverses causes. Ibid. 1758, tom. XIV.

Cet Anatomiste rapporte quatre observations intéressantes ; la premiere concerne l'hydropisie enkistée, dont le sac s'étendoit du bassin jusqu'aux hypocondres ; la seconde d'une hydropisie de l'ovaire ; la troisieme sur une hernie crurale avec étranglement; & la quatrieme d'une intussusception des intestins.

Observations sur quelques maladies assez rares. Ibid. 1759, tom. XV.

Meckel y parle d'une pierre trouvée dans l'intestin jejunum, d'une excroissance charnue, adhérente à l'intestin colon, & d'une mort produite par l'air ramassé dans la cavité du thorax.

Recherches anatomico-physiologiques sur les causes de la folie, qui viennent du vice de parties internes du corps humain, 1760, tom. XVI.

Il croit être fondé à conclure des expériences qu'il a faites sur le cerveau des personnes, dont l'esprit à été sain ; que la gravité spécifique plus ou moins grande du cerveau, dépend de la replétion plus ou moins grande de ses canaux, & de son étendue. M. Meckel a imaginé un moyen très ingénieux pour peser les cerveaux des animaux, & il a joint à son Mémoire l'histoire très intéressante de plusieurs ouvertures de cadavres des personnes attaquées de folie.

En 1753, M. de Haller envoya à l'Académie des Sciences une observation de M. Meckel, sur l'organe qui met les amphibies en état de rester long-tems sous l'eau ; l'Auteur croit que les amphibies tirent cette propriété de deux sinus veineux très fpacieux, dans lefquels le fang fe ramaffe, pendant que la route des poumons lui eft interdite.

Wogau (Jean Conrad) Médecin d'Iene.
Difp. De lienis fabrica. Ienæ. 1748, in-4°.

Blanchot (Coerhard Frédéric).
De indole & ufu liquoris amnii. Tubing. 1748.

Lindener (Guillaume Auguftin).
De communicatione vaforum mammariorum cum epigaftricis. Hall. 1748, in 4°.

Ribe (Charles Frédéric).
Tal omeogonen. Stokholm, 1748, in-8°.

On trouve dans les actes de Stokholm, de 1745, une figure des conduits lacrimaux de la glande innominée, qui appartient à Ribe.

Roeper (J. André).
Die wurkung der feele in dem korper nach anleitung eines nachtwanders. Halberftat, 1748.

Cet Auteur y défend l'opinion de Stahal, touchant l'action de l'ame fur le corps.

Bertrandi (Ambroife), Chirurgien du Roi de Sardaigne, Profeffeur de Chirurgie pratique en l'Univerfité royale de Turin, & Affocié de l'Académie royale de Chirurgie de Paris, naquit à Turin le 18 Octobre 1723, où il fit fes premieres études, il fe diftingua dans fon cours de Philofophie; il fut nommé bientôt après par M. Klinger, Profeffeur de Chirurgie pratique, à une place d'Etudiant en cette Science au collége des Provinces, où il trouva le plus grand fecours pour fon inftruction. L'Anatomie fixa l'attention de M. Bertrandi; & comme il l'étudia par goût & avec beaucoup de zele, il y fit des progrès rapides, qui lui méritèrent l'eftime de fes Confreres. En moins de deux ans, il devint Préfet de fa Faculté, & bientôt après Répétiteur de pratique. M. Bertrandi fe préfenta en 1747 au collége de Chirurgie, où il obtint la Maîtrife; en 1748, il fut Aggrégé au collége des Chirurgiens; & en 1752, à la place de Préparateur des démonftrations anatomiques de l'Univerfité devenue vacante. M. Bertrandi ayant été propopofé au Roi par le Miniftre, pour la remplacer, le Roi répondit qu'il deftinoit Bertrandi à quelque chofe de mieux, il lui fit une penfion de même qu'à son pere, & l'engagea à venir en France, il arriva à Paris en 1752, & il suivit pendant quelque tems les leçons des plus célébres Professeurs & Démonstrateurs, particuliérement celles de M. Louis; il lut pendant son séjour des Memoires à l'Académie de Chirurgie, qui lui méritent le titre d'Associé de cette Académie ; en 1754, M. Bertrandi alla à Londres, où il suivit pendant quelques mois la pratique de M. Bromfeilds, Chirurgien de la Cour : M. Bertrandi étoit de retour à Paris en 1755, d'où il se rendit à Turin pour y occuper la place de Professeur extrordinaire en Chirurgie dans l'Université de cette ville ; ses succès lui mériterent bientôt le titre de Professeur ordinaire, celle de Chirurgien du Roi, & l'estime & la confiance générale du Public. Il a joui peu de tems de ces avantages, car il est mort en 1765, à peine âgé de 43 ans. Ceux qui voudront de plus amples détails sur la vie de ce célébre Chirurgien, pourront recourir à l'éloge que M. Louis a prononcé à l'Académie royale de Chirurgie, le 30 Avril 1767.

Dissertatio anatomica de hepate. Turini, 1748.

La description que l'Auteur donne des ligaments du foie, est ce qu'il y a de meilleur dans cette thèse ; il nie qu'il y ait des glandes dans le foie ; mais il ne le prouve pas.

Dissertatio de oculo. Turin, 1748 in-4°.

On y trouve parmi plusieurs remarques d'Anatomie intéressantes, une description détaillée du réseau des fibres de la cornée, celle des vaisseaux transparents qui parviennent de la choroïde au corps vitré, des veines lymphatiques qui entourent le cristallin ; & l'on doit consulter ce que M. Bertrandi dit sur la structure du crystallin, & sur la distribution de la cinquieme paire des nerfs, &c.

M. Bertrandi a composé un ouvrage de Chirurgie, qui lui a mérité une place distinguée dans notre histoire

Trattato delle operazioni di Chirurgia. in Nizza, 1763, in-8°, & traduit de l'Italien en François sous le titre de :

Traité des opérations de Chirurgie, par M. Solier de la Romillais, Docteur en Médecine de Rheims,

& Médecin de la Faculté de Paris. Paris 1769, in-8°.

Cet ouvrage est digne de la réputation de son Auteur, quoiqu'il ne forme qu'un précis très succint des opérations de Chirurgie : on y trouve des détails suivis & intéressants sur chacune d'elles. M. Bertrandi a extrait des écrits des anciens Chirurgiens, ce qu'ils renferment de plus utile, & a enrichi leurs travaux de ses propres observations, qui sont le fruit d'une pratique longue & réfléchie. Il préfère la méthode de traiter les plaies des intestins, proposée par Rhamdor, à toutes les autres, & M. Bertrandi décrit avec beaucoup d'exactitude les différentes manœuvres qu'il convient de suivre dans le traitement des hernies, & il me paroît qu'on doit faire quelque cas de ses remarques sur la hernie crurale.

M. Bertrandi estime beaucoup la maniere de pratiquer l'opération de la paracenthese proposée par Dominique *Mazzotti*, Chirurgien de Florence, Auteur d'une lettre sur divers points de Chirurgie, que je n'ai pu me procurer. Bertrandi a imaginé un nouveau troiscart, dont on trouve la description dans l'ouvrage que j'analise.

Notre Auteur ne craint point de recommander l'opération césarienne dans les cas qu'il expose ; l'expérience lui a appris qu'on ne devoit pas autant en craindre les effets, que le font plusieurs Chirurgiens & le Peuple. M. Bertrandi a donné une histoire suivie de la taille & des différentes méthodes qu'il apprécie ce qu'elles valent, & dont il expose les cas qui en exigent ou en contrindiquent l'usage ; je ne connois pas d'Ecrivains qui ait aussi bien traité cette matiere, & en aussi peu de mots. On trouvera dans ce chapitre un exposé succint des méthodes de MM. Hawkins, Bronsfeeld, Tarin, Pallucci, &c. qu'on chercheroit vainement ailleurs. Bertrandi remarque que si dans l'hydrocele le sac ne suppure pas, c'est principalement parceque l'inflammation n'est pas assez vive, les parois ne se réunissent point, & l'hydrocele survient. J'ai éprouvé, dit-il, que le sac suppure, s'agglutine, & se réunit plus facilement avec des symptomes beaucoup moins graves, même quand on ne fait qu'une simple incision longitudinale ; si, avant de la faire, on fait plusieurs ponctions au scrotum, c'est-à-dire, si l'on perce le scrotum, pour y appliquer, quand il est vuidé, des remedes corroboratifs, & le suspensoir, qu'ensuite on le perce de nouveau, quand il est parvenu à la moitié, environ, de son ancien volume; qu'enfin on y fasse une troisieme ponction, quand les eaux sont à moins de la moitié, en continuant toujours les mêmes corroboratifs : après cela on peut ouvrir les bourses dans toute leur longueur; la force organique étant plus considérable dans les fibres qui composent le sac, on en produit plus promptement, plus facilement & plus sûrement la suppuration, ou l'agglutination.

Il est rare, dit M. Bertrandi, qu'on voye, en faisant ces incisions, sortir assez de sang, pour qu'on soit obligé de recourir aux astringents, ou de faire des ligatures; mais il n'est pas rare que quelques heures, ou même quelques jours après l'opération, on en voye sortir, & quelquefois en grande quantité. Cela dépend, continue notre Auteur, de la résistance qu'opposoient aux vaisseaux les eaux & les parties enlevées; cette résistance détruite, les vaisseaux augmentent de diametre, & cedent facilement au sang qui y aborde alors avec plus de liberté; pour arrêter cette hémorrhagie, il suffit de remplir le scrotum de charpie imbibée d'oxicrat froid, ou trempée dans une eau légerement alumineuse. M. Bertrandi a arrêté une pareille hémorrhagie qui duroit depuis quelques heures, par la seule application d'un peu d'amadou.

M. Bertrandi observe, en traitant de la castration, qu'il est très rare que le testicule vienne à suppurer, & quand même il resteroit après le traitement un peu plus gros que dans l'état naturel, il n'en arriveroit rien de fâcheux : M. Bertrandi a vu quelquefois le testicule se crever, & qu'il en sortoit un petit peloton de sa substance vasculeuse; il ne veut pas qu'on applique pour lors des topiques émollients, ni digestifs : le testicule, dit-il, pourroit par leur usage se vuider en entier, il faudroit couper sa tunique, & de plus faire la ligature des vaisseaux spermatiques, comme on fait dans la castration. M. Bertrandi croit qu'on ne doit pas dans ces circonstances se servir de caustiques,

cauſtiques ; l'expérience lui a appris qu'il falloit traiter cet accident de la même manière qu'on traite le fungus du cerveau dans les bleſſures à la tête, faites avec déperdition des os du crâne ; ſuivant notre habile Chirurgien, un ſac herniaire plein d'eau & une hernie de veſſie, peuvent reſſembler à un hydrocele, &c.

Ce Chirurgien éclairé parcourt ainſi les différents objets de la Chirurgie, qui exigent les ſecours de la main, & par-tout on reconnoît le théoricien ingénieux & le praticien conſommé. M. Bertrandi, en indiquant le manuel de la caſtration, remarque que c'eſt à tort & ſans fondement que quelques Chirurgiens ont recommandé, avant de faire la ligature du cordon, &c. d'en ſéparer les nerfs & le vaiſſeau déférent, parceque, ſelon eux, la ligature peut occaſionner des douleurs très vives, & même des convulſions. M. Bertrandi ne ſauroit approuver cette méthode ; les nerfs, dit-il, ſont tellement entrelacés & confondus avec les vaiſſeaux, & ſont d'ailleurs ſi fins, que le Chirurgien ne peut jamais ſe promettre de les ſéparer tous dans le cadavre, à plus forte raiſon dans le vivant : après ces conſidérations, M. Bertrandi conclut qu'on peut lier les nerfs & les vaiſſeaux ſpermatiques avec le cordon, ou bien omettre l'uſage de la ligature, & en effet ce ſeroit le meilleur moyen de prévenir les accidents qui ſont preſque toujours la ſuite de la caſtration, quand on a pratiqué la ligature.

M. Bertrandi adopte la méthode de traiter les abcès & la fiſtule à l'anus, décrite par M. Foubert, & qui eſt la même dont Saviard avoit parlé dans une de ſes obſervations. Le chapitre où M. Bertrandi traite de l'empyème mérite de la conſidération, par les remarques hiſtoriques & les obſervations importantes qu'il contient. M. Bertrandi ne trouve aucun cas qui nous oblige de trépaner ſur les ſutures ; nulle raiſon, dit-il ne nous autoriſe à ne point éviter les ſinus, bien qu'on ait quelques exemples du ſinus longitudinal ouvert, ſans qu'il en ſoit arrivé rien de fâcheux. C'eſt non-ſeulement pour éviter une fiſtule incurable, que l'on ne doit point trépaner ſur les ſinus de l'os frontal, mais encore, dit-il, parcequ'on ne pourroit pas appliquer fi exactement, ni conduire l'inftrument fur la face convexe & inégale de la table interne de cet os.

M. Bertrandi entre dans des détails non moins intéreffants fur cette matiere ; en général il aime mieux qu'on recoure à cette opération, que d'en omettre l'ufage ; il la regarde, avec raifon, comme fans danger par elle-même, au lieu qu'elle peut fauver le malade des portes de la mort, &c.

Il répond dans ce même traité aux objections que MM. Pouteau & David ont faites à fon fyftême fur les abcès du foie, produits par les coups à la tête ; il en trouve la caufe dans le reflux du fang. Il s'étend fur les diverfes méthodes de traiter la fiftule lacrymale; mais bien loin d'approuver celle de M. Laforet, il en blâme l'ufage, & il n'en a parlé, qu'afin que les jeunes gens ne fe laiffent pas féduire par l'efpérance du fuccès qu'on promet à ceux qui le fuivront, &c. &c.

On trouvera dans l'ouvrage que j'analyfe, des remarques hiftoriques, curieufes & intéreffantes fur la cataracte, fur la bronchotomie, opération que M. Bertrandi nomme trachéotomie, &c. &c. Il croit, d'après les obfervations de M. Molinelli, qu'on peut lier impunément le nerf médian du bras, lorfqu'on pratique l'opération de l'anevrifme, dont M. Bertrandi donne une hiftoire remarquable, &c.

Prefque toutes les queftions que M. Bertandi a traitées, contiennent quelques faits qui lui font propres, ou font remplies de remarques hiftoriques, ce qui prouve qu'il avoit beaucoup lu les ouvrages de Chirurgie, & qu'il s'étoit adonné à l'exercice de cet art.

Obfervations fur le corps glanduleux de l'ovaire, fur la matrice dans l'état de groffeffe. Mifcellan. Taurin. tom. I. 1758, in-4°.

M. Bertrandi n'a trouvé de vrais cotyledons que dans les matrices des vaches ; il donne une nouvelle defcription du corps jaune de l'ovaire, & les obfervations qu'il fait fur la ftructure du placenta, font intéreffantes.

Exemple d'une hernie formée du côté droit par l'inteftin ileum feulement, dont une portion s'étoit échappée par une des échancrures ischiatiques, en se glissant sous les ligaments sacro-sciatiques. Mémoires de l'Académie royale de Chirurgie, tom. II. p. 2.

Observations sur la méthode de rescier une portion d'os saillante, après l'amputation. Ibid. p. 372.

Moyens de fixer les deux os de la jambe dans l'amputation. Ibid. p. 377.

Observations sur une concrétion calculeuse de la matrice. p. 587.

Mémoire sur l'hydrocelle. M. Ibid. tom. III. p. 84.

Il établit par diverses observations la structure cellulaire du scrotum ; doute qu'il se fasse des épanchements d'eau dans la tunique vaginale du cordon, &c. &c. & décrit une nouvelle maniere de traiter cette maladie chirurgicale.

Mémoires sur les abcès du foie qui se forment à l'occasion des plaies de la tête. M. Ibid. p. 484.

Ce Chirurgien pense que la violence du coup produit un reflux du sang de la veine cave supérieure dans la veine cave inférieure, qu'il regarde comme la premiere cause de l'abcès dans le foie.

Observation sur la tuméfaction de l'os maxillaire supérieur, avec suppuration dans le sinus. Ibid. tom. III. p. 365.

Henricus (Robert Etienne), Médecin de Coppenhague.

Descriptio Omenti cum icone nova. Hafniæ, 1748, in-4°. & dans le Recueil de M. Haller, tom. VII.

Cette dissertation est le fruit de l'observation ; l'Auteur décrit le grand épiploon d'une maniere nouvelle à plusieurs égards, & qui m'a paru exacte dans l'application que j'en ai faite sur le cadavre, ainsi elle me paroît mériter d'être lue avec soin.

Grutzmacher (François), de Dantzik, Médecin de Leipsic.

De ossium medulla. Lips. 1748, in-4°. & dans la Collect. des thes. tom. VI.

Il y a peu de nouveau dans cette these ; non-seulement l'Auteur admet le périoste interne, mais encore il le décrit fort au long. Il remarque cependant bien sagement que l'usage qu'on attribue à la moëlle de servir à la formation de la sinovie, n'est rien moins que démontré : il a donné en détail la description des vaisseaux des os, &c.

Wohlfahrt (Jean Augustin), Médecin de Halles de Magdebourg.

Specimen de bronchiis vasisque brronchialibus. Halæ. 1748.

Parmi plusieurs remarques intéressantes sur la structure des poumons, on distinguera celles que l'Auteur fait sur les glandes bronchiques, & sur les arteres & veines de même nom.

Kuckius (Jean).

De transpiratione insensibili. Erford, 1748, in-4°.

Planque (François), Docteur en Médecine, mort le 19 Septembre 1765, âgé de 69 ans.

Bibliotheque choisie de Médecine, tirée des ouvrages périodiques, tant françois qu'étrangers, &c. Paris, 1748, in-4°. & suiv. 9 vol. in-4°. ou 18 vol. in-12.

L'Auteur s'étoit proposé de réunir dans un seul ouvrage les observations de Médecine éparses dans tous les Journaux, & dans les Recueils de toutes les Académies ; mais la mort l'a empêché d'exécuter son projet. Il n'a parû que quelques volumes, lesquels sont remplis d'observations fort curieuses.

M. Planque a publié en 1751 une nouvelle édition du *Tableau de l'Amour conjugal* de Venette, à laquelle il a joint quelques notes, & en 1758 une édition des observations de Médecine & de Chirurgie de Wanderviel.

Walther (Philippe Jacques).

De partu naturali ejusque causis. Argent. 1748, in-4°.

Bonhomme (Jean-Baptiste), Chirurgien d'Avignon.

Traité de la Céphalatomie, ou description des parties que la tête renferme. Avignon, 1738, in-4°.

Cet Ouvrage dont le fonds se trouve dans l'exposition anatomique de M. Winslow, en differe cependant à quelques égards. M. Bonhomme décrit beaucoup plus en détail que M. Winslow les sinus de la dure-mere, les replis ligamenteux qu'on y observe, leurs communications avec des rameaux des veines jugulaires connues de Santorini ; & l'Auteur y a joint plusieurs planches où l'on voit assez bien représentées les différentes parties du cerveau, & les nerfs qui en émanent, principalement celui de la cinquieme paire. Bonhomme décrit les différents organes des sens qui ont leur siege dans la tête; comme ceux de la vue, de l'ouie, du goût & de l'odorat; mais il est peu original dans toutes ces descriptions. En parlant de la choroïde, il décrit un plexus des nerfs placés entre les deux lames de cette tunique. La description qu'il donne de l'oreille se trouve, en grande partie, dans le Traité de Duverney. M. Bonhomme a cependant mieux décrit que lui la trompe d'Eustache, les cellules mastoïdiennes, &c. mais il a parlé des muscles de la bouche & de l'arriere-bouche, comme de ceux du pharynx, avec une telle précision, que l'Auteur paroît avoir consulté la nature. Ces objets sont bien dépeints dans autant de planches particulieres; celle où l'on voit le derriere du pharynx me paroît mériter des éloges à M. Bonhomme.

Zill (Rudolf Voss Van), Médecin de Leyde.
De prima coctione. Leid. 1748.

Hoog (Jacques), Médecin de la même Université.

De actionibus & passionibus primarum viarum in morbis Leyd. 1748.

Freke (J.), Chirurgien de l'Hôpital S. Barthelemy, & de la Société Royale de Londres.

Essay on the art of healing. Lond. 1748.

L'Auteur tâche de réhabiliter plusieurs anciens préjugés; il veut prouver que les plaies d'armes à feu sont envenimées; que l'érésipelle est produit par la bile, & le cancer par l'atrabile.

Freke a communiqué à la Société Royale quelques observations de Chirurgie.

Sur des exostoses extraordinaires. Transact. Phil. 1740, n°. 456.

Description d'un instrument propre à remédier à la luxation de l'épaule. Ibid. 1743, n°. 470.

Dowman (G.).
Physicomechanical dissertation on the schirrhus. Lond. 1748, *in-*8°.

L'Auteur recommande l'usage des eaux savonneuses mêlées avec l'huile de pétrole contre le squirrhe, & se flatte de guérir les cancers par le secours de l'antimoine mêlé avec le mercure & le kermès minéral.

TARIN. Tarin (Pierre), Docteur en Médecine, né à Courtenay, mort en 1761.

Problema anatomicum : utrum inter arterias mesaraicas venasque lacteas immediatum detur commercium ? Paris, 1748, in-8°. Et se trouve dans la Collect. des Thes. de M. Haller, tom. 7.

M. Tarin y soutient l'affirmative d'après une injection heureuse, faite à l'Hôpital de la Charité de Paris.

Anthropotomie, ou l'art de disséquer, &c. 2 vol. in-12. Paris, 1750.

Cet ouvrage est rempli de préceptes intéressants sur l'art de disséquer les parties, & il contient diverses remarques sur leur structure : elles concernent principalement les muscles du pharynx, de l'anus & des parties de la génération : les arteres du cerveau & du bassin, l'origine des nerfs. Sa maniere de disséquer le cerveau est fort bonne, & je m'en sers avec beaucoup d'avantage. On trouve à la fin quelques observations qui pourront servir de modele à ceux qui auront à écrire sur quelque matiere analogue. Sa méthode de faire l'ouverture d'un corps, & celle de l'embaumer, mérite d'être lue.

Adversaria anatomica Paris, 1750, in-4.

Cet ouvrage est divisé en trois parties. L'Auteur donne dans la premiere une très succinte description des cavités du cerveau & du cervelet, avec des figures qui méritent de la considération par leur exactitude : on y voit deux productions de l'hypocampus, découpées en forme de dent de scie, qui n'avoient point été décrites ; la description d'un espace triangulaire isocele, placé à la partie postérieure du corps calleux, découvert par M. de Sénac ; & on y lit diverses remarques intéressantes sur la communication réciproque des ventricules, &c.

La seconde partie contient la plupart des figures du cerveau que les Anatomistes ont données, avec une courte & claire explication : & la troisieme renferme la description des autres cavités du cerveau & du cervelet que les Anatomistes nous ont transmises.

Miographie, ou description des muscles du corps humain. Paris, 1753, in-4°.

M. Tarin publie dans cet ouvrage les superbes figures de Myologie du célebre M. Albinus, réduites au tiers, avec l'explication latine que cet Anatomiste en a donnée. M. Tarin y a joint une traduction françoise assez bonne; mais les planches ne sont point reconnoissables, & les parties n'y sont point représentées dans leur proportion. M. Tarin y a joint une introduction à l'Anatomie.

Ostéographie, ou description des os. Paris, 1753, in-4°.

Cet ouvrage est divisé en sept parties; la premiere traite des parties solides en général; la seconde, de la structure de différentes pieces osseuses; la troisieme, des variétés; la quatrieme, de la maniere dont différentes maladies alterent chacune de ces parties; la cinquieme, des monstruosités; & dans la sixieme, l'Auteur fait voir le rapport de différentes parties du corps humain avec les mêmes parties des autres animaux; il rapporte dans la septieme les résultats de plusieurs expériences faites sur l'homme malade & sur les animaux vivants. M. Tarin a rempli ces sept livres de passages curieux & intéressants, extraits de divers Auteurs. Il a traduit le traité d'ostéogénie d'Albinus, & il a employé un grand nombre de figures copiées des ouvrages modernes; il y en a plusieurs qui lui ont été communiquées par le célebre M. Winslow: il a fait dessiner d'après nature plusieurs ligaments & cartilages, a mis à la tête de cet ouvrage une préface où il donne quelques préceptes généraux touchant la maniere d'étudier l'Anatomie; avec une description étendue des articulations du crâne. Il y a aussi dans cet ouvrage une introduction divisée en deux parties, dont la premiere traite des os, & la seconde des muscles. Du reste cet ouvrage est tissu de lambeaux empruntés de plusieurs Ecrivains, intéressants pour la plupart, mais présentés avec peu d'ordre.

XVIII. Siec.

1748.

TARIN.

Dictionnaire anatomique, suivi d'une Bibliotheque anatomique & physiologique. Paris, 1753, *in* 4.

La plus grande partie de cette bibliographie est formée par le titre des ouvrages rapportés dans le *Methodus studendi* de M. Haller, & que M. Tarin s'est contenté de copier; il y a quelques articles touchant les mémoires contenus dans les Recueils des Académies.

Observations de médecine & de Chirurgie. Paris, 1758, 3 vol. *in*-12.

M. Tarin a recueilli ces observations de divers Auteurs.

La partie de l'Anatomie qu'on trouve dans l'Encyclopédie est de M. Tarin, qui a joint à ses propres observations l'extrait des meilleurs Traités d'Anatomie; il y a inséré un discours sur l'origine & les progrès de l'Anatomie, qui est assez bien fait.

M. Tarin est encore Auteur d'une traduction françoise de l'ouvrage de M. Weitbrecht sur les ligaments, & de celui de M. Haller, intitulé, *Primæ lineæ physiologiæ*.

JACOBI.

Jacobi (Frédéric Gottlieb), Docteur en Médecine de la Faculté de Leipsick, naquit dans cette ville en 1725, de Balthasar Frédéric Jacobi, Médecin, & mourut en 1753; il soutint pour son Doctorat la dissertation suivante.

De calore sanguinis. Lipp. 1748, *in* 8°.

LUPS.

Lups (Jean), Médecin de Leyde.

Disp. de irritabilitate. Leyd. 1748, *in* 4°.

Ce Médecin défend le système de Winter & de Gaubius, touchant la propriété qu'ont les fibres animales & végétales, de se contracter lorsqu'elles sont irritées.

VIZELLIUS.

Vizellius (J. Gottfried).

De inspectione & sectione legali. Giess. 1748.

MANGOLD.

Mangold (Christope André), célebre Chimiste.

Chymische Erfahrungen, Erfurd. 1748, *in* 4°.

Suivant M. de Haller, cet Auteur y communique de bonnes expériences sur l'huile animale.

BOSE.

Bose (Ernest Gottlieb), Médecin de Leipsick.

Disp. de assimilatione alimentorum. Lips. 1748.

TRESSELT.

Tresselt (Samuel André), Médecin d'Erfort.

De olei faciliori animalis preparatione, &c. Erfurt. 1748.

L'Auteur soutint cette these sous la présidence de J. H. Ludolf.

Unzer (J. Ernest).

De sternutatione. Hall. 1748, *in-4°.*

Eberhard (Jean Pierre) Docteur en Médecine, & nommé le 16 Avril 1752 Professeur de Philosophie dans l'Université de Halles

De sanguificatione. Halæ, 1748, *in-4°.*

Diss. sensationum theoria physica, geometricè demonstrata. Halæ. 1752.

Conspectus physiologiæ & diæteticæ tabulis expressus. Halæ, 1751, *in* 8°.

De motu cordis ab aucta vasorum resistentia. Ib. 1757.

On trouve dans ces ouvrages des détails curieux sur plusieurs points de physiologie.

Lorry (Anne Charles), Docteur Régent de la Faculté de Médecine de Paris, né à Crosne à quatre lieues de Paris, en 1725, a publié plusieurs bons Mémoires d'Anatomie, & quelques ouvrages de Médecine remplis de descriptions Anatomiques.

An summa assimilationis alimentorum & fermentationis analogia ? affirmat. *Paris,* 1748. *Resp.* Emmanuel Jos. Patu.

An parturienti accidente hæmorrhagiâ uterinâ partus, diversâ pro diverso casu encheiresi, promovendus. affir. *Resp.* Jacob. Savary, 1758.

Persuadé que l'Anatomie est une des branches principales de la Médecine, & qu'on en retire un grand avantage dans la pratique de cet art, M. Lorry a cru devoir s'en occuper ; & les Mémoires qu'il a communiqués à l'Académie des Sciences prouvent son goût exquis pour l'observation & ses profondes connoissances dans la partie historique de la Médecine.

Sur le mouvement du cerveau & de la dure-mere.

Premier Mémoire.

Sur le mouvement des parties contenues dans le crâne, considérées dans leur état naturel. Mémoires présentés à l'Académie des Sciences par divers Savants Etrangers, tom. III. p. 277.

Ce mémoire est divisé en deux parties ; l'une traite du mouvement de la dure-mere, & l'autre de ceux du cerveau : l'Auteur procede toujours par l'expérience à la recherche de la vérité, & avant que de rendre compte de ses travaux, il nous instruit de ce que les Ecrivains nous ont laissé sur la matiere qu'il traite. M. Lorry suit toujours la chronologie en rapportant les opinions d'autrui : méthode instructive & qui fait connoître le savoir de l'Auteur, & l'ordre qui regne dans ses connoissances. Ce Médecin s'est convaincu, par l'inspection des cerveaux & des crânes de divers cadavres, ou des animaux vivants, que la dure-mere étoit entiérement adhérente au crâne dans toute l'étendue de sa surface : mais bien loin de s'approprier cette remarque, M. Lorry en accorde la gloire à Berenger Carpi, qui prononça hardiment » que la dure-mere étoit exactement tota-
» lement adhérente, non-seulement aux sutures du
» crâne, mais à toutes les parties intérieures de cette
» voûte. Elle y adhere en effet, dit M. Lorry, par
» une infinité de vaisseaux sanguins & de filaments
» fibreux, qui lui donnent toutes les propriétés d'un
» périoste intérieur. Les filaments ne sont que la
» continuation des fibres de la dure-mere, & suivent
» la direction de ces fibres ; ils sont si courts qu'ils ne
» peuvent paroître que quand on enleve la dure-
» mere, & ne ressemblent en rien à ces filaments
» élastiques qu'avoit imaginés Baglivi, & dont il se
» servoit si avantageusement pour expliquer le batte-
» ment de la dure-mere, que beaucoup de Méde-
» cins savans adoptent aujourd'hui. Cependant j'ai
» fait, continue M. Lorry, une expérience qui
» suffit pour démontrer évidemment cette adhérence.
» Je trépannai un assez grand chien pour avoir un
» crâne plus épais ; ayant enlevé ce que la couronne
» du trépan avoit séparé du crâne, j'ai versé de l'eau
» tiede sur la dure-mere qui étoit à nud, il ne s'insi-
» nua pas une seule goute d'eau entre cette mem-
» brane & le crâne pendant l'espace de cinq à six mi-
» nutes ».

M. Lorry prouve par d'autres expériences, qui détruisent celles qu'on avoit faites avant lui, que la dure-mere n'a pas en elle-même aucun principe d'action. L'inspection anatomique lui a appris qu'elle est totalement dépourvue de fibres musculeuses : il conclut donc pour l'immobilité de cette membrane dans l'état naturel. Cependant il faut remarquer, dit-il, qu'il n'y a nulle proportion entre la sensibilité & la mobilité d'une partie. La dure-mere est sensible, suivant M. Lorry, mais ne l'est pas à beaucoup près autant que plusieurs Auteurs l'ont imaginé. La sensibilité des membranes lui paroît proportionnée à la tension. Mais comme M. Lorry sait qu'en matiere de physique les opinions les plus vraisemblables doivent être appuyées de l'expérience, il a trépané trois différents genres d'animaux, les chats, les chiens & les lapins ; & dans toutes ses experiences il a trouvé la dure-mere très sensible. Il a comparé la sensibilité de la dure-mere avec celle de la membrane aponévrotique qui recouvre le crâne, & a excité des tressaillements dans les membranes des animaux, toutes les fois qu'il a coupé cette membrane aponévrotique ; mais il ne l'a jamais trouvée si sensible vers le sommet de la tête que dans les parties latérales, & vers la région des tempes, &c. &c. &c.

L'expérience est la seule voie décisive de toutes les contestations. M. Lorry a ouvert le crâne de plusieurs animaux pour s'assurer du mouvement du cerveau ; & tantôt il n'a rien vu, & tantôt il a apperçu le cerveau s'élever & s'affaisser. Il a recherché les causes de la disparité de ces résultats, & il a observé deux mouvements dans le cerveau ; l'un répond à celui du cœur, & l'autre à celui de la respiration. Les mouvements du cœur & ceux de la respiration sont donc, dit-il, les agens qui les produisent ; & M. Lorry recherche les effets méchaniques. Cependant M. Lorry remarque que le cerveau remplit si exactement la cavité du crâne, que la pie-mere qui le revêt est toujours contiguë à la dure-mere ; & que le cerveau ne peut se mouvoir vers elle lorsque le crâne est dans son état d'intégrité. » Le cerveau remplissant si » exactement la boîte osseuse destinée à le contenir,

» il est impossible que cette tendance au mouvement
» ait aucun effet ; si ce n'est du côté des ventricules
» du cerveau, où il y a dans l'état naturel un espace
» & par conséquent une liberté pour le mouvement.
» Peut-être, ajoute ce célèbre Médecin, ce mouve-
» ment concentré dans ses parties, a-t-il des usages
» que nous ne sommes pas à portée de connoître ».

M. Lorry fait une application de ses remarques physiologiques à l'histoire de plusieurs maladies du cerveau, & elles prouvent qu'il est aussi propre à décrire l'état naturel qu'à connoître celui de maladie, & le traitement qui lui convient.

Sur les mouvements du cerveau.

Second mémoire.

Sur les inconvénients contre nature de ce viscere, & sur les organes qui sont le principe de son action. Ibid. p. 444.

On est fort étonné quand on a lu ce mémoire, que des faits regardés par les plus grands Médecins comme vrais & incontestables, ne soient que des préjugés auxquels a donné lieu l'imagination hardie des Mécins systêmatiques. M. Lorry démontre par l'expérience faite sur des animaux vivants, que la compression du cerveau seul, produite par l'action d'un liquide extravasé, quelque forte qu'on la suppose, ne produira jamais l'assoupissement, tant que ces liquides extravasés n'agiront que sur le cerveau seul, & que leur action ne pénétrera pas plus avant. Parmi plusieurs expériences rapportées dans ce mémoire, en voici une bien curieuse. » J'ai pris un chien adulte,
» dit M. Lorry, d'une grosseur médiocre ; & ayant
» ouvert son crâne, dans une portion assez étendue,
» vers l'endroit où se termine l'os frontal dans ces
» animaux, j'ai comprimé le cerveau vers sa partie
» antérieure ; une pression légere n'excitoit aucun
» symptôme dans cet animal ; une pression plus
» forte lui excitoit un sentiment de douleur très vif,
» qu'il exprimoit par des efforts pour crier & pour
» rompre les liens qui le tenoient attaché. J'ai conti-
» nué pendant quelque tems la pression, augmen-
» tant petit à petit la force que j'employois pour

» comprimer le cerveau. Pendant tout le temps que
» la preſſion continua, le chien pouſſa continuelle-
» ment des cris douloureux, & fit de nouveaux ef-
» forts pour ſe ſauver; il s'en faut de beaucoup qu'il
» parût la moindre marque d'aſſoupiſſement. Je
» portai la compreſſion ſur les parties latérales du
» cerveau, eſpérant par ce moyen exciter non pas un
» aſſoupiſſement complet, mais du moins la paraly-
» ſie d'un côté, qui eſt pour ainſi dire, un aſſoupiſſe-
» ment particulier à la partie qui répond à la portion
» du cerveau qui eſt comprimée. Cependant cette
» compreſſion particuliere excita de même un ſenti-
» ment qui ſembloit ſe rapporter à la douleur qui
» faiſoit crier l'animal; mais quoique le cerveau fût
» bien exactement comprimé, les membres de l'un &
» de l'autre côté du corps ſentoient également les irri-
» tations que j'y portois avec la pointe du ſcalpel.
» Je ne pus pas mieux réuſſir à exciter l'aſſoupiſſe-
» ment, en preſſant la partie ſupérieure du cerveau
» recouvert de la dure-mere à l'endroit où eſt placé
» le corps calleux; quelque forte preſſion que j'ex-
» citaſſe en cet endroit, je produiſois toujours le
» même phenomene, des efforts pour crier & pour ſe
» délivrer, ce qui eſt fort éloigné de l'aſſoupiſſement.
» Enfin j'éprouvai la même choſe ſur les parties poſ-
» térieures du cerveau, & jamais je n'eus d'autre
» ſymptôme dans cet animal, que ceux que je viens
» de rapporter.

» J'ai répété la même expérience ſur des animaux
» dans toutes les âges; ſur des chiens, des chats, des
» lapins & des pigeons, mais toujours avec auſſi
» peu de ſuccès pour produire l'aſſoupiſſement, &
» n'excitant que des cris douloureux & des efforts
» pour ſe débarraſſer des mains ou des liens qui les
» retenoient. Je ne puis pas rendre compte de ce qui
» ſe paſſoit dans les ſens intérieurs de ces brutes
» pendant le temps de ces expériences. Mais je vais
» rapporter ce que j'ai obſervé évidemment dans cha-
» cun d'eux.

» Leurs yeux étoient fort ouverts, & ils les ou-
» vroient encore davantage dans le temps qu'ils fai-

» soient des efforts pour crier, & qu'on leur com-
» primoit le cerveau. C'est un symptôme ordinaire
» d'une vive douleur ; mais il n'y avoit rien de con-
» vulsif dans ce mouvement. Ils les fermoient à l'ap-
» proche de quelqu'objet : preuve sensible que le sen-
» timent des yeux n'étoit pas altéré.

» Le premier symptôme de la compression étoit un
» tressaillement général de tout le corps. On ne doit
» pas regarder ce tressaillement comme convulsif,
» il accompagne toutes les fortes douleurs ; il ne du-
» roit qu'un moment, & il étoit bientôt suivi de
» mouvements qui se rapportoient à l'état actuel de
» l'animal.

» Soit qu'en comprimant la partie droite du cerveau
» j'irritasse les membres du côté droit ; soit que je les
» irritasse du côté gauche, ils étoient également
» sensibles ; preuve qu'il n'y avoit ni assoupissement,
» ni paralysie dans aucune partie.

» Outre cela, j'ai toujours remarqué que les efforts
» que ces animaux faisoient pour crier, ou les cris
» qu'ils jettoient effectivement, étoient beaucoup
» moins vifs, quelqu'effort qu'on fît pour compri-
» mer la partie antérieure des lobes du cerveau, que
» quand on portoit la pression, ou sur la partie posté-
» rieure, ou même sur la partie supérieure ; la partie
» postérieure est sur-tout extrêmement sensible, &
» l'animal jette de grands cris toutes les fois qu'on
» la comprime ».

Cette expérience détruit plusieurs théories généralement adoptées dans les écoles. M. Lorry prouve par
des expériences non moins intéressantes, que la moëlle
allongée est la partie du cerveau dont l'action dérangée ou augmentée, produit ces convulsions énormes
& effrayantes qui ébranlent quelquefois toute la machine. Il a piqué la substance du cerveau avec des sti-
lets, avec des acides, & les animaux n'ont donné des
marques de sentiment que lorsque l'impression des
piquures a été transmise à la moëlle allongée. M.
Lorry a enlevé le cerveau & le cervelet de quelques
animaux, sans les faire périr. La seule partie qu'on
puisse regarder comme le siege de l'ame, est la portion

de la moëlle allongée qui répond sur la seconde vertebre du col.

En traitant de l'entrecroisement des nerfs du cerveau, M. Lorry nous apprend que l'on peut le faire durcir en le faisant macérer pendant vingt-quatre heures dans moitié eau & moitié eau-forte. M. Lorry s'est assuré qu'en piquant la moëlle allongée du même côté, on occasionnoit des convulsions du même côté, & la paralysie de l'autre; & il cite à ce sujet une observation faite sur un de ses malades, extrêmement curieuse, mais que je ne rapporte point pour plus grande briéveté. M. Lorry ne croit pas, comme M. Schliting, que la substance du cerveau soit capable de mouvement convulsif; il a apperçu quelquefois un endurcissement dans les violents efforts de l'animal; mais cet endurcissement ne vient point de la substance du cerveau, mais du sang qui distend les vaisseaux dans lesquels il s'accumule, &c. &c. Ces deux Mémoires contiennent nombre d'autres faits intéressants. J'y renvoie, parcequ'ils meritent l'attention de ceux qui cultivent l'Anatomie.

On trouve dans le Journal de Médecine quelques observations de M. Lorry qui ont du rapport à notre Histoire.

Nouvelles expériences sur l'irritabilité. Journal de Med. Nov. 1756.

L'irritation, suivant ce célebre Médecin, ne peut avoir lieu que sur des parties sensibles; mais toutes les parties ne sont pas douées d'une égale sensibilité. L'Auteur a établi d'après des ouvertures fréquentes d'animaux vivants, 1°. quelles sont les parties sensibles du corps animal; 2°. quel est le dégré de sensibilité dans les différentes parties; 3°. quels sont les effets univoques & généraux. Il n'a pas trouvé la peau douée d'une plus grande sensibilité que les autres membranes. Le péricrâne & le périoste sont, suivant ce Médecin, extrêmement sensibles, & la dure mere l'est aussi. M. Lorry s'est convaincu par ses expériences, que la surface intérieure des visceres membraneux du bas-ventre étoit beaucoup plus sensible que la surface extérieure de ces visceres qui sont recouvertes par le péritoine, qui est insensible, &c. &c.

Suite des expériences sur l'irritabilité. Ibid. Décembre 1756.

M. Lorry entre ici dans le détail des expériences sur la sensibilité des viscères de la poitrine. Il nous apprend que la plévre est beaucoup moins sensible que le médiastin; la propre substance du poumon est insensible, relativement à la membrane intérieure des bronches. Mais le cœur est si peu sensible, que dans quelqu'état que M. Lorry ait essayé d'exciter de la douleur dans sa substance, il n'a jamais pu y réussir; quoiqu'il ait porté successivement de l'esprit de nitre fumant, de l'huile de gayac, du sublimé corrosif, les phénomenes étoient toujours les mêmes.

Jamais dans les chiens le cœur ne donne aucune marque de sentiment: il continue son mouvement, dit M. Lorry, avec la même égalité, & ne fait aucun effort; il n'a aucun soubresaut, bien loin qu'il soit agité d'aucune convulsion. Cet habile observateur nous assure que les arteres ni les veines ne donnent aucune marque de sentiment. La plus grande partie de leur substance est composée d'un tissu cellulaire, & M. Lorry ne connoît point dans le corps animal de tissu cellulaire qui ait un sentiment bien distinct. Cependant pour s'assurer dans les animaux vivants de cette insensibilité du tissu cellulaire, » il faut, dit M.
» Lorry, avoir grand soin dans la dissection des ani-
» maux vivants, de ne point tirailler le tissu cellu-
» laire dans l'endroit où il est adhérent aux membra-
» nes aponévrotiques; telle est celle qui recouvre les
» muscles droits du bas-ventre. J'ai souvent été
» étonné de la douleur que j'excitois dans ces animaux
» par le simple tiraillement du tissu cellulaire, quand
» je cherchois à découvrir la gaîne tendineuse de ces
» muscles; mais il est très aisé de reconnoître que
» la sensibilité apparente du tissu cellulaire ne dépend
» que de l'irritation de l'aponévrose qui est sur les
» muscles; car dans tout autre endroit ce tissu est
» absolument insensible. J'ai fait la même expérience
» sur

» sur l'expansion aponévrotique qui recouvre en par-
» tie la cuisse, & je l'ai faite avec le même succès :
» les autres membranes qui recouvrent les muscles
» n'ont pas à beaucoup près autant de sensibilité ; je
» n'en ai même apperçu que quelques traces légeres,
» &c. &c. » Ces expériences, qui détruisent le systême de M. Haller, ont fixé l'attention de ce grand
Médecin, qui lui a répondu en lui exposant le résultat d'expériences contraires (*a*).

Daviel (Jacques), Chirurgien ordinaire du Roi, de l'Académie Royale de Chirurgie, naquit au Bourg de la Barre en Normandie, Diocèse d'Evreux, le 11 Août 1696. Il commença l'étude de la Chirurgie sous un de ses oncles établi à Rouen. Il se rendit à Marseille en 1719 pour y secourir les habitans affligés de la peste ; & il s'y comporta d'une maniere si distin-guée, que le Roi lui permit de porter une croix avec l'image de S. Roch, avec l'inscription *pro fugata peste*. M. Daviel étoit déja Maître en Chirurgie de Marseille, lorsqu'il devint Chirurgien Major d'une des Galeres : il fit quelques temps après des cours d'Anatomie & de Chirurgie, qu'il continua plusieurs années avec beaucoup de succès. Il se livra en 1728 au traitement des maladies des yeux, & l'on sait la réputation qu'il s'y est acquise. Il vint s'établir à Pa-ris en 1746, & il s'acquit la réputation d'un des meilleurs Oculistes. Elle lui mérita en 1749 un Brevet de Chirurgien Oculiste du Roi, & il fut ap-pellé les années suivantes dans plusieurs Cours de l'Europe. Il est mort à Geneve en 1762, âgé de 66 ans. On trouvera des détails plus suivis sur l'histoire de sa vie, dans un éloge de M. Daviel, que M. Morand a composé en qualité de Secrétaire de l'Aca-démie de Chirurgie. Voici ce que ce Chirurgien dit touchant la méthode de Daviel. » Depuis Burrhus,
» cet Oculiste du Nord, qui prétendoit avoir l'art de
» restaurer l'humeur vitrée, & M. Voolhouse, qui
» avoit établi quarante-une opérations & quatre-

(*a*) Réponse générale aux objections qu'on a faites contre l'in-sensibilité de plusieurs parties du corps animé, Tom. IV. Mém. sur les parties sensibles & irritables.

Tome V. Gg

» vingt-deux inſtruments pour les maladies des » yeux, je n'en ſache point de plus entreprenant que » M. Daviel ». Une main habile & ferme lui avoit donné la confiance de difpofer de l'œil humain (je demande grace pour la comparaifon) comme une jeune perfonne adroite difpofe d'une découpure. La multiplicité des inftruments que M. Daviel employoit pour ôter la cataracte; & celle des coups de cifeaux donnés à la cornée tranfparente, vinrent à lui déplaire; il trouva la cauſe de pluſieurs accidents qui ſuivent quelquefois cette opération, dans la ſection faite en biſeau, & elle ne peut être autrement pour être demi-circulaire. Sur-le-champ, il imagine de faire à cette membrane précifément une fenêtre, par deux incifions horifontales & une perpendiculaire, qui ſe joignent par deux angles égaux; enfin il ne trouve pas aſſez d'avantage dans cette Méthode, il réduit encore l'opération à deux incifions faites, l'une avec un petit biſtouri courbe fort délié, l'autre avec de petits ciſeaux mouffes, & de ces deux incifions réſulte un lambeau triangulaire à la cornée dont la baſe eſt du côté du grand angle.

Je ne ferai point le détail de cette méthode à laquelle M. Daviel comptoit s'en tenir irrévocablement. Je me contente d'aſſurer, 1°. qu'en la ſuivant, l'humeur aqueuſe ne ſe perdant pas entièrement dans le commencement de l'opération, (comme il arrive aſſez ſouvent par la ſection demi-circulaire) conſerve la convexité de la cornée tranfparente, ce qui eſt très favorable pour le coup de main; 2°. qu'effectivement cette opération eſt de toutes la plus facile à pratiquer; 3°. M. Daviel prétendoit que la cicatrice eſt plus ſolide, & très peu apparente.

Ce n'eſt pas ici le lieu d'examiner, continue M. Morand, ſi cette dernière méthode, autant perfectionnée qu'elle peut l'être, a plus ou moins d'avantage que la ſection faite d'un ſeul coup par les lames tranchantes inventées par MM. la Faye, Paget, Sharp, Bérenger, Wenzel. Quel qu'en ſoit le réſultat, je dis qu'on ne ſauroit trop louer le zele des Oculiſtes à cette occaſion, & que leur émulation, en vue de perfectionner

ET DE LA CHIRURGIE. 455

l'opération de la cataracte, leur fait beaucoup d'honneur.

M. Daviel n'a publié que quelques Lettres, dont l'une a paru dans le *Mercure de France* en 1748; la seconde dans le Journal de Médecine, mois de Janvier 1756, & la troisieme dans le Journal des Savants, mois de Février de la même année.

„ Après la mort de M. Daviel, on a trouvé dans
„ ses papiers un traité complet des maladies des yeux
„ qui, pour peu qu'il soit retouché, seroit en état de
„ paroître, & qui présentant au public tant de re-
„ cherches pénibles, tant d'opérations heureuses,
„ ne pourroit manquer d'être bien reçu „.

Toison (M. de la), Chirurgien de la Marine à Brest, apprit à l'Académie des Sciences en 1748, qu'une Dame de cette Ville qui avoit le vagin si étroit qu'à peine pouvoit-on y admettre un tuyau de plume à écrire, étoit cependant devenue grosse, & qu'elle étoit heureusement accouchée, après trois heures de douleur, d'un enfant fort & puissant.

Baron (M.), Médecin à Luçon, communiqua la même année une observation sur une matrice d'une grosseur prodigieuse.

Berryat (M.), Médecin à Auxerre, Correspondant de l'Académie des Sciences, écrivit en 1748 à cette Société, qu'il connoissoit une femme à qui l'on n'appercevoit jamais aucune pulsation du cœur & des arteres.

En 1749, il communiqua à l'Académie l'histoire d'un déplacement du crystallin.

Arnaud de Ronsil (George), Docteur en Médecine, ancien Membre de l'Académie de Chirurgie de Paris, & un des Professeurs en l'Ecole de S. Côme, Membre de la Société des Chirurgiens de Londres.

Dissertations on hernias or ruptures. Lond. 1748, in-8°. & *traduit en François.* Paris, 1749. in-12, 2 vol.

C'est un des meilleurs ouvrages que nous ayons sur cette matiere. L'Auteur consacré dès l'enfance au traitement des hernies par un pere très versé dans cette partie de la Chirurgie, n'a rien négligé pour le perfectionner; & la pratique lui a fourni un si grand nombre d'observations qu'il a été en état de publier un excellent ouvrage. En effet, presque toutes les matieres qu'il traite se ressentent de son habileté. Il conseille l'usage de plusieurs nouveaux bandages, & il aime mieux qu'on lie l'épiploon lorsqu'il est altéré, que de le réduire en s'abstenant de la ligature. Son article sur les hernies adhérentes mérite d'être scrupuleusement consulté. M. Arnaud prétend que l'étranglement des intestins est souvent produit par le sac herniaire; & comme il ne suffit point de savoir qu'une maladie existe, mais qu'il est avantageux de la connoître, cet habile Chirurgien indique les signes de l'étranglement de l'intestin produit par le sac herniaire, &c. &c.

Tr. on hermaphrodites. Lond. 1750, in-8°.

L'Auteur rapporte des observations fort curieuses & intéressantes sur de prétendus hermaphrodites. Il dit le pour & le contre, & n'ose prendre aucun parti; ainsi il n'admet ni ne réfute l'existence des hermaphrodites.

Observations sur les anevrismes, 1750, en Anglois, & dans ses Mémoires académiques.

Suivant M. Arnaud, les humeurs ne sont jamais assez âcres ni corrosives pour détruire la membrane interne d'une artere; & cet Auteur assure qu'aucun bandage n'est capable de s'opposer à l'augmentation d'un anevrisme vrai, à moins qu'il ne soit produit par quelque cause externe Il n'en est pas de même à l'égard de l'anevrisme faux. M. Arnaud persuadé des grands avantages que l'on peut retirer de la compression dans le cas d'un faux anevrisme, en a imaginé un qu'il décrit fort au long, & qui me paroît fort commode; il propose une nouvelle maniere d'opérer qui lui a réussi plusieurs fois. M. Arnaud y ajoute un prospectus d'un traité des bandages pour les hernies, qu'il se propose de donner au public Il dit avoir guéri par la compression plus des deux tiers de plusieurs milliers de personnes attaquées de descentes, sur-tout dans le nombre des pauvres des Hôpitaux & des Paroisses de Paris, qui lui ont été confiés pendant plus de vingt ans.

Plain and easy instructions on the diseases of the

urethra. Lond. 1763, in-8°. & en François. Paris, 1764, in-8°.

Mémoires de Chirurgie, avec quelques remarques historiques sur l'état de la Médecine & de la Chirurgie en France & en Angleterre. Londres, 1758, in-4°. 2 vol.

Cet ouvrage contient onze Mémoires, le premier est une traduction des recherches sur la hernie de naissance par le Docteur Hunter, un des plus célebres Anatomistes de nos jours ; & comme nous n'en avons point parlé à son article, j'en ferai une analyse dans le supplément que je me propose de donner.

Le second mémoire intéresse, dit M. Arnaud dans l'avertissement qu'il a mis à la tête de son ouvrage, les personnes attaquées de descentes, qui se destinent à l'état Ecclésiastique de la Religion Romaine, ces maladies ayant donné sujet à un problême.

Savoir si les Prêtres attaqués de descentes sont irréguliers ?

M. Arnaud a recueilli toutes les autorités nécessaires pour la négative.

Le troisieme mémoire contient des recherches sur les différentes situations des testicules, & sur le nombre diminué ou augmenté. Cet article est très intéressant.

Le quatrieme renferme des observations sur les anevrismes, & l'Auteur y établit plusieurs points de doctrine très intéressants. Voyez ce que j'ai dit sur son traité de l'*anevrisme*.

Le cinquieme comprend plusieurs observations sur l'anevrisme par anastomose de l'artere & de la veine du pli du bras, par le Docteur Hunter.

Le sixieme est une dissertation sur les hermaphrodites, que l'Auteur avoit publiée en Anglois en 1750, & qu'il a augmentée d'un grand nombre d'observations, particulièrement de celles que l'Académie de Chirurgie de Paris lui avoit confiées, & de celles de M. Lecat. Il y a joint deux mémoires, l'un en faveur, & l'autre contre M. Grandjean.

M. Arnaud donne dans le septieme mémoire les observations sur les hernies de l'épiploon, & elles sont presque toutes de la derniere utilité.

Le huitieme contient la description d'une chaise chirurgicale propre à faire avec aisance toutes les opérations ; & son usage, suivant l'Auteur, devient indispensable dans les armées.

On trouve dans le neuvieme la description d'un spéculum de la matrice, dont je crois devoir recommander l'usage dans les cas que l'Auteur indique lui-même.

Dans le dixieme mémoire, M. Arnaud traite de la hernie crurale dans l'homme, & il comprend les observations les plus authentiques & les mieux circonstanciées.

Enfin le onzieme mémoire contient la description d'un instrument propre à couper certains corps étrangers dans des cavités, &c. &c.

BAECK. Baeck (Abraham), célebre Médecin du Roi de Suede, Président du College de Médecine de Stockolm, Membre de l'Académie de cette Ville, a publié dans les Mémoires de cette Société (1748) ses observations sur la peau des negres, & qu'il dit être blanche : il prétend que le corps reticulaire peut se dissoudre dans l'eau ; il a encore fait part de ses recherches sur les polypes.

M. Baeck a rapporté dans un discours prononcé devant l'Académie de Stockolm, une histoire très détaillée de deux reins unis ensemble.

ROELKE. Roelke (Jacques), Médecin de Léipsick.
De therapeia morborum per ulcera. Lips. 1748.

PUGH. Pugh (Benjamin), Accoucheur de Londres.
Treatise of midwifery. Lond. 1748, in-8°. 1754, in-8°.

Il donne la description d'un nouveau forceps & d'une nouvelle machine pour réduire les membres, & rapporte quelques observations de Chirurgie intéressantes, &c. &c.

DOUGLAS. Douglas (W.).
Letter to D. Smelie. Lond. 1748, in-8°.

L'Auteur y blâme l'usage du forceps dont Smelie se servoit dans les accouchemens difficiles.

OEHME. Oehme (Benoît Gottfr.), Médecin de Leipsick.
De amaurosi. Lips. 1748, in-8°.

On trouve dans cette dissertation de bonnes observations du célebre Gunzius.

Kisner (J. Christian) , Médecin de Leyde.
De morbis puerperarum. Leid. 1748 , in-8°.

Franken (Abraham) , Médecin de Leyde.
Hepatis historia anatomica. Leid. 1748.

Cette dissertation contient de bonnes remarques sur la structure du foie , & on voit que l'Auteur a fait usage des travaux d'Albinus sur ce viscere.

Deslonchamps (Nicolas-Gervais) , habile Médecin de l'Hôpital général de Rouen.
Observations sur la nature du sang , 1748 , in-12.

L'Auteur fait part de ses réflexions sur la qualité du sang dans l'état sain & dans l'état malade ; elles sont justes & judicieuses , & peuvent être utiles dans la pratique de la Médecine.

Gismundi (Jean-Baptiste).
Lettera intorno una postscritta che contiene note critiche sopra la dissertazione de vesicatori del S. Giovanni Bianchi. Pisauri 1748 , in-4°.

Bianchi avoit rejetté l'usage des vésicatoires ; Vandelli avoit déja écrit en leur faveur ; Gismundi répond à l'un & à l'autre , & tâche de les concilier ; mais Octavius Nerucci a répondu à ces deux ci.

Combalusier (François de Paule) , Docteur Régent en la Faculté de Médecine de Paris , Professeur de Pharmacie des Ecoles , de la Société Royale des Sciences de Montpellier , né au Bourg St. Andiol en Vivarais , mort le 14 Août 1762 , a écrit pour la défense de la Faculté de Médecine de Paris , les ouvrages suivants , mais dont je ne ferai que rapporter le titre , pour ne pas entrer dans un plus grand détail.

La subordination des Chirurgiens aux Médecins. Paris 1748 , in-4°.

Remarques sur la subordination des Chirurgiens aux Médecins , ibid. 1748.

Prétextes frivoles des Chirurgiens , pour s'arroger l'exercice de la Médecine , 1748 , in-4°.

Exposition des examens pendant le cours de la licence dans la Faculté de Médecine de Paris , 1748 , in-4°.

Mémoires présentés au Roi , 1748 , in-4°.

Représentations au Roi sur les plaintes des Provinces , 1748 , in-4°.

Considérations d'un Médecin de Montpellier, sur les deux premiers Mémoires du sieur Pichaut de la Martiniere. Paris 1749, in-4°.

Niel (Corneille Van).
De partu difficili. Leid. 1748, in-8°.

L'Auteur donne dans cet ouvrage de bonnes observations sur plusieurs accouchements laborieux; il indique les moyens qu'il faut employer pour extraire la tête du fœtus engagée entre les os pubis.

Wachter (Frédéric Guillaume).
Disp. de trachea. Francof. ad Viad, 1748.

Morand (Jean François Clément), Fils du célebre Chirurgien, né à Paris le 28 Avril 1726, Docteur Régent de la Faculté de Médecine de Paris, Membre & Bibliothécaire de l'Académie Royale des Sciences, Associé de celles de Londres, de Madrid, Florence, Stockolm, Lyon & Rouen, Médecin Adjoint de l'Hôtel Royal des Invalides, Aggrégé honoraire au Collége Royal des Médecins de Nancy, & Assesseur de celui de Liege.

Question de médecine sur les hermaphrodites, 1748.

Histoire de la maladie singuliere, & de l'examen du cadavre d'une femme devenue en peu de tems toute contrefaite par un ramollissement général des os. Paris 1752, in-12.

Il est question d'un ramollissement & d'une contorsion singuliere des os de la nommée Suppiot, & M. Morand y a joint le rapport de l'ouverture du cadavre de cette femme, avec plusieurs bonnes réflexions sur sa maladie, &c.

Lettre à M. Leroi, au sujet de l'histoire de la femme Suppiot. Paris 1755, in-12.

Lettre sur l'instrument de Roonhuysen. Paris 1755, in-12.

M. Morand compare le levier de Roonhuysen, avec un forceps inventé par M. Rigaudeaux, Chirurgien, pour faciliter la sortie de la tête de l'enfant dans les accouchements laborieux; il fait voir la supériorité du forceps du célebre Roonhuysen.

Amico D. Perronet de Gravagneux, Epicedium uxoris. Parisiis. 1762, in-4°.

En 1760 M. Morand a communiqué à l'Académie

des Sciences une observation curieuse de l'anévrisme de l'aorte, dont on lui avoit envoyé le détail de Toulouse.

Recherches Anatomiques sur la structure & l'usage du thymus. M. 1753.

L'Auteur croit que le thymus est composé de différentes cellules qui communiquent entr'elles ; que dans le fœtus elles sont remplies d'une liqueur laiteuse, laquelle coule dans le canal thorachique ou dans la veine sous-clavière, & sert à la nourriture.

Histoire de la maladie d'une femme, dont les membres sont devenus en peu de tems contrefaits d'une façon singulière. M. 1764.

M. Morand a publié par la voie du Journal de Médecine, quelques observations de Chirurgie très intéressantes : en 1755 il en donna une sur une brûlure surprenante.

Haguenot (Henri), célèbre Professeur de Médecine dans l'Université de Montpellier, de la Société Royale de cette ville, connu par son attachement pour la Médecine, a publié :

Mémoire sur le danger des inhumations dans les Eglises. Montpellier 1748, in-4°.

L'Auteur prouve d'une manière savante, & d'après plusieurs exemples frappants, le danger qu'il y a de donner aux morts une demeure parmi les vivants. Il veut qu'on établisse des cimetières hors la Ville, pour plusieurs raisons qu'il détaille savamment.

Tractatus de morbis externis capitis, 1750, in-12.

On trouve dans cet ouvrage plusieurs préceptes Chirurgicaux, sur les contusions & les fractures du crâne, &c. &c.

Otia physiologica de circulatione, de pulsu arteriarum, & de motu musculorum. Resp. Jo. Brun. Avenione 1753, in-4°.

M. Haguenot a publié plusieurs autres dissertations, mais je ne puis les faire connoître n'ayant pu me les procurer.

Geoffroi (Etienne Louis), Docteur Régent de la Faculté de Médecine de Paris.

An aer præcipuum digestionis instrumentum ? Paris 1748, affirm. Resp. Lud. Joh. Bapt. Cosnier.

An in empyematis operatione, scalpellum acu triangulari præstantius? 1758, affirm. *Resp. Lud. Maria* Girard de Villars.

Nous sommes redevables à M. Geoffroi d'un très bon ouvrage d'Histoire Naturelle, mais que nous ne ferons qu'indiquer, parcequ'il est trop éloigné de notre objet.

Histoire abrégée des insectes qui se trouvent aux environs de Paris. Paris 1762, in-4°. 2 vol.

BERTRAND. Bertrand (Bernard Nicolas), Docteur Régent de la Faculté de Médecine de Paris.

An vere novo conceptus, automno finiente, partus felicior? 1748, affirm. *Resp. Ludov. Alex.* Gervaise.

An raro celebranda terebratio? 1758, affirm. *Resp. Mar. Jacob. Clar.* Robert.

M. Bertrand a publié un très bon livre, intitulé : *Elémens de Physiologie.* Paris 1756, in-12.

L'Auteur a écrit cet ouvrage en faveur des Etudians ; il traite avec ordre & clarté les questions les plus importantes, & qui peuvent servir de fondement à ceux qui veulent avoir des connoissances positives sur l'économie animale. M. Bertrand a fait usage des travaux de M. Ferrein, sur l'organe de la voix, &c.

VALLUN. Vallun (Charles François de), Docteur Régent de la Faculté de Médecine de Paris.

An sanguis e liene spissior? 1748, affirm. *Resp.* Vandermonde.

An sola lens crystallina cataractæ sedes? 1758, affirm. *Resp. Joan.* Descemet.

MESSENCE. Messence (Jean Jacques), Docteur Régent.

An in somno perspirationis imminutio? 1748, affir. *Resp. Anna. Cl.* Dorigny.

An caries in extremitatibus ossium vix sanabilis? 1748, affirm. *Resp. Natal. Nicol.* Mallet.

BARBEU. Barbeu du Bourg (Jacques), Docteur Régent, de l'Académie de Stockolm, né à Mayenne le 12 Février 1709.

An præcipua sanguinis officina pulmo? 1748, affirm. *Resp. Joan. Lud.* Alleaume.

An tracheotomia, nunc scalpellum, nunc trigonus mucro? 1758, affirm. *Resp. Guil.* Berthold,

En 1743 M. Barbeu du Bourg publia un ouvrage pour servir au procès des Médecins contre les Chirurgiens ; il a pour titre :

Lettre d'un garçon Barbier à l'Abbé Desfontaines, au sujet de la maîtrise-ès-Arts. Paris 1743, in-12.

BUFFON & DAUBENTON.

Buffon (Georges Louis le Clerc de), né à Montbart, de l'Académie Françoise, Trésorier perpétuel de l'Académie Royale des Sciences, Intendant du Jardin Royal des Plantes ; de la Société Royale de Londres, de l'Académie de Berlin ; de l'Institut de Bologne & de celle d'Edimbourg, &c. &c.

Daubenton (M.), Docteur en Médecine, de l'Académie Royale des Sciences, Garde & Démonstrateur du Cabinet d'Histoire Naturelle du Jardin du Roi ; de la Société Royale de Londres, & de l'Académie de Berlin.

Ces deux Académiciens ont publié conjointement : *Histoire Naturelle générale & particuliere, avec la Description du Cabinet du Roi.* Paris 1749, in-12. 1750, & suiv. in-4°. 15 vol.

Cet ouvrage est le fruit des travaux du plus ingénieux & du plus éloquent Physicien de nos jours, & d'un Anatomiste des plus exacts. MM. de Buffon & Daubenton se sont réunis pour le composer, le premier s'est chargé de la partie Physique, & l'autre des détails d'Anatomie, & chacun d'eux a si supérieurement rempli son objet, que leur ouvrage est un des meilleurs & des plus grands qui aient parû dans ce Siecle. Je ne considérerai dans ce court extrait, que ce qui est relatif à la Physique ou à l'Anatomie de l'homme ; je laisse aux autres Historiens le soin de célébrer les deux Auteurs sur les diverses matieres qu'ils ont traitées avec d'avantage.

L'animal, dit M. de Buffon, est, selon notre façon d'appercevoir, l'ouvrage le plus complet de la Nature, & l'homme en est le chef-d'œuvre. C'est aussi par son histoire, que M. de Buffon commence celle des êtres que nous présente ce vaste globe : cependant avant que d'entrer dans des détails particuliers sur ce qui constitue sa nature, il fait une juste comparaison des animaux, des végétaux, & des minéraux : il traite de la réproduction en général ; de la nutrition & du développement, de la génération des animaux dont il rapporte les divers systêmes, & qu'il établit sur les expériences les plus décisives ; de la formation, du développement & de l'accroissement du fœtus, & de l'accouchement.

Tous les animaux, dit M. de Buffon dans l'extrait de son premier Volume, & que nous allons rapporter, se nourrissent de végétaux ou d'autres animaux qui se nourrissent eux-mêmes de végétaux : il y a donc dans la nature une matiere commune aux uns & aux autres, qui sert à la nutrition & au développement de tout ce qui vit & végete. Cette matiere ne peut opérer la nutrition & le développement, qu'en s'assimilant à chaque partie du corps de l'animal ou du végétal, & en pénétrant intimément la forme de ces parties que j'ai appellées le moule intérieur : lorsque cette matiere nutritive est plus abondante qu'il ne faut pour nourrir & développer le corps animal ou végétal, elle est renvoyée de toutes les parties du corps dans un ou dans plusieurs réservoirs sous la forme d'une liqueur ; cette liqueur contient toutes les molécules analogues au corps de l'animal, & par conséquent tout ce qui est nécessaire à la production d'un petit être entierement semblable : ordinairement cette matiere nutritive ne devient surabondante, dans le plus grand nombre des especes d'animaux, que quand le corps a pris la plus grande partie de son accroissement, & c'est par cette raison que les animaux ne sont en état d'engendrer que dans ce temps.

Lorsque cette matiere nutritive & productive, qui est universellement répandue, a passé par le moule intérieur de l'animal ou du végétal, & qu'elle trouve une matrice convenable, elle produit un animal ou un végétal de même espèce ; mais lorsqu'elle ne se trouve pas dans une matrice convenable, elle produit des êtres organisés différents des animaux & des végétaux, comme les corps mouvans & végétans que l'on voit dans les liqueurs séminales des animaux, dans les infusions des germes de plantes, &c.

Cette matiere productive est composée de particules organiques toujours actives, dont le mouvement & l'action sont fixés par les parties brutes de la matiere en général, & particulierement par les particules huileuses & salines; mais dès qu'on les dégage de cette matiere étrangere, elles reprennent leur action & produisent différentes especes de végétation & d'autres êtres animés qui se meuvent progressivement. On peut voir au microscope les effets de cette matiere productive dans les liqueurs séminales des animaux de l'un & de l'autre sexe : la semence des femmelles vivipares est filtrée par les corps glanduleux qui croissent sur leurs testicules, & ces corps glanduleux contiennent une assez bonne quantité de cette semence dans leur cavité intérieure : les femmelles ovipares ont, aussi-bien que les femmelles vivipares, une liqueur séminale, & cette liqueur séminale des femmelles ovipares, est encore plus active que celle des femmelles vivipares, comme je l'expliquerai dans l'Histoire des oiseaux : cette semence de la femmelle est en général semblable à celle du mâle, lorsqu'elles sont toutes deux dans l'état naturel; elles se décomposent de la même façon, elles contiennent des corps organiques semblables, & elles offrent également tous les mêmes phénomenes

Toutes les substances animales ou végétales renferment une grande quantité de cette matiere organique & productive, il ne faut, pour le reconnoître, que séparer les parties brutes dans lesquelles les particules actives de cette matiere sont engagées, & cela se fait en mettant ces substances animales ou végétales infuser dans de l'eau : les sels se fondent, les huiles se séparent, & les parties organiques se montrent en se mettant en mouvement; elles sont en plus grande abondance dans les liqueurs séminales que dans toutes les autres substances animales, ou plutôt elles y sont dans leur état de développement & d'évidence; au lieu que dans la chair elles sont engagées & retenues par les parties brutes, & il faut les en séparer par l'infusion. Dans les premiers tems de cette infusion, lorsque la chair n'est encore que légèrement dissoute, on voit cette matiere organique sous la forme de corps mouvans qui sont presqu'aussi gros que ceux des liqueurs féminales; mais à mesure que la décomposition augmente, ces parties organiques diminuent de grosseur & augmentent en mouvement; & quand la chair est entierement décomposée ou corrompue par une longue infusion dans l'eau, ces mêmes parties organiques sont d'une petitesse extrême, & dans un mouvement d'une rapidité infinie; c'est alors que cette matiere peut devenir un poison, comme celui de la dent de la vipere, où M. Mead a vû une infinité de petits corps pointus qu'il a pris pour des sels, & qui ne sont que ces mêmes parties organiques dans une très grande activité; le pus qui sort des plaies en fourmille, & il peut arriver très naturellement que le pus prenne un tel degré de corruption, qu'il devienne un poison des plus subtils, car toutes les fois que cette matiere active sera exaltée à un certain point, ce qu'on pourra toujours reconnoître à la rapidité & à la petitesse des corps mouvans qu'elle contient, elle deviendra une espece de poison. Il doit en être de même des poisons des végétaux : la même matiere qui sert à nous nourrir, lorsqu'elle est dans son état naturel, doit nous détruire lorsqu'elle est corrompue, on le voit par la comparaison du bon bled & du bled ergoté qui fait tomber en grangrene les membres des animaux & des hommes qui s'en nourrissent; on le voit par la comparaison de cette matiere qui s'attache à nos dents, qui n'est qu'un résidu de nourriture qui n'est pas corrompue, & de celle de la dent de la vipere ou du chien enragé, qui n'est que cette même matiere trop exaltée & corrompue au dernier degré.

Lorsque cette matiere organique & productive se trouve rassemblée en grande quantité dans quelques paries de l'animal, où elle est obligée de séjourner, elle y forme des êtres vivans que nous avons, dit M. de Buffon, toujours regardés comme des animaux : le ténia, les ascarides, tous les vers qu'on trouve dans les veines, dans le foie, & tous ceux qu'on tire des plaies, la plûpart de ceux qui se forment dans les chairs corrompues, dans le pus, n'ont pas d'autre origine; les anguilles de colle de farine, celles du vinaigre, tous les prétendus animaux microscopiques ne sont que des formes différentes que prend d'elle-même, & suivant les circonstances, cette matiere toujours active, & qui ne tend qu'à l'organisation.

Dans toutes les substances animales ou végétales, décomposées par l'infusion, cette matiere productive se manifeste d'abord sous la forme d'une végétation, on la voit former des filamens qui croissent & s'étendent comme une plante qui végete; ensuite les extrémités & les nœuds de ces végétations se gonflent, se boursouflent & crevent bientôt pour donner passage à une multitude de corps en mouvement qui paroissent être des animaux ; en sorte qu'il semble qu'en tout, la nature commence par un mouvement de végétation. On le voit par ces productions microscopiques, on le voit aussi par le développement de l'animal, car le fœtus dans les premiers temps, ne fait que végéter. Les matieres saines & qui sont propres à nous nourrir, ne fournissent des molécules en mouvement qu'après un temps assez considérable, il faut quelques jours d'infusion dans l'eau pour que la chair fraîche, les graines, les amandes des fruits, &c., offrent aux yeux des corps en mouvement ; mais plus les matieres sont corrompues, décomposées ou exaltées, comme le pus, le bled ergoté, le miel, les liqueurs séminales, &c., plus ces corps en mouvement se manifestent promptement; ils sont tous développés dans les liqueurs séminales, il ne faut que quelques heures d'infusion pour les voir dans le pus, dans le bled ergoté, dans le miel, &c. Il en est de même des drogues de Medecine, l'eau où on les met infuser en fourmille au bout d'un temps très court.

Il existe donc une matiere organique animée, universellement répandue dans toutes les substances animales ou végétales, qui sert également à leur nutrition, à leur développement & à leur réproduction; la nutrition s'opere par la pénétration intime de cette matiere dans toutes les parties du corps de l'animal ou du végétal ; le développement n'est qu'une espece de nutrition plus étendue, qui se fait & s'opere tant que les parties ont assez de ductilité pour se gonfler & s'étendre, & la production ne se fait que par la même ma-

XVIII. Siec.
1749.

BUFFON.

tiere devenue surabondante au corps de l'animal ou du végétal: chaque partie du corps de l'un ou de l'autre, renvoie les molécules organiques qu'elle ne peut plus admettre: ces molécules sont absolument analogues à chaque partie dont elles sont renvoyées, puisqu'elles étoient destinées à nourrir cette partie; dès-lors quand toutes les molécules renvoyées de tout le corps viennent à se rassembler, elles doivent former un petit corps semblable au premier, puisque chaque molécule est semblable à la partie dont elle a été renvoyée. C'est ainsi que se fait la production dans toutes les espèces, comme les arbres, les plantes, les polypes, les pucerons, &c., où l'individu tout seul reproduit son semblable, & c'est aussi le premier moyen que la nature emploie pour la réproduction des animaux qui ont besoin de la communication d'un autre individu pour se reproduire; car les liqueurs séminales des deux sexes contiennent toutes les molécules nécessaires à la production; mais il faut quelque chose de plus pour que cette réproduction se fasse en effet, c'est le mélange de ces deux liqueurs dans un lieu convenable au développement de ce qui doit en résulter, & ce lieu est la matrice de la femelle.

Il n'y a donc point de germes préexistans, point de germes contenus à l'infini les uns dans les autres, mais il y a une matiere organique toujours active, toujours prête à se mouler, à s'assimiler & à produire des êtres semblables à ceux qui la reçoivent: les especes d'animaux ou de végétaux ne peuvent donc jamais s'épuiser d'elles-mêmes: tant qu'il subsistera des individus l'espece sera toujours toute neuve, elle l'est autant aujourd'hui qu'elle l'étoit il y a trois mille ans; toutes subsisteront d'elles-mêmes, tant qu'elles ne seront pas anéanties par la volonté du Créateur. Tel est l'éloquent extrait que M. de Buffon donne de ses propres systêmes sur la génération & sur la nutrition des animaux. Il examine ensuite la nature de l'homme, & il en décrit les divers âges avec tant de précision & d'exactitude, qu'on reconnoît & qu'on admire la Nature dans tous ses discours. L'enfant ne se nourrit que par intussusception; & la bouche, l'œsophage, le ventricule & les intestins ne servent en rien à la préparation de la

matiere

matiere nourriciere. Suivant M. de Buffon, nous ne pouvons acquérir de connoiſſance que par la voie de comparaiſon, & ce n'eſt qu'à la faveur des ſens externes que la vue peut juger des objets; & tous les ſens externes ſont une eſpece de tact diverſement modifié : M. de Buffon donne une deſcription fort detaillée de chacun de ces organes. Il s'étend ſur l'éducation des enfants, & il blâme l'uſage des corps, maillots, & autres inſtruments qui ſe ſont malheureuſement ſi accrédités, &c. &c. En traitant de l'âge de puberté, il donne l'hiſtoire de la circonciſion, de l'infibulation, & de la caſtration chez les divers Peuples : dans l'enfance, comme M. de Buffon l'obſerve, il n'y a qu'un teſticule dans le ſcrotum, & quelquefois point du tout, &c. &c. Ses remarques ſur l'évacuation menſtruelle méritent d'être conſultées, mais je ne crois pas qu'on doive à ſon exemple nier l'exiſtence de l'hymen, puiſqu'on peut le démontrer dans toutes les filles d'un âge peu avancé, & ſouvent dans celles qui ſont plus vieilles, &c. M. de Buffon rapporte pluſieurs exemples de ſupperfétation, & il préſume que la liqueur ſéminale pénetre à travers le tiſſu de la matrice, &c. &c.

Le tableau des proportions que les parties ont entr'elles, celui des paſſions & celui de diverſes coutumes chez les peuples, ſont autant de chefs-d'œuvres d'éloquence & de ſavoir. M. de Buffon décrit les organes des ſens, mais il inſiſte plus ſur les uſages des parties qui les forment, que ſur l'expoſition anatomique.

M. DAUBENTON a ſuivi une route contraire; il s'eſt principalement occupé à décrire les objets, laiſſant aux Phyſiciens la liberté de raiſonner ſur leurs uſages. Le troiſieme volume de l'Hiſtoire Naturelle lui appartient preſqu'en entier; il contient la deſcription de la partie du Cabinet du Roi qui a rapport à l'Hiſtoire Naturelle de l'homme, telles ſont celles des ſquelettes des fœtus de divers âges, de divers ſexes, ſoit dans l'état de ſanté, ſoit dans celui de maladie : M. Daubenton y fait mille remarques curieuſes ſur le développement des os, des membres, & il établit ce qu'il avance par la deſcription des pieces les plus rares. Il eſt un nombre prodigieux d'exoſtoſes qui doivent piquer la curiosité des Anatomistes, d'os ramollis extrémement gros, d'autres fort petits ; M. Daubenton a eu le soin de les faire représenter dans des planches très bien exécutées.

Le Cabinet du Roi n'est point dépourvu de pieces d'Anatomie concernant les muscles, les visceres, les vaisseaux, les nerfs & les organes des sens; on lit, dans l'ouvrage de M. d'Aubenton, la description de quelques parties telles que, les yeux, les oreilles & les parties de la génération de l'un & l'autre sexes, exécutée en cire, &c. M. Daubenton enrichit sa description de diverses observations touchant l'art de préparer & de conserver les pieces. Nous voudrions que notre ouvrage nous permît de traiter de tous les objets dont il est question dans ce grand livre d'Histoire Naturelle, parcequ'ils sont curieux & utiles. La description que les Auteurs ont donnée de quelques quadrupedes, est généralement estimée, & le Public attend impatiemment la suite de ce grand ouvrage, qui honorera les Auteurs qui l'ont entrepris, & le Ministere qui en a favorisé & secondé l'exécution, &c.

Cependant quelques Ecrivains se sont élevés contre certains points de Physique avancés par M. de Buffon : le savant M. de Haller a proposé quelques objections à M. de Buffon touchant son système sur la génération, mais avec toute la candeur & la modestie qui caractérisent un grand homme & qu'on reconnoît dans tous ses ouvrages : voyez ce qui a été dit sur cette matiere à l'Article Haller, à la fin du quatrieme Volume de cette Histoire.

M. de Buffon a enrichi les ouvrages de l'Académie des Sciences de ses Mémoires, qui traitent de divers objets de Physique ; le suivant doit trouver place dans notre Histoire.

Sur la cause du strabisme ou des yeux louches. Académie Royale des Sciences. M. 1743.

Suivant M. de Buffon, cette maladie dépend de l'inégalité de force dans les deux yeux : il fait remarquer que lorsque l'un des deux yeux se trouve être beaucoup plus foible que l'autre, on écarte cet œil foible de l'objet qu'on veut regarder, ou l'on ne fait pas l'effort nécessaire pour l'y diriger, & l'on ne se sert que de l'œil le plus fort, &c. &c. M. de Buffon allègue de si fortes preuves en faveur de son opinion, que personne ne pourra s'y refuser.

En 1744, M. de Buffon fit voir à l'Académie un petit veau mort né monstrueux.

Découverte de la liqueur séminale dans les femmelles vivipares & du réservoir qui la contient. M. 1748.

M. de Buffon nous apprend que si on dissèque une femmelle vivipare en tout autre tems que dans celui où elle est disposée à recevoir le mâle, on trouve les ovaires sans aucune protubérance, & lorsqu'on les ouvre on n'y découvre d'autre liqueur que le sang & la lymphe. Il n'en est pas de même lorsqu'on examine les ovaires dans le tems qu'elles commencent à être en chaleur, il s'élève sur la surface de l'ovaire des espèces de corps glanduleux, ils n'ont dabord aucune ouverture, & ne contiennent aucune liqueur, mais à mesure qu'ils croissent, il s'y forme de la liqueur, laquelle se répand lorsque la vésicule qui la contient vient à s'ouvrir : ce sont dit, M. de Buffon, les vésicules intérieures de l'ovaire qu'on a pris pour des œufs ; & les cicatrices que l'ouverture de ces corps glanduleux laisse à la surface de l'ovaire, après qu'ils se sont dissipés, ont passé pour celles de l'ouverture par laquelle les œufs étoient tombés dans la matrice.

M. de Buffon a découvert des animaux dans la liqueur séminale de la chienne, de la brebis, de la vache, &c., qui sont absolument semblables à ceux qu'il a vû dans la liqueur séminale du mâle de la même espèce, & ceux des espèces différentes le sont aussi : ils ont des mouvemens propres & qui ont paru spontanés à M. de Buffon ; mais ils semblent dans certaines circonstances, qu'ils soient assujettis à un mouvement commun qui les entraîne vers le même côté, & les fait marcher comme un troupeau, &c.

M. Daubenton est l'Auteur de plusieurs Mémoires insérés dans ceux de l'Académie des Sciences.

Sur l'hyppomanes. M. 1751.

Observations Anatomiques sur la liqueur allentoïde. M. 1752.

Sur les musaraignes. M. 1756.

Sur des os & des dents remarquables par leur grandeur. M. 1762.

Cet habile Naturaliste prouve que la plûpart des grands ossemens qu'on attribue pour l'ordinaire à l'homme, appartiennent à l'éléphant ; il compare aux os de l'éléphant qu'on conserve dans le Cabinet du Roi, les os trouvés dans la terre & qu'on a pris pour des os humains, & il trouve un si grand rapport entr'eux, qu'il se croit en droit de conclure que les grands os trouvés dans la terre en différents endroits appartiennent à l'éléphant & non à l'homme.

Sur la situation du trou occipital dans l'homme & dans les animaux. M. 1764.

M. Daubenton a observé que le grand trou occipital de l'homme, est presque au milieu de la base du crane, à distance presque égale de la partie postérieure de l'occiput, & à la partie antérieure de la machoire inférieure, & que le plan de ses bords fait à peine un angle de trois degrés, avec une ligne tirée de son centre à la partie inférieure des orbites ; au contraire, dans les quadrupedes, dans les poissons & dans certains animaux ovipares, comme le crapaud, le trou occipital se trouve à la partie postérieure de l'occiput, & son plan fait presque un angle droit avec la ligne menée de son centre au bas des orbites. C'est d'après ces observations, que M. Daubenton soupçonna que la position du trou occipital tenoit beaucoup à l'attitude de l'animal : l'homme destiné à se tenir de bout sur ses deux pieds, devoit avoir la tête en équilibre sur la colonne vertébrale, & il n'étoit point nécessaire qu'il la put baisser jusqu'à terre, &c. M. Daubenton conclut de ces deux remarques, qu'il seroit très difficile à l'homme d'aller à quatre pieds, & encore moins d'approcher sa bouche de la terre pour en prendre sa nourriture Suivant M. Daubenton, les quadrupedes au contraire obligés de prendre leur nourriture à terre, devoient avoir leur tête comme pendante, & leurs machoires très allongées : il falloit donc que l'articulation de la tête aux vertébres fut placée à la partie postérieure, & c'est ce que la Nature leur a accordé.

Sur les chauve-souris. M. 1765.

Fitz-Maurice (Thomas), Docteur en Médecine, natif d'Irlande, & qui fait son séjour à Montpellier où il exerce la Médecine avec succès.

Quæstiones medicæ duodecim pro cathedra regia vacante per obitum D. Fitz-Gerard. Monspelii. 1749, in-4°.

On y trouve plusieurs questions concernant l'Anatomie ou la Chirurgie, telles sont la quatrieme question dans laquelle M. Fitz-Maurice soutint que dans le traitement du ganglion & de la loupe, on doit faire usage des résolutifs & des humectans. La septieme où ce Médecin assure que le kiste de la vomique du poumon, n'est autre chose qu'un vaisseau lymphatique dilaté. Dans la huitieme, M. Fitz-Maurice avance, que la mole ne sort pas comme l'enfant au neuvieme mois de sa formation. Dans la neuvieme question, M. Fitz-Maurice recherche quelle est la nature, le siége & les causes, les signes & le traitement de l'inflammation des os, & l'Auteur a savamment traité cette question. Dans la dixieme, ce Médecin nie que l'on puisse réparer le nez par la méthode de Taliacot, &c.

Serane (Charles), Professeur en Médecine dans l'Université de Montpellier, sa patrie, mort au mois de Septembre 1756, à l'âge de 46 ans.

Quæstiones medicæ XII, pro cathedra regia vacante per obitum D. Fitz-Gerard. Monspellii. 1749, in-4°.

La question suivante appartient à cette Histoire.

Quæstio secunda. An ex unius corporis vesicæ paralysi sequi debeat necessario ischuria, & quomodò huic symptomati sit succurrendum?

L'Auteur soutient que la paralysie d'une partie de la vessie doit occasionner l'ischurie; & comme la paralysie peut être produite par plusieurs causes, il y a divers moyens de la traiter, que l'Auteur expose : il y a joint quelques remarques sur la structure de la vessie.

Il s'éleva une dispute contre MM. Serane & Lamure, sur plusieurs points de Médecine, & elle donna lieu à des Ecrits très estimés, mais dont je ne parlerai pas, les matieres qui y sont traitées ayant peu de rapport à l'Histoire de l'Anatomie, ou à celle de la Chirurgie

M. Serane est l'Auteur d'un Mémoire *sur l'esquinancie*, qu'il lut à la Société Royale de Montpellier, & dont on trouve l'extrait dans un recueil imprimé *à Montpellier 1746*, in-4°. L'Auteur souhaite qu'on recoure à la bronchotomie plus fréquemment qu'on ne fait.

Petiot (Honoré), Docteur en Médecine de l'Université de Montpellier.

Quæstiones medicæ duodecim pro cathedra regia vacante per obitum, D. Fitz-Gerard. Monspel. 1749. in-4°.

Concluf. Quest. secunda. Ergo panaritium differt à carbunculo, non tantum ratione sedis, sed etiam ratione natura, symptomatum & curationis.

Concluf. Quest. quarta. Ergo post amputationem partis gangrænâ affectæ cauterium actuale non convenit.

En traitant cette question, l'Auteur recommande l'usage de l'eau styptique de M. Matte, pour arrêter les hemorrhagies.

Concluf. Quest. septima. Ergo hepatis abscessui incisio statim instituenda.

Concluf. Quest. nona. Ergo dantur anævrismata vera, &c.

In clar. Lamure parergon de anævrismate animadversiones Honorati Petiot.

L'Auteur entreprend de prouver contre l'opinion de son Adversaire, qu'il y a des anévrismes vrais, & il fonde son sentiment sur plusieurs observations extraites de divers Auteurs, qu'il rapporte fort au long.

Farjon (Jacques), Docteur en Médecine, & Médecin de l'Hôpital St Eloi de Montpellier.

Quæstiones Medicæ duodecim pro cathedra regia vacante per obitum D. Fitz-Gerard. Monspel. 1749, in-4°.

Quest. prima. An calculo renum Chirurgia aut Pharmacia auxilium specificum præbere possint. (negativè).

Quest. sexta. An turundarum & penicillorum usus utilis sit in curatione vulnerum, negativè; & contra noxius.

Quest. septima. An anginæ suffocatoriæ Bronchotomia, affirmat.

Quest. nona. An suppurationis causa sit putredo? an alia assignanda?

Suivant l'Auteur, la suppuration n'est pas l'effet de la putréfaction, mais celui du mouvement vital, qu'il décrit en peu de mots.

Ces Thèses sont bien faites, & prouvent que si M. Farjon n'est point Professeur, il étoit très digne de l'être ; il est auteur de quelques autres theses que je n'ai pû me procurer.

Moeller (Jean Henri), Médecin de Hales, de Magdebourg, Disciple de Junker.

Diss. Exhibens observationes circa tunicam, retinam & nervum opticum. Halæ. 1749.

Moeller regarde le périoste de l'orbite comme une production de la dure-mere ; il croit que parvenue dans l'orbite, cette membrane se divise en deux feuillets, dont l'un adhere à la surface osseuse, & l'autre se répand sur la sclérotique dont il forme la lame extérieure : il dit que le nerf optique est rempli d'une substance médullaire, laquelle est contenue avec la substance médullaire du cerveau dont elle n'est peut-être, dit Moeller, qu'une continuation : il assure avoir découvert dans la rétine du bœuf, une rétine musculeuse & une artere dans le crystallin.

Vosse (Joachim), Médecin de Gottingue, Disciple de M. Haller.

Disp. de intestino cæco ejusque appendice vermiformi. Gotting. 1749, in-4°.

Cette Thèse est remarquable en ce que l'Auteur y décrit les principaux changements qu'on observe dans l'intestin cœcum & l'appendice cœcale, pendant les divers âges de la vie.

Stehelin (Jean Rudolf), Professeur de Médecine de Bâle, a soutenu pour son Doctorat, la Dissertation suivante.

De pulsibus. Basil. 1749, in-4°.

On y trouve plusieurs remarques intéressantes sur le rapport du mouvement du cœur avec celui des poumons, &c.

Stehelin a publié dans les *Acta Helvetica*, l'observation suivante.

De fractura ossis bregmatis. Tom. V. 1762, n°. 319.

Duverney (M.), Maître en Chirurgie, & Démonstrateur Royal en Anatomie & Chirurgie au Jardin du Roi, &c.

L'Art de disséquer méthodiquement les muscles du corps humain. Paris 1749, in-12.

L'Auteur a écrit cet ouvrage en faveur de ses Etudians; les descriptions sont extraites de l'Exposition Anatomique de M. Winslow, & les remarques de l'Auteur sur la dissection, ne sont point nouvelles.

Ce Chirurgien a eu encore part à quelques ouvrages d'Anatomie, publiés par M. Gautier, pour les dissections Anatomiques dont il s'étoit chargé.

Plaz (Antoine Guillaume).
De brutorum imaginatione. Lipſ. 1749, in 4°.

Valckenaer (Philippe Jacques).
De conſentione partium in corpore ſano & morboſo. Leid. 1749, in-4°.

Noreen (Jean) Médecin de Gottingue.
Diſp. De uracho. Gotting. 1749, in-4°. & dans la Collec. de Thèſ. de M. Haller. T. VII, & en François dans une Collec. d'Obſer. par M. Simon. *Paris* 1761.

Noréen soutient que l'ouraque est naturellement creux dans l'homme & dans les animaux; & il assure qu'il n'est point renfermé dans une duplicature du péritoine, comme MM. Winslow & Garengeot l'ont avancé, mais qu'il est posé extérieurement sur le péritoine, de façon cependant que le tissu cellulaire du péritoine, environne tout l'ouraque : selon cet Anatomiste, la tunique nerveuse, & la tunique veloutée, sont le fondement du réceptacle de l'urine, elles forment aussi presque uniquement l'ouraque ; il prétend que ces tuniques intérieures de la vessie s'allongent & forment un appendice très menu, qui quelquefois répond à peine au diametre d'un tiers de ligne, & qui va en diminuant, jusqu'à ce qu'étant devenu aussi petit qu'un cheveu, il se partage en rameaux encore plus fins. Noreen décrit chacun de ces vaisseaux, & l'imagination a plus de part dans tout ce qu'il dit, que l'observation des parties : il conclut que l'ouraque est percé, & qu'il finit au-dedans du cordon; l'urine passe de la vessie dans l'ouraque, où elle s'accumule ; cette vérité se prouve suivant lui, par le défaut de l'allantoïde, par la longueur du cordon ombilical, qui ne peut avoir celle d'une aulne, que pour contenir l'urine au lieu de l'allantoïde, & par la substance même du cordon, puisque, dit-il, on y trouve toujours une liqueur semblable à l'urine.

Voilà un extrait du système proposé par Noreen sur la structure & les usages de l'ouraque ; s'il paroît ingénieux, il est démenti par l'observation.

Werth (Engelb).
De functionibus pulmonum. Marburg. 1749, in-4°.

Desport (François), Chirurgien de la Reine & des Armées du Roi.
Traité des plaies d'armes à feu. Paris 1749, in-12.

L'Auteur, après avoir donné une idée des plaies d'armes à feu, combat les préjugés répandus dans divers ouvrages contraires à leur traitement, la contusion au suprême degré appelée attrition par quelques-uns, est le principal effet des plaies d'armes à feu : M. Desport prétend que c'est mal-à-propos qu'on a voulu bannir l'usage des bourdonets, tentes & sétons, du traitement des plaies d'armes à feu : il blâme l'emploi des topiques spiritueux qui empêchent la suppuration de s'établir, irritent les parties, & souvent retardent la chûte de l'escarre.

M. Desport décrit une nouvelle maniere d'opérer la gastroraphie, dont l'Historien de l'Académie de Chirurgie (T. III. p. 99), fait grand cas, Desport, parle d'une espece singuliere de fracture du crâne, qu'il nomme *fracture en pente* : la balle tombant sur le crâne fait une fente à la premiere table, avec léger enfoncement, une partie de la balle s'insinue dans la fente, & fracture la seconde table, de maniere qu'elle est séparée du reste de l'os, du côté de la fente, & tient encore du côté opposé, en formant un plan incliné : si la lame traverse obliquement les pieces fracturées, sa force amortie, la laisse sur la dure-mere, si elle est retenue entre les pieces fracturées, elle peut se cacher dans l'épaisseur de la fracture, & laisser au niveau de la surface extérieure du crâne, de quoi la reconnoître, & par la noirceur que l'on apperçoit, & par la rugine avec laquelle on s'assure si c'est du métal qui cause cette noirceur : c'est sur la connoissance acquise de cette circonstance, qu'on détermine le lieu ou doit se faire l'opération du trépan.

Corvinus (J. Frédéric Christian), Médecin de Strasbourg, soutint pour son Doctorat,

De hernia cerebri. Argent. 1749.

Le traitement que donne l'Auteur, eſt pris des obſervations de Chirurgie de M. le Dran : Corvinus y expoſe aſſez bien la doctrine de la hernie du cerveau.

Œder (Georges Chriſtian), Médecin de Gottingue, & Profeſſeur à Coppenhague, de la Société des Sciences de Montpellier, employé par le Roi de Dannemarch, pour recueillir les différentes raretés ſur l'Hiſtoire Naturelle.

De derivatione, & revulſione. Gotting. 1749.

De irritabilitate. Hafniæ. 1752, in-4°., & traduite en François par M. Tiſſot. *Lauſanne* 1760, in-12. Tom. II. de la Collect. ſur l'irritabilité

M. Oeder établit par les plus curieuſes expériences faites ſur les animaux vivans, l'irritabilité & l'irritation du cœur; il déduit comme un corollaire de ce qu'il a obſervé, qu'il paroît que la chaleur conſerve le mouvement du cœur ou des inteſtins, & qu'une partie de l'avantage que les derniers ont quelquefois ſur le cœur, vient du réfroidiſſement de cet organe, &c. Il ſeroit à ſouhaiter que tous ceux qui font des expériences, viſſent auſſi-bien que M. Œder, on termineroit bientôt pluſieurs queſtions de Phyſiologie.

Taillard (M.), Fils, Chirurgien.

Elémens de Phlebotomie. Paris 1749, in-12.

Il n'y a rien de nouveau dans cet ouvrage, & il eſt extrêmement mal écrit.

Plouquet (Godefroi), Profeſſeur en Médecine à Tubinge.

De generatione corporum organiſatorum diſquiſitio. Stuttgard. 1749. in-8°.

L'Auteur y réfute l'exiſtence des vermicules dans la ſemence, & propoſe un ſyſtême très ſingulier.

De materialiſmo, cum ſupplemento & confutatione libelli L'homme machine *inſcripti. Tub.* 1751, in-4°.

Diſſ. contra harmoniam animi & corporis præſtabilitam Leid. 1754, in-4°.

Kirſchbaum (Pierre), Médecin de Strasbourg.

Diſp. De hernia ventriculi. Argent. 1749, in-4°.

Cette Diſſertation eſt intéreſſante par les obſervations que l'Auteur y rapporte, & par la clarté avec laquelle il indique le diagnoſtic, le pronoſtic, & le traitement de cette eſpece de hernie.

Blanc (Nicolas le), de Pontoife, habile Chirurgien, Lithotomifte de l'Hôtel-Dieu d'Orléans, Profeffeur Royal de l'Ecole de Chirurgie de la même ville, Membre de l'Académie Royale de Chirurgie, & de celles des Sciences de Rouen, & de Dijon.

Lettre à M. le Cat. Paris 1749, in-12.

Nouvelle méthode d'opérer les hernies, avec un effai fur les hernies, par M. Hoin. Orléans 1767, in-8°.

Perfuadé que dans le traitement des hernies, l'incifion des anneaux du bas ventre entraîne des accidens notables; M. le Blanc a penfé qu'il falloit trouver un moyen qui en fût à l'abri, & qui en procurât les mêmes avantages. La dilatation lui a parû devoir les produire, c'eft pourquoi il a imaginé un inftrument qu'il nomme *dilatatoire*, & dont il donne une ample defcription & une bonne figure. Il introduit cet inftrument dans l'anneau, & en écartant deux branches dont il eft compofé, il produit la dilatation à la faveur de laquelle il rentre les inteftins & l'épiploon dans le bas ventre : » la *dilatation* gra» duée, ménagée, que nous fubftituons, dit-il, à » l'*incifion*, dans l'opération des hernies, imite la » marche de la nature ; *elle exécute comme elle fon ac-* » *tion d'une maniere douce & modérée*. Cette opération, ajoute M. Leblanc, » confifte à étendre, dilater ou » aggrandir par degrés l'iffue d'une hernie, pour » faire rentrer les parties ; la préférence que nous » donnons à cette méthode, eft fondée, non-feule» ment fur une expérience conftante qui en prouve » la poffibilité, mais encore fur des principes que » l'Académie de Chirurgie a approuvés, &c «. (*a*) M. Leblanc compte parmi les Partifans de fa méthode, MM. Lieutaud, le Cat, Maret, Hoin, le Sage, &c. Je n'irai pas contre le témoignage avantageux que ces Auteurs rendent à la méthode de M. Leblanc : je me contenterai, dans cet ouvrage, de faire obferver que la méthode de dilater que M. Leblanc, donne comme nouvelle, a été propofée par plufieurs anciens Auteurs, & a même mérité la critique de quelques-uns : on trouvera à la Table des Matieres de cet Ouvrage, quelques remarques hiftoriques fur cet objet.

(*a*) Préface, pag. 1x.

Réfutation de quelques réflexions sur l'opération de la hernie.

M. Leblanc répond à quelques objections qu'on avoit faites à sa méthode.

Armster (Gerhard), Médecin de Gottingue.
Disp de paragomphosi fœtus in partu. Gotting. 1749.

L'Auteur y traite des fœtus arrêtés au passage.

Stroshelein (J. G.), Médecin de Strasbourg.
Disp de relaxatione vaginæ, prolapsu & inversione uteri. Argent. 1749.

Walbaus (J Julius), Médecin de Gottingue.
De venæ sectione veterum & recentiorum. Gotting. 1749.

Walbaus y donne la description d'un instrument à ressort, dont il vante les effets pour la Phlébotomie.

Reghellini (Janus).
Littera chirurgica sopra l'offessa della vista in una dona, &c. Venezia 1749, in-8°.

On y lit la description d'une ouverture à l'uvée à côté de la pupille, survenue à la suite d'un abcès, & qui rendit la vue double. L'Auteur établit l'existence de la cataracte membraneuse sur diverses observations intéressantes ; il seroit à souhaiter que ce petit ouvrage fût plus connu qu'il n'est.

Baciocchi (Jean Dominique).
Lettera intorno l'estrazione d'un calculo esistente sotto la lingua. Brescia 1749, in-8°.

On y trouve la description d'un calcul salivaire, que l'Auteur a extrait du conduit de Warthon.

Moers (Theodore Ernest Joseph).
Idea generalis nutritionis. Heidelbergæ. 1740, in-4°.

Mantelassi (Christophe), Apothicaire.
Lettera sopra varie materie. Firenz. 1749, in-8°.

On y lit l'exemple d'une superfétation.

Birch (Thomas).
The wisdom of God proved from the frame of man. Lond. 1749 in-4°.

Cet ouvrage est écrit dans le goût de celui de Derham.

Caze (Louis de la), naquit en 1703 à Lambege, petite ville du Béarn; alla à Montpellier pour y étudier en Médecine, & y reçut le bonnet de Docteur en 1724. M de la Caze vint à Paris en 1730, il y acquit la Charge de Médecin ordinaire du Roi, & pratiqua la Médecine avec beaucoup de succès jusqu'à sa mort, qui arriva en 1765.

Specimen novi medicinæ conspectus. Parisiis 1749 1751, in-8°.

Idée de l'homme physique & moral. Paris 1755, in-8°.

Institutiones medicæ, 1755, in-12.

Mélanges de Physique & de Morale. Paris 1761, in 8°.

Dans tous ces ouvrages l'Auteur entreprend de prouver l'action de la région épigastrique, & son influence sur toutes les fonctions, tant physiques que morales. Ce Médecin parent de M. de Bordeu, a comme on fait, partagé avec lui ses travaux; mais on fait aussi que M de la Caze a donné principalement des observations faites sur lui-même; ses ouvrages sont pleins de traits philosophiques, qui font connoître le génie de leur Auteur : au reste, le système qui y est détaillé est fort approchant de celui de Vanhelmont.

Stampini (Louis), Auteur Italien, qui nous a donné une bonne description d'un fœtus monstrueux.

Descrizione d'un feto con la maggior parte delle membre radoppiata. Rom. 1749, in-4°.

Losseau (Charles Ernest Augustin), Médecin d'Erfordt.

De optima ossium in sceleto artificiose jungendorum ratione. Erfurt. 1749, in 4°.

Cette dissertation est fort bonne, de l'aveu même de M de Haller.

Kesler (Charles Gottlieb).

Die bewegung der electrischen materie als die wahre ursache der bewegung und empfindung. Landshut 1749, in-8°.

Cet Auteur parle d'après plusieurs Ecrivains, de la matiere électrique des animaux

Silberling, Médecin de Strasbourg.

De humorum corporis humani gravitate specifica. Argent. 1749, in-4°.

Cette dissertation est recommendable par plusieurs réflexions judicieuses de l'Auteur sur l'économie animale.

EICHEL. Eichel (J.), Médecin.
Experimenta circa sanguinem humanum instituta. E*r*furt. 1749, in-4°.

BAUMER. Baumer (J.), Médecin.
Méthodus surdos à nativitate reddendi audientes. Erfurt. 1749. in-5.

FOREST. Forest (Wencesl. Adam. Math).
De sensibus externis. Prag. 1749. in-4°.

1750. ROEDERER. Roederer (Jean George), Professeur en Médecine à Gottingue, de l'Académie de Petersbourg, & de celle de Chirurgie de Paris, des Sociétés Royales des Sciences d'Upsal, de Suede & de Gottingue ; naquit à Strasbourg en 1726, & reçut une éducation des plus soignées : il étudia d'abord la Médecine dans sa patrie, mais il vint à Paris se perfectionner, d'où il passa en Angleterre, en Hollande, & en Allemagne. Roederer s'étoit principalement occupé de l'art des accouchements, aussi l'exerça-t-il avec célébrité dès qu'il fût de retour dans sa patrie. M. de Haller, dont Roederer étoit le disciple, crut devoir l'appeller à Gottingue pour y professer les accouchements, & ce fut en 1754 qu'il obtint cette place. Les leçons qu'il fit avec succès, les cures brillantes qu'il opéra, & les écrits qu'il composa, lui méritèrent une place dans différentes Accadémies ; mais il en jouit peu de tems, sa santé s'étant dérangée il revint à Strasbourg où il mourut en 1763. Roederer a publié un grand nombre de programmes, & il est Auteur de plusieurs dissertations & de quelques ouvrages.

Disp. de fœtu perfecto, pro gradu Doctoris. Argent. 1750, in-4°.

L'Auteur y établit les proportions que les parties ont entr'elles ; il prétend que l'ouraque est creux, qu'il donne attache à plusieurs fibres musculeuses de la vessie ; décrit les deux colonnes qu'on apperçoit dans la matrice du fœtus, & fait quelques remarques intéressantes sur la figure des ovaires, & sur le trou ovale du cœur, &c.

Progr. de axi pelvis. Gotting. 1751.

Cette differtation eft très intéreffante, en ce que Roederer y donne les différentes dimenfions du baffin, & y détermine la pofition naturelle de la matrice.

Difp. de ictero, illoque fpeciatim, quo infantes recens nati laborant, 1753.

Progr. obferv. medicarum de fuffocatis fatura, 1753.

Roederer parle d'une fille qui s'eft noyée, quoiqu'elle eut le trou ovale ouvert, & de plufieurs enfants étouffés en fortant de la matrice, &c.

Elementa artis obftetriciæ, in ufum prælectionum academicarum. Gotting. 1753, in-8°. 1759, in-8°. *Coloniæ* 1763, in-8°. & trad. en François par M. Patris. *Paris* 1765, in-8°.

L'eftime générale que les gens de l'art ont pour cet ouvrage, en fait mieux l'éloge que tout ce que j'en pourrois dire. M. Roederer y préfente en peu de mots les principes fondamentaux des accouchemens ; il commence d'abord par une defcription des parties, & elle eft originale à plufieurs égards ; ce qu'il y a de meilleur concerne les proportions que les os du baffin ont entr'eux par leur figure & par leur volume ; il a déterminé les différentes dimenfions du baffin de la femme, & les marques auxquelles on peut le diftinguer du baffin de l'homme, &c. &c. M. Roederer ne croit point que les os pubis s'écartent dans l'accouchement naturel. Cet habile Médecin établit la proportion qu'il y a entre le volume de la tête de l'enfant & la capacité du baffin de la mere : il s'eft convaincu par diverfes obfervations que le col de la matrice s'aminciffoit, & que le fonds de la matrice s'épaiffifoit à proportion que la groffeffe approche de fon dernier terme. M. Roederer eft perfuadé que la figure de la matrice varie dans les différens âges ; il donne dans un chapitre particulier, celle de la matrice de la fille, & dans un autre celle de la matrice d'une femme enceinte, &c. &c. Il admet l'exiftence de l'hymen, &c. &c. Il décrit encore la matrice telle qu'il l'a vue après l'accouchement ; il fe fervoit du forceps, mais fort rarement, &c. &c. On trouvera dans ce même ouvrage des préceptes importans fur les principales efpeces d'accouchemens, & l'on ne

peut mieux faire que d'en étudier la pratiqu plu-
sieurs célébres Accoucheurs, d'après lesquels je parle, font le plus grand cas du traité de Roederer, &c.

De uteri schirro. Gott. 1755.

Ce programme est rempli d'observations intéressantes, & l'on y trouve deux figures où l'on voit les parties de la génération de la femme dans leur état naturel, & quelques vices contre nature de conformation.

Nonnulla motus muscularis momenta, ibid. 1755.

De vi imaginationis in fœtum negata, quando gravida mens à causa quacumque violentiore commovetur; publici juris facta. Petropol. 1756.

Observ. de partu laborioso decades duæ. 1756.

Roederer y traite des accouchements, dans lesquels l'enfant présente le bras, ou dont le col est ceint du cordon ombilical, &c.

De temporum in graviditate & partu æstimatione, 1757.

Progr. observationes de genitalibus virorum, ad dissert. D. Grund. 1758.

Observ. de cadaveribus infantum morbosis ad diss. D. Weber 1758.

Observ. de fœtu, ad diss. D. Isaiæ Judæ, 1758.

Obs. de animalium calore, ad diss. D. Grimm. 1758.

Obs. de ulceribus utero molestis, 1758.

Disp. de secretione, 1758.

De non damnando usu perforatorii in paragomphosi ob capitis molem, 1758.

Observ. de cerebro, ad diss. D. Ullmann. 1758.

Icones uteri humani. Gotting. 1759, in-fol.

La description des planches me paroît meilleure que les figures : il y a plusieurs remarques sur la description de la matrice dans le bassin, dans différents âges de la vie ; sur celle de la femme enceinte ; sur les vaisseaux & les lacunes de ce viscere.

Progr. de ossium vitiis, ad diss. D. Bruno, 1760.

Animadversiones de arcubus tendineis musculorum originibus, ad diss. D. Stein. 1760.

Continuatio animad. de arcubus tendineis, &c. ad diss. D. Jansen 1760.

Progr.

Progr. de infantibus in partu suffocatis, ad diss. D. Koerber. 1760.

Obs. de submersis aqua, ad diss. D. Meder. 1760.

Les voies alimentaires & aériennes étoient vuides d'eau dans les sujets que Roederer a disséqués.

Obs. de cerebri sckirrho, 1762.

Obs. de hydrope ovarii ad diss. D. Papen. 1762.

Cette hydropisie fut accompagnée de symptomes particuliers qui devinrent mortels. Roederer ouvrit le sujet, & il nous rapporte fidelement ce qu'il a observé.

Opuscula medica, sparsim prius edita, nunc demum collecta, aucta & recusa. Gotting. 1764, in-4°.

On y trouve plusieurs des dissertations dont nous avons rapporté le titre, avec l'éloge de M. Roederer lu à la Société de Gottingue par M. Kaestner, Membre de cette Académie.

M. Roederer est Auteur de plusieurs bons Mémoires qu'on trouve dans le Recueil de la Société de Gottingue, & dont voici le titre :

De mola, 1752, Tom. II. pag. 354.

De communicatione uteri gravidi & placentæ, 1753, Tom. III. pag. 397.

De pondere & longitudine infantum recens natorum, 1754, ibid. pag. 410.

Fœtus parasitici descriptio, 1754, Tom. IV. pag. 136.

Pallucci (Noel Joseph), Bachelier en Médecine de l'Université de Paris, Chirurgien pensionnaire de Sa Majesté Impériale, Membre de l'Académie de Florence, Correspondant de l'Académie des Sciences de Paris, & Membre de celle de Chirurgie.

Description d'un nouvel instrument propre à abaisser la cataracte. Paris 1750, in-12.

Méthode d'abatre la cataracte. ibid. 1752, in-12.

L'Auteur a divisé cet ouvrage en quatre parties : il fait dans la premiere l'histoire anatomique des parties de l'œil ; & donne dans la seconde une dissertation sur la nature de la cataracte. Pallucci dit qu'elle provient de l'opacité du cristallin ; il en établit beaucoup d'especes, mais il s'en tient à la simple division de cataractes, en curables, incurables & douteuses. Pallucci décrit chacune de ces trois classes avec beaucoup d'exactitude ; son sentiment sur la cause de la couleur des cataractes blanc-de-perle, est particulier & nouveau ; il l'explique par la décomposition des couches les plus superficielles du cristallin, opérée par une humeur, qui, s'insinuant entr'elles, les souleve & les détache, ce qui fait qu'elles se séparent.

Dans la troisieme partie de l'ouvrage, Pallucci donne la description des différents instruments qui ont été employés pour faire l'opération de la cataracte, & il en indique les avantages & les inconvénients ; il y décrit fort au long celui dont il s'est servi avec le plus de succès.

Pallucci indique dans la quatrieme & derniere partie, les différentes méthodes qui ont été pratiquées depuis Celse jusqu'à présent ; ensuite il expose la sienne fort au long : mais je ne m'arrêterai pas à la rapporter, pour plus grande brieveté.

Nouvelles remarques sur la lithotomie, suivies de plusieurs observations sur la séparation du pénis, & sur l'amputation des mammelles. Paris 1750, in-12.

M. Pallucci y donne une description de la vessie, originale en plusieurs points : bien loin d'admettre le sphincter décrit par tant d'Anatomistes, il dit que la vessie en est entierement dépourvue par elle-même ; il n'aime pas qu'on regarde la partie supérieure de la vessie comme son fonds, &c. M. Pallucci donne une histoire abrégée des principales méthodes de tailler ; il fait l'éloge de celle de M. Goulard, habile Chirurgien de Montpellier, d'après sa propre expérience, car il nous apprend qu'il la pratique avec succès. Ce Chirurgien fait un reproche aux François qu'ils ne me paroissent point mériter ; c'est de ne point indiquer dans leurs ouvrages les parties qu'ils coupent. M. Pallucci trouve de l'avantage à laisser une cannule dans la plaie, & il conseille lorsqu'on veut pratiquer la méthode au haut appareil, de percer les tégumens & la vessie avec le troiscart, avant que d'en faire l'incision, &c. &c. M. Pallucci a donné de nouveaux noms aux principales méthodes de tailler.

Methodus curandæ fistulæ lacrimalis. Viennæ 1763, in-8°.

Szeli (Abraham).
Damna graviora ex abortibus. Altdorf. 1750, in-4°.
Ahlman (Chriſtian Frédéric), Médecin.
Diſſ. de regreſſu ſeminis ad ſanguinem. Francof. 1750, in-4°.
Reeps (Jean), de la Friſe, Docteur en Médecine de Leyde.
Diſp. de vitâ. Leid. 1750, in-4°.

Le diaphragme jouit, ſuivant cet Auteur, d'un ſi grand dégré de ſenſibilité, qu'il ne découvre aucune partie où ce ſens ſoit auſſi exquis.

Medina (Antoine de), Médecin Eſpagnol.
Cartilla nueva para inſtruir las madronas, &c. Madrid, 1750, in-8°.

L'Auteur a compoſé cet ouvrage en faveur des Sages-Femmes, il y donne un aſſez bon précis ſur l'art des Accouchements.

Held (Jean Nicolas), Médecin de Gieſſen.
Diſſ. de liquore amnii. Gieſſæ 1750, in-4°.
Hoernigk (Ruttg Gottl.), Médecin de Léipſick.
Epiſt. de reſpiratione. Lipſ. 1750, in-fol.
Diſſ. de induratione partium præter naturali. Lipſ. 1750, in-4°. avec figure.
Haen (Antoine), célébre Profeſſeur de Médecine pratique à Vienne.
De deglutitione, vel deglutitorum in cavum ventriculi deſcenſu impedito. Hagæ 1757, in-8°.
Ratio medendi Vindebonæ 1750, in-8°. &c. *Paris* 1761, 1768, in-12. 5 vol.

L'extrait de cet ouvrage appartient plus à l'hiſtoire de la Médecine, qu'à celle de l'Anatomie ou de la Chirurgie; c'eſt un tableau ſuivi des maladies, qui aſſure une réputation immortelle à ſon Auteur. Cependant M. de Haen, pour complettér ſon ouvrage, y a donné une analyſe très détaillée des urines & du ſang, conſidérés dans l'état naturel & dans l'état malade; il y rapporte diverſes experiences qui prouvent qu'on peut tirer le plus grand avantage de l'électricité dans la pratique de la Médecine; & a propoſé une théorie nouvelle sur la formation du pus, sur les hernies, sur le polype, sur la respiration, & sur le mouvement des poumons & du cœur ; sur la chaleur animale, sur les lithontriptiques, sur l'application des cauteres, sur l'anévrisme, & sur nombre d'autres maladies Chirurgicales, qu'on lit toujours avec un nouvel avantage. M. de Haen a inféré dans son ouvrage l'histoire d'un grand nombre d'ouvertures de cadavres, sur lesquelles il fonde sa pratique & sa théorie, &c.

De hæmorrhoidibus libellus. Vindobon. 1760, in-8°. *Paris* 1764, in-12.

Difficultates circa modernum systema de insensibilitate & irritabilitate, ibid. 1761, in-8°.

Les preuves sur lesquelles M. de Haen fonde son opinion contre le système de l'irritabilité, nous paroissent spécieuses : si les mouvements du cœur, dit-il, dépendoient de l'irritation causée par la présence du sang, il devroit se mouvoir plus long tems après la mort, parcequ'il est fréquemment rempli de sang ; & dans un autre endroit de cet ouvrage, il dit que si la contraction du cœur dépendoit d'un corps irritant qui agit sur ses fibres musculeuses, un cœur rongé d'ulceres seroit continuellement irrité & maintenu dans une forte & permanente contraction, &c.

M. de Haller a combattu les objections que M. de Haen a faites à son système ; mais celui-ci lui a répondu par l'ouvrage suivant :

Vindiciæ difficultatum contra Hallerum. Viennæ, 1762, in-8°.

TEUBELER. Teubeler (J. Christophe), Médecin de Halle, est l'Auteur d'une bonne dissertation, qu'il soutint sous la Présidence de Buchner.

Diss. de vulneribus cerebri non semper lethalibus. Halæ 1750.

Teubeler donne une exposition du cerveau, qui n'a rien de remarquable que sa clarté ; il y suit la doctrine de Ruysch, de Boerhaave & de Haller.

MERTRUD. Mertrud (M.), Chirurgien de Paris, Démonstrateur d'Anatomie & de Chirurgie au Jardin du Roi, mort en 1767.

Icon androgynæ. Paris 1750, in-fol.

Mémoire où l'on se propose de démontrer que le chyle passe des intestins aux veines lactées, n'entre pas dans le canal thorachique pour de-là être introduit dans la sousclaviere gauche, comme on l'a pensé depuis Asellius; & que suivant la découverte qu'on se flatte d'avoir faite, une partie du chyle entre dans les veines lombaires & azygos. Mém. des Savans Etrangers, T. III. p. 155).

Cet Anatomiste a injecté plusieurs fois le canal thorachique, & en a donné une description intéressante.

Timmermann (Théodore Gerh.).
Diss. de notandis circa naturæ in humana machina lusus. Duisburg. 1750, in-4°.

Wolfart (Jean Henri).
Tr. de infanticidio doloso ejusque speciebus. Francof. ad Mœn. 1750, in-4°.

Felix (Jacques), Médecin de Treves, Disciple de M. Haller, a publié:
De motu peristaltico intestinorum. Trevini. 1750, in-4°. & insérée dans le recueil de M. Haller, Tom. VII.

L'Auteur dit avoir observé le mouvement péristaltique dans les intestins, dans l'estomac, dans la vessie urinaire, dans la vésicule du fiel, dans l'uretre, & dans les vaisseaux lactés: il joint à sa these une description du canal intestinal dont on peut tirer quelque parti.

Aurivillius (Samuel), de Suede, Médecin de Gottingue, & Bibliothécaire de l'Université d'Upsal, nommé Professeur d'Anatomie en 1756, par la démission de Nicolas Rosen.
Diss. de vasorum pulmonalium & cavitatum cordis inæquali amplitudine. Gotting 1750, & se trouve dans le même recueil, Tom. VII.

Aurivillius adopte l'opinion des Anatomistes qui ont pensé que le ventricule droit est plus grand que le ventricule gauche, & que l'oreillette droite est encore plus grande que l'oreillette gauche: mais il pense différemment touchant les veines pulmonaires. Bien loin de dire comme eux qu'elles sont moins amples que les arteres pulmonaire, il prouve qu'elles sont beaucoup plus nombreuses & plus grandes: remarque très importante qui détruit l'opinion de ceux qui ont prétendu que le sang se condensoit dans le poumon,

XVIII. Siec. parceque les arteres qui l'y portoient avoient plus de capacité que les veines qui le conduisoient à l'oreillette gauche.

1750.

AURIVIL- *Hydrocephalus internus annorum* 45. *Upsal.* 1763, LIUS. in 4°.

De naribus internis. Ibid. 1760.

GONZALES. Gonzales (Grégoire Arias Don), célebre Chirurgien Espagnol.

Opusculo Historial Anatomico de heridas peligrosas, con modo breve de curarlas. Séville 1750.

LÉCLUSE. Lécluse (M) Chirurgien Dentiste, &c.

L'Auteur y donne un bon Traité sur les plaies dangereuses, avec une méthode pour les traiter.

Traité utile au Public où l'on enseigne la méthode de remédier aux douleurs, & accidens qui précedent & accompagnent la sortie des premieres dents des enfans. Nancy 1750, in 12. Paris 1754, in-12.

Nouveaux Elémens d'Odontologie, contenant l'Anatomie de la bouche. Paris 1754, in-12.

Ces ouvrages sont écrits avec beaucoup d'ordre & de clarté, & on y trouve quelques reflexions propres à l'Auteur sur la destruction des racines des dents de lait, sur la chûte des dents des vieillards, & sur les moyens de limer les dents avec des instruments de son invention & un gratte-langue, &c. &c.

RAVATON. Ravaton (M), Chirurgien Major de l'Hôpital Militaire de Landeau, des Armées du Roi, Inspecteur des Hôpitaux de Bretagne, Correspondant de l'Académie Royale de Chirurgie, Chevalier de St. Roch & Pensionnaire du Roi.

Traité des plaies d'armes à feu. Paris 1750, in-12. 1768, in-8°.

Cet Ouvrage est rempli d'observations intéressantes dans lesquelles on trouve une histoire suivie des plaies d'armes à feu, & des traitemens qu'on a mis en usage. M. Ravaton y traite des contusions, des incisions, & des plaies d'armes à feu, en général & en particulier : il suit l'ordre des parties : il a imaginé de nouveaux instrumens pour extraire les balles enfoncées dans les cavités, une machine pour réduire les luxations du bras, un chassis pour maintenir une jambe fracturée, &c. M. Ravaton a joint à chaque

Article les formules des différens médicaments qui lui ont le mieux réussi, l'ordre qu'il faisoit observer dans l'Hôpital Militaire de Landeau pour le manuel des pansemens, un état du nombre des malades que peut fournir une Armée de cent mille hommes en entrant en campagne, à demi-campagne & à la fin de la campagne ; celui des blessés après les combats, & un précis de tout ce qui doit composer un Hôpital ambulant pour une Armée plus ou moins nombreuse, &c. &c.

Lopez (Jean de Dios), Chirurgien de la Reine d'Espagne.

Compendio Anatomico, &c. Madrid 1750 & suiv. in-8°.

Cet Ouvrage est divisé en quatre parties.

L'Auteur y donne un précis d'Anatomie très bien fait, traite de l'ostéologie dans la premiere partie ; & de la myologie dans la seconde, &c.

Janke (Jean Gottf.).

Ep. De forcipe & forcipe ferramentis a Bingio inventis. Lipf. 1750, in-4°.

Runge (Ludolph. Henri), Fils, de Breme, Médecin de Rintelen, soutint sous la Présidence de Zeigler, la dissertation suivante.

De morbis præcipuis sinuum ossis frontis & maxillæ superioris &c. Rintel. 1750.

L'Auteur y rapporte plusieurs belles observations de son Pere sur les maladies des sinus frontaux & & maxillaires, ce qui rend cette dissertation intéressante.

Weltinus (Jean Jacques), Médecin de Bâle.

Disp. De anevrismate vero pectoris externo hemiplegiæ sobole. Basil. 1750. in-4°.

Papen (Henri), Médecin de Gottingue.

Epistola ad illust. Haller. De stupendâ herniâ dorsali. Gotting. 1750, & dans le Recueil de Thes. Chir. de M. Haller.

L'Auteur y donne l'histoire d'un déplacement de presque tous les intestins qui s'étoient échappées par la scissure ischiatique.

Leidenfrost (J. Gottl.).

De volvulo singulari intestini. Duisburg. 1750, in-4°.

Dufay. Dufay (Jean Théodore Félicité), Docteur en Médecine de la faculté de Montpellier, né à Clermont en Auvergne, a publié :

Tentamen Physiologicum an fluidum nerveum sit fluidum electricum. Monspel. 1750, in-4°.

Cet Auteur y soutient l'affirmative.

Jahn. Jahn (Jean Guillaume Frédéric), Médecin de Wittemberg.

De insolita calculi ingentis per scrotum exclusione. Witteberg. 1750.

La pierre dont il est question pesoit une once, & l'Auteur rapporte plusieurs exemples sur des pierres rendues par les mêmes voyes.

Paulitz. Paulitz (Jean Theophile), Médecin de Basle.

De venæ sectionibus in parturientibus. Basil. 1750, in-4°.

Il recommande l'usage de la saignée pendant la grossesse.

Dollfus. Dollfus (J. Henri), Médecin de Basle.

De hæmorrhagiis gravidarum Basil. 1750, in-4°.

Rameau. Rameau (Jean Philippe), célebre Musicien, né à Dijon le 25 Octobre 1683, & mort le 12 Septembre 1764, est Auteur de plusieurs ouvrages de Musique, dans lesquels on trouve quelques détails sur la théorie de la voix & du son ; les suivans sont ceux qui ont le plus de rapport à notre objet.

Démonstration du principe de l'harmonie. Paris 1750, in-8°.

Réflexions sur la maniere de former la voix. Ibid. 1752.

Démonstration du principe de l'harmonie fondamentale. Paris 1760, in-8°.

Guattani. Guattani (Charles), Chirurgien du Pape, Professeur d'Anatomie & de Chirurgie dans les Hôpitaux de Rome, Correspondant de l'Académie Royale des Sciences & Associé Etranger de celle de Chirurgie de Paris, envoya en 1750, à l'Académie des Sciences, une observation sur deux anevrismes observés dans un seul sujet, & sur un polype sanguin trouvé dans le ventricule gauche du cœur.

Sur une double veine azygos. Mem. des Sav. Etrangers, Tom. III. pag. 512.

Cet Anatomiste a trouvé deux veines azygos dans un seul sujet, semblables en tout à celles dont Lancisi avoit parlé : aussi s'est-il contenté d'envoyer la description que Lancisi en avoit donnée ; il y a seulement joint une figure qui me paroît très bien faite.

Essais sur l'œsophagotomie. Mém. de l'Acad. Royal. de Chir. Tom. II. 1757, pag. 351.

C'est un des bons Mémoires qui soient contenus dans le Recueil de l'Académie de Chirurgie. M. Guattani y décrit la vraie position de l'extrémité supérieure de l'œsophage qu'il dit être placée constamment à gauche de la trachée artere, & non directement par derriere comme l'avoient avancé quelques Anatomistes, moins versés dans l'exercice & dans l'histoire de leur Art. La position de l'œsophage étant connue, M. Guattani conseille & décrit l'œsophagotomie, & ce qu'il dit à ce sujet, est le fruit de ses expériences sur les animaux vivans & sur les cadavres humains.

Stella (M.), Chirurgien à Venise, communiqua à M. l'Abbé Nollet, une observation sur une pierre de la vessie, dans le centre de laquelle on trouva une épingle.

Bouslac (M.), Docteur Régent de la Faculté de Médecine d'Angers.

Observations sur la route de l'ouraque, & son usage. Journal des Sav. mois de Sept. 1750.

L'ouraque, suivant cet Auteur, parvient rarement à l'ombilic, il se porte tantôt à droite, tantôt à gauche, & selon lui, il se termine par plusieurs ramifications à l'une ou à l'autre des arteres ombilicales, ce qu'il dit avoir démontré en 1739 ou 1740.

D'après une telle anastomose, M. Bouslac prétend que l'ouraque verse dans les arteres dans lesquelles il s'abouche, l'urine du fœtus qui ne peut être contenue dans la vessie · ce Médecin pense que le thymus & les capsules atrabilaires, contiennent une liqueur que les veines repompent, &c.

Vandermonde (Charles Augustin), Docteur Régent de la Faculté de Médecine de Paris, Censeur Royal, Membre de l'Institut de Bologne, né à Macao dans la Chine, le 18 Juin 1727, mort à Paris le 18 Mai 1762.

An successiva partium fœtus generatio? 1750, affirm. *Resp. Lud. Petr. Mar.* Maloet.

Recueil Périodique d'Observations de Médecine, ensuite sous le titre de *Journal de Médecine, de Chirurgie & de Pharmacie. Paris* 1754, & suiv. in-8°. 32 vol.

M. Vandermonde eut dabord quelque peine a établir ce Journal : mais l'utilité de son objet, & la maniere dont il le remplit, fixerent avantageusement l'attention du Public : les Médecins & les Chirurgiens François, animés d'une noble émulation pour leur état, l'accueillirent & fournirent de leur côté des observations fort intéressantes qu'on chercheroit vainement dans d'autres Livres, & qui eussent péri avec eux sans le secours du Journal.

La mort de M. Vandermonde n'a porté aucun préjudice à ce Journal, M. Roux, Docteur Régent de la Faculté de Médecine de Paris, qui joint à de vastes connoissances un amour peu commun pour son état, a bien voulu s'en charger, & il remplit si supérieurement les fonctions de Journaliste, qu'il rend son ouvrage périodique de la derniere utilité par les extraits qu'il donne des Livres de Médecine, & par les choix qu'il fait des matieres qu'il communique au Public. Impartial dans la critique comme dans la louange, il apprécie les Ouvrages ce qu'ils valent. J'ai rendu compte dans plusieurs endroits de cette histoire, des dissertations d'Anatomie & de Chirurgie qu'on trouve dans ce Recueil Périodique.

Asche (Georges Thomas), Médecin de Gottingue.
Disp. De primo pare nervorum medullæ spinalis. Gotting. 1750, in-4°.

L'Eloge que M. de Haller fait de cette Dissertation, est une preuve de sa bonté : Asche assure que la premiere paire des nerfs de la moëlle épiniere a deux racines, lesquels naissent de la moëlle épiniere, au-dessus de la premiere vertebre, l'une sort de sa partie antérieure, & l'autre de sa partie postérieure, &c &c.

Erpel (J. Philippe).
Nachricht von einer frauen welche zugleich fung Kinder vier misgeburten, und ein mondkalb gebohren. Hall. 1750, in-8°.

Schimper (J. Conr.), Médecin de Basle.
De signis graviditatis. Basil. 1750, in-4°.
Dolde (J.), Médecin de Basle.
De colostro. Basil. 1750.
Snellen (Corneille Thomas).
De varia vitæ energia. Leid. 1750, in-4°.
Gibson (Guillaume).
On the diseases of hoases. Lond. 1750, in-4°.
Roloff (Christian Louis), célebre Médecin, Disciple de M. Haller, a publié,
De fabrica & functione lienis. Francof. ad viad. 1750.

Cette These est fort bonne au rapport de M. de Haller.

Munnikhoff (Jean).
Ontleedkundige zumen telling..... Van de byzondere plaats ... Der Breuken Amsterdam. 1750, in-8°.

Cet Auteur n'approuve pas ceux qui réduisent les intestins sans ouvrir le sac herniaire; il blâme la plûpart des bandages qu'on a inventés, & en promet un de sa composition.

Dorigny (Anne Claude), Docteur Régent de la Faculté de Médecine de Paris.
An succorum dissolventium actio, præcipuum sit digestionis instrumentum? Paris 1750, *Resp. Jo. Bapt.* Thurant.

Thiery (François) Docteur Régent de la Faculté de Médecine de Paris.
An præter genitalia, sexus inter se discrepent? 1750, affirm. *Resp. Edmun. Thom.* Moreau.
An in celluloso textu frequentius morbi & morborum mutationes? 1757, affirm. *Resp. Guillel.* Berthold.

Hosty (Ambroise), Docteur Régent.
An absque bile chylosis imperfecta. 1750, affirm. *Resp. Jo. Bapt.* Basseville.

Nouguez (Martin), Docteur Régent.
An retina primarium visionis organum. affirm. 1750, *Resp. Car.* Gillot.

Gervaise (Louis Alexandre), Docteur Régent.
An fœtus in utero respiret. 1750, Negat. *Resp. Petr.* Agacsse.

Navier (Pierre Touffaint), Médecin, Correspondant de l'Académie Royale des Sciences, Membre de la Société Littéraire de Châlons-fur-Marne, né à S. Dizier en Champagne, a publié :

Lettre fur quelques obfervations d'Anatomie...... 1751, in-4°.

Lettre à M. Aubert, dans laquelle on examine fi le péritoine enveloppe immédiatement les inteftins, 1751, in-4°.

L'Auteur y foutient, que lorfque le fac du péritoine eft parvenu fur le corps des vertébres, les deux côtés qui s'y rencontrent après s'être joints, forment un prolongement tranfverfal, qui vient gagner le méfentere; que là ils fe féparent de nouveau, & fe prolongeant, l'un d'un côté, l'autre de l'autre, vont fe réunir fur la partie convexe des inteftins, & en forment la tunique extérieure. M. Navier y dit que le péritoine, en embraffant les inteftins par une duplicature membraneufe, les enveloppe immédiatement, &c. cependant cette defcription lui a attiré la critique de M. Aubert; M. Navier lui répondit, avec toute l'honnêteté & la modeftie qui caractérifent un favant.

Réplique à la critique ou libelle de M. Aubert, &c. Châlons 1753, in-8°.

Obfervations fur l'amoliffement des os. Paris 1755, in-12.

Cet ouvrage eft curieux & intéreffant, par les remarques que M. Navier y fait fur cette maladie.

M. Navier communiqua à l'Académie des Sciences en 1750, l'hiftoire d'une dilatation prodigieufe de l'inteftin rectum & de l'ovaire.

Aubert (François), Médecin des Hôpitaux de Châlons-fur-Marne, né à Dormans le 28 Septembre 1695, & Auteur de quelques ouvrages de Médecine, a écrit :

Réponfe aux écrits de M. Navier fur le péritoine, 1751, in-4°.

C'eft une critique peu fondée de l'ouvrage de M. Navier, dont je viens de parler.

Zimmerman (Jean George), Médecin de Gottingue, & difciple de M. de Haller.

Differt. de irritabilitate. Gotting. 1751, in-4°. &

traduit en François par M. Tiſſot. *Lauſanne*, 1760, in-12.

L'Auteur y établit, au rapport de M. de Haller, par diverſes expériences faites ſur les animaux vivans :

1°. Que la dure-mere eſt inſenſible.
2°. Que les tendons le ſont de même.
3°. Auſſi bien que la plevre.
4°. Il établit l'inſenſibilité du péricarde.
5°. Celle du péritoine.
6°. Que les animaux à ſang froid vivent & marchent ſans le ſecours du cerveau.
7°. Que les bleſſures de la moëlle de l'épine ne ſont pas funeſtes ſur le champ.
8°. Que les irritations des nerfs produiſent des convulſions même après la mort de l'animal, ou dans un muſcle ſéparé du tout.
9°. Que le cœur d'un animal arraché du corps continue de battre.
10°. Qu'il en arrive de même dans un animal, auquel on a coupé la tête ou enlevé le cerveau, ou détruit la moëlle de l'épine.
11°. Que les animaux à ſang froid vivent quelques tems ſans cœur.
12°. Que l'oreillette du cœur bat plus long tems que le ventricule.
13°. Que le mouvement du cœur dure plus long tems que celui des inteſtins, à moins que le froid ne le ſupprime, &c.

Chriſtel (Godefroi), Médecin de Strasbourg.
Diſſ. de partu gemellorum coalitorum. Argent. 1751, in-4°.

Heintze (Frédéric Godefroi).
Diſſ. de carie oſſium. Gryphſwald. 1751, in-4°.

Dwarris (Fortuné), de la Jamaïque, Médecin de Leyde.
De catameniis. Leidæ 1751, in-4°.
L'Auteur s'attache à critiquer Freind, & M. Aſtruc.

Nunn (André), Médecin d'Erford.
Diſſ. qua everſâ vaſorum rubrorum uteri anaſtomoſi ac communicatione cum placenta, ſaniorem ac naturæ inſtituto magis conſentaneum nutritionis fœtus

modum ac mechanifmum demonftrat. Erfurd. 1751 ? in-4°.

Progr. de dignitate anatomes ad chirurgiam, ibid. 1752, in-4°.

Heuermann (George), Docteur en Médecine, & Profeffeur de l'Académie de Coppenhague.

Phyfiologie. Coppenhague, 1751. in-8°. 4 vol.

Abhandlung von den vornehmften chirurgifchen operationen. Coppenhague 1754.

L'Auteur y donne le réfultat de plufieurs expériences faites fur les animaux vivans, lefquelles prouvent que la dure-mere eft infenfible dans fa fituation naturelle, & que la membrane qui recouvre les nerfs l'eft auffi bien qu'elle ; que les tendons & les membranes font infenfibles.

Vermale (Raymond de), Confeiller d'Etat, premier Chirurgien de l'Electeur Palatin, ancien Chirurgien Aide-Major des Armées du Roi, & Affocié Correfpondant de l'Académie Royale de Chirurgie de Paris, &c.

Lettre fur l'extraction du cryftallin hors du globe de l'œil, nouvelle opération imaginée par le célébre M. Daviel, 1751, in-12.

M. Vermale prétend que M. Daviel eft le premier qui ait opéré la cataracte par extraction du cryftallin : & il le loue beaucoup d'avoir inventé cette méthode.

Ce Chirurgien, perfuadé que la méthode d'amputer les membres, en conservant un lambeau de chair, avoit des avantages manifeftes, a penfé à la perfectionner ; & au lieu de ne conferver qu'un feul lambeau, il a confeillé, de même que M. Ravaton, d'en former deux ; de fcier enfuite l'os, de faire une ligature aux vaiffeaux, & d'appliquer les deux lambeaux pour en procurer promptement la réunion, & éviter l'exfoliation de l'os, & la grande fuppuration. La méthode de M. Vermale differe cependant de celle de M. Ravaton ; mais comme de pareils détails meneroient trop loin, je renvoye aux différents mémoires de M. la Faye fur l'amputation. *Mém. de l'Acad. de Chirur.* Tom. II.

M. de Vermale a publié dans le Journal de Médecine, plusieurs lettres sur diverses maladies des yeux.

Zwinger (Frédéric), Docteur en Médecine, Professeur d'Anatomie & de Botanique dans l'Université de Bâle, est l'Auteur de quelques mémoires insérés dans les actes de Bâle.

Casus de suffocato puero à semine phaseoli in asperam arteriam illapso, conscriptus. Acta Helvetica 1751, Tom. I. pag. 43.

On fit usage des boissons émollientes, mais sans aucun succès ; cependant comme on trouva le corps étranger extrêmement ramolli & gonflé, Zwinger croit qu'une partie de la boisson avoit pénétré la trachée-artere ; mais il se fonde sur une trop foible preuve, pour qu'on y ajoute foi : il y a apparence que la féve s'étoit imbibée de la liqueur même qui transude de la surface interne de la trachée-artere.

Respinger (Jean Henri), Docteur en Médecine à Bâle.

Observatio anatomica hydropis peritonei. Acta Helvetica, 1751, Tom. I. pag. 52.

Cette observation a du rapport à celle de M. Littre, dont on peut consulter l'histoire.

Observatio duorum ovorum monstrosorum satis sibi similium, ibid. pag. 81.

De ovariorum intumescentia, ibid. 1755, Tom. II. pag. 277.

Hofer (Jean), Docteur en Médecine.

De polypo faucium & œsophagi feliciter extracto. Acta Helvetica, 1751, Tom. I. pag. 62.

De possibilitate physicâ longævitatis Patriarcharum antediluvianorum, ibid. 1758, Tom. III. pag. 169.

Observatio monstri humani, ibid. pag. 366.

De morte & sectione calculosi, ibid. 1762, Tom. V. pag. 162.

De morte à lacerato œsophago in devoratore vitri, ibid. pag. 165.

Willius (Nicolas), Docteur en Médecine & en Chirurgie de Bâle, & de l'Académie de Chirurgie de Paris.

De abscessu musculorum abdominis in fœmina gravida, Acta Helvetica 1751, Tom. I. pag. 73.

L'Auteur dit avoir tiré un ver vivant de l'abcès.
De abscessu musculorum abdominis rustici quinquagenarii persanato, ibid. pag. 76.

STUPAN. Stupan (Jean Rudolphe), Médecin de Bâle.
Casus abscessûs mesenterii, diarrhæâ purulentâ soluti, ibid. 1751, Tom. 1. pag. 78.

OTT. Ott (Martin), de Schaffouse.
Historia renis sinistri morbosi, ibid. Tom. 1. 1751. *in appendice*.

PEYER. Peyer (Huldric), Médecin de Schaffouse.
De ovario virginis hydropico, ibid. *in appendice*.

GRANDCLAS. Grandclas (Claude François), Docteur Régent de la Faculté de Médecine de Paris.
An ex poris potius quàm ex vasorum extremitatibus transpiratio? Paris 1751, affirm. *Resp. Jo. Bapt.* Barjolle.
An partus naturalis incerto circumscribatur termino? 1757, *Resp. Lud. Maria.* Girard de Villars.

ALLEAUME. Alleaume (Jacques Louis), Docteur Régent.
An idem sudoris & perspirationis organum? 1751, affirm. *Resp. Cl. Jos.* Gentil.
An propria medici scientia œconomiæ animalis cognitio? 1757, affirm. *Resp. Joann.* Descemet.

DIENNERT. Diennert (Alexandre Louis), Docteur Régent.
An pars fibrosa sanguinis ab ejusdem attritu sobolescat? 1751, *Resp. Jac. Gourlez* de Lamotte.
An quantum sanguinis, tantum lymphæ momentum? 1757, affirm. *Resp. Natal. Nicol.* Mallet.

COURTIVRON. Courtivron (M.), de l'Académie Royale des Sciences, communiqua à l'Académie en 1751 une observation décisive d'une superfœtation.

CABANY. Cabany (M.), le fils, Chirurgien, trouva en disséquant le cadavre d'un homme mort de la dysenterie, un corps osseux adhérent à la tunique externe de l'intestin ileum. *Hist. de l'Acad.* 1751.

On lit dans l'histoire de la même Académie (1751), qu'il sortit de la flamme du ventricule d'un bœuf qu'on ouvrit quelque tems après sa mort ; qu'un homme né avec six doigts à chaque main, avoit eu quelques enfants avec six doigts de chaque main, lesquels eurent d'autres fils qui en eurent un égal nombre.

Hoffmann

Hoffmann (Guillaume Chriſtian), Médecin.
De oſſibus fœtus quatenus inſerviunt certæ ætati determinandæ, in caſu ſuſpecti infanticidii. Lipſ. 1751, in-4°.

Teſſier (Jean-Baptiſte), Médecin, né à la Havane dans l'Iſle de Cuba, a publié la diſſertation ſuivante :
Poſitiones ex phyſiologiâ generali corporis deprompta, 1751, in-4°.

Exton (Brudenel).
New ſyſtem of midwifry, 1751, in-8°.

Beyrès (Paul), Médecin de Montpellier.
Phyſiologiæ conſpectus anatomico mechanicus. Perpiniani, 1751, in-4°.

Cette theſe contient un abrégé aſſez bien-fait de la Phyſiologie de Boerhaave, auquel l'Auteur a joint les remarques de quelques modernes.

Ramſpek (Jacques Chriſtophe), Médecin.
Specimen anatomicum. Baſil. 1751.
Specimen alterum, ibid. 1753, in-4°.

Eſteve (Louis), Docteur en Médecine de l'Univerſité de Montpellier.
Traité de l'ouie, auquel on a joint une obſervation qui peut ſervir à éclaircir l'action du poumon du fœtus. Avignon 1751, in-8°.

Je n'ai pu me procurer cet ouvrage. M. Eſteve a publié un précis de la vie de M. Fizes, dont j'ai fait uſage en donnant l'hiſtoire de ce Médecin.

Leroy (Charles), Profeſſeur en Médecine à Montpellier, de la Société Royale des Sciences de la même Ville, eſt l'Auteur de pluſieurs ouvrages de Médecine très-eſtimés, & de deux mémoires qui ont du rapport à notre hiſtoire, adoptés par l'Académie des Sciences.

Sur les organes de la reſpiration de la tortue, & ſur l'oreille humaine, & ſe trouve dans le Recueil des Mémoires des Savans Etrangers 1751.

Sur le méchaniſme, par lequel l'œil s'accommode aux différentes diſtances des objets. Mémoires de l'Académie des Sciences 1754.

M. Leroy eſt perſuadé, d'après pluſieurs expériences qu'il a faites, que c'eſt par les mouvements de la pupille, que l'œil s'adapte aux différentes distances des objets, & il ne croit pas que le cryftallin puiffe s'éloigner plus ou moins de la rétine, & par ces mouvements adapter l'œil aux différentes diftances des objets. M. de la Hire avoit embraffé la premiere opinion, & la feconde a été foutenue par Porterfields.

Hefs (Roder).
Diff. de vomitu gravidarum. Bafil. 1751, in-4°.

André (M.), Chirurgien de l'Hôpital de la Charité à Verfailles

Differtation fur les maladies de l'uretre, qui ont befoin de bougies. Paris 1751, in-12.

Obfervations pratiques fur les maladies de l'uretre. Paris 1756, in-12.

Maniere de faire ufage des bougies anti-vénériennes. Paris 1758, in-8°.

Nouvelles obfervations fur les maladies de l'uretre. Paris 1766, in-8°.

Ce Chirurgien prétend avoir des bougies dont il fe réferve le fecret de la compofition, qui ont felon lui la propriété d'exciter la fuppuration des excroiffances charnues de l'uretre.

Whytt (Robert), Docteur en Médecine de la Société Royale de Londres, Membre du College Royal des Médecins, & Profeffeur en Médecine dans l'Univerfité d'Edimbourg.

Effay on vital motion in animals. Edimbourg. 1751, in-8°.

Ce Médecin fe montre par-tout partifan zelé de Stahl dont il fuit la doctrine, il attribue à l'ame les principales fonctions, & il tâche fouvent de combiner les principes de Stahl avec ceux de Boerhaave.

Obfervations on the fenfibility and irritability of the parts of man and other animals. Edimbourg. 1755, in-8°.

Il s'éleve contre les principes de M. de Haller fur la fenfibilité & fur l'irritabilité, & il a adopté une façon de penfer fi éloignée de celle de M. de Haller, qu'il dit qu'il le trouve *très malheureux* d'avoir féparé l'irritabilité de la fenfibilité.

Phyfiological effays. Edimbourg. 1757, in-12. 1763, in-12.

Whytt est l'Auteur de quelques Mémoires insérés dans les *Essais de Médecine d'Edimbourg.*

Essai sur la découverte d'un remede très sûr pour dissoudre la pierre. Tom. V. pag. 11. Art. LXIX.

Ce Médecin recommande l'usage de l'eau de chaux contre la pierre, & il la regarde comme infaillible ; il se fonde sur quelques observations favorables à son opinion.

De la différence qu'il y a entre la respiration & le mouvement du cœur dans les personnes endormies, & dans celles qui sont éveillées. Essais de Physique d'Edimb. T. I. Art. XIX.

Cet Auteur donne ce Mémoire comme une suite de son Essai sur les mouvements vitaux & involontaires des animaux, dans lequel il démontre que la dilatation des ventricules du cœur vient de la force du sang veineux qui y aborde, de même que leur contraction est produite par l'action du même sang qui agit sur eux, & que le cœur, ajoûte Whytt, ne sauroit être affecté que par l'action du sang en tant qu'il est un organe sensible ; d'où il s'en suit que la lenteur du pouls pendant le sommeil, & même en tout autre cas, vient d'une ou de plusieurs causes telles qu'une diminution de la qualité stimulante du sang, de la lenteur de son retour vers le cœur, d'une moindre sensibilité du cœur même : ces conditions existant dans le sommeil, M. Whytt prétend que le mouvement du cœur doit être rallenti. La respiration, suivant cet Auteur, doit aussi s'exécuter plus lentement pendant le sommeil, que pendant la veille ; car, dit-il, les muscles destinés à cette fonction, ne seront mis en jeu que lorsque les vaisseaux pulmonaires, par l'abondance du sang, excitent dans les poumons un plus grand degré d'irritation qu'à l'ordinaire.

Effets de l'opium appliqué sur diverses parties d'un animal vivant. Ibid. Tom. II. 1756.

Ce célebre Médecin a injecté de l'opium dans les différentes capacités du corps des animaux, lequel par son contact a privé les parties de sentiment & de mouvement : il pense que l'opium appliqué sur une partie en diminue le ressort & en détruit l'irritabilité qui lui est propre, & il n'est pas pour cela nécessaire, dit-il, d'admettre que le fluide nerveux s'amalgame avec les parties les plus subtiles de l'opium comme on l'a prétendu; M. Whytt ne croit pas aussi qu'il soit nécessaire pour que l'opium produise son effet, que ses particules soient portées jusqu'au cerveau pour qu'elles puissent produire leur effet sur l'origine des nerfs.

Heyn (Jean Antoine), Médecin.

Animadversiones juxta nervum opticum atque amphiblestroidem tunicam. Kilon. 1751, in-4°.

Kirchofer (Jean).

Diss. De circulatione sanguinis ejus, obstaculis, & auxiliis mechanicis naturalibus. L. B. 1751, in-4°.

Renmann (Jean Christophe).

Prolusio, qua actum Anatomicum aperit & de incremento Chirurgiæ ex studio Anatomiæ sumpto disserit. Rudolstadii. 1751, 4°.

Hoin (Jean Jacques Louis), habile Chirurgien de Dijon, de l'Académie de cette Ville, & Associé de l'Académie Royale de Chirurgie de Paris, né à Dijon le 10 Avril 1722, a publié divers ouvrages d'Anatomie & de Chirurgie.

Discours sur l'utilité des passions . . . . avec un éloge de M. Petit, Médecin de Dijon, 1752, in-12.

Lettre concernant quelques observations sur diverses espèces de cataractes, 1759, in-12.

Cet ouvrage est rempli d'observations intéressantes, que l'Auteur discute avec beaucoup de savoir.

Nouvelle description de l'hermaphrodite Drouart, 1761, in-4°.

Mémoire sur la vitalité des enfants. Paris 1764, in-4°.

Essai sur les hernies rares & peu connues, imprimé avec la nouvelle méthode d'opérer les hernies de M. le Blanc. Orléans 1767, in-8°.

Cet ouvrage est rempli d'observations curieuses & intéressantes sur les hernies, extraites des Auteurs ou qui appartiennent à M. Hoin : telles sont celles d'une enterocele vaginale d'une fille, d'une enterocele vaginale qui est devenue par la suite entero-cystocele, du renversement de la membrane interne du col de la vessie, des déplacements de l'uretre, de la matrice, du vagin, du rectum, &c. M. Hoin traite d'une entérocele périnéale, d'une épiplocele périnéale, d'une entérocele vaginale, d'une entéro épiplocele vaginale, d'une épiplocele vaginale, d'une cystocele vaginale, de la hernie de l'estomac, &c. Ces observations sont détaillées avec beaucoup de soin, & on trouve dans le même ouvrage la description & les figures d'un bandage pour l'anus artificiel, &c. &c. &c.

Sur une espece de cataracte nouvellement observée. Mémoires de l'Académie Royal de Chirurgie, Tom. II. 1753, in-4°. pag. 425.

Suivant cet habile Chirurgien, la capsule du crystallin devient quelquefois opaque à la suite de l'inflammation du globe de l'œil; & il en résulte une nouvelle cataracte, que M. Hoin appelle cataracte secondaire. Il établit ce qu'il avance sur des observations décisives, & il croit devoir recommander, pour prévenir la formation de cette cataracte secondaire, 1°. de préparer le malade à l'opération de la cataracte primitive, par les remedes généraux, les bains, les boissons délayantes & anti-plogistiques. 2°. De préférer l'aiguille tranchante, de quelque espece qu'elle soit, à l'aiguille ronde & pointue; parceque l'incision des membranes du globe occasionnera plus rarement l'ophtalmie interne, que leur piquure. 3°. De ne point épargner les saignées après l'opération. 4°. De joindre une diete exacte, l'usage des délayans & des anti-phlogistiques. M. Hoin croit qu'il n'est point impossible d'obtenir la cure de la cataracte secondaire, formée par celle de l'ophtalmie interne, &c &c. &c.

M. Hoin a encore communiqué à l'Académie de Chirurgie, quelques observations sur des renversements de matrice, & sur un polype interne, &c. qui sont fort bien détaillées.

Flurant (Claude), Chirurgien Major de l'Hôpital de la Charité de Lyon, & Associé de l'Académie Royale de Chirurgie.

Splanchnologie raisonnée. Paris 1752, in-12. 2 vol.

L'Auteur eut donné un excellent ouvrage s'il eut

séparé ses remarques anatomiques des explications physiologiques: les premieres sont le fruit du travail & de l'observation réitérée, mais les explications, outre qu'elles ne sont pas toujours vraies, obscurcissent ce que M. Flurant a écrit sur la structure des visceres, de sorte qu'en bien des endroits on ne peut pas la reconnoître. Peut-être qu'en publiant cet ouvrage, il a eu égard au goût pervers de la multitude des Anatomistes & des Chirurgiens de nos jours qui s'avisent d'expliquer les faits avant de les connoître, & qui sont plus séduits par un systême hasardé que par l'observation la plus intéressante & la mieux contestée.

La description du péritoine que M. Flurant nous donne: prouve qu'il l'a bien vû, il a raison de dire que cette membrane est simple, unique, & qu'elle n'est composée que d'une seule lame qu'il distingue en deux faces, l'externe & l'interne: celle-ci est polie... L'externe qui est garnie de plusieurs filets ou filamens lâches sortent de son corps & qui forment un tissu folliculeux, bien différent du péritoine par sa consistance, quoiqu'il ne soit point une partie séparée, ce qu'il faut distinguer, dit M. Flurant, soit dans la dissection, soit dans la description qu'en ont faite les Anciens Anatomistes, qui le prenant pour une membrane particuliere, comptoient deux lames au péritoine, distinguées selon eux en externe & en interne. M. Fleurant observe avec raison que ce tissu folliculeux ou cellulaire ne se rencontre pas également dans toute la face externe, & il indique les endroits où il est abondant & ceux où il manque: il décrit aussi les replis de la lame du péritoine, qui, comme il le remarque, n'est point percée. Ce que M. Flurant a dit sur la position de l'estomach, mérite d'être consulté; sa description des glandes prostates, me paroît bonne à plusieurs égards, & en général l'anatomie des parties molles du bassin dont il a traité, est exacte & détaillée, principalement la description des vaisseaux, &c.

On doit aussi consulter l'ouvrage de M. Flurant touchant la position des visceres de la poitrine, & sur l'histoire du fœtus qui est très détaillée: il prétend qu'il n'y a point de circulation réciproque entre la mere & l'enfant, &c. &c.

M. Flurant est l'Auteur d'une Dissertation qui a

remporté le prix à l'Académie Royale de Chirurgie.

Déterminer ce que c'est que les remedes détersifs, expliquer leur maniere d'agir, distinguer leurs différentes especes, & marquer leur usage dans les maladies chirurgicales? Tom. II.

Zieglerus (J. Jacques), Médecin de Bâle, a publié à son Doctorat la Dissertation suivante.

De mechanismo contractionis musculorum. Basil. 1752.

L'Auteur suppose les muscles composés de fibres longitudinales & de fibres spirales qui entourent les divers paquets musculeux; il propose des systêmes assez ingénieux.

Delius (Henri Frédéric), célebre Professeur de Médecine dans l'Université d'Erlang, de la Société Royale des Sciences de Montpellier, de l'Académie des Curieux de la Nature.

Animadversiones in doctrinam de irritabilitate, tono, sensatione & motu corporis humani. Erlang. 1752. in-4°.

L'Auteur croit que la sensation de la fibre dépend d'une certaine mobilité qu'il explique d'une nouvelle maniere, & attaque en plusieurs endroits l'opinion de M. Haller.

Disselius (Jean).

Diss. de spina ventosa. Kilon. 1752, in-4°.

Pelt (Adrien), Médecin d'Utrect.

Diss. de hepate ejusque actione. Traject. 1752, in-4°.

Remus (Georges Ernest), Médecin de Gottingue.

Diss. Experimenta quædam circa circulationem sanguinis instituta. Gotting. 1752, in-4°.

Mauchart (David), Médecin de Tubinge, soutint sous la Présidence de Georges Frédéric Sigwart, la Dissertation suivante.

Novum problema chirurgicum de extractione cataractæ ultra proficienda. Tubinge. 1752, in-4°.

L'Auteur décrit avec beaucoup de savoir la méthode que suivoit Daviel pour extraire la cataracte, mais il en corrige la manœuvre & la rend beaucoup plus sûre.

Gilg (Georges Wolfgang), Médecin de Strasbourg.

Diss. de exploratione gravidarum ejusque utilitate & necessitate. Argent. 1752, in-4°.

Royen (David Van), Médecin de Leyde.
De intestinis crassis multorum malorum causa & sede. Leid. 1752, in-4°.

Steld (Jean Henri), Médecin d'Utrect.
Diss. de ophthalmia Traject 1752, in-4°.

Wind (Gérard de), Médecin de Leyde.
Diss. de hydrocele. Leid. 1752, in-4°.
Cette Dissertation contient de bonnes observations sur cette maladie.

Woertmann (Jacques Gilbert), célèbre Professeur d'Anatomie & de Chirurgie à Utrecht.
Oratio de proxima sede quam anima in corpore occupat. Traj. 1752, in-4°.

Eisemman (Georges), célèbre Professeur en Médecine dans l'Université de Strasbourg, naquit dans cette ville le 18 Novembre 1693; après avoir appris les Langues & s'être adonné aux Belles-Letrres & à la Philosophie, il s'appliqua à la Médecine, & soutint en 1715, une Thèse préliminaire de médicamens martiaux; & pour obtenir ses Licences, il en a soutenu en 1717, une seconde sur la nécessité de joindre la théorie avec la pratique. Il fit ensuite différents voyages pour fréquenter avec fruit les Universités de France, d'Allemagne & d'Hollande; il fut de retour en 1719, & il reçut le bonnet de Docteur. M. Eisemman étudia beaucoup, & avec succès les Mathématiques : le 6 de Mars 1733, il obtint la Chaire de Physique : le 6 Octobre 1734, on le nomma Professeur d'Anatomie & de Chirurgie : ce fut à l'occasion de cette place, qu'il prononça le 5 Janvier 1735, une Harangue qui traite des devoirs d'un Professeur d'Anatomie. Après avoir enseigné vingt ans avec distinction l'Anatomie, d'après les expositions Anatomiques de M. Winslow qu'il savoir par cœur, il se démit de cette place le 4 Septembre 1756, pour occuper la Chaire de Pathologie; il a été toute sa vie fort laborieux : mais il étoit bien plus avantagé du côté de la mémoire que des autres facultés de l'ame : il posséda plusieurs fois les dignités Académiques; il étoit aussi Chanoine de S. Thomas, & après avoir écrit plusieurs Dissertations, il publia en 1752, une Observation Anatomique sur une double matrice.

Tabulæ Anatomicæ quatuor uteri duplicis observationem rariorem sistens, ex decreto Facultatis Medicæ Argentoratensis in lucem editæ. Argent. 1752, in-fol. & en François, Ibid. 1752, in-fol.

Un utérus divisé en deux parties vers son fonds, fait le sujet de cet ouvrage : l'Auteur l'a fait dépeindre dans quatre planches qui nous ont paru assez bonnes : cependant Eisemann pense qu'il n'est point rare de trouver l'utérus divisé en deux parties, ce que je crois avec lui ; & il dit qu'on trouve quelquefois l'utérus double, ce dont je doute : j'ai lû avec attention les Ecrits qu'on a publiés sur cet objet, & j'ai vû que les différens utérus doubles, dont on a parlé, n'étoient pourvus chacun que d'un ovaire & d'une trompe de Falloppe, au lieu que s'ils eussent été réellement doubles, ils eussent eu deux ovaires & deux trompes.

Counsell (Géorges).
The art of Midwifry ; or the Midwife's sure guide. London. 1752.

Hill (Jean), Docteur en Médecine, Membre de l'Académie de Bordeaux, &c
An history of animals &c. Lond. 1752. in-fol.

C'est au rapport des Connoisseurs, un des meilleurs & des plus grands ouvrages que nous ayons sur l'histoire des insectes, des amphybies, des quadrupedes, & des crustacés : je voudrois qu'il fût traduit en notre Langue pour en donner un plus ample extrait.

Kessels (J. Frédéric).
Fortsezunh der Hallerischen und Hambergerischen streitigkeiten Jen. 1752, in-8°.

Meyer (Jean Daniel).
Vorstellungen der thiere und squeleten. Nurnberg. 1752, 1756, in-fol.

Meyer (Maur. Ad).
De respiratione. Prag. 1752, in-8°.

Droysen (Jul. Fred.) Médecin de Gottingue.
De renibus & capsulis renalibus. Gotting 1752, in-4°.

Schlichts (Georges Sigismond), Chirurgien & habile Accoucheur de Francfort sur le Mein, a publié en Allemand le Livre suivant :
Instruction pour les Sages-Femmes, par regles & par

exemples. *Francfort* 1752, in-8°.

On lit dans l'Histoire de l'Académie des Sciences, (1752) la description d'une matrice qui avoit la figure d'un cœur & celle d'une insertion de l'intestin rectum dans le canal de l'uretre, communiquée par M. Serre.

COME.   Côme (Jean de St.), Feuillant, qui pratique avec succès l'opération de la lithotomie.

Recueil de piéces importantes sur l'opération de la taille. Paris 1751-1753, in-12.

Ce Chirurgien se sert avec succès d'un lithotome de son invention, qu'il nomme lithotome caché ; il gradue avec cet instrument l'incision suivant les cas & à son gré, & dans la direction qui lui paroît la plus convenable.

Cependant cette invention utile à plusieurs égards a attiré beaucoup de critiques à son Auteur. M. Lecat a été un des plus grands adversaires du Frere Côme, & les Journaux contiennent différentes critiques écrites contre cet Auteur, & auxquelles il a répondu.

MALOET.   Maloet (Pierre Louis Marie), Docteur Régent de la Faculté de Médecine de Paris, Médecin ordinaire de la Charité.

An vita exercitium à fibrarum sensibilitate. Paris 1752, affirm. *Resp. Amab.* Chomel.

An ut cæteris animantibus, ita & homini sua vox peculiaris ? 1757, affirm. *Resp. Jacob.* Savary.

THIEULLIER   Le Thieullier (Louis Pierre Fortuné René), Docteur Régent de la Faculté de Médecine de Paris.

An nutritio secretionum opus ? 1752, affirm. *Resp. Petr. Franc.* Afforty.

Utrum in ascite paracentesim tardare malum ? 1756, affirm.

LAVIROTTE.   Lavirotte (Louis Anne), Docteur Régent & Censeur Royal.

An omnes organicæ corporis partes digestioni opitulentur ? 1752, affirm. *Resp. Theoph.* de Bordeu.

An prægnanti apoplexiâ correptæ, partus manu promovendus ? 1756, affirm. *Resp. Petr. Joseph.* Morisot Deslandes.

Monro (Donald), Docteur en Médecine, Fils du célebre Alexandre Monro, Professeur à Edimbourg.

Dissertatio medica de hydrope. Edimburg. 1753, in-8°. & en Anglois, *Londres* 1756, Edit. 2. in-12. & traduit de l'Anglois en François, par M. Savari, Méd. de Paris. *Paris* 1760, in-8°.

Cet ouvrage a mérité l'estime générale des Médecins, & elle me paroît fondée à plusieurs égards : les observations les plus intéressantes sont la base d'une théorie lumineuse, laquelle est encore fondée sur les vastes connoissances qu'a l'Auteur de l'Anatomie du corps humain. La premiere Partie de cet Essai contient la doctrine de l'hydropisie en général ; l'Auteur y considere le siége de cette maladie, dont le tissu cellulaire est le plus fréquent, & il détaille ses symptômes, expose ses causes, & indique le traitement qui leur convient le plus, avec beaucoup de détail & de savoir. La seconde Partie a pour objet les différentes especes d'hydropisie. M. Monro distingue plus d'especes d'hydrocéphales qu'on n'avoit fait avant lui : il prétend que dans l'hydrocéphale interne, on ne peut tenter l'évacuation de l'eau sans exposer le Malade aux plus grands dangers ; M. Monro veut qu'on pratique l'opération de l'empieme beaucoup plus haut que les Auteurs ne le conseillent. On trouvera dans cet ouvrage, des descriptions suivies d'hydatides dont l'Auteur dit que les parois sont formées non par des vaisseaux lymphatiques, mais par du tissu cellulaire, &c. &c.

Je ne finirois pas si je rapportois tout ce qu'on trouve d'intéressant dans cet ouvrage sur la matiere qui en fait l'objet : cependant les observations que M. Savari y a ajoutées, contribuent beaucoup à en augmenter le prix. Outre qu'il a fait un bon choix & qu'il a exposé les observations avec beaucoup d'ordre & de netteté ; il a cité avec soin les Auteurs qui les lui ont fournies : j'ai cependant lieu d'être étonné qu'il ait avancé qu'il n'existoit point d'Edition Latine de cet ouvrage, quoiqu'elle eut été publiée quelque tems auparavant, ainsi qu'on peut le voir dans le titre que je viens de rapporter.

XVIII. Siec.
1753.
MONRO.

Dissection d'une femme enceinte, avec des remarques sur la structure de l'utérus. Essais de Physique d'Edimbourg Tom. I. Art. XVII.

La description que cet Anatomiste donne de l'utérus, telle qu'il l'a observée dans la grossesse, est remplie de faits intéressans; il y parle d'une membrane villeuse qui tapisse la surface interne de l'utérus; il en expose la véritable structure quoiqu'il ait heureusement injecté les vaisseaux, il n'a pu découvrir des anastomoses entre les vaisseaux du placenta & ceux de la matrice, & il n'a pu découvrir de membrane atlantoïde.

MIEG.

Mieg (Achille), Docteur en Médecine, de Basle.
Specimen anatomico botanicum. Basileæ. 1753, in-4°.

Ce Médecin a publié dans les Actes de Suisse, les observations suivantes.

De sectione cæsarea feli domesticæ adhibita. Acta Helvet. 1758, Tom. III. pag. 276.

Cet animal mit bas d'un petit chat vivant onze jours après avoir souffert l'opération.

De ossis bregmatis fractura. Ibid. pag. 285.

SPROEGEL.

Sproegel (Jean Adrien Théodore), Médecin de Gottingue, Professeur d'Anatomie à Berlin.

Dissertatio inaugularis sistens experimenta circa varia venena in vivis animalibus instituta. Gotting. 1753, in-4°.

Cette Dissertation contient le résultat, des dangereux effets que les venins produisent sur les corps des animaux; Sproegel insiste beaucoup sur l'activité des uns & des autres, & sur les altérations qu'ils occasionnent dans les diverses parties du corps; il a ouvert tous les animaux qu'il a empoisonnés, & il a fidellement décrit ce qu'il a observé: M. de Haller fait un très grand cas de cet ouvrage, & nous nous faisons une gloire de penser comme lui.

BORDENAVE.

Bordenave (Toussaint), célèbre Professeur & Démonstrateur Royal aux Ecoles de Chirurgie, Prevôt du College de Chirurgie, Conseiller-Commissaire pour les Correspondances de l'Académie Royale de Chirurgie, & Membre de l'Académie de Florence.

Remarques sur l'insensibilité de quelques parties, &c. 1756, in-12.

M. Bordenave établit sur diverses observations, & expériences curieuses l'insensibilité des tendons & des aponévroses; s'il arrive quelquefois des accidens après la lésion des membranes, ils dépendent, dit cet habile Chirurgien, de l'étranglement des vaisseaux sanguins qui s'y distribuent; & s'ils cedent à une simple incision, ce n'est, suivant M. Bordenave, qu'à raison du dégorgement, &c. Les corollaires, qu'il déduit de son système, sont, " 1°. qu'on ne peut & qu'on ne
" doit pas imputer à un Chirurgien la lésion du ten-
" don ou de l'aponévrose dans l'opération de la sai-
" gnée, puisque la piquûre, souvent inévitable de
" quelques filets nerveux qu'on ne peut apperçevoir,
" peut causer des accidens qu'on attribueroit mal-à-
" propos à la lésion du tendon.
" 2°. La Section des membranes n'est pas un
" moyen contre leur sensibilité, puisqu'elles n'en ont
" aucune; mais elle est nécessaire pour faire cesser
" les accidens en procurant le dégorgement des par-
" ties ".

Essai sur la Physiologie. Paris 1764, *in-*8°.

L'Auteur a composé ce Traité Elémentaire de Physiologie en faveur de ses Disciples; il y donne une idée des principaux systèmes qu'il estime ce qu'ils valent, & il présente ses réflexions avec tant d'ordre & de clarté; que la lecture de ce Traité ne peut qu'être utile.

Examen des Réflexions Critiques de M. Molinelli, insérées dans les Mémoires de l'Institut de Bologne, contre le Mémoire de M. Petit, sur la fistule lacrymale, inséré parmi ceux de l'Académie des Sciences de Paris, année 1734. Mém. de l'Acad. de Chir. Tom. II. 1753. p. 161.

Voyez ce qui a été dit à l'Article Molinelli.

Précis de plusieurs Observations sur les plaies d'armes à feu en différentes parties. Ibid. Tom. II. pag. 501.

Ce Mémoire est rempli d'Observations importantes, & on doit faire grand cas des remarques que M. Bordenave fait sur chacune d'elles.

Observation sur l'état de l'os de la jambe, après la guérison d'une blessure par arme à feu, examiné sur le cadavre. Tom. IV. Pag. 100.

Précis d'Observations sur les maladies du sinus maxillaire. M. Ibid. pag. 329.

M. Bordenave distingue avec raison, les écoulemens muqueux des sinus maxillaires d'avec les suppurations; il établit sur diverses observations, le vrai caractere de la suppuration & de la carie des sinus, examine les différentes méthodes inventées jusques ici, & expose les cas où chacune d'elles est avantageuse, & ceux qui en défendent l'usage, &c. L'observation & l'expérience font la base des ouvrages de M. Bordenave, & ils sont écrits avec beaucoup de méthode & de clarté.

Essai sur le méchanisme de la nature dans la génération du cal.

Recherches sur la façon dont se fait la réunion des os fracturés, second Mémoire.

Et se trouvent avec les Mémoires de M. Fougeroux sur la formation des os.

Ces Mémoires ont été lus à l'Académie Royale des Sciences, le 11 Mars & le 31 Mai 1758, l'Auteur avertit avec sa candeur ordinaire, que ce n'est point une Critique qu'il veut exposer, mais le produit de ses méditations sur des ouvrages faits pour mériter l'attention & les éloges des Savans; & quoiqu'il ne soit pas toujours de l'avis de M. Duhamel, il souhaite que l'on regarde son travail comme un hommage qu'il rend à cet Académicien célebre, vis-à-vis d'une Compagnie savante dont il est membre.

M. Bordenave tente d'établir par diverses preuves, que le périoste n'est point le principal organe de la sanguification; que le suc osseux est contenu dans le sang, & qu'il est porté aux os par une multitude de vaisseaux. M. Bordenave se range par-là du parti des Anciens; mais il soutient cette opinion beaucoup mieux qu'ils n'avoient fait; il dit avec raison que ce qu'on appelle cartilage d'épiphyse, n'est qu'un prolongement membraneux, tendre, que la macération ou l'ébullition amollissent dabord, fondent ensuite & détruisent facilement; au lieu que l'ébullition, suivant M. Bordenave, durcit les cartilages, & s'ils ont bouilli long-tems on les voit quelquefois se fendre & se séparer comme par lames.

Dans le second Mémoire, M. Bordenave donne une ample Description du tiſſu véſiculaire de l'os: » ce » tiſſu, dit-il, à peine viſible dans les jeunes ſujets & » dans l'état naturel, ſe dilate lorſqu'un os eſt ma-» lade, il devient ſenſible dans les exfoliations ; on » ſait que c'eſt de lui qu'elles dépendent ; enfin il ſe » dilate de même dans les os fracturés pour opérer » leur réunion ; c'eſt à raiſon de cette dilatation du » tiſſu véſiculaire de l'os, qu'un os fracturé eſt gon-» flé à l'endroit de la fracture après la formation du » cal, qu'il eſt plus rouge dans cet endroit que dans » le reſte de ſon étendue, qu'il eſt plus poreux, & » que le périoſte eſt plus adhérent : j'obſerverai, con-» tinue M. Bordenave, que cet état n'a lieu que dans » les premiers tems de la formation du cal, car dans » la ſuite le cal s'affaiſſe, l'os eſt moins rouge qu'il ne » l'étoit dabord, ſa ſubſtance devient plus ſolide ; & ſon » périoſte n'eſt guere plus adhérent que dans le reſte » de l'étendue de l'os ; ainſi, ſuivant M. Bordenave, » le périoſte coopere pour la formation du cal avec le » tiſſu véſiculaire de l'os..... & les os ſont réunis par » un cal ſolide, lorſque les tiſſus véſiculaires ont » dépoſé une quantité ſuffiſante de ſucs oſſeux ; en-» ſorte que l'oſſification du cal ne commence pas par » le commencement du périoſte en une virole oſſeuſe ; » mais ſeulement quand le ſuc oſſeux eſt dépoſé entre » les deux bouts fracturés «.

XVIII. Siec.
1753.
BORDENAVE.

M. Bordenave applique cette théorie aux diverſes maladies des os, & rend par-là ſon ouvrage digne de l'attention des Anatomiſtes.

Poll (Hugo Van de), Médecin, a publié avec Jacques de Viſcher.

POLL

Het Roonhuiſiaanſch geheim inde vroedkunde. Leyde 1753, in-8°. 1754, in-8°. augmenté.

Ces Auteurs publient dans cet ouvrage le véritable ſecret de Roonhuyſen pour extraire le fœtus de la matrice ; ils y donnent la figure du forceps dont ſe ſervoit ce célebre Accoucheur.

Schæffer (Jacques Chriſtian), célebre Naturaliſte, a écrit divers ouvrages d'Hiſtoire Naturelle, qui ont été fort accueillis, mais que je ne ferai qu'indiquer,

SCHÆFFER.

parcequ'ils sont trop éloignés de mon objet.

Sattelfliege. Regensb. 1753, in-4°.
Fifcformiger kiefenfus. 1754, in-4°.
Armpolypen an fliessenden. Wassern. 1754, in-4°.
Blumen polypen. Ibid. 1755.
Egelschnecken. Ibid. 1755.
Neuentdekte theile an raupen und zwyfaltern. 1754, in-4°.
Grune arm polypen. 1755, in-4°.
Fligendes uferaas. 1757.
Verschiedene Zweyfalter und Kafer mit hornern. 1755.
Wunderbarer Eulenzwitter. 1761, in-4°.
Weischfalige kronen und keulen Kafer. 1763.
Maurerbiene. 1764, in-4°.

On trouvera un Extrait raisonné de la plûpart de ces ouvrages dans le Journal de Léipsic.

CASTEL. Castel (Pierre), Médecin de Gottingue.

Experimenta, quibus varias partes corporis humani fentiendi facultate carere constat. Gotting. 1753, in-4°.

On voit par les corollaires que M. de Haller tire, des expériences de M. Castel son éleve,

1°. Que les tendons sont insensibles, sans qu'il y ait d'expérience qui rende cette conclusion douteuse ; leur gane est également insensible.

2°. Que leurs blessures ne causent jamais de convulsion ni de symptomes fâcheux.

3°. Qu'elles n'empêchent pas l'action des muscles, & la marche des animaux dont on blesse les tendons des pieds.

4°. Qu'elles guérissent sans le moindre soin, & sans même que l'animal léche la blessure.

5°. Que les capsules articulaires & les ligaments ne paroissent pas avoir de sentiment.

6°. Que leurs blessures guérissent avec une facilité parfaite.

7°. Que le périoste est insensible.

8°. Que le péricrâne paroît l'être.

9°. Que les expériences n'établissent aucun sentiment dans la plévre, ni dans le péritoine, ni dans la pie-mere.

10°. Que

10°. Que dans presque toutes ces expériences, où on a eu soin de comparer la sensibilité de la peau à celle des tendons & des membranes, il s'est constamment trouvé que les irritations de la peau ont été sensibles, & très sensibles à l'animal, dans le tems même qu'il ne sentoit pas les blessures des tendons & des membranes.

Giraldi (Nicolas).
Riflezzione anatomiche, 1753, in-4°.

Martinetti (Gasp. Desid.).
Della separazione degli umori nel corpo umano. Ravenna 1753, in-8°.

Curzio (Charles), Médecin de Naples.
Discussioni anatomico-pratiche di un raro e stravaganti morbo cutaneo in una giovane donna felicemente curato, &c. Neapol. 1752, & en François sous le titre suivant.

Dissertation sur une maladie singuliere de la peau, traduit de l'Italien par M. Vandermonde, Médecin de Paris. Paris 1755, in-12.

Dans cette maladie, la plûpart des parties molles s'étoient autant endurcies que le bois.

Gasparetti (S.).
Osservazioni medico-chirurgiche. Bologna 1753, in-8°.

Walstorff (J. Dieteric), Médecin d'Heidelberg, disciple de M. Haller.
Dissert. sistens experimenta circa motum cerebri, cerebelli, duræ matris & venarum in vivis animalibus instituta. Gotting. 1753, in-4°.

L'Auteur rapporte les expériences qu'il a faites à Gottingue avec M. de Haller: il les a répétées en particulier, & le résultat prouve que le cerveau se dilate dans le tems de l'expiration, & qu'il s'affaisse dans le tems de l'inspiration. Il remarque, ce que n'a pas fait M. Lamure dans son mémoire, qu'on ne peut observer le mouvement du cerveau sans avoir détaché la dure-mere du crâne, & il parle du gonflement des veines jugulaires qui survient pendant l'inspiration, lors même que le cerveau s'éleve. M. de Haller s'est servi de cette observation, pour prouver

Tome V.

qu'il connoiſſoit avant M. Lamure les mouvements alternatifs du cerveau, ſavoir ceux de dilatation & d'affaiſſement.

SULZERUS. Sulzerus (Henri), Médecin de Bâle.

De actione cerebri decuſſata. Baſil. 1753, in-4°.

Cette theſe eſt remplie d'expériences qui prouvent l'entre-croiſement des nerfs, Sulzerus rapporte en peu de mots ce que les Auteurs ont écrit de plus intéreſſant ſur cette matiere.

GILBERT. Gilbert (Jean Godefroi Maurice), Médecin de Léipſick.

De putredine in corpore animali. Lipſ. 1753, in-4°.

WAGNER. Wagner (Joh. Ger.), Docteur en Médecine.

De partu tredecimeſtri. Helmeſtad 1753, in-4°.

DELAISSE. Delaiſſe (M.), Chirurgien-Major de l'Hôtel-Dieu de Montfort-Lamaulry.

Recueil d'obſervations de Chirurgie. Paris 1753, in-12.

Cette collection d'obſervations mérite l'accueil des gens de l'art : l'Auteur, après quarante années de pratique, a cru devoir communiquer au public les faits les plus rares qu'elle lui a offerts. M. Delaiſſe rapporte avec fidélité les ſuccès & les fâcheuſes ſuites de ſa pratique : on y trouve l'hiſtoire de pluſieurs abcès ſinguliers par leur nature, & par les ſymptomes qui les ont accompagnés, &c. Celle d'un dépôt dans les glandes ſalivaires, ſur des plaies ſingulieres à la tête, &c. &c. &c.

PREVOST. Prevoſt (Claude Joſeph), Avocat au Parlement, né à Paris le 7 Oct. 1672, mort le 28 Janvier 1753.

Principes de Juriſprudence ſur les viſites & rapports judiciaires des Médecins, Chirurgiens, Apothicaires & Sages-Femmes. Paris 1753, in-8°.

On y trouve la formule des principaux rapports qu'on peut faire en Juſtice.

KLOEKHOF. Kloekhof (Corn. Alb.), Docteur en Médecine.

Diſſ. de morbis animi ab infirmato tenore medullæ cerebri. Traject. ad Rhenum, 1753, in-8°.

L'hiſtoire de cet ouvrage appartient plus à la Médecine, qu'à celle de l'Anatomie ou de la Chirurgie ; je l'annonce cependant, parce qu'on y trouve quelques remarques propres à l'Auteur ; sur le changement des densités de la substance corticale & médullaire du cerveau, qui sont une suite de l'âge ou des maladies : du reste cet ouvrage, fait avec beaucoup de soin, est digne de la réputation de son Auteur.

Doeveren (Gualtherus Van), célébre Professeur de Médecine à Groningue.

Dissertatio physico-medica inauguralis de vermibus intestinalibus hominum. Leid. 1753, in-4°.

Je n'ai pu me procurer cette these : ce Médecin, suivant les Auteurs d'un Journal imprimé à Léipsick, y a inséré plusieurs réflexions judicieuses sur l'art des accouchemens.

Specimen observationum academicarum ad monstrorum historiam, anatomen, pathologiam, & artem obstetriciam, præcipuè spectantium. Groningæ & Lugd. Batav. 1765, in-4°.

Cet ouvrage répond à la haute réputation de son Auteur, par l'élégance du style & par les faits intéressants qu'il contient : Doeveren y traite de divers objets relatifs à l'art des accouchements, il croit que dans l'état naturel la tête du fœtus est placée en bas, & qu'il n'y a point de culebute telle qu'elle a été décrite du plus grand nombre d'Accoucheurs.

On lit dans cet ouvrage plusieurs observations sur le spina bifida, sur la rupture de la matrice, & sur la situation du placenta qui varie beaucoup. Doeveren y fait part de ses observations sur l'opération Césarienne, &c. &c.

L'expérience lui a appris que les tendons étoient sensibles, mais que les membranes ne l'étoient point ; & il s'est convaincu de l'irritabilité du cœur, de celle du diaphragme, & des muscles rouges, de l'œsophage, du ventricule, des intestins, de la vésicule du fiel, de la vessie urinaire, de l'une & l'autre veine-cave, du foie, des poumons, de la peau, du péricrâne, &c. Il s'est encore convaincu, par l'ouverture de quelques animaux vivants, du mouvement péristaltique des intestins : & il assure que les mouvements du cerveau sont synchrones avec ceux de la poitrine.

Schlosser (Jean Albert), Médecin de Leyde.
Specimen de sale urinæ humanæ nativo. Leid. 1753, in-4°.

Broke (J. Frédéric de), Médecin de Strasbourg.
De vesicæ appendicibus. Argent. 1753, in-4°.

Mattos (Jean de Fonseca de), Médecin de Leyde.
Diss. de fractura cranii. Lugd. Batav. 1753, in-4°.

Kulhlemann (Jean Christophe), Médecin de Gottingue.
Dissertatio inauguralis, exhibens observationes quasdam circa negotium generationis in omnibus factas. Gotting. 1753, in-4°. Lips. 1754, in-4°.

Cet ouvrage est recommandable par une suite d'expériences sur la génération, que l'Auteur expose avec toute la clarté & la fidélité dont un savant puisse être capable. Il décrit ce qu'il a observé dans le corps jaune, qui est, suivant lui, toujours formé de la semence du mâle ; il a découvert des cicatrices sur les ovaires de plusieurs femelles qui n'avoient point engendré. Cet habile Observateur a déterminé les différents états de l'œuf dans la matrice : les détails qui concernent la génération rendent cet ouvrage de la derniere considération.

Hammerschmid (Jean André), Médecin de Gottingue.
Diss. de notabili discrimine inter sanguinem arteriosum & venosum. Gotting. 1753, in-4°.

Monnier (Germain Philippe le), Chirurgien Dentiste, mort le 24 Juillet 1766.
Dissertation sur les maladies des dents, avec le moyen d'y remédier, & de les guérir. Paris 1753, in-12.

Ce Chirurgien a divisé sa Dissertation en cinq articles : il traite dans le premier de la formation des dents & de leur accroissement ; dans le second il parle des accidents qui surviennent aux enfants à la sortie des dents, & indique les moyens d'y remédier. M. le Monnier a consacré le troisieme article aux douleurs des dents, & le quatrieme traite de la carie, de ses progrès, & des remédes propres à la détruire ; le cinquieme enfin, des concrétions plâtreuses, &c.

Lettre à M. Bourdet, 1754, in-8°.
Lettre à M. Mouton, 1764, in-8°.

Ce Chirurgien y traite de quelques cures des maladies des dents.

Thurant (Jean-Baptiste), Docteur Régent de la Faculté de Médecine de Paris.

An sibi invicem auxilientur diversæ glandularum functiones? affirm. Paris 1753. *Resp.* Henr. Mich. Missa.

Utrum herniosis, ex scuto eburneo coriaceoque cingulo subligacula, 1754, *Resp. eod.*

Moreau (Edmond Thomas), Docteur Régent.

An ex utriusque sexus semine miscela, fœtus? affirm. 1753. *Resp.* Jo. Lud. Mar. Solier.

An sclopetorum vulnera venenata? 1754, affirm. *Resp. eodem.*

Gentil (Claude Joseph), Docteur Régent.

An à femine, partium robur? 1753, affirm. *Resp.* Henr. Jacob. Macquart.

An calvæ vehementiùs contusæ terebra? 1754, affir. *Resp.* Jo. Nicol. Millin de la Courveault.

Latier (Jacques François), Docteur Régent.

An toti œconomiæ animali præsint mechanicæ leges, physicis experimentis detegendæ? 1753, affirm. *Resp.* Jo. Bapt. Hatt.

An in partu difficili, sola manus instrumentum? 1754, affirm. *Resp.* Amab. Chomel.

Martinet (Jean Florentin), Médecin de Leyde.

De respiratione insectorum. Leid. 1753, in-4°.

Cet Auteur y donne une courte description des parties qui servent à la respiration des insectes, & suit souvent MM. de Reaumur, Lyonet & Geer.

Schelenberger (Charles Manuel), célébre & savant Professeur de Médecine à Vienne en Autriche.

Diss. de musculorum actione. Viennæ 1753, in-4°.

Stenhuys (Ludolph), Professeur d'Anatomie à Groningue.

Diss. de hæmorrhagiis in genere. Gromingæ 1753, in-4°.

Emett (Robert), Docteur en Médecine, de la Société Royale des Sciences de Montpellier.

Tentamina medica 1753, in-4°. & traduit en François par M. Hurtaut. *Paris* 1754, in-12.

L'Auteur donne dans cet ouvrage une nouvelle théorie sur le flux menstruel ; indique les maladies qui en dépendent, & les moyens d'y remédier.

STOERCK. Stoerck (Jean Melchior), Médecin de Vienne.

Diss. ae respirationis actione. Viennæ 1745, in-4°.
De visus organo, ibid. 1753, in-4°.
De secretione in genere, 1753, in-4°.

LOUBET. Loubet (J. A.), Chirurgien Major des Régiments de Senterre & de Touraine.

Traité des plaies d'armes à feu. Paris 1753, in-12.

Ce Traité est rempli d'observations intéressantes, & qui sont le fruit d'une pratique longue & réfléchie. M. Loubet prouve par sa propre expérience, que les plaies qui arrivent aux tendons & aux parties membraneuses, même celles qui coupent le corps des muscles sont suivies de tensions, de douleurs, de tiraillement & d'autres accidents, qui ne cessent qu'après avoir débridé, & même totalement détruit les parties dont la section imparfaite causoit tous ces accidents. Ce Chirurgien est très circonspect sur l'usage des sutures, & les regles qu'il prescrit sur l'extraction des esquilles nous paroissent devoir être suivies de point en point : cet ouvrage renferme des vues neuves sur le traitement des plaies aux articles, faites par armes à feu. M. Loubet blâme l'usage des liqueurs spiritueuses appliquées en forme de topiques, &c. &c.

BRUNN. Brunn (Jean Henri), Médecin de Gottingue.

Diss. inauguralis sistens experimenta quædam circa ligaturas nervorum in vivis animalibus instituta. Gottingue 1753, in-4°. & se trouve aussi dans les *Acta Helvet.* 1755, Tom. II. n. 113.

Les expériences que cette dissertation contient sont curieuses & intéressantes ; Brunn a observé que la ligature de plusieurs nerfs d'un membre, étoit funeste à tous les animaux sur lesquels il l'a pratiquée ; mais qu'il ne survenoit point d'accident lorsqu'on ne lioit qu'un seul nerf.

RUNGE. Runge (Jean George), Médecin de Leyde, & nommé en 1753 Professeur d'Anatomie dans l'Université de Bremes.

Diss. de voce ejusque organis. Leid. 1753, in-4°.

Runge établit deux plans de ligaments dans la glotte, l'un supérieur & l'autre inférieur ; & selon lui les ligaments supérieurs forment le son grave, & les supérieurs le son aigu.

Michel (M.), Chirurgien Major de l'Hôpital Militaire, & Lithotomiste pensionné de la Ville de Maubeuge, est l'Auteur d'une observation insérée dans l'Histoire de l'Académie des Sciences 1753, sur une pierre tirée de la vessie, qui avoit pour base un épi de bled ; le malade se souvint qu'un jour se trouvant à la campagne il avoit été si cruellement tourmenté de la gravelle, qu'il avoit essayé de se sonder avec un épi de bled, qu'il n'avoit pu ensuite retirer de l'uretre.

Benomont (M.), ancien Chirurgien de Monseigneur le Duc de Berry, Membre de l'Académie Royale de Chirurgie, a communiqué à cette Société une observation:

Sur une jambe arrachée & séparée dans le genou, Tom. II. Paris 1753, pag. 79.

Et une autre sur une cataracte secondaire.

Talin (M.), Membre de l'Académie de Chirurgie.

Sur la séparation de quatre doigts du pied, avec portion des tendons fléchisseurs arrachés, ibid. Tom. II. pag. 80.

Recolin (M.), Membre de l'Académie Royale de Chirurgie.

Sur une partie de la main arrachée avec le tendon fléchisseur en entier, ibid. Tom. II. pag. 82.

Mémoire sur l'utilité des injections d'eau chaude dans la matrice, quand il y reste des portions de l'arriere-faix après les fausses couches, ibid. Tom. III. pag. 202.

Les préceptes chirurgicaux que l'Auteur établit dans ce mémoire, sont fondés sur des observations heureuses.

Sur l'esquinancie inflammatoire, M. ibid. Tom. IV. pag. 429.

L'Auteur a eu en vue d'établir ; » 1°. Qu'il faut

» être très circonspect dans l'usage de la saignée du
» pied. 2°. Que la saignée du bras & celle des veines
» jugulaires remplissent toutes les indications rela-
» tives à la déplétion des vaisseaux. 3°. Qu'on doit
» éviter soigneusement l'application des répercussifs
» capables dans la plûpart des cas de faire refluer la
» fluxion inflammatoire sur la poitrine. 4°. Que les
» secours extérieurs dirigés suivant des vues métho-
» diques, peuvent attirer utilement l'humeur au de-
» dehors. 5°. Qu'on doit être fort attentif à la termi-
» naison de la tumeur inflammatoire en abcès,
» dont l'ouverture trop négligée peut être aussi fu-
» neste, que la formation pouvoit être favorable ».

Les deux Mémoires de M. Recolin sont intéressans, & par le sujet & par la maniere savante dont il
les a traités, &c. On trouve encore de M. Recolin une
observation sur un homme qui rendit tout-à-coup
l'urine par le nombril. Hist. Tom. III. pag. 10.

BELLOQ (M.), Membre de l'Académie Royale de
Chirurgie.

*Description d'une machine pour arrêter le sang de
l'artere intercostale*, ibid. Tom. II. pag. 125.

MOREAU (M.), célebre Chirurgien en chef de
l'Hôtel-Dieu de Paris, Membre de l'Académie Royale
de Chirurgie.

*Sur la ressource de la Nature dans le cas des luxa-
tions de la cuisse qui n'ont pas été réduites*, ibid.
Tom. II. pag. 155.

Cet habile Praticien y décrit une cavité contre
nature, que la tête du fémur déplacée s'est formée
par la compression en deux divers endroits & dans
deux sujets différents. M. Moreau croit que les fibres
osseuses sur lesquelles la tête de l'os a été appliquée,
n'étoient point assez dures pour résister à cette compression, & que le suc osseux trouvant de la difficulté
à pénétrer les fibres & les cellules de l'os, s'est rejetté
dans celles du voisinage, qui ont formé en se dilatant
les bords ou sourcils de la cavité, dans laquelle M.
Moreau n'a trouvé qu'un cartilage épaissi.

On trouve dans les mémoires de la même Académie, quelques observations fort intéressantes.

Sur une vessie cellulaire, Tom. II. pag. 32.
Sur une concrétion pierreuse tirée par l'anus, ibid. Tom. III. pag. 57.
Sur les suites d'une hernie opérée, ibid. Tom. III. pag. 76.

Laffitte (M.), Membre de l'Académie Royale de Chirurgie.
Sur les cas où la néphrotomie se fait avec succès, ibid. Tom. II. pag. 233.

Ce Chirurgien prouve après plusieurs Auteurs, mais par de nouveaux exemples, que l'extraction de la pierre qui est dans le rein, n'est praticable que quand il s'y forme un abcès.

Laforest (M. de) , Membre de l'Académie de Chirurgie.
Nouvelle méthode de traiter les maladies du sac lacrymal, nommées communément, fistules lacrymales. Tom. II. pag. 175.

Ce Chirurgien propose une nouvelle méthode de sonder le conduit nazal dont il établit l'utilité sur un grand nombre d'expériences décisives ; il la décrit fort au long , ainsi que les instruments de son invention dont il se sert , & y joint plusieurs bonnes observations sur la structure des voies lacrymales.

Guerin (M.), Membre de l'Académie Royale de Chirurgie.
Sur une plaie d'arme à feu à la poitrine, ibid. Tom. II. pag. 215.

Cette observation est fort curieuse, & l'Auteur s'en sert pour prouver que s'il est des cas où l'on doit être réservé sur les grandes incisions, il en est d'autres où on est obligé d'en faire de très grandes, comme lorsqu'il s'agit de chercher la cause cachée des accidents qui mettent la vie du malade en danger. M. Guerin a encore communiqué à l'Académie une observation sur les suites de la ligature de l'épiploon.

Veyret (M.) , Membre de l'Académie de Chirurgie.
Sur un ovaire arrêté dans l'anneau, formant une tumeur au-dehors. Ibid. Mémoire de M. Verdier. Tom. II. pag. 3.

Observation sur la réfection de l'os, après l'amputation de la cuisse. Ibid. Tom. II. pag. 265.

Cette opération a été faite avec le plus grand succès.

Suret (M.), Membre de l'Académie de Chirurgie.

Description d'un nouveau bandage pour l'exomphale, Ibid. Tom. II. pag. 334.

Coutavos (M.), Membre de l'Académie de Chirurgie.

Observation sur une fracture de la jambe, avec déperdition considérable du tibia. Ibid. Tom. II. pag. 415.

Boucher (Pierre Joseph), né le 25 Mars 1715, Docteur en Médecine, Professeur & Démonstrateur, Pensionnaire à Lille en Flandre sa patrie, Correspondant de l'Académie Royale des Sciences, & Associé Etranger de celle de Chirurgie de Paris, dont le zele pour son état est connu par les bonnes observations météorologiques qu'il publie depuis long-tems dans le Journal de Médecine.

Observations sur des plaies d'armes à feu, compliquées de fracture aux articulations des extrémités, ou au voisinage de ces articulations. Mémoire de l'Académie de Chirurgie, Tom. II. 1753, pag. 287 & 461.

Ces observations sont divisées en deux parties : dans la premiere M. Boucher se propose de prouver, que l'on abuse souvent de l'amputation en pareil cas ; & il a supérieurement rempli son objet. Dans la seconde partie, il examine en général si dans le cas de la nécessité absolue de recourir à l'amputation, il est plus avantageux de la faire d'abord, que de la retarder ; & M. Boucher croit » très fermement à l'apho- » risme d'un célebre Auteur (M. le Dran), *lorsqu'à* » *l'occasion d'une plaie d'arme à feu, le Chirurgien pré-* » *voit la nécessité indispensable de faire l'amputation* » *d'un membre, il ne doit point tarder à la faire* ; mais » cette nécessité indispensable, ajoute M. Boucher, » est bien moins fréquente qu'on ne le croit com- » munément, sur-tout pour les plaies faites par le » mousquet » ; cette juste réflexion est confirmée par un très grand nombre d'observations.

En 1757 M. Boucher communiqua à l'Académie des Sciences, deux observations curieuses sur les suites salutaires de deux plaies à la tête.

M. Boucher a encore publié un nombre considérable d'observations de Chirurgie, dans le Journal de Médecine.

Lachaud (M. de), Membre de l'Académie Royale de Chirurgie.

Hydropisie enkistée du péritoine. Mem. de l'Acad. de Chirurgie, Tom. II. pag. 447.

M. de Lachaud fit l'ouverture du cadavre de la personne qui fait le sujet de cette observation, & trouva dans un sac adhérent au péritoine douze pintes d'une matiere sebacée.

Montaulieu (M.), fils, Membre de l'Académie. *Hydropisie de l'ovaire*, ibid. Tom. II. pag. 448.

L'eau étoit renfermée dans un kiste qui étoit attaché par les parties antérieures & internes des muscles transverses, & formoit par sa partie postérieure une espece de plancher, qui cachoit toutes les visceres du bas-ventre, sans y être adhérent ; il se confondoit en haut avec l'épiploon, & en bas il étoit attaché du côté gauche seulement au ligament large de la matrice.

Malaval (Jean), ancien Directeur & Trésorier de l'Académie Royale de Chirurgie, & Chirurgien du Parlement, naquit le 2 Mars 1669 à Lezan en Languedoc, petite Ville du Diocese de Nimes, vint à Paris en 1693 ; il fut nommé en 1724 Démonstrateur Royale de Chirurgie, & après la fondation de l'Académie Royale de Chirurgie, M. Malaval obtint dans cette Société les premieres places, qu'il a remplies jusqu'à sa mort, qui arriva le 16 Juillet 1758.

Hydropisie compliquée de squirrhes énormes aux deux ovaires. Ibid. Tom. II. pag. 450.

Ces deux ovaires pesoient l'un quinze livres, & l'autre douze, M. Malaval les ayant ouverts, trouva leur substance glanduleuse : ils étoient remplies de plusieurs hydatides de différente grosseur.

M. Malaval a communiqué, dans le troisieme Volume, plusieurs observations sur différens cancers, &

dont M. le Dran a fait usage dans son bon Mémoire sur cette maladie. M. Malaval pense qu'aucun cancer véritable n'est guéri par le mercure, qu'on doit avoir pris pour cancer, quelques tumeurs à la mammelle, dont le principe étoit vénérien ; & il dit qu'on a tort de conclure que tous les cancers peuvent être guéris par l'usage du mercure.

Porte (M. de la), Membre de l'Académie Royale de Chirurgie.

Hydropisie enkistée de l'ovaire attaquée par incision. Ibid. Tom II. pag. 452.

La tumeur occupoit toute la capacité du ventre jusqu'à l'hypocondre droit, s'avançoit sur le gauche, & repoussoit une partie des internes vers le diaphragme.

Cannac (M.), Membre de l'Académie de Chirurgie, a publié dans le second Volume des Mémoires de cette Société, différentes observations intéressantes.

Sur un coup de fusil avec fracas des deux mâchoires. Tom. II. pag. 484.

Sur une jambe écrasée par un obus ou petite bombe. Ibid. pag. 494.

Sur une plaie à la partie inférieure & interne de la jambe, faite par un éclat de grenade, sans fracas d'os. pag. 499.

Sur une forte contusion faite au front avec enfoncement au coronal. pag. 504.

Gerard (M.), Membre de l'Académie de Chirurgie.

Sur une plaie d'arme à feu, traversant la poitrine d'un côté à l'autre. Ibid. T. II. pag. 485.

Cette plaie eut un succès assez heureux : M. Gérard a communiqué quelques autres observations également intéressantes.

Andouillé (M.), Ecuyer Conseiller Premier Chirurgien du Roi en survivance, Vice-Président de l'Académie Royale de Chirurgie, & Associé libre de l'Académie Royale des Sciences.

Sur une plaie d'arme à feu, pénétrante depuis la partie antérieure du pubis jusqu'à l'os sacrum. Ibid. T. II. pag. 488.

Cette observation est très intéressante, M. Andouillé s'est tantôt servi de la canule, & tantôt des tentes, pour donner issue aux liqueurs épanchées: il indique les cas où les tentes sont nécessaires, & ceux dans lesquels elles sont nuisibles, & dans tous ses détails, on reconnoît un Théoricien habile & un Praticien consommé.

Sur les abscès du foie à la suite des plaies de tête. Tom. III. pag. 506.

Ce Chirurgien prouve par diverses observations que dans certaines plaies de tête, dont il décrit le caractère, on peut par l'usage des vomitifs prévenir la formation des abscès du foie, &c.

Smellie (Guillaume), Médecin & célebre Accoucheur de Londres, a publié quelques ouvrages sur l'Art des Accouchements qui ont été accueillis des plus grands Praticiens.

Midwifry. Lond. 1754, & traduit en François par M. Préville. *Paris* 1754, in-8°.

Cet Auteur nous dit, dans sa Préface, avoir pratiqué à Londres les Accouchemens pendant l'espace de plus de dix ans, & y avoir fait près de deux cens quatre-vingts Cours pour l'instruction de neuf cens Eleves en Chirurgie, sans y comprendre les Sages-Femmes; dans lesquels il dit avoir délivré plus de douze cens cinquante pauvres femmes en présence de ceux qui suivoient ses leçons, sans parler de beaucoup d'Accouchemens difficiles & laborieux auxquels les Sages Femmes furent souvent appellées.

M. Smélie a composé cet ouvrage en faveur de ses Eleves, aussi leur présente-t-il un Précis de l'Art des Accouchemens; mais ce Précis, quoique succint, renferme les principes de théorie & de pratique les plus lumineux, & dont l'expériences a démontré l'efficacité: on trouve à la tête de l'ouvrage une histoire des Accouchemens par ordre chronologique, avec un extrait de ce que les Auteurs ont écrit sur ce point intéressant de la Chirurgie. La description des parties de la génération de la femme, fait le sujet du premier Livre du Traité des Accouchemens; M. Smélie y indique les différens développemens de la matrice: il adopte l'opinion des Ovaristes, & croit la superfétation démontrée d'après sa propre pratique.

Le second Livre traite des maladies auxquelles les femmes grosses sont sujettes; le troisieme de la situation de l'enfant dans la matrice, des signes de l'Accouchement, des différentes manieres dont l'enfant se présente au col de la matrice, & des manœuvres particulieres qu'il convient de suivre, & qui lui ont réussi.

M. Smélie non-seulement approuve l'usage du forceps dans plusieurs accouchemens laborieux, mais même il en a imaginé un dont il veut qu'on se serve dans les cas qu'il expose, &c. &c Le quatrieme Livre concerne la maniere d'élever les enfans, & n'est pas moins utile que les précédens : on trouve à la suite de l'Edition Françoise de ce premier Volume, l'Histoire, la description & la figure du forceps de Roonhuisen, rendues publiques par MM. de Vischer & Van der Poll, qui disent tenir le secret qu'ils découvrent de Jean de Bruin, Eleve de Roonhuisen : MM. de Vischer & Van der Poll ont acheté cet instrument de Roonhuisen, de Herman Van der Heiden & de sa Femme Gertrude de Bruin, fille unique de Jean de Bruin, &c. &c. M. Camper a traité de nouveau de cette matiere dans un Mémoire communiqué à l'Académie Royale de Chirurgie.

Cases in midvifry. Lond 1754, in-8°. 1764, in-8°. & traduit par M Préville. *Paris* 1756, in-8°. & 1765, in-8°.

M Smélie marchant sur les traces de Mauriceau, confirme par un Recueil considérable d'observations, les faits qu'il a avancés dans la premiere partie de son ouvrage, la plûpart sont le fruit de sa pratique, les autres celui de ses lectures, & l'on voit avec plaisir qu'il a consulté dans les meilleures sources.

A set of anatomical tables for midvifry. Lond. 1754, in-fol. & en Allemand par G. S. Huth, *Nuremberg.* 1757, in fol. & en François. *Paris* 1765, in-8°.

Ces Planches sont au nombre de trente-neuf, les vingt-deux premiers ont été dessinées par M. Rymodyke, les douze suivantes par M. Camper, & les cinq dernieres par le même M. Rymodyke. On voit dans les premieres les parties de la génération de la femme, mais elles sont peu exactes, & dans les suivantes l'enfant se présentant au col de la matrice par diverses parties : le forceps y paroît appliqué de diverses manieres.

XVIII. Siec.

1754.

Peffinger (Jean), célebre Professeur en Médecine dans l'Université de Strasbourg, naquit dans cette ville le 2 Janvier 1728. Après avoir étudié sous différens Maîtres & Professeurs, les Langues, la Philosophie & les Mathématiques, il commença en 1747 à fréquenter les Cours de Médecine ; en 1748, il alla à Iene pour y entendre les leçons du célebre Hamberger : le 1 Avril 1749, il quitta l'Université d'Iene pour voyager dans les différentes Universitées d'Allemagne. De retour dans sa Patrie, M. Peffinger continua ses études de Médecine ; il soutint une Thèse sous la Présidence de M. Eisenmann, le 30 Mars 1751 : le 4 Octobre de la même année, il vint à Paris pour y fréquenter les Cours d'Anatomie & de Chirurgie, & s'exerça sous la direction de M. Morand, aux opérations de Chirurgie : en 1752, M. Peffinger retourna à Strasbourg où il s'adonna à la pratique de la Chirurgie, & fut reçu Docteur en Médecine le 30 Mai 1753 ; on le nomma le 24 d'Août 1759, à la Chaire d'Anatomie & de Chirurgie vacante par la mort de M. Boecler, & M. Peffinger l'a occupée jusqu'en 1768 qu'il a été élu à celle de Pathologie & de Pratique, place qu'il remplit aujourd'hui avec beaucoup de distinction : M. Peffinger est aussi Chanoine de S. Thomas de Strasbourg.

PEFFINGER.

De musculari vi & natura. Argent. 1754, in-4°.

Cette Dissertation est bien faite : l'Auteur la soutint pour son Doctorat.

Handtwig (Gustave Christian), Professeur de Médecine à Rostock.

HANDTWIG.

De calculo in glandulis sublingualibus reperto. Rostoch. 1754, in-4°.

Wenneber (Maur. Cas.), Médecin d'Iene.

WENNEBER.

Disp. de gangræna. Ien. 1754, in-4°.

Tanaron (Pierre Paul).

TANARON.

Trattato di Chirurgia diviso in duet omi. Il primo contiene un compendio dell' arte ; ed il secundo un Ma-

nuale d'operazioni di Chirurgia. In Firenze. 1754, in-8°. 2 vol. je n'ai pu me procurer cet ouvrage.

Muzell (F. H. S.), Professeur de Physiologie & de Pathologie à Berlin.

Medical and Chirurgical cases. London. 1754, & en Allemand, Berlin 1754, in-8°.

C'est un Receuil d'Observations Médico-Chirurgicales savamment circonstanciées & très intéressantes, les unes concernent les altérations du poumon, qui sont la suite de la pthisie, &c., les autres la carie, les fistules du périné, & une amputation de l'humérus à son articulation de l'omoplate, &c. &c. Il seroit à souhaiter que cet ouvrage fût traduit en notre Langue.

Kuhnbaum (Martin), Médecin de Leyde.

Disp. Pauca circa respirationem experimenta. Leid. 1754, in-4°.

Il tâche de prouver par des expériences faites sur des animaux vivants, que l'air pénètre les poumons par sa propre élasticité, que le diaphragme sert peu à la respiration, & que les muscles intercostaux, en sont les principaux agents ; que les intercostaux internes & externes se contractant à la fois, ont les mêmes usages ; mais qu'ils se contractent par une force singuliere, oscillatoire, qui leur est propre, & par-là ne dépendent en rien du fluide nerveux.

Watts (Gilles), Docteur en Médecine.

Of revulsion and derivation, &c. Lond. 1754. in-8°.

Cet Auteur critique plusieurs principes avancés par M. Silva.

A Letter to Dr. Frewen, in which the Doctrine of bleeding near the part affected recommended in à late Dissertation on the subject of revulsion and derivation is further insisted on. Lond. 1755, in-8°.

Reflexions on slow and painful labours and other subjects in Midwifery. Lond. 1755, in-8°.

Les Observations qu'on lit dans cet ouvrage touchant les cas qui rendent les Accouchemens difficiles, sont très intéressantes : l'Auteur examine fort au long les accidens qui arrivent lorsque les membranes s'ouvrent trop tôt, & ceux qui surviennent lorsque les membranes se déchirent trop tard, &c. &c.

Paulsen

Paulsen (Gotthlieb Paul), Médecin.
Specimen inaugurale observationum de carie ossis humeri. Regiomont. 1754, in-4°.

Kiesling (Christian Gotthelf), Médecin de Léipsic, mort en 1754.
Diss. de utero post partum inflammato. Lipf. 1754, in·4°.

L'Auteur avance que de toutes les inflammations, celle de l'utérus se termine plus fréquemment en gangrene; il traite de l'inflammation de ce viscere avec beaucoup de savoir, & en donne une description abrégée.

Duntze (Atnold), Médecin de Leyde.
Experimenta varia, calorem animalem spectantia. Leidæ. 1754, in-4°.

L'Auteur s'occupe moins à rechercher la cause de la chaleur qu'à en décrire les effets; il en détermine les divers degrés, soit dans l'état de maladie, soit dans l'état de santé: il a fait un nombre prodigieux d'expériences sur les animaux, & les résultats sont aussi curieux qu'utiles. Cet ouvrage est digne de l'accueil le plus favorable.

Warner (Joseph), premier Chirurgien de l'Hôpital de Guy à Londres, de la Société des Sciences de cette ville; & qui jouit d'une réputation bien méritée.
Cases in surgery, with remarks : to which is added, an account of the preparation and effects of the agaric of the oack in stopping bleedings, after some of the most capital Opérations. Lond. 1754, in-8°. Edit. II. & traduit en François, par M. Magenis *Paris* 1758.

Cet Ouvrage contient quarante-quatre Observations très intéressantes : Warner prouve par l'expérience, qu'on peut appliquer avec succès le trépan sur le sinus longitudinal, sur les sutures & sur l'os occipital. Cet habile Chirurgien a corrigé la méthode d'opérer la cataracte, inventée par Daviel; & il s'est servi, avec le plus grand avantage, de l'agaric pour arrêter les hémorrhagies, &c.

Warner a publié, dans les Transactions Philosophiques, quelques Mémoires de Chirurgie très intéressans & remplis de bonnes Observations.

XVIII. Siec.
1754.
Dutoy. Dutoy (François Joseph), Professeur de Médecine.
Diss. de tunicâ pituitariá exponens ejus Anatomiam, Physiologiam & Pathologiam. Prag. 1754, in-4°.
Diss. de ventriculo. Ibid. 1754, in-4°.

Brookes. Brookes (R), Médecin de Londres.
An introduction to Physic and Surgery. Lond. 1754, in-8°.
On y trouve des Elémens d'Anatomie & de Chirurgie, &c. &c.

Styl. Styl (Simon).
Diss. de motibus musculorum automaticis. Franeq. 1754, in-4°.

Troschel. Troschel (Gottlieb Henr.), Médecin.
Diss. de morbis ex alieno situ partium abdominis. Francof. ad viad. 1754 in-4°.

Penrose. Penrose (François).
A physical essay on the animal œconomy. Lond. 1754, in-8°.
L'Auteur entre dans de longs détails sur la circulation du sang & sur les maladies qui sont la suite de son dérangement.

Lambergen. Lambergen (Tibere), célebre Professeur de Médecine à Groningue.
Lectio inauguralis sistens ephemeridem persanati carcinomatis. Groningæ. 1754, in-4°.
Ce Médecin vante l'usage du kinkina contre le cancer, d'après une heureuse observation.

Sirejean. Sirejean (M.), Médecin Ordinaire du Roi de l'Hôpital St. Charles, Docteur Aggrégé & Consultant du Collége Royal des Médecins de Nancy.
Observation sur une hydropisie enkistée de l'ovaire gauche. Nancy 1754, in-4°.
Cet Auteur y détaille avec exactitude tous les symptômes de cette maladie, & ce qu'il observa à l'ouverture du cadavre.

Poerner. Poerner (Charles Guillaume), Médecin de Léipsic.
Disp. sistens experimenta de albuminis ovorum & seri sanguinis convenientia. Lips. 1754, in-4°.

Gontard. Gontard (M.), Médecin de l'Hôpital de Villefranche, communiqua en 1754 à l'Académie des Sciences, une observation très curieuse d'un écoulement de pus par l'oreille droite, & quelquefois par la narine du même côté; il étoit accompagné de très vives douleurs de tête, & la mort du sujet en fut la suite: on découvrit à l'ouverture du cadavre une tumeur enkistée, exactement enfermée dans la substance même du cerveau, dans laquelle elle étoit logée comme dans une poche: son siége étoit dans l'hémisphere droit; l'os temporal étoit carié, & en y voyoit une rigole qui communiquoit du crâne avec les cellules de l'apophyse mastoïde.

Tissot (M.), Docteur en Médecine de l'Université de Montpellier, de la Société Royale de Londres, &c.

Essai sur la mue de la voix, & se trouve avec le Livre intitulé *l'Inoculation justifiée*. Lausanne. 1754, in-12.

Ce célebre Médecin adopte le systême de M. Ferrein sur l'organe de la voix, & il prétend que vers l'âge de puberté les fibres dont les cordes vocales sont composées, deviennent plus grosses sans devenir plus longues, ce qui fait que dans le même intervalle de tems elles sont susceptibles d'un moins grand nombre de vibrations: M. Tissot entre dans des détails d'histoire naturelle très intéressans.

Quatre Observations sur l'insensibilité des tendons; & se trouvent dans les *Mémoires sur les parties sensibles & irritables du corps animal*. Lausanne 1760, in-12.

M. Tissot a pincé & piqué les tendons découverts à la suite d'un ulcere & d'une plaie, dans quatre personnes différentes, & il les a toujours trouvés insensibles: il a joint à la Traduction de cet ouvrage, un Discours Préliminaire dans lequel il s'étend beaucoup sur les Partisans & les Antagonistes de l'irritabilité.

En 1757, M. Tissot publia une Traduction des Mémoires de M. de Haller, sur le mouvement du sang.

Dissertation sur l'inutilité de l'amputation des membres, par M. Bilguer, traduite & augmentée par M. Tissot. Lausanne 1764, in-12.

L'ouvrage de M. Bilguer est digne des plus grands éloges, l'Auteur tend à diminuer le nombre des amputations dont la Chirurgie moderne abuse en général; & M. Tissot a rendu un service au Public en lui facilitant la lecture de cette Dissertation, par une Traduction Françoise très exacte, qu'il a enrichie de plusieurs remarques fort utiles, quoiqu'elles aient été attaquées par quelques Ecrivains célèbres.

Nous devons à M. Tissot, plusieurs autres ouvrages sur la Médecine qui ont été si généralement adoptés, qu'on en a fait en très peu de tems un nombre prodigieux d'Editions : c'est aux Historiens de la Médecine à en faire l'éloge qu'ils méritent, & à en célébrer l'Auteur.

Struve (Charles Guillaume Frédéric).
Anthropologia sublimior. Jen. 1754, in-4°.

Feverlein (G. G.).
De ulcerum artificialium usu. Gotting. 1754, in-4°.

Jussy (M.), Chirurgien à Besançon.
Lettre à M. le Vacher, sur une opération chirurgicale, 1754, in-12.
Réplique à M. le Vacher, sur l'impéritie & sur la nécessité aux Chirurgiens de savoir le Latin, 1754, in-12.

Je n'ai pu me procurer ces ouvrages.

Bosseck (Henri Otton), Médecin.
De malo ossium schemate. Lips. 1754, in-4°.

Oosterdyk (Jérôme Girard), Médecin d'Utrecht.
Diss. de motu musculorum. Traject. ad. Rhenum, 1754, in-4°.

Ce Médecin a recueilli en peu de mots tout ce qu'on avoit écrit sur le mouvement musculaire. Il examine le système de M. de Haller sur l'irritabilité, & suit l'opinion de ce célèbre Physicien. On trouve dans cette même dissertation, des objections contre le système de M. Lieutaud, touchant l'existence de l'ame matérielle, & d'une autre ame immatérielle.

Jampert (Christian Frédéric), célèbre Professeur de Médecine à Hales, a publié plusieurs dissertations intéressantes.
Diss. de caussis incrementum corporis animalis limitantibus. Halæ 1754, in-4°.
Diss. sistens vitia partium genitalium sexus potioris impotentiam conjugalem inducentia, cum caussis & modo fiendi. Halæ 1755, in-4°.
Diss. fœtum effectu respirationis non carere, ibid. 1755, in-4°.

Ces dissertations sont intéressantes par les bonnes réflexions que l'Auteur y a faites sur plusieurs points de Physiologie.

Fischer (J. Bernhard de).
De senio ejusque gradibus & morbis. Erford 1754, in-8°. 1759, in-8°.

Guerra (François).
Theses medico-anatomicæ. Valent. 1754, in-4°.

Bourdet (M.), premier Dentiste du Roi, a écrit plusieurs ouvrages sur son art.

Lettre à M. D. Paris 1754, in-12.

Eclaircissements au sujet de cette lettre, ibid. 1754, in-12.

Recherches & observations sur toutes les parties de l'art du Dentiste. Paris 1757, in-12, 2 vol.

L'Auteur traite dans cet ouvrage des points les plus nécessaires sur les maladies des dents; sur leur développement & sur leur structure : il donne 1°. ses remarques sur la forme des dents. 2°. Celles qu'il a faites sur les alvéoles. 3°. Ses conjectures sur la formation de l'émail : ce que M. Bourdet dit à ce sujet est curieux. 4°. Des raisons pour proscrire le hochet qu'on donne aux enfants. 5°. Une méthode pour prévenir les accidents qu'entraîne la sortie des dents, & les moyens qu'on doit employer pour les faire cesser. 6°. M. Bourdet indique la méthode qu'il met en usage pour arranger & redresser les dents. 7°. Il traite des maladies qui affectent les dents, de l'érosion, & de tout ce qui appartient à cette matiere. 8°. il développe sa méthode pour la luxation des dents. 9°. M. Bourdet donne de nouveaux moyens pour la guérison des ulceres qui se forment dans l'intérieur des gencives. Ses remarques sur la cause de certains maux de dents, & de quelques douleurs de gencives, m'ont paru utiles. Il a imaginé quelques nouvelles opérations pour dégorger le périoste commun à l'alvéole & à la racine des dents. Il se flatte d'avoir un moyen sûr pour empêcher les dents de s'user, & pour faire cesser l'agacement produit par l'*usure* des ces os. M. Bourdet a inventé plusieurs instruments, & en a corrigé beaucoup d'autres ; de sorte qu'il paroît par son ouvrage, qu'il est très versé dans la pratique de son art, & digne d'en occuper la premier place.

Les ouvrages suivants sont faits avec un égal soin, & méritent d'être lus.

BOURDET. *Soins faciles pour la propreté de la bouche*, 1759, in-12.

Dissertation sur les dépôts du sinus maxillaire, 1764, in-12.

KUSTER. Kuster (Charles Maurice),
Disp. de singultu, 1754.

PERTHES. Perthes (Jean Jacques), Médecin d'Erford.
Disp. de doloribus parturientium. Erford. 1754, in-4°.

UMLAUF. Umlauf (J. Ad.).
Disp. de compressione. Erford. 1754, in-4°.

MACQUART. Macquart (Henri Jacques), Docteur Régent de la Faculté de Médecine de Paris, Censeur Royal, & Médecin ordinaire de la Charité, né à Reims & mort à Paris le 9 Avril 1768.

La taille latérale s'exécute-t-elle plus sûrement & plus facilement avec l'instrument connu sous le nom de litothome caché ? Paris 1755, in-8°. Affirm.

C'est la traduction d'une these que M. Macquart a soutenue aux Ecoles de la Faculté de Médecine, sous la Présidence de M. Preval : on trouvera à l'article Frere CÔME des détails ultérieurs sur cette méthode.

Collection de theses medico-chirurgicales, sur les points les plus importants de la Chirurgie théorique & pratique, recueillies & publiées par M. de Haller, &c. Paris 1757, in-12. 5 vol.

M. Macquart ne s'est point asservi à traduire littéralement ces différentes theses, il s'est contenté d'en donner un extrait ; & comme il l'a fait avec beaucoup de goût, & que les faits y sont rapprochés ; il a donné dans un volume in-12. ce qui faisoit le sujet d'un volume in-4°.

MASON. Mason (H.).
Extracts from and old treeatise of surgery. Lond. 1754, in-4°.

OGLE. Ogle (W.).
A letter to the Rev. Dr. YONG, concerning the cure of encysted and other kinds of tumours, without the

knife. With several remarkable cases, to shew in what circumstances this practice is found useful. London 1755, in-8°.

Ouwens (Guillaume), Professeur de Médecine à Franequer.

Diss. de epiphysibus. Franequerœ 1754, in-4°.

Monro (Alexandre), Fils du célebre Alexandre Monro, Professeur de Médecine dans l'Université d'Edimbourg.

Diss. inauguralis de testibus & de semine in variis animalibus. Edimburg. 1755, in-8°. *cum fig.*

Les principes que notre Auteur établit dans cette Thèse, sont exposés plus au long dans un Mémoire inséré dans le Recueil de la Société d'Edimbourg, dont nous rendrons compte.

Diss. de venis lymphaticis valvulosis & de earum imprimis origine. Berol. 1757, in-8°. *Lips.* 1760, in-8°.

M. Monro révoque en doute l'existence des arteres lymphatiques, & n'admet que les veines lymphatiques qu'il regarde comme les vrais vaisseaux absorbans, ils sont pourvus de valvules, & cet Anatomiste en donne une Description très suivie; suivant lui elles sont plutôt destinées à favoriser la marche du liquide contenu dans le vaisseau, qu'à en empêcher la dilatation, comme le prétendoit Hamberger : ces veines lymphatiques ont une de leurs extrémités béante dans les principales cavités du corps, ou des visceres, qu'elles renferment : M. Monro rapporte dans cette Dissertation, plusieurs exemples frappans de résorbtion & de métastase, ainsi il enrichit ses Descriptions Anatomiques des observations de Médecine les plus intéressantes.

Observations anatomical and physiological, wherein D. Hunter's claim to some descoveries is examined, with figures. Edimburgh. 1758, in-8°.

Par l'extrait de cet ouvrage, qu'on lit dans un Journal de Léipsic, je vois que M. Monro refuse au D. Hunter la découverte des vaisseaux des testicules & de l'épidydime ; M. Monro assure les avoir injectés avec du mercure : & par le jugement avantageux qu'on rend de cet ouvrage, je juge que la description que M. Monro donne des vaisseaux séminaires, est très intéressante & digne de la haute réputation de cet Auteur : cet habile Anatomiste dit que M. Hunter n'a pas le premier écrit que les vaisseaux lymphatiques prennent leur origine du tissu cellulaire; on lit dans ce même ouvrage, la description des vaisseaux excréteurs de la glande lacrymale humaine : M. Monro peut facilement, par les soins qu'il prend, démontrer deux ou trois cannaux excréteurs.

Answer to the notes on the postscript to observations and physiological. 1758, in 8°.

M. Monro est l'Auteur de quelques Mémoires d'Anatomie très estimés insérés dans les Essais de Physique d'Edimbourg.

Description des vaisseaux spermatiques. Tom. I. Art. XVI.

Il ne regarde pas avec Graaf, l'épidydime comme formé d'un seul vaisseau différemment entortillé, mais d'un nombre considérable de tuyaux différents des vaisseaux lymphatiques qu'il a décrits, & qu'il a fait dépeindre; on ne peut les connoître qu'en consultant ce Mémoire très curieux & très instructif.

Nouvelles Observations sur la matrice fecondée. Articl. XVIII.

Cet Anatomiste ne put injecter les vaisseaux du placenta en injectant ceux de la matrice de la mere; il a trouvé que la matrice avoit dans les trois quarts de son épaisseur le vrai caractere d'un muscle dont les fibres étoient blanchâtres, la plûpart de ses fibres lui parurent, après avoir fait bouillir la matrice, se porter obliquement du col de la matrice vers son fond, & d'autres étoient transversales. Après avoir ouvert le col de la matrice, M. Monro vit toute la partie intérieure couverte de grappes de vésicules, dont quelques-unes étoient remplies d'une mucosité d'un brun foncé, & ils avoient dans les intervalles, ajoute cet Auteur, de petits orifices qui contenoient une liqueur semblable, &c. M. Monro a distinctement vû des sinus dans la matrice de cette femme, principalement à l'endroit où le placenta est attaché; il a fait des recherches pour en connoître la structure, & elles lui ont donné lieu de penser qu'elles ne sont autre chose que les extrémitées dilatées des branches veineuses avec lesquelles il les a vû communiquer réciproquement, mais il n'a pu découvrir la communication des sinus avec les arteres. Cependant M. Monro ne conclut point que ces sinus existent dans tous les sujets & dans tous les tems de la vie; au contraire, il dit qu'il ne voit pas qu'une pareille structure puisse nous être utile pour rendre raison du flux menstruel ou d'aucun autre phénomêne, &c. &c.

Addition à la Description que M. Mowat a donnée d'un fœtus monstrueux. Ibid. Tom. II.

Histoire très détaillée d'un volvulus. Ibid.

Perry (Charles).

A Mechanical account and explication of the hysteric passion, and of all other nervous diseases: With an appendix on cancers. London. 1755, in-8°.

Reichard, (Georges Gottofr.), Médecin de Strasbourg.

Diss. de hæmorrhagia uteri partum insequente. Argent. 1755, in-4°.

Lille (Christian Everh de), Médecin.

Tractatus de palpitatione cordis, quem præcedit præcisa cordis historia physiologica; cuique pro coronide addita sunt monita quædam generalia de arteriarum pulsus intermissione. Zwollæ. 1755, in-8°.

Cet ouvrage renferme une description succinte du cœur quoiqu'elle soit très précise; il me paroît cependant que M. de Lille a attribué un trop grand nombre de nerfs au plexus qu'il dit être placé entre l'artere pulmonaire & l'artere aorte. Du reste, ses remarques physiologiques & pathologiques sur l'action du cœur, prouvent que cet Auteur a des connoissances fort étendues sur la théorie, & un talent singulier pour l'observation.

Fasel (Jean Frédéric), Professeur de Médecine à Iene.

Diss. sistens resolutionem problematis: num fœtus in utero materno transpiret? Ienæ. 1755, in-4°.

Jantke (Jean Balthasar), Médecin d'Altdorf.

Disp. de præmaturo aquarum parturitionis ex uteri gravido effluvio. Altdorf. 1755, in-4°.

Bedinellius (François Paul), Chirurgien

Nuperæ perfectæ androgyneæ structuræ observatio. Pisauri. 1755, in-8°.

Godart (M.), Docteur en Médecine.

La Physique de l'ame. Berlin 1755.

Cet ouvrage est un tissu de systêmes hasardés. A l'imitation de M. la Peyronie, M. Godart établit le siége de l'ame dans le corps calleux : il recherche pourquoi les enfans ressemblent à leur pere & mere ; & quoiqu'il soit très long sur cet objet, ce qu'il dit n'est rien moins qu'intéressant.

Tenon (Jacques René), célebre Chirurgien des Académies Royales des Sciences, de Chirurgie, & d'Agriculture de Paris, Professeur Royal de Chirurgie, né à Sépeaux, près de Joigny, le 22 Février 1724, est l'Auteur de plusieurs Mémoires d'Anatomie & de Chirurgie très intéressans.

Mémoire sur la cataracte, & se trouve dans les Mémoires des Savans Etrangers, Tom. III.

M. Tenon établit par des observations les plus nombreuses & les plus décisives, faites sur les animaux vivans, sur les cadavres humains & sur l'homme malade : 1°. que le crystallin est souvent transparent dans la cataracte ; 2°. que souvent il faut attribuer à l'altération de la capsule, ce que l'on attribuoit à l'opacité du crystallin ; 3°. que c'est la capsule altérée qui donne au crystallin transparent les apparences qu'il a dans l'œil cataracté, qu'au surplus le crystallin a la même couleur dans l'œil qu'à l'air libre.

4°. Que la couleur blanche est la propre couleur de la capsule affectée, & que la couleur bleue est seulement réfléchie de l'uvée.

5°. Que lorsque le crystallin est opaque, comme lorsqu'il est transparent, c'est la capsule crystalline qui est la cause de la couleur de perle qu'on y observe, & qu'ainsi elle est malade dans les deux cas.

6°. Que quelquefois cette capsule est revêtue de couleur de la cataracte étant encore entiere, & que d'autres fois elle a à-peu-près la même couleur, mais qu'elle est réduite en lambeaux qui sont adhérents au cristallin ou à l'uvée.

7°. Que ce sont ces deux différens états qui rendent

nécessaire ou inutile la section qu'on se propose de faire à cette capsule dans la nouvelle méthode, & l'issue du cristallin plus ou moins facile.

8°. Que le succès de l'ancienne méthode, comme de la nouvelle, n'est pas seulement fondé sur l'abaissement du cryſtallin, mais qu'il dépend encore de la destruction de la capsule, & que c'est ce qu'on a souvent fait dans l'ancienne méthode sans le savoir.

9°. Que la destruction de la capsule en a imposé pour une cataracte caséeuse.

10°. Que l'altération de la capsule peut en imposer pour une cataracte remontée.

11°. Que les débris de la capsule restés dans l'œil empêchent de voir parfaitement.

12°. Que quelques accidens arrivés à la capsule, à la suite d'une opération qui a été faite avec succès, privent encore de la lumière

13° Qu'il est des cas où l'opération, quoique bien faite, doit être infructueuse, que par conséquent le défaut de succès en pareil cas ne sauroit être réputé une faute.

Cependant M. Tenon veut que dans l'opération de la cataracte, on se comporte toujours comme si le cryſtallin étoit opaque, & qu'on prenne des précautions pour ruiner la capsule.

De cataracta, Theses ex Anatomia & Chirurgia sub Præsid. Clar. Andouillé. *Parisiis* 1757, *in-*4°.

Cette Thèse est une suite du Mémoire dont nous venons de parler : M. Tenon, après une succincte description de l'œil, traite de la cataracte dont il indique le signe, le siège & le traitement. La description de l'œil contient des remarques fort judicieuses : M. Tenon décrit les deux capsules du cryſtallin, lequel a communément quatre lignes de diametre & deux lignes d'épaisseur, & dont la face postérieure est plus convexe que la face antérieure. Cet habile Chirurgien assure que du même œil attaqué d'une cataracte dont on peut espérer la guérison, le cryſtallin est plus petit que celui de l'œil sain ; c'est pourquoi il passe facilement par une ouverture de quatre lignes faite à la cornée, &c. &c. M. Tenon recommande de faire une incision cruciale à la membrane capsulaire, lorsqu'elle a perdu sa diaphanéité; il indique les moyens pour y réussir, & qu'il a suivis lui-même avec un avantage manifeste. On trouve à la fin de cette Thèse, quelques figures intéressantes de diverses parties de l'œil, & celle d'un scalpel inventé par M. la Faye pour faire l'incision à la cornée, & d'une autre inventé par M. Tenon, propre à inciser la capsule du crystallin.

M. Tenon est l'Auteur de plusieurs Mémoires très intéressans, insérés dans le Recueil de l'Académie des Sciences.

Sur l'exfoliation des os, premier Mémoire. M. 1758.

Cet habile Chirurgien prouve par l'expérience faite sur les animaux vivants & sur l'homme même, que de toutes les méthodes de traiter les plaies avec dénudation d'os, la meilleure est d'employer les humectans, maniere de procéder bien différente de celle que les Anciens ont suivie, & il n'y a, parmi les Modernes, suivant M. Tenon, que M. Monro qui en ait entrevu les avantages : M. Tenon, avant d'établir les bons effets de sa méthode, communique ceux qu'il a obtenus en traitant les plaies avec des spiritueux. On voit dans la premiere expérience qu'il rapporte, qu'une plaie de la grandeur d'un écu de trois livres faite sur la tête d'un chien vivant, & pansé avec de l'esprit de vin, a été suivie d'exfoliation le vingt-septieme jour, au lieu que dans un autre cas, en traitant la plaie avec du basilicum, l'exfoliation qui s'y est faite a été moindre & plus tardive de deux jours : en employant de l'eau mercurielle, M. Tenon a vu l'exfoliation se faire beaucoup plus tard, & être beaucoup plus épaisse que dans les expériences précédentes : d'où l'on peut conclure, suivant cet habile Chirurgien, que plus le déssechement a été profond, plus la lame exfoliée est épaisse & lente à tomber. M. Tenon employa l'eau tiéde, & il vit la plaie se guérir fort promptement sans exfoliation. L'heureux succès qu'il venoit d'obtenir sur un chien vivant, le détermina à tenter sa nouvelle méthode sur un homme en qui les os du crâne avoient été découverts : l'effet répondit à l'attente de M. Tenon; la plaie guérit en vingt-six jours sans exfoliation : cependant M. Tenon a ajouté aux bons effets de sa méthode, en se servant de cataplasmes émollients : mais il ne faut pas penser que les humectans empêchent l'exfoliation, ils ont la propriété de l'accélérer.

M. Tenon a apperçu dans les animaux qui ont servi à ses expériences, des marques très sensibles d'exfoliation, quoiqu'il n'en ait pu appercevoir pendant le traitement de la plaie.

Sur l'exfoliation des os, second Mémoire. M. 1758.

M. Tenon examine la méthode que Belloste suivoit pour empêcher l'exfoliation des os, & il prouve par des expériences décisives, qu'elle ne garantit pas de l'exfoliation ou d'une décomposition insensible. Ce Chirurgien a fait quelques expériences en vue de s'assurer si les bourgeons qu'on voit s'élever sur la surface de l'os, après l'avoir trépané par la méthode de Belloste, naissoient des vaisseaux ou du diploé, & il s'est convaincu qu'ils tiroient leur source de la substance spongieuse de l'os qui se développe sous la forme de bourgeons, & qui est destituée de sa partie terreuse, ce n'est en quelque maniere que la partie organique de l'os qui se remplit ensuite de la terre qui lui donne la consistance nécessaire.

Sur l'exfoliation des os, troisieme Mémoire. M. 1760.

M. Tenon compare les effets de sa méthode de traiter les plaies, à celle de Belloste, & il prouve sa supériorité : cependant M. Tenon nous apprend que si la méthode de Belloste est quelquefois avantageuse, elle ne l'est que dans l'âge adulte, & lorsqu'il faut favoriser la crue des bourgeons, l'art devant seconder les forces de la nature.

M. Tenon communiqua la même année à l'Académie, une observation sur une tumeur molle formée sur la joue d'un enfant, après la mort duquel elle s'est trouvée n'être qu'un prolongement de la glande parotide.

Il donna la description d'une articulation singuliere formée par la nature, sur un chat qui s'étoit fracturé la cuisse. M. Tenon compare ce fait à celui que Sylvestre, Médecin de Paris, a communiqué dans les Nouvelles de la République des Lettres, 1685.

Loesecke (*a*) dit conserver dans son Cabinet le tibia d'un pigeon au milieu duquel on voit une articulation avec tous ses ligaments.

Sur quelques vices des voies urinaires & des parties de la génération dans trois sujets du sexe masculin. M. 1761.

L'Auteur prouve par trois observations, que dans un enfant » qui naît sans vessie, ou seulement avec » une partie de la vessie, sans verge, ou bien avec » une verge, mais imperforé; il faut s'attendre, s'il » vit un certain tems, que les urines qui auront été » filtrées dans les reins, s'écouleront extérieurement » par un artifice quelconque; elles sont en pareil cas » conduites quelquefois à l'ombilic, ou près de l'om-» bilic, & de-là au-dehors à la faveur des urete-» res, &c. &c. ». On y trouve deux planches très curieuses.

Recherches sur la nature des pierres ou calculs qui se forment dans le corps des hommes & dans celui des animaux. M. 1764.

Les pierres animales sont toutes dissolubles par les acides, mais elles ne se dissolvent pas toutes par le même. L'acide nitreux dissout les pierres jaunes de la vessie, que l'acide vitriolique n'attaque point, quoiqu'il dissolve, ou plutôt qu'il détruise les pierres qu'on a trouvées dans les boyaux des chevaux. M. Tenon a découvert dans toutes les pierres un cannevas, sur lequel agissent certains acides, & qui résistent à l'action de quelques autres; il a éprouvé que les eaux de Bareges & Cautretz, réduisoient les pierres blanches & les pierres jaunes en une espece de glaire limpide, visqueuse, & semblable au blanc d'œuf. M. Tenon croit que dans cette espece de dissolution, le cannevas des pierres est au moins très altéré par l'action des eaux.

Sur une épiplocele dont les signes furent d'abord fort équivoques. M. 1764.

En 1764 M. Tenon communiqua à l'Académie des Sciences, une observation sur une hernie singuliere,

_____
(*a*) Observ. Anat. Med. Chir. Berlin 1754, in-4°.

qui lui avoit été envoyée par M. LEGOT, Chirurgien à Tinchebray.

Brebiz (Jer. Dan.), Médecin d'Iene.

Num fœtus in utero materno respiret? Iena 1755, in-4°.

Eloy (M.), Médecin Consultant de la Princesse de Lorraine, & Pensionnaire de la Ville de Mons.

Dictionnaire Historique de la Médecine, contenant son origine, ses progrès..... l'histoire des plus célèbres Médecins, Philosophes..... des fameux Anatomistes, Chirurgiens, &c. avec l'exposition de leurs sentiments & de leurs découvertes, & le catalogue de leurs principaux ouvrages, &c. Liége 1755, in-8°. 2 vol.

L'extrait que les Journalistes de Léipsick ont donné de cet ouvrage (a), leur fait beaucoup d'honneur, & doit couvrir de honte l'Auteur de cette nouvelle histoire de la Médecine ; ils prouvent que M. Eloy a défiguré le nom des Ecrivains les plus connus; qu'il a tronqué leur histoire, & qu'il a omis la plûpart des ouvrages qui méritent le plus d'être connus : la confiance avec laquelle M. Eloy annonce son ouvrage, rend encore ses fautes beaucoup plus graves. Les Journalistes de Léipsick sont bien surpris, & ils n'ont pas tort de l'être, que M. Eloy se soit contenté en 1755 de n'indiquer qu'une petite dissertation de M. de Haller sur le diaphragme, quoiqu'il eût déja une réputation établie dans toutes les Ecoles de l'Europe par mille autres traités, &c. &c. On connoîtra mieux les défauts de l'ouvrage de M. Eloy par la lecture du Journal de Léipsick que j'ai déja cité.

Ebhardt (G. S.).

De situ mesenterii naturali & præternaturali. Iena 1754, in-4°.

Lachausse (Augustin Meinrad), Médecin de Strasbourg.

Disp. de superfœtatione vera in utero simplici. Argent.

On trouve à la tête de cette dissertation une description des parties de la génération de la femme,

(a) *Commentarii de rebus in scientia naturali & medicina gestis.* Lips. Tom. V.

qu'on lira avec avantage. M. Lachauffe étaie fur divers témoignages l'obfervation qu'il a faite d'une fuperfétation ; il cite avec diftinction MM. le Riche & Eifemann, Anatomiftes de Strasbourg.

SCHOEL. Schœl (Chriftian Louis), Médecin de Gottingue.

Diff. de funiculi umbilicalis deligatione non abfolute neceffaria. Gotting. 1755, in-4°.

TACK. Tack (Jean), Médecin de Leyde.

Specimen obftetricium, de partu capite infantis prævio. Leidæ 1755, in-4°.

L'Auteur décrit les diverfes efpeces d'enclavement de fœtus ; il parle des différents forceps & leviers, donne la maniere de s'en fervir ; mais fait voir que dans bien des cas on ne peut éviter de recourir à l'opération Céfarienne.

PETRINI. Petrini (J. Vincent), a publié un Recueil des mémoires fur l'irritabilité de MM. Haller, Zimmermann, Caftel & Tofetti, auxquels il a joint une préface.

Sull' infenfibilita & irritabilita d'alcune parte degli animali. Rom. 1755, in-4°.

Petrini célebre avec beaucoup d'éloquence les Auteurs qui ont admis le fyftême de M. de Haller fur l'irritabilité, & il fe range de leur parti.

TOSETTI. Tofetti (Urbain), Lecteur de Philofophie à Rome.

Sull' infenfibilita de alcune parti degli animali. Lettera I. II & III. Rom. 1755. *Lett. IV.* Bonon. 1757, in-4°. On les trouve imprimées dans le Recueil de J. Vincent Petrini, & dans celui de M. Tiffot.

L'Auteur y établit l'infenfibilité des tendons & des membranes, fur des expériences faites avec beaucoup de foin ; l'analogie ou le mouvement de la dure-mere & du cerveau avec celui de la refpiration. Suivant ce Phyficien, les bleffures du cerveau & de la peau font fenfibles, & l'irritabilité eft plus forte dans les jeunes animaux que dans ceux qui font d'un âge avancé.

POZZI. Pozzi (Céfar), Profeffeur de Mathématiques.

Epiftola ad T. Laghi 1755, & fe trouve imprimée dans le Recueil de Bologne & dans celui de Laufanne.

Il est prouvé par le résultat de ces observations, que les tendons & les membranes sont insensibles.

Knech (Matt.), Médecin.
Vitia partium genitalium. Halæ 1755, in-4°.

Kuhn (Jean Frédéric), Médecin de Gottingue.
De motu musculari. Gotting. 1755, in-4°.

Sutgert (Jean Conr.).
De notis hæmorrhagias præsagientibus. Halæ 1755, in-4°.

Krause (Frid. W.).
De brachii inflammatione & gangræna curatis. Helmestad. 1755, in-4°.

Dejean (Pierre), Chirurgien de Paris.
Régles & observations très importantes pour les personnes attaquées de hernies, auxquelles on a joint une petite dissertation sur l'usage des bottines pour les enfants. Paris 1755, in-8°.

Ouvrage touchant les hernies ou descentes. Paris 1762, in-8°.

Cet ouvrage, qui est rempli d'observations, est divisé en deux parties. Dans la premiere l'Auteur expose les moyens d'obtenir la guérison de ces maladies, & d'en prévenir les dangers ; on trouve dans la seconde quelques préceptes sur le traitement des symptomes extraordinaires, avec des observations particulieres sur l'opération du bubonocelle. M. Dejean a joint à son ouvrage une dissertation sur la maniere de se conduire, pour obvier à la difformité de jambes, & sur la nécessité de l'usage des bottines, quand il y a disposition à ces accidents ; les différents objets de cet ouvrage sont assez bien traités.

Krause (Charles Christian), célébre Médecin de Léipsick.
Prufung der preißschrift dy Herrn Lecat von der Muscelbewegung. Leipzig. 1755, in-4°.

Haller von der empfindlichkeit und Reizbarkeit, ibid. 1756, in-4°.

Quænam sit causa proxima mutans corpus fœtus, non matris gravidæ ? &c. Petropoli 1756, in-4°.

C'est le sujet d'un prix qui avoit été proposé par l'Académie de Petersbourg, & M. Krause l'a partagé avec M. Roederer : le premier soutient qu'on peut trouver dans l'imagination dépravée de la mere, la cause des taches & des tumeurs de naissance ; mais le second est d'un avis contraire.

-PARKER. Parker (Henri), habile Chirurgien Anglois.
The ligature preferable to agaric in securing the blood-vessels after amputation. Lond. 1755, in-8°.

Parker prétend qu'il vaut mieux recourir à la ligature, pour arrêter une hémorrhagie, que d'employer l'agaric, quoique MM. Faget & Warner en ayent recommandé l'usage d'après plusieurs observations.

DOUGLAS. Douglas (Jean), Chirurgien.
A treatise on the hydrocele. London 1755, in-4°.

Cet ouvrage appartient peut-être à un des Douglas dont il a été déja parlé : plusieurs de ces célébres Ecrivains ayant le même surnom, il est presque impossible de ne pas tomber dans quelque équivoque. Quoi qu'il en soit, l'ouvrage dont je viens de rapporter le titre est rempli de faits intéressants, au rapport des plus célébres Chirurgiens. Il seroit à souhaiter qu'il fût traduit en notre Langue.

BROUGHTON Broughton (Guillaume), Médecin d'Edimbourg.
Diss. de ulcere uteri. Edimburg. 1755, in-8°.

GOOLD. Goold (Simon), Médecin d'Edimbourg.
De ventriculi imbecillitate. Edimburg. 1755, in-8°.

DONNEL. Donnel (Jean Mac), Médecin d'Edimbourg.
Diss. de calculo. Edimb. 1755, in-8°.

FORREST. Forrest (George), Médecin d'Edimbourg.
Diss. de ventriculi concoctione læsa. Edimb. 1755, in-8°.

WAINWRICHT. Wainwright (Jacques), Médecin d'Edimbourg.
Diss. de hydrocephalo. Edimb. 1755, in-8°.

ECROYD. Ecroyd (Richart), Médecin d'Edimbourg.
De rachitide. Edimb. 1755, in-8°.

Toutes ces dissertations sont fort intéressantes, & les objets qui y sont traités sont travaillés avec beaucoup de soin.

BETBEDER. Betbeder, Professeur Royal de Médecine à Bordeaux, Médecin de l'Hôpital Saint André de cette Ville.
Histoire de l'hydrocéphale de Begle. Bordeaux 1755, in-8°.

L'Auteur y fait plusieurs bonnes réflexions sur cette maladie ; il dit que la plûpart des os du crâne étoient diaphanes, » & qu'en plaçant une bougie à l'opposite » on voyoit à travers dans l'intérieur du crâne ».

Bois (J. Alexandre du), Médecin de Montpellier.
Fluidi nervei existentia. Monspel. 1755, in-8°.

Schlotterbeccius (Philippe Jacques), Docteur en Médecine.
De labro ophthalmico emendato. Acta Helvetica, 1755, Tom. II. pag. 33.

Il propose un nouveau bassin oculaire assez ingénieux.

De ulceribus carcinomatoso, carioso, & anepulotico, ibid. 1758, Tom. III. pag. 212.

D'Apples (M.), Docteur en Médecine, & Conseiller de Lausanne.
De metastasi ab inferioribus ad superiora. Acta Helvetica 1755, Tom. II. pag. 75.

Observation de l'hydropisie de l'omentum, ibid. 1758, Tom. III pag. 252.

On y trouve l'histoire de la maladie, & celle de l'ouverture du cadavre, très détaillée & intéressante.

Sur l'opération de la cataracte par extraction, ibid. 1767, Tom. VI.

L'Auteur prouve l'efficacité de cette méthode par de bonnes observations, qui sont très bien circonstanciées ; & il fait l'éloge de Daviel.

Je suspends à cette époque mon Histoire de l'Anatomie & de la Chirurgie, parceque la plûpart des ouvrages qui ont paru depuis dans des Royaumes Etrangers ne m'ont point été annoncés ; & pour ne pas parler de quelques-uns au préjudice des autres, je ne dirai rien de plusieurs excellents écrits, jusques à ce qu'il me soit possible de me les procurer, avec les principaux catalogues. Plusieurs Savans de l'Europe m'ont promis de m'aider dans ce Supplément ; c'est-là que je parlerai avec le plus grand éloge de quelques ouvrages recommandables : tels sont ceux de Mr. Cranz, célébre Médecin, *de rupto utero. Lips.* 1756, in-8°. de plusieurs autres de cet Auteur ; ceux de Mr. J. Théophile Walther, *de emissariis Santorini*.

Francof. Viad. 1757; de Mr. Dominique Cotunni, *de aquæ ductibus auris humanæ internæ. Neapoli* 1761 in-8°. & de plusieurs ouvrages de Chirurgie; tels que ceux de Mr. Pouteau, habile Chirurgien de Lyon, *mélange de Chirurgie*, & d'un bon ouvrage de M. Pott, Chirurgien de l'Hôpital de Saint Barthelemi à Londres, *sur les hernies*, &c. &c. &c.

SUPPLÉMENT

A L'HISTOIRE DE L'ANATOMIE

ET DE LA CHIRURGIE,

ANCIENNE ET MODERNE.

AGNODICE, jeune fille Athénienne, s'est rendue célèbre par son goût pour l'art des Accouchemens. Une loi des Athéniens défendant aux Esclaves & aux femmes d'exercer la Médecine ; on dit qu'Agnodice se déguisa sous l'habit d'un garçon pour fréquenter les Ecoles d'Hérophile, & qu'elle apprit de ce Médecin l'art d'accoucher. Les progrès qu'elle fit dans l'exercice de cet art lui susciterent bientôt des ennemis ; on accusa Agnodice devant les Juges de l'Aréopage de n'exercer sa Profession que pour corrompre les femmes ; mais elle se justifia en déclarant son sexe à ses Juges, qui porterent une loi par laquelle il étoit permis aux femmes de condition libre, d'apprendre la Médecine, & d'exercer l'art des Accouchemens.

Cependant cette Profession a été cultivée long-tems auparavant dans l'Egypte : l'Ecriture Sainte nous a transmis l'histoire de deux Sages-Femmes nommées *Sciphra* & *Pupha*, qui exercerent les Accouchemens avec succès, & qui sauverent un grand nombre d'enfants Juifs de la cruauté de Pharaon.

Les Sages-Femmes de Grece & d'Italie, comme le remarque le Savant M. Leclerc, ne pratiquoient pas seulement les Accouchemens, elles exerçoient aussi la Médecine, sur-tout pour les Maladies particulieres au sexe; mais comme cet objet regarde plutôt l'Histoire de la Médecine que celle de l'Anatomie & de la Chirurgie, nous ne nous étendrons pas plus au long sur l'histoire de ces Sages-Femmes; ainsi nous ne dirons rien sur la vie & les écrits qu'Aétius attribue à *Aspasie*, qu'on croit être la même que cette belle Phocéene, qui fut la maîtresse de Cyrus le jeune & d'Artaxerxès Rois de Perse : nous ne parlerons pas non plus d'Eléphantis, d'Olympias, de Laïs, de Sotira & de plusieurs autres dont l'histoire nous a transmis la vie; c'est pourquoi nous passons à ces Auteurs mémorables, qui ont contribué par leurs écrits à perfectionner l'Anatomie & la Chirurgie.

HIPPOCRATE.

HIPPOCRATE.

T. I. Pag. 37. Le savant Riolan, qui a extrait des ouvrages d'Hippocrate tout ce qui est relatif à l'Ostéologie, prouve que ce Pere de la Médecine avoit de très profondes connoissances sur cette partie de l'Anatomie, il croyoit que la moëlle étoit la nourriture des os, & il définit l'apophyse, la partie la plus saillante de l'os. Suivant lui, le squelette a six parties, la tête, le col, l'épine, les lombes, les mains & les pieds : l'articulation est la jonction de ces os, & la diarthrose est cette articulation dans laquelle les os se meuvent presque en tous sens. Hippocrate la divise en enarthrose & en ginglime.

Il y a, dit Hippocrate, une grande différence entre les têtes humaines : les sutures varient dans la plûpart des sujets; ordinairement la suture antérieure (coronale) & la postérieure (occipitale) conjointement avec la moyenne (la sagittale) ressemblent à la lettre H, & les sutures placées vers la région des tempes ressemblent à la lettre X : on trouve des crânes sans sutures. Les os de la tête, sont au nombre de six, &c. la mâchoire supérieure est formée de plusieurs autres, & il y a plusieurs symphyses : il y en a une à la mâchoire inférieure, &c. La mâchoire supérieure de l'homme n'a point de mouvement, &c. Les dents sont au nombre de trente-deux. Hippocrate fait quelques remarques très vagues sur la dentition. L'épine est formée de vingt-quatre vertebres, & de l'os sacrum : elle est diversement contournée ; les vertebres sont polies vers la partie antérieure, & remplies d'éminences en arriere, en avant elles sont jointes avec un ligament, (*nervoso atque mucoso ligamento*) en arriere les éminences sont articulées, (*cardinis modo*) &c. L'apophyse de la seconde vertebre cervicale est appellée dent ; douze vertebres sont articulées avec les têtes des vingt-quatre côtes ; & celles ci aboutissent moyennant des cartilages, à l'os de la poitrine : les clavicules sont rondes à la partie antérieure, peu mobiles vers l'os de la poitrine ou en avant, mais très mobiles en arriere.

HIPPOCRATE.

C'est aux os de l'épaule que sont articulés ceux du bras : les os de l'épaule ont une tête applatie & articulaire ; un col & deux apophyses, l'une en avant, & l'autre en arriere. Hippocrate décrit quelques especes de luxations du bras, de l'avant-bras, & de la main. L'avant-bras est formé de deux os, le plus long est joint par une charniere avec l'humérus : la main est formée de plusieurs os ainsi que le pied, & les doigts ont trois articulations, &c., on les nomme, le pouce, l'index, le doigt du milieu, l'annulaire, l'auriculaire, &c. : les fémurs sont articulés avec les cavités des os des hanches, & ils ne sont point droits, ils sont convexes en dehors & en avant. Hippocrate fait observer que la cavité qui reçoit la tête du fémur est plus profonde que celle dans laquelle l'os du bras est logé, & parle du ligament qui fixe le fémur avec la cavité articulaire du bassin, & l'extrémité inférieure fourchue. La jambe est formée de deux os joints en haut & en bas, *tibia ossa duo sunt quæ superne ac inferne cohærent* ; l'os intérieur est plus gros que l'os extérieur, il a deux éminences en haut & une en bas, avec une facete articulaire extérieure : l'os de la rotule est fixé à son extrémité supérieure, &c.

Les os du pied sont très nombreux, & il y a, dit Hippocrate, autant d'articulations qu'il y a d'os, &c.

Pag: 46. Erasistrate : ajoutez que cet ancien Médecin connoissoit l'artere bronchique : elle nait, selon lui, des arteres intercostales, & non de l'aorte,

ERASISTRATE.

N n iv

comme Ruyſch l'a dit. Voyez Gunzius, *de derivatione puris*, page 15.

ARCHIGENE.

Pag. 62. Archigene, Médecin, étoit ſelon Suidas, d'Apamée, ville de Syrie, & exerça la Médecine à Rome, ſous Trajan; il mourut âgé de ſoixante-trois ans, il a écrit quelques ouvrages ſur la Chirurgie, comme,

De cancris mammarum, fluxu muliebri, uteri abſceſſu, uteri exulceratione, cancris uteri, &c.

On trouve dans Ætius, divers fragmens de cet ouvrage; Archigene étoit un des meilleurs Obſervateurs de ſon ſiecle: „ on connoît les que ceux qui ſont bleſſé „ à la tête ſont en danger, d'abord par l'aſpect, enſuite „ par ce qu'on remarque à la plaie, & à tout le reſte „ du corps, & enfin par la nature des excrétions. La „ couleur conſtamment pâle & languiſſante; les yeux „ caves, renverſés & immobiles....., ſont de mau- „ vais préſages: l'ulcere cauſe alors plus de douleur „ pendant le jour, il ſe deſſeche, il ne ſe fait point de „ ſuppuration, ou il s'en écoule une ſanie claire & de „ mauvaiſe odeur. Les bords deviennent moux & „ flaſques, ils ſe renverſent en dehors; & c'eſt un très „ mauvais ſigne que la chair ſe ſépare, que la mem- „ brane du cerveau reſte immobile, qu'elle paroiſſe „ blanche, livide ou noire, qu'elle s'enflamme beau- „ coup & forte au dehors, & que lorſqu'on l'a net- „ toyée, elle ſe ſaliſſe de nouveau ſans que cela vienne „ d'une cauſe externe: il eſt très fâcheux que l'os ſoit „ deſſéché, livide ou pâle, & que les ſutures du crâne „ s'entrouvrent dans le traitement, &c ". On voit par ce lambeau de la Chirurgie d'Archigene, que nous avons tiré d'une ſavante Collection publiée par M. Cocchi, que ce Médecin avoit des connoiſſances fort étendues ſur la Chirurgie. Galien, en parlant d'Archigene, dit „ qu'il a appris avec autant de ſoin, & auſſi-bien qu'au- „ cun autre, tout ce qui concerne l'Art de la Méde- „ cine; ce qui a rendu avec juſtice, recommendables „ tous les écrits qu'il a laiſſés, & qui ſont en grand „ nombre ".

CELSE.

Pag. 64. Celse, (Aurelius Cornelius)
On trouve dans ses ouvrages mille objets qui doivent piquer notre curiosité sur l'Anatomie & sur la Chirurgie, & qu'on doit joindre à l'extrait que nous avons déja donné. Celse vouloit qu'on ouvrît la veine en travers, & non longitudinalement, & il recommande l'usage des ventouses contre les maladies chroniques & contre plusieurs maladies aiguës ; les unes, dit-il, sont de métal, les autres de corne : on met dans celles de métal une mèche allumée ; la ventouse de corne s'applique sans feu, on pompe l'air avec la bouche, par la petite ouverture qui est au haut.

Celse traite des plaies fort au long, & décrit plusieurs especes de sutures ; si la plaie, dit-il, occupe une partie molle, il faut la coudre, sur-tout s'il s'agit d'une plaie de l'oreille, du nez, du front, de la bouche, des levres, de la peau qui environne le gosier, & il faut recourir aux sutures, dans les plaies du bas-ventre ; mais si la plaie a son siége dans les chairs, si elle est fort large, la suture est nuisible, & il faut se servir de boucles, & on ne doit employer la suture ou la boucle, qu'après avoir bien nettoyé la plaie.

La suture ou la boucle, pour être solide, doit percer la peau & les chairs ; on ne peut employer rien de mieux que du fil doux & qui ne soit point tors, pour qu'il appuye plus mollement sur le corps : *utraque (sutura & fibula) ex aciâ molli, non nimis tortâ, quo mitius corpori insideat ;* les points de suture, ni les boucles, ne doivent être ni trop près ni trop éloignées, & Celse détaille les accidens qui résultent de la suture mal faite, &c. &c.

Celse recommandoit de dilater les parties contuses, à moins qu'il n'y eût des nerfs & des muscles voisins qu'il ne seroit pas à propos de couper ; il décrit l'espece de bandage qui convient à chaque plaie, & il entre dans des détails très circonstanciés sur l'usage des topiques ; il traite des plaies faites par les morsures, & donne leur curation, & il avance avec raison, qu'on mange impunément plusieurs animaux dont la piquûre seroit mortelle; il recommande dans tous ces cas, l'usage des ventouses: Celse ne veut pas qu'on applique sur une tumeur, les cauteres actuels ou potentiels, ni qu'on l'emporte avec le rasoir, parceque le cancer, dit Celse, revient presqu'aussi-tôt que la cicatrice est formée; il prescrit simplement l'usage des topiques adoucissans.

Les Chapitres des maladies des yeux & de l'oreille, sont fort détaillés, &c. &c.

M. Morgagni a prouvé par un ouvrage particuliers, que Celse avoit des connoissances très étendues en Anatomie, & personne ne peut mieux en juger.

En effet Celse nous a laissé un Traité d'Ostéologie assez exact pour le tems auquel il l'a composé; le crâne, selon lui, est concave intérieurement, convexe extérieurement, également lisse du côté qu'il recouvre la membrane du cerveau, & de celui qu'il est recouvert lui-même de la peau à laquelle sont implantés les cheveux. Celse regardoit les os de l'occiput & des tempes, comme composés d'une seule table; mais ceux qui sont renfermés entre le sommet & le front, sont composés de deux; ces os, dit-il, sont plus durs à l'extérieur, & plus mous à l'intérieur vers les endroits où ils s'unissent. Entre les sutures de ces différens os, s'insinuent plusieurs vaisseaux que Celse croit destinés à leur porter la nourriture: & selon lui, on trouve rarement des crânes qui soient tout d'une piece, en un mot sans sutures, cependant il dit qu'on en trouve dans les Pays chauds; mais ce fait n'est pas croyable.

Celse s'étend fort au long sur les sutures: leur nombre & leur position varient: on en trouve, dit-il, ordinairement deux au-dessus des oreilles, qui séparent les tempes de la partie supérieure de la tête; il y en a une troisieme transversale qui est placée au haut de la tête, & qui sépare l'occiput du sommet; il est une quatrieme suture qui part du sommet, partage la tête en deux, elle se termine quelquefois, dit Celse, au haut du front, d'autrefois elle le partage en deux.

Toutes ces sutures se joignent entr'elles par ongle, excepté celles qui, placées transversalement au-dessus des oreilles, deviennent plus minces par leurs extrémités, dans lesquelles les os de dessous appuient légérement contre ceux de dessus. La face a, dit Celse, une grande suture qui commence à la tempe : d'un côté elle partage en deux les os du nez, & ceux des fosses orbitaires, & se termine à la tempe de l'autre côté : il part deux autres sutures plus petites des angles intérieurs de cette suture ; la joue, de chaque côté, a aussi une suture transversale à sa partie supérieure ; il part aussi, du milieu de la mâchoire supérieure, une suture qui partage le palais en deux, on en trouve encore une autre qui le coupe transversalement.

De la description des sutures, Celse passe à celle des trous qu'on trouve à la tête, il en fait une énumération très succinte ; les conduits de l'oreille, dit-il, sont dabord droits, & un de chaque côté, & deviennent ensuite tortueux, lorsqu'ils s'avancent vers le fond de l'oreille où ils se divisent en quantité de petits trous, par lesquels se fait la sensation de l'ouie ; à côté de ces trous, continue Celse, on apperçoit deux espèces de petites concavités, situées en dessous de l'os qui est placé transversalement à la joue, & s'articule avec l'os de la mâchoire ; on pourroit, dit-il, l'appeller l'os juga, &c.

Celse donne ensuite la description de la mâchoire inférieure qu'il regarde comme composée d'une seule piece, c'est le seul os de la tête qui soit mobile ; il forme par ses deux extrémités, une espece de fourche, dont la branche antérieure est plus longue, plus large par en bas, plus pointue par en haut, & passe par-dessus l'arcade zygomatique, & vient s'articuler avec les muscles des tempes ; la branche postérieure est plus courte & plus ronde : Celse indique ses véritables articulations.

Notre Auteur s'occupe des dents : il examine leur structure, leur nombre, leur position & leur différence ; sous la racine des dents il en pousse, dit-il, une nouvelle qui fait ordinairement tomber la premiere, mais qui quelquefois vient en-devant ou en-arriere.

La description de la tête conduit Celse à celle de l'épine, qui est composée de vingt-quatre vertébres, savoir, sept cervicales, douze dorsales, & cinq lombaires: les vertèbres du cou sont rondes, courtes, & ont deux apophyses de chaque côté; outre le grand trou qui donne passage à la moëlle épiniaire, elles ont de plus deux petits trous, un de chaque côté, qui percent les apophyses transverses. Celse décrit les différentes échancrures qu'on trouve à ces mêmes apophyses, & détaille fort au long leurs différentes articulations qui sont maintenues & affermies par divers cartilages & ligaments.

Après avoir décrit l'épine, Celse procéde à l'examen des côtes; la premiere des côtes, dit-il, est placée contre l'humérus; & celle-là avec les six suivantes vont jusqu'au sternum, elles sont arrondies dans leur partie postérieure en maniere de petites têtes, elles s'articulent avec les apophyses transverses des vertèbres où elles sont légérement échancrées, elles s'applatissent ensuite & se courbent insensiblement en cartilage; elles se courbent encore ici légérement mais intérieurement, & vont s'articuler avec le sternum.

Celse donne ici la description du sternum: c'est, dit-il, un gros os dur, placé en bas du gosier, échancré de part & d'autre, & qui descend tout le long de la poitrine, au bas de laquelle il se termine par un cartilage. Celse parle ensuite des fausses côtes, elles sont plus courtes & plus minces que les premieres, elles dégénerent insensiblement en cartilage, & sont placées en-dessous des parties extérieures du bas-ventre; la derniere des fausses côtes, dit-il, est presque entiérement cartilagineuse.

Celse examine ensuite deux os larges qu'on trouve au-dessous du col, un de chaque côté, ce sont les omoplates; ces os sont, dit-il, échancrés par leurs bords supérieurs, & forment comme un espece de triangle qui s'élargit insensiblement en descendant vers l'épine; à mesure que ces os s'élargissent ils deviennent plus minces, ils sont aussi cartilagineux par leur partie supérieure; l'omoplate ne s'articule avec aucun os, si ce n'est par son bord supérieur où il est arrêté par de forts ligaments & de forts muscles.

Celse parle de la clavicule: c'est un os mince qui s'élargit & s'épaissit à mesure qu'il s'avance vers l'omoplate où il se courbe un peu intérieurement, &c. Un de ses bouts porte sur l'omoplate, & l'autre est reçu dans la petite échancrure du sternum ; il est attaché par des ligaments & par un cartilage au-dessus de la tête de l'omoplate.

CELSE.

L'humérus a plusieurs tubérosités à ses deux extrémités, où l'on ne trouve point de moëlle, mais il y en a une, dit Celse, vers sa partie moyenne, qui est ronde, dure, un peu concave extérieurement & intérieurement, un peu convexe postérieurement & extérieurement. La tête de l'extrémité supérieure de l'humérus est ronde, Celse indique son articulation avec la cavité de l'omoplate ; on trouve à son extrémité inférieure deux apophyses, qui forment une échancrure qui est plus creuse dans son milieu que sur ses côtés.

Cette disposition est propre pour recevoir l'avant bras qui est composé de deux os ; le rayon ou le *cercis* des Grecs se trouve en-dessus, il est plus court & plus grêle par en-haut, il est arrondi par son extrémité supérieure, & on y remarque une cavité superficielle destinée à recevoir la petite tubérosité de l'humérus.

L'avant bras est composé d'un second os appellé coude ; il est plus long que le rayon, & plus gros par en haut ; à son extrémité supérieure on voit deux éminences qui sont reçues dans l'échancrure qui est située entre les deux apophyses de l'extrémité inférieure de l'humérus. L'os du coude & celui du rayon sont d'abord unis, ensuite ils se séparent, puis se réunissent au poignet où leur grosseur réciproque change ; car l'os du coude qui étoit le plus gros vers son extrémité supérieure est ici fort grêle, & le rayon est assez gros ; celui-ci forme ensuite une éminence qui est recouverte d'un cartilage, & qui s'insere dans le col du cubitus : cette extrémité du cubitus est ronde, & on y remarque une petite apophyse. Celse remarque ici, qu'il n'y a point d'articulation sans cartilage, & que c'est ce qui en facilite le jeu.

Après la description du bras & de l'avant bras, notre Auteur procéde à celle de la main, qu'il divise en

CELSE.

deux parties. La premiere est le carpe qui est composé de plusieurs petits os dont le nombre varie, ils sont tous oblongs & triangulaires, ils sont unis entr'eux, de sorte, dit Celse, qu'ils paroissent ne faire qu'un seul os; ils s'unissent aussi avec l'avant bras par deux de leurs apophyses qui sont reçues dans l'échancrure du rayon.

La seconde partie de la main est formée par le métacarpe, qui est composé de cinq os longs qui aboutissent aux doigts, qui sont formés chacun de trois os, tous de la même figure.

Au-dessous de l'épine se trouve l'os des hanches qui est situé transversalement; il est convexe extérieurement & recourbé vers l'épine; il a deux trous sur ses côtés, d'où part l'os pubis, qui est placé transversalement en-devant: il est plus droit chez les hommes, & plus évasé extérieurement chez les femmes, pour ne point être un obstacle à la sortie du fœtus.

Après les os des hanches, viennent les cuisses, dont les têtes, dit Celse, sont encore plus rondes que celles de l'os du bras: il y a au-dessous de ces têtes deux apophyses, l'une antérieure & l'autre postérieure: le corps de l'os de la cuisse est dur, convexe extérieurement, & renferme de la moëlle: la tête de l'extrémité supérieure est reçue dans la cavité de l'os des hanches: l'os de la cuisse, après son articulation, se porte un peu en-dedans pour soutenir les parties supérieures, &c. Celse décrit assez au long l'articulation de la cuisse, & passe ensuite à l'examen de la jambe.

La jambe, dit-il, est composée de deux os, que Celse croit être semblables aux os de l'avant bras, comme l'os de la cuisse ressemble à celui du bras. Le peroné qui est un des deux os qui forment la jambe est extérieur, & placé au-dessous du gras de la jambe, &c. Il est plus court & plus grêle par sa partie supérieure, & plus gros vers les talons; le tibia au contraire est plus long, il est antérieur & est plus épais par son extrémité supérieure où il s'articule seulement avec l'os de la cuisse. Le tibia & le peroné sont unis par leurs extrémités supérieures & inférieures,

& séparés dans leur partie moyenne comme l'avant bras.

En bas la jambe s'articule avec l'os transversal du tarse, qui est situé au-dessus du calcaneum, dans lequel se rencontre une échancrure d'un côté & des apophyses de l'autre; il reçoit la tubérosité de l'os du talon, & s'insinue dans sa cavité; il est dur, ne renferme point de moëlle, &c. Les autres os du pied sont articulés comme ceux de la main, &c. &c.

Celse avoit donc des connoissances très étendues sur l'Ostéologie, il n'étoit pas aussi avancé sur les autres parties de l'Anatomie; cependant comme c'est un des plus anciens Auteurs de Médecine que nous ayons : voici ce que Celse a écrit touchant les parties molles.

La tête & les parties situées dans la bouche, dit Celse, ne se bornent pas simplement à la langue & au palais; elles comprennent encore toutes les parties extérieures de cette portion du corps de la façon qu'elles sont exposées à nos yeux. On trouve à droite & à gauche le long du col de grandes veines, qu'on appelle, dit-il, *sphagitides*, & des arteres qu'on nomme carotides.

On trouve dans le gosier, des glandes, qui selon notre Auteur, se gonflent & deviennent douloureuses quelquefois : on rencontre ensuite deux conduits que Celse appelle trachée-artere & œsophage; le premier va au poumon, & le second se termine à l'estomac : la trachée-artere est destinée à conduire l'air, & l'œsophage les alimens; dans l'endroit où ces deux tuyaux se touchent, on trouve dans la trachée-artere, au dessus du gosier, une languette (l'épiglotte), qui s'élève lorsque nous respirons, qui s'abaisse & ferme l'ouverture de la trachée-artere lorsque nous buvons ou mangeons. Celse regardoit la trachée-artere comme cartilagineuse; elle est composée, dit-il, de cercles qui ressemblent assez à la figure des vertébres de l'épine, & qui sont raboteux en devant, lisses & polis intérieurement du côté où ils touchent l'œsophage : la trachée-artere descend vers la poitrine, & vient s'unir au poumon.

Ce viscere, dit-il, est spongieux, & par-là capa-

CELSE.

ble de contenir de l'air ; il est joint postérieurement à l'épine, & se divise en deux lobes.

Au poumon est attaché le cœur qui est musculeux ; il est situé dans la poitrine, tirant un peu vers la mamelle gauche ; il a deux ventricules. Sous le cœur, & le poumon est le diaphragme qui sépare le bas-ventre de la poitrine, & que Celse dit être composé d'une forte membrane nerveuse sur laquelle rampent plusieurs vaisseaux ; il sépare non-seulement les intestins, mais encore le foie & la rate des parties supérieures ; ces deux viscères se trouvent situés immédiatement sous le diaphragme, l'un à droite, l'autre à gauche ; le foie est à droite, il est attaché au diaphragme ; il est cave intérieurement, & convexe extérieurement ; il forme une éminence, & appuie légérement sur le ventricule ; il se divise en quatre lobes ; à sa partie inférieure, se trouve la vésicule du fiel ; la rate est à gauche, elle n'est point attachée au diaphragme, mais aux intestins ; elle est d'une substance molle & peu compacte, d'une longueur & d'une épaisseur médiocre ; elle s'avance un peu de la région des côtes qui la couvrent en grande partie, vers le bas-ventre.

Les reins forment deux masses ; ils sont courbés d'un côté, & ronds de l'autre ; ils sont adhérens aux lombes, au bas des hanches : leur texture est vasculeuse & recouverte de tuniques.

Telle est la description que Celse donne de ces viscères du bas-ventre, qui est fort concise ; il examine ensuite l'œsophage, qu'il dit être nerveux, & qu'il regarde comme le commencement des intestins ; il commence à la hauteur des hypocondres.

Le ventricule est composé de deux membranes, il est placé entre le foie & la rate, qui le couvrent un peu l'un & l'autre ; des membranes fort déliées joignent ces viscères ensemble, & au diaphragme. La partie inférieure du ventricule se porte un peu du côté droit, & va en se rétrécissant former le premier intestin : cette union est connue des Grecs sous le nom de pylore, &c. Celse continue la description des autres intestins, qui sont tous recouverts de l'omentum qui est lisse & compacte à sa partie inférieure ; c'est

dans

dans l'omentum que se filtre la graisse, qu'il dit être insensible, de même que le cerveau & la moëlle.

CELSE.

De chaque rein part un vaisseau qui est d'une couleur blanche, & que les Grecs appellent *ureter*, parcequ'ils croyoient ces tuyaux destinés à porter l'urine du rein dans la vessie. Celse pensoit que le corps de la vessie est nerveux, & composé de deux membranes : son col est plus épais & charnu, elle s'unit par des veines avec l'intestin & l'os qui est voisin du pubis : quant au corps de la vessie, il est libre & flottant dans le bas-ventre. La vessie, dit Celse, n'est pas placée chez les hommes comme chez femmes ; car chez les hommes elle est située le long de l'intestin rectum, & se porte un peu vers la partie gauche ; chez les femmes la vessie est placée sur les parties de la génération, s'étend supérieurement, & est soutenue par la matrice. Le conduit de l'urine est plus long & plus étroit chez les hommes, dans lesquels il part du col de la vessie, & s'étend jusqu'à l'extrémité de la verge : chez les femmes il est plus court & plus large, & est placé au-dessus du vagin.

La matrice est fort petite chez les vierges, & il est rare, dit Celse, qu'elle ne puisse tenir dans la main, chez les femmes qui ne sont point enceintes. La matrice part d'un canal qui est droit & mince, & qu'on nomme vagin, remonte vers le ventre, se porte ensuite un peu vers la hanche droite, s'étend sur le rectum, & s'attache par les côtés aux os des îles. La situation des îles est au bas du ventre, entre les hanches & le pubis. Des îles & du pubis l'abdomen va en remontant vers les hypocondres ; il est couvert extérieurement vers la peau, & intérieurement par une membrane lisse qui touche à l'omentum, & que les Grecs appellent péritoine.

Plusieurs descriptions Anatomiques de Celse sont extraites des ouvrages d'Hippocrate ou de ceux qu'on lui attribue ; mais il en est beaucoup d'autres qui ne se trouvent que dans les écrits de Celse : on pourra s'en assurer en recourant aux originaux, &c.

Pline (Caius Plinius Secundus), surnommé l'*ancien*, étoit de Véronne ; il vivoit dans le premier siecle sous les Empereurs Vespasien & Tite ; il exer-

PLINE.

PLINE.

ça divers Offices Militaires, s'occupa plus d'une fois à plaider des causes, & parvint au Gouvernement ou à l'Intendance de l'Espagne: avec toutes ces occupations il trouva le moyen de composer plusieurs ouvrages, dont quelques-uns se sont perdus; mais au rapport des Historiens le meilleur nous est resté. L'an de J. C. 79. il survint un embrâsement du Vésuve si considérable, que plusieurs Villes furent brûlées, & que les cendres furent portées jusqu'en Afrique, la Syrie & l'Egypte: Pline fut curieux de voir ce terrible spectacle, mais sa curiosité lui coûta la vie; car il fut suffoqué par les vapeurs enflammés qui sortoient de ce Volcan.

C. Plinii Secundi historiæ mundi libri 37. *Romæ* 1470, 1473, &c. *Paris* 1685, 5 vol. in-4°. &c., & trad. en François avec des Notes très intéressantes, par M. de Sivry, 15 vol. in-4°. *Sous presse*.

Jamais les Naturalistes n'ont été plus divisés dans le jugement d'un ouvrage, qu'ils l'ont été à l'égard de celui de Pline; les uns l'ont regardé comme le premier livre qu'on eût dans cette partie, & d'autres en ont fait si peu de cas, qu'ils l'ont regardé comme un tissu de fables. Saumaise a tenu un juste milieu, il a relevé les fautes de Pline avec modération, & en a fait connoître l'exactitude en divers points; en effet, s'il y a quelques propositions hazardées dans un ouvrage aussi vaste, on y lit nombre de faits intéressants & curieux, qu'on chercheroit en vain dans les autres Naturalistes. Quoi qu'il en soit, on y trouve quelques remarques qui ont du rapport à l'Histoire Naturelle des animaux; mais Pline s'étend plus sur le caractere de l'animal, que sur la structure de son corps. Il croit que nous devons à plusieurs animaux la découverte de quelques remédes médico-chirurgicaux : il parle d'un oiseau nommé *ipis*, qu'il dit se donner des lavements en introduisant dans le derriere avec son bec de l'eau de la mer; du cheval marin ou hippopotame, qui a le soin, lorsqu'il est trop gras, de s'ouvrir une des veines de la jambe avec un roseau pointu; &, suivant Pline, cet animal après avoir laissé couler une quantité de sang suffisante, *plagam limo obducit* (*a*).

(*a*) Liv. VIII. Chap. 26.

SUPPLÉMENT.
GALIEN.

Oribaſ Anatomia ex libris Galeni gr. lat. curante Guill. Dundaſſ. Lugd. Batav. 1735, in-4°.

Pag. 92. De toutes les éditions qui ont paru des ouvrages de Galien, nous ne rapporterons que celle qu'en a donnée Dundaſſ ſur l'Anatomie, qui eſt la meilleure.

On ne ſauroit aſſez lire les ouvrages de Galien, parcequ'on y trouve un nombre prodigieux de bonnes deſcriptions qui paſſent pour nouvelles, ou qui ne ſont point connues de nos jours.

Il prétend avec raiſon que la pie-mere ſoutient les vaiſſeaux qui ſerpentent entre les circonvolutions du cerveau, & il la compare aux membranes de l'arriere-faix ou au méſentere d'un animal; cette membrane s'enfonce entre les circonvolutions du cerveau, & pénetre les ventricules qui ſont au nombre de quatre, dont deux ſont dans le cerveau, un dans la moëlle allongée, & l'autre dans le cervelet: ils communiquent entr'eux, & ont ſuivant lui, diverſes iſſues vers les narines, principalement par une cavité nommée baſſin par quelques-uns, ou entonnoir par quelques autres. La pie-mere ſoutient les vaiſſeaux du plexus rétiforme des ventricules: c'eſt ainſi que Galien nomme le plexus choroïde, & ſi l'on en juge par la Traduction Latine qu'en donne Dundaſſ, Galien le croyoit compoſé de vaiſſeaux artériels, & non de veines: *non eſt autem ex quâvis materiâ confectum, ſed maximam portionem earum arteriarum quæ a corde ſurſum ad caput feruntur.* La Nature, dit Galien, a formé le plexus rétiforme d'un grand nombre de vaiſſeaux, & ceux-ci ſont très tortueux, afin que le ſang circulât avec plus de lenteur, ce qui étoit néceſſaire pour la ſécrétion du fluide nerveux; les différentes artérioles, ou pour mieux dire les veines, ſe réuniſſent en deux troncs, leſquels percent la dure-mere, pour ſe rendre dit Galien, dans cette veine que Herophile a appellé le preſſoir.

Galien ſe récrie contre les dénominations des glandes *teſtes* & *nates*, & il dit que les Anatomiſtes ne ſont point d'accord, car les uns appellent *teſtes* les éminences antérieures, & d'autres les nomment *nates*. Le cona-

GALIEN.

rion est une glande placée par-dessus : sa figure est semblable à celle d'un cône, elle est placée entre les deux rameaux des veines du plexus choroïde ; cette glande, dit Galien, est fixée à presque toutes les partties voisines par diverses membranules, & elle s'incline tantôt d'un côté, tantôt de l'autre, & par-là préside à la distribution des esprits. Il paroît que Galien lui accorde d'aussi grandes prérogatives, que Descartes : ou pour mieux dire Descartes doit à Galien son système sur le siege de l'ame dans la glande pinéale : ce n'est pas la premiere fois que les Philosophes ont profité des idées des Médecins.

Galien remarque avec raison que les éminences *nates* & *testes*, sont recouvertes d'une membrane qu'il décrit fort au long.

Il distingue avec beaucoup de soin les plaies transversales, en indique les signes, & expose les funestes effets de chacune d'elles, &c. &c.

Galien donne une description singuliere des yeux : les membranes, dit il, qui tapissent le crâne ou qui recouvrent le cerveau, s'insinuent dans l'orbite & deviennent plus épaisses, elles forment un globe dans lequel est contenu le crystallin, principal organe de la vision : celui-ci est nourri par le corps vitré, lequel à son tour reçoit sa nourriture par intus-susception de la membrane nommée rétiforme par quelques Anatomistes, dont Galien passe les noms sous silence : il n'y a aucune veine dans le crystallin ni dans l'humeur vitrée, & la substance de la rétine est semblable à celle du cerveau, elle est tissue de vaisseaux sanguins, & c'est sur elle que se fait la sensation de la vue. La choroïde revêt la rétine, elle adhere à la dure-mere, & parvenue vers la cornée, elle se replie : les Anatomistes, dit Galien, ont nommé cette duplicature l'uvée, & le trou qui est au milieu la pupille : il dit fort obscurément ce qu'il entend par le nom d'iris, décrit très confusément la membrane & les cloisons membraneuses de l'humeur vitrée, &c. ; & il croit que les nerfs optiques s'entrecroisent.

Galien prétend qu'à côté du frein de la langue il y a deux trous, d'où la salive découle, lesquels sont les extrémités des vaisseaux qui viennent des glandes placées à la base de la langue.

Il a connu les ventricules du larynx, & le célebre Morgagni lui en a accordé la decouverte : *natura foramen in utraque lingulæ parte unum fecerit, & foramini ipsi parte internâ ventriculum non parvum apposuerit.*

GALIEN.

Galien soutient que la boisson ni les alimens ne peuvent s'insinuer dans la trachée-artere, parceque l'épiglote couvre exactement la glote ; il pense que les cartilages du larynx sont diversement articulés entr'eux, mais il ne décrit point ces articulations ; il pense que ces cartilages sont joints ensemble par de forts & nombreux ligamens, & qu'il y a des muscles pour dilater & pour resserrer la glote : mais il n'en donne point la description.

Suivant Galien, le thymus sert à soutenir les rameaux de la veine-cave ; car, dit Galien, il y a toujours une glande entre les rameaux vasculaires. L'œsophage est dans une direction parfaitement droite jusques vers la dixieme vertebre du dos, d'où il s'incline à gauche.

Suivant Galien, le cœur est une masse charnue qui ressemble au tissu des muscles, mais qui en differe en plusieurs points ; il dit qu'il est composé de fibres qui ne sont pas uniformes ; leurs mouvemens sont indépendants de la volonté : les directions de ces fibres, dit-il, sont fort différentes, les unes sont droites, les autres transverses ou obliques ; elles viennent de la base & vont se rendre dans la cloison, c'est-à-dire, dans les sillons qui la bordent.

Le cœur, dit Galien, est placé au milieu du thorax ; cependant, à ne consulter que les battemens de cet organe, on croiroit qu'il est dans le côté gauche : aussi continue cet Ecrivain, la pointe des ventricules est-elle tournée de ce côté. Voilà donc la position transversale reconnue dès les premiers tems. Galien passe ensuite à l'examen des oreillettes ; mais par ce nom que les Anciens & les Modernes ont adopté, il n'entend que les appendices.

Suivant cette idée, ce Médecin regardoit sans doute les sinus comme les troncs des veines ; car l'artere veineuse n'a, dit-il, qu'un orifice, & de la surface de ce vaisseau, il s'éleve des rameaux qui se rendent au poumon ; ainsi, suivant ce langage, le sac droit sera la

GALIEN. veine cave, & le sac gauche sera la veine pulmonaire; ces deux sacs sont des réservoirs des ventricules: placés à l'entrée de chaque orifice auriculaire: les parois qui les forment ont un tissu différent du tissu du cœur; elles sont lâches & noirâtres, cependant elles se contractent & se relâchent alternativement; dans leur contraction, elles sont tendues & fermes, elles envoient dans les ventricules le sang qu'elles contiennent.

Galien, après avoir parlé des oreillettes, vient au ventricule droit: ce ventricule, suivant lui, n'est qu'un supplément, il manque, dans les animaux qui, selon lui, ne respirent point; dans les autres, il n'est destiné qu'aux poumons. Il eut été difficile que la description du ventricule gauche ne se sentît pas des préjugés du tems, aussi est-il, selon Galien, le ventricule pneumatique, ou la source de l'esprit vital: mais suivant lui, les deux ventricules sont également agités par des battemens; il les avoit sans doute observés dans les animaux.

Après qu'on a dépouillé le cœur de ses enveloppes, on voit, dit Galien, que la pointe du ventricule est séparée quelquefois; mais c'est plutôt dans les grands animaux qu'on observe cette séparation, qui en a quelquefois imposé.

Galien suit Erasistrate de fort près dans la description qu'il donne des valvules; il ajoute seulement que les valvules auriculaires sont les plus fortes & les plus épaisses, qu'elles sont tirées par des ligamens très blancs, c'est-à-dire par les filets tendineux; que les valvules sigmoïdes repoussées par le sang, bouchent l'entrée de l'aorte, comme si elles ne formoient qu'une seule & grande valvule; que cependant le sang peut refluer, ou plutôt transuder par leurs interstices: mais les grandes arteres dont les orifices sont formées par ces valvules, sortent de la base du cœur. Il eut été été difficile que de si grands vaisseaux eussent été implantés dans un autre endroit, ils demandoient un grand espace qui en fût comme la racine. L'artere pulmonaire est plus petite que l'aorte, l'une & l'autre ont des battemens alternatifs, qui sont dérangés lorsqu'on comprime le cœur. Dans une expérience, continue Galien, que j'avois tentée sur cet organe, il m'échappa des mains, on le saisit avec des pincettes, & l'action seule des arteres fut troublée.

Ce sont là les observations de Galien sur la structure du cœur, elles sont éparses dans divers ouvrages, & comme il est difficile de les rassembler, il y en a plusieurs qui ont échappé aux Anatomistes.

Galien connoissoit, comme ses Prédécesseurs, l'usage des valvules du cœur : les deux orifices de cet organe dans chaque ventricule sont destinés, selon cet Anatomiste, l'un à recevoir le sang, l'autre à lui ouvrir une issue ; c'est dans cette vue que les valvules sont diversement construites & diversement placées.

Le sang, dit Galien, est non-seulement renfermé dans les veines, il coule encore dans les arteres qui en sont remplies ; si on en lie une en deux endroits, on ne trouvera aucun autre fluide entre les deux ligatures : cette expérience découvrit à Galien, que les parties où se rendent les arteres liées se réfroidissent, deviennent pâles, sont privées de nourritures. Ces vaisseaux, dit-il, se répandent par toute l'étendue du corps, ils se remplissent de sang toutes les fois que le cœur se contracte ; ils s'enflent alors & marquent leur dilatation par leurs battemens.

Selon les raisonnemens de Galien, il y a entre les arteres & les veines, un commerce parfaitement établi : « ouvrez, dit-il, de grandes arteres dans un animal vivant, vous épuiserez tout le sang de cet animal ; il n'en reste point dans les veines ; elles sont vuides de même que les arteres, comme l'expérience me l'a appris : il y a, continue-t-il, une voie toujours ouverte entre les extrémités de ces vaisseaux, ils s'abouchent par des conduits insensibles qu'il appelle des *passages*, des *embouchures*, des *anastomoses*, &c. &c ».

On trouve de l'exactitude dans toutes les descriptions que Galien donne, mais il s'égare fréquemment lorsqu'il en cherche les usages ; il croyoit que l'origine des veines étoit dans le foie, que le sang du ventricule droit passoit dans le gauche à travers la cloison du cœur, que le reste pénétroit l'artere pulmonaire, pour se distribuer dans le poumon qu'il nourrissoit ; il supposoit entre les anastomoses des veines & des arteres, une force attractive & une force répulsive; le sang des veines est attiré, selon lui, dans les arteres, lorsqu'elles se dilatent, & il est repoussé dans les veines, lorsque ces mêmes arteres se contractent.

L'épiploon est une espece de sac formé par la membrane du péritoine qui se replie sur elle-même; il a la figure d'une bourse, d'une besace ou d'un sac, & il y a entre les deux lames un nombre prodigieux de vaisseaux. Galien prétend que le principal usage de l'épiploon est d'entretenir la chaleur de l'estomac & des intestins; il assure qu'il n'est percé que dans un endroit, & qu'on peut le remplir en y introduisant un liquide ou un corps solide (a): il semble par-là qu'il a connu le trou de l'épiploon que M. Winslow croyoit avoir découvert.

L'intestin cœcum est, dit Galien, le premier des intestins; les grêles y aboutissent du côté droit, & le colon du côté gauche, & celui-ci aboutit au rectum: Galien remarque que Herophile a donné le nom de *duodenum* à la partie des intestins grêles qui communique avec le pylore, & qui est placée le long de l'épine; que d'autres Anatomistes ont appellé *jejunum* la partie des intestins qui est toujours vuide & diversement contournée.

Selon Galien, le mésentere tire son origine du péritoine: on le nomme, dit-il, mésentere, par rapport à sa situation, & meseræon à cause de sa substance, il soutient les vaisseaux qui se rendent aux intestins, &c.

La description que cet Anatomiste donne du pancréas, est assez singuliere: il y a une veine qui descend du foie, laquelle passe entre le ventricule & les intestins, & s'insinue sur les vertebres qui sont au-dessous. Dans ce même endroit, se rend la veine qui porte son sang aux intestins, une artere & un nerf, avec le canal de la vésicule du fiel. Or comme il falloit conduire

(a) Figuram maximè marsupii, peræ & sacculi habet, quod orificium ex ventriculo exortum superius & inferius obtinet: totum verò ejus spatium usque ad fundum, quatenus ex prædictis principiis consistit, deorsùm procedit; id quod ita esse evidenter cognosces, si ipsum ubi abscissum, & nullâ aliâ parte perforatum aut divulsum, cupias implere, aut liquidâ, aut solidâ re: implebitur enim si integrum sit, & totum sibi continuum, instar marsupiorum; *Galenis de omento, ex traduct. Dundass.*

dans cet endroit la veine, l'artere, le nerf & le vaisseau bilifere, & qu'il falloit les fixer dans leur place & les maintenir dans leur situation; la nature y a placé par-dessous un corps glanduleux que nous appellons pancréas, lequel remplit les interstices que laissent les vaisseaux, en prévient la séparation & les met à l'abri d'une trop forte pression: Galien ajoute que le pancréas est recouvert d'une production du peritoine qui concourt à le soutenir dans sa position naturelle.

Le diaphragme, dit Galien, est un muscle dont les usages ne sont pas de peu de conséquence, *musculus non vilissimus*; il a reçu différens noms, *quem phrenas, aut diaphragma, id est, septum transversum nominant*; il sépare la poitrine du bas ventre; il est membraneux en haut & en bas, & c'est par ces deux membranes, dit Galien, que la poitrine est entierement bouchée: il y a deux trous dans le diaphragme, l'un qui donne passage aux vertebres, à l'œsophage (a) & à la grande artere, l'autre trou reçoit la veine cave qui porte le sang des parties supérieures, & celle-ci adhere fortement au contour de l'orifice du diaphragme, au lieu que l'orifice du ventricule est lâchement attaché à l'œsophage.

Galien a fait remarquer que par l'insertion oblique des ureteres à la vessie, & du canal cholédoque à l'intestin duodenum, l'urine pouvoit facilement couler dans la vessie, & la bile dans l'intestin, mais que ces liqueurs ne pouvoient refluer dans les canaux qui les auroient versées, & par cette insertion oblique, dit Galien, il n'est point nécessaire qu'il y ait de sphincter.

Notre célebre Anatomiste parle confusément de deux muscles constricteurs du vagin, des nymphes qu'il connoît sous ce même nom: il prétend qu'elles mettent à l'abri du froid les parties de la génération; il a découvert les deux corps carverneux du clitoris.

L'histoire des os est supérieurement traitée dans les ouvrages de Galien, & l'on est même surpris de trouver tant de descriptions intéressantes dans les écrits d'un Anatomiste d'un âge si reculé.

Le squelette, dit-il, est l'assemblage des os, & il y a deux sortes d'union, l'une par articulation, & l'au-

_____
(a) Il nomme l'œsophage *stomachus*, & le ventricule, *ventriculus*.

GGLIEN.

tre par symphyse : l'articulation est l'assemblage où l'amas naturel des os, (*compactio ossium naturalis*) la symphyse est l'union naturelle, *unio naturalis*. On y a ajouté, dit Galien, l'épithete naturelle pour la distinguer de l'union des os fracturés par la matiere du cal qui en a soudé les deux bouts. Les os sont ou longs, ou plats, les longs se terminent par une éminence arrondie qu'on nomme tête, & si cette éminence est aplatie sur les côtés, on la nomme *corone* ou *coronon*; les cavités profondes sont appellées cotyloïdes; les superficielles, glénoïdes: des éminences, les unes sont unies au corps de l'os, Galien les nomme apophyses : l'épyphyse est l'union d'un os avec l'autre.

La tête a naturellement la figure d'une sphere un peu allongée, & le crâne a trois sutures; une est placée à l'occiput, l'autre au sinciput, & la troisieme s'étend de l'une à l'autre : l'antérieure ou celle du sinciput, a été appellée coronale, parcequ'on place les couronnes sur cette partie; on a appellé la suture postérieure lambdoïde, par rapport à sa ressemblance avec la lettre Λ; les trois sutures, dit Galien, la coronale, l'occipitale & la moyenne, ont, considérées ensemble, la figure d'un H, & lorsque la suture antérieure ou postérieure s'efface & qu'il ne subsiste que deux sutures, elles ont la figure d'un T; cependant les sutures sont sujettes à beaucoup de variations. Galien a vu plusieurs crânes dans lesquels la suture longitudinale s'étendoit de la partie antérieure & la plus déclive de la tête, à la partie postérieure & inférieure de la tête; de sorte qu'elle étoit divisée en deux parties presque égales. Outre les sutures supérieures du crâne, il y en a deux plus inférieures & latérales formées par la réunion des os pariétaux & des os temporaux; Galien a cru devoir leur donner le nom d'écailleuses, par rapport au peu d'épaisseur & à la transparence des os pariétaux & temporaux dans les points de leur contact: Galien parle encore des sutures maxillaires, sphénoïdales, malaires, &c. &c., desorte que cette énumération est aussi complette qu'on la lit dans les ouvrages des Modernes.

Le crâne est composé de six os, les deux os du sinciput & deux par-dessous, l'os de l'occipital & l'os du front. Les os du sinciput ont quatre bords, &c.; les os temporaux ont deux parties qui different entr'elles par leur solidité, la portion pierreuse & la portion écailleuse. Galien décrit l'apophyse styloïde & le méat auditif externe & interne.

Galien n'a eu qu'une notion très imparfaite des os de la face; il parle des os de la pomete, des os maxillaires, des os unguis, de l'ethmoïde & du sphénoïde: mais on lit dans la Traduction de Dundass, une description très étendue, & qui n'est pas sans exactitude, de l'os hyoïde, *os labdoides*.

Les vertebres sont au nombre de vingt-quatre, sept appartiennent au col, douze au dos, cinq aux lombes; Galien expose avec beaucoup de soins les caracteres distinctifs de la premiere & de la seconde vertebre qui a une longue apophyse, que quelques-uns, dit Galien, ont appellée apophyse odontoïde, par rapport à sa ressemblance avec une dent: l'os sacrum est formé de plusieurs vertebres réunies, & pour s'en convaincre, il n'y a qu'à faire bouillir cet os, & on voit les vertebres se séparer, &c.

La structure du coccys est presque semblable à l'os sacrum, elle n'en differe que parceque les pieces sont plus petites & souvent plus cartilagineuses: Galien le nomme, ou dumoins le Traducteur de ses ouvrages, *os coccygis, id est, cuculum os*.

Le thorax est formé des côtes, des vertebres & de l'os de la poitrine; les côtes sont au nombre de douze: & il est, au rapport de Galien, des Anatomistes qui ont nommé les sept premieres vraies côtes & les cinq inférieures fausses côtes: elles sont articulées aux vertebres & touchent par leurs extrémitées antérieures aux cartilages; les fausses côtes répondent aussi à des cartilages, mais elles ne forment pas, conjointement avec l'os de la poitrine (sternum), un cercle entier: l'os de la poitrine est formé, suivant Galien, de sept pieces, à chacune desquelles est fixé le cartilage qui soutient la côte vraie; il y a à l'extrémité de l'os de la poitrine, *os pectoris*, un cartilage que des Anatomistes, Prédécesseurs de Galien, ont appellé cartilage xiphoïde, parcequ'il est semblable à une épée, *ensis*.

L'épaule est formée de l'omoplate, *os scapularum*, & la clavicule, *jugula*. Galien a décrit les apophyses acromion & coracoïde, & se sert de ces mêmes noms comme reçus de son tems.

La main est divisée en bras, *cubitus*, & main proprement dite ; l'os du bras a deux extrémités, la supérieure est munie d'une tête, & l'inférieure de deux tubercules séparés par une gouttiere, &c. ; des tubercules, l'un est interne & l'autre est externe, celui-ci est articulé avec le rayon, & aucun os ne touche le tubercule interne.

L'extrémité supérieure du cubitus est articulée avec la scissure de l'os du bras, &c., il répond au petit doigt, & le rayon au pouce. Galien divise la main en carpe, métacarpe, & doigts : le carpe (*brachiale*) est formé de huit os qui forment deux rangées : le métacarpe, suivant quelques-uns, est formé de quatre os, & les doigts de quinze, mais il y en a, dit Galien, qui n'admettent que deux os dans le pouce, & qui placent le premier parmi ceux du métacarpe.

Les os sans nom sont au nombre de deux, on les nomme quelquefois les os des isles ; le fémur est le plus long des os, il est d'une part articulé avec les os dénominés par la cavité cotyloïde, & avec les os de la jambe : Galien décrit les deux trochanters, *duos processus habet, quos trochanteras vocant; minorem sub cervice, multo majorem vero exteriorem, quem* γλϐτϐν *appellant hoc est natem.*

Le tibia est cet os qui s'étend depuis le fémur jusqu'au talon ; & le peroné, *sura*, est placé au bord externe, son articulation avec le tibia est par synarthrose, &c. &c.

La rotule, *patella*, est un os cartilagineux, rond, ayant vers le fémur deux facettes qui répondent aux deux éminences du fémur.

Galien décrit les sept os du tarse, *talus, calcis, cyboides, scaphoides, & tria ossa parva.*

Le métatarse est formé de cinq os, & les doigts du pied de quatorze, le premier en a deux, & les quatre autres ont trois os.

Galien connoissoit un nombre considérable de muscles, outre les fibres orbiculaires des levres, il y a deux muscles en haut qui sont, par une de leurs extrémitées, attachés aux os de la pomete, (muscles zigomatiques) & par l'autre extrémité, adhérent aux levres, desorte que leur position est oblique ; il y a deux autres muscles en bas & attachés à la mâchoire inférieure, qui sont obliques (les triangulaires) ; lorsque les deux muscles supérieurs agissent à la fois, la levre supérieure est élevée; si un seul muscle se contracte, il attire obliquement la levre vers lui : les muscles inférieurs produisent les mêmes effets: & si les fibres extérieures agissent, les levres sont renversées au-dehors, & si les fibres intérieures se contractent, les levres sont portées en dedans. On voit par ce passage, que Galien avoit des notions sur la véritable action des muscles. Il me semble que Galien décrit le muscle paucier : on lit dans la Traduction Latine de Dundass, Artic. *de musculis, sub colli cute latentibus, ac buccas moventibus*, que ce muscle est fort large, & qu'il est double : l'un est à droite & l'autre est à gauche, ils tirent leur origine de l'épine cervicale, & ils sont immédiatement placés sous la peau qui revêt le col, &c., & Galien se flatte d'avoir le premier décrit ce muscle.

Il parle de deux muscles latéraux du nez propres à dilater les narines, parceque d'un côté ils sont attachés aux os de la pomette, *a malis initium sumunt*, & de l'autre ils s'inserent dans les cartilages des narines; il n'y a point de muscle, dit Galien, qui les resserre, c'est par la seule élasticité des cartilages qu'elles se raprochent de la cloison.

Les muscles frontaux ne lui ont point été inconnus, mais il n'attribue que quatre muscles au globe de l'œil qui sont les muscles droits ; ou du moins il connoissoit les deux obliques, mais il pensoit que le grand oblique relevoit la paupiere supérieure, & autant que je puis en juger, il croyoit que le petit oblique servoit à l'abbaisser; Galien assure que la paupiere inférieure ne jouit d'aucun mouvement sensible.

La mâchoire inférieure est unie par cinq muscles, le crotaphite (*temporalis*), le masseter, le buccinateur, (*masticator*) le ptérigoïdien interne, ou grand ptérigoïdien, auquel Galien n'a point donné de nom, *qui ore continentur, latis concavisque maxillæ inferioris partibus incumbunt, ad palatum vero adscendunt insertæ*

GALIEN.

cavis ossibus, quæ inibi sunt, quæ ab exortibus qui ab alarum similitude pterigoeides vocantur, ambiuntur, &c.

Galien a connu les digastriques, leurs vraies attaches, & le tendon mitoyen, mais il ne leur a point donné de nom.

Il comprend dans une section particuliere, les muscles qui s'attachent à la tête & à l'épaule, & il y est question du trapese auquel il ne donne point de nom: & dans une autre section, il dit que l'épaule est pourvue de sept muscles, celui dont il a déja parlé, les trapeses, le muscle qui est attaché aux premieres vertebres, les angulaires de Winslow, à ce que je crois, les *rhomboïdes*, les grands dorsaux, car il a connu les adhérences de ces muscles avec l'angle inférieure de l'omoplate: la section où il est question de ces muscles de l'épaule, telle qu'elle a été traduite par Dundass, est très difficile à entendre.

Celle des muscles qui meuvent la tête sur le tronc, ou sur les vertebres cervicales, n'est guere plus claire; mais on voit que Galien y décrit les sterno-mastoïdien, les complexus, les splénius dont il distingue la portion capitale de la portion cervicale, les muscles obliques grands & petits, ainsi que les grands & les petits droits: le complexus latéral ne lui étoit point inconnu: mais outre qu'il ne donne point de nom à aucun de ces muscles, il n'en donne qu'une description très obscure, &c. &c.

Les muscles de la trachée-artere sont au nombre de quatre, deux sont longs, & deux autres courts, les longs adherent d'une part à l'os hyoïde & à l'os pectoral (sternum): ces muscles sont quelquefois divisés en deux (*bifidi*), les deux muscles courts vont du cartilage scutiforme à l'os pectoral, ce sont les sterno thyroïdiens.

Galien comprend sous les muscles propres du larynx, un aussi grand nombre de muscles que nous connoissons aujourd'hui, quoiqu'il ne leur donne point de nom caractérique; on voit par sa description, qu'il connoissoit les thyrohyoïdiens, les thyropharyngiens, les cricothyroïdiens antérieurs, les latéraux & postérieurs, les thyro-aritenoïdiens & les ary-ari-tenhydiens latéraux de Winslow, &c. &c.

Notre Auteur n'admet que trois paires de muscles propres à l'os hyoïde, deux qui adherent à la mâchoire inférieure & à la base de l'os hyoïde, & je crois qu'il entend parler des mylo-hyoïdiens & des géni-hyoïdiens : deux autres adherent aux apophyses stiliformes, & à l'os hyoïde (les stylohyoïdiens); les muscles qui, de l'os hyoïde, sont fixés à l'os pectoral & aux apophyses coracoïdes de l'omoplate, sont, suivant Galien, communs à l'os hyoïde, au larynx, & à l'épaule.

GALIEN.

Telle est la maniere obscure dont Galien divise les muscles ; cet ordre est peu exact, cependant il faut avouer qu'on y trouve, en se prétant au sens de l'Auteur, la description de tous les muscles de l'os hyoïde, décrits dans M. Winslow ; savoir, les mylo-hyoïdiens, les géni-hyoïdiens, les stylo-hyoïdiens, les omo-hyoïdiens, les sterno-hyoïdiens.

La langue est pourvue d'un grand nombre de muscles ; Galien ne leur donne point de nom particulier, mais il décrit les stiloglosses, le basioglosse, les keratoglosses qu'il distingue du basioglosse, & les génioglosses ; il n'a point parlé de ce muscle admis sans trop de fondement par les modernes & qu'ils ont nommé basioglosse.

Le pharinx est un sac musculeux, c'est ce que Galien avance ; mais il ne donne la description d'aucun muscle en particulier.

Galien n'accorde que deux muscles au col, ce sont, à ce que je puis présumer d'après la lecture de sa description qui est fort obscure, les longs du col & l'angulaire &c. : il décrit le muscle grand dentelé, mais ne lui donne point de nom

Il attribue onze muscles au bras, & s'il m'est permis d'interpréter la traduction de Dundas, Galien a connu le grand dorsal, le deltoïde, les sur-épineux, le sous-épineux, les muscles ronds qu'il confondoit, le sous-scapulaire, & il parle de quatre muscles attachés à la poitrine & au bras, apparemment qu'il divisoit le grand pectoral en autant de muscles particuliers, &c. &c.

Il n'admettoit que quatre muscles moteurs de l'avant-bras sur le bras, mais il en parle d'une maniere si confuse qu'on ne sauroit l'entendre : je soupçonne qu'il ne connoissoit que la partie du biceps qui adhere au haut de la cavité glénoïdale de l'omoplate, le brachial & deux muscles anconés.

Les muscles de l'avant-bras & de la main sont si confusément décrits, qu'on ne peut l'interpréter completement ; j'ai seulement entrevu après plusieurs lectures, qu'il connoissoit le muscle sublime & profond qu'il dit être attachés au condile interne, & fournir chacun quatre tendons au quatre derniers doigts ; le muscle extenseur commun, qui, suivant Galien, est implanté aux condile externe ; les muscles lombricaux, les interosseux, le tenar qu'il divise en plusieurs, & quelques-uns des muscles fléchisseurs & extenseurs du poignet, promoteurs ou supinateurs du rayon ; mais je ne puis décider quels sont les muscles que Galien a connus : on a bien eu raison de dépeindre Vesale avec un bras disséqué, car il est le premier qui en ait donné une bonne description.

Galien place les muscles sous-claviers parmi ceux de la respiration, & les intercostaux & les scalenes en sont les principaux agens ; les muscles intercostaux, suivant Galien, sont au nombre de vingt-deux de chaque côté, & leurs fibres s'entrecroisent en forme de la lettre X : les muscles intercostaux externes dilatent la poitrine, & les internes la resserrent : voyez sur cet objet les articles FRANÇOIS BAYLE, HAMBERGER & HALLER ; cependant Galien établit quelque différence dans la direction des fibres musculeuses, &c. &c.

Il y a, dit Galien, autant de muscles que de vertebres, ou bien il n'y en a qu'un qui est divisé en autant de parties distinctes ; elles sont obliques, &c. Galien ne dit rien de satisfaisant sur cet objet ; il place seulement le psoas parmi les fléchisseurs de l'épine, & il dit que ce nom étoit communément donné par les Médecins de son temps.

Les muscles du bas-ventre sont au nombre de huit, les obliques descendans, les obliques ascendans, les droits & ceux qui sont placés sur le péritoine (les transverses) : ceux-ci forment une membrane, que plusieurs Médecins ont prise, au rapport de Galien, pour une

une partie du péritoine : cependant cette membrane ne recouvre pas tout le bas-ventre : *Sed in partibus inferioribus peritonæum hæc aponevrosis relinquit, ipsumque solum nudum apparet.* Cette réflexion est juste, plusieurs modernes en ont fait assez de cas pour se l'approprier.

Les testicules ont deux muscles, Galien dit que l'un est attaché aux os pubis, & l'autre aux os ileum par le moyen d'un ligament ; leur usage est de soutenir & de relever le testicule : *Unde nonnulli crimasteras, hoc est suspensores, nominant.*

La vessie est pourvue d'un muscle, lequel entoure le col & fait l'office de sphincter ; la verge a quatre muscles dont deux s'attachent aux os pubis, leur situation est oblique : les deux autres sont réunis entr'eux & n'ont point d'attache aux os. Galien connoissoit donc les ischio caverneux, mais il a eu tort d'avancer que ces muscles ont leurs attaches aux os pubis, puisqu'ils sont fixés aux os ischium. Il connoissoit aussi les bulbo caverneux ; il n'a cependant donné de nom à aucun d'eux.

Galien parle du sphincter de l'anus & d'un muscle cutanée, & en expose l'action.

Il admet dix muscles moteurs de la cuisse auxquels il ne donne point de nom excepté au psoas, celui-ci vient des vertebres lombaires ; il y en a un autre qui revêt la face interne de l'os ileum & qui adhere à sa baze, c'est le muscle iliaque ; un autre est attaché aux os pubis & à la partie interne de la cuisse, il se divise en trois ou quatre, ce sont vraisemblablement les branches du triceps & le muscle pectiné : les os ileum sont extérieurement recouverts de trois muscles ; l'un est sous la peau (grand fessier) ; l'autre est placé sous celui-ci (moyen fessier), & celui-ci recouvre un troisieme (petit fessier). Les muscles internes sont adducteurs & fléchisseurs, les externes abducteurs & extenseurs. Galien décrit les deux muscles qui bouchent le trou ovale du bassin ; l'un, dit-il, est au-dehors, l'autre au-dedans, & il y a une membrane ligamenteuse intermédiaire ; l'entrée couvre la cuisse en-dehors, l'externe en dedans. Ces remarques sont très judicieu-

GALIEN.

ses, ainsi Galien a eu une idée très nette des muscles obturateurs : il me paroît que tantôt il place les grêles internes parmi les muscles de la cuisse, & tantôt parmi ceux de la jambe. Quoi qu'il en soit, ces muscles n'ont point échappé à ses recherches.

Il n'admet que neuf muscles pour le mouvement de la jambe, & il n'a clairement décrit que le poplité; on entrevoit seulement qu'il a connu le couturier, les vastes externe & interne, le crural, le grêle antérieur, & qu'il a confondu le biceps & le demi-nerveux & membraneux, &c.

L'exposition des muscles de la jambe & du pied est de la derniere obscurité, parceque Galien a attribué au pied plusieurs muscles qui n'appartiennent qu'à la jambe, & à la jambe des muscles qui meuvent le pied, & que d'ailleurs il n'a donné aucun nom à ces muscles; cependant en interprêtant son langage on voit qu'il a connu les jumeaux, le solaire, le plantaire, les jambier antérieur & postérieur, & le peronier; il a parlé des ouvertures des tendons du fléchisseur des orteils; & n'a point oublié de parler des tendons qui passent dans ces ouvertures, &c. &c.

Galien, suivant l'observation de Morgagni, a connu l'artere bronchique . . . . Il a indiqué les différentes couleurs du cryſtallin dans l'état de maladie; & il connoissoit le véritable usage de la caroncule lacrymale : *Ne igitur per angulos excrementum effluat ; neve assiduè lacrymemus ; prædictis meatibus corpora hæc carnosa fuerunt apposita, quæ prohiberint quidem, ne oculorum excrementa per angulos vacuarentur, ad proprios autem meatus impellerent.* M. Morgagni fait honneur à Galien de cette remarque. Galien a parlé confusément des canaux excréteurs de la glande lacrymale, & des points lacrymaux : voyez Morgagni, *Adverſ. I.*

SORANUS.

Pag. 94. Soranus, on ajoutera que Soranus connoissoit les veines occipitales & leur aboutissant aux sinus latéraux; qu'il a très bien décrit les trous de l'occipital qui leur donnent passage, &c. &c. En 1754 M. Cocchi, Professeur d'Anatomie à Florence, publia un manuscrit de Soranus d'Ephese, dont il est ici question, sur les bandages & sur les signes des fractures : M. Cocchi trouva ce précieux manuscrit, avec plusieurs autres de quelques Médecins Grecs, dans la Bibliotheque de Florence, où il avoit été apporté de la Bibliotheque de Constantinople par Jean Lascaris ; c'est une collection faite par Nicetas, Médecin de Constantinople, qui vivoit vers la fin du onzieme siecle, ou au commencement du douzieme. Soranus traite des fractures en général & en particulier ; il parle des fractures des vertébres avec beaucoup de clarté. M. Cocchi y a joint un Commentaire qui est recommandable par le savoir que ce célebre Auteur a su y répandre.

SORANUS.

Pag. 104. Oribase a connu les canaux excréteurs M. Cocchi a publié une traduction Latine d'un ouvrage de cet Auteur, sur les fractures, les luxations, les bandages, les lacqs, &c., & y a ajouté un Commentaire fort savant.

ORIBASE.

Pag. 123. Paul d'Egine; ajoutez que cet Auteur cite un certain *Antylus*, comme ayant donné une bonne description de la bronchotomie, sur laquelle il établit lui-même de nouveaux préceptes, » il faut, dit-
» il, faire l'incision à la trachée artere sous le larynx,
» vers le troisieme anneau ; cet endroit est le plus con-
» venable, parcequ'il n'est couvert d'aucunes chairs,
» & que les vaisseaux en sont éloignés. On renver-
» sera la tête du Malade, pour que la trachée artere se
» porte plus en avant. Nous faisons, dit-il, une section
» transverse entre deux cerceaux, de maniere que ce
» ne soit point le cartilage, mais la membrane qui
» contient le cartilage qui soit divisée ». Nous avons avancé (page 125), que Paul d'Egine avoit conseillé le premier l'opération de la bronchotomie, mais nous sommes convaincus qu'Oribase l'a pratiquée, ou du moins, qu'il la connoissoit. Paul d'Egine n'est pas non plus le premier qui ait parlé de l'extirpation du cancer à la mammelle, comme nous l'avions dit (Page 126, Tome I).

PAUL D'EGINE.

La Chirurgie de Paul d'Egine a été traduite en François en 1539, par Pierre Tolet, Médecin de Lyon, dont nous avons déja parlé, voyez à ce sujet le savant Mémoire de M. Louis, sur la bronchotomie.

AVICENNE. Avicenne; ajoutez qu'il étoit de la Bucharie, (*Bucharia*) Pays de la Tartarie, & qu'il connoissoit les canaux excréteurs des glandes salivaires, qu'on accorde communément à Warthon : *sub lingua*, dit-il, *sunt duo orificia, quæ ambo ingreditur stylus, & sunt fontes salivæ, & isti fontes nominantur duo effusoria salivæ; conservantes rorem linguæ.* (*a*) Avicenne conseille dans les violentes esquinancies, l'opération de la bronchotomie, mais il veut qu'on soit fort réservé sur son usage, & ce n'est que dans les cas désespérés qu'il faut la tenter.

ALBUCASIS. *Page* 165. Albucasis a connu les canaux excréteurs des glandes maxillaires : *& sub ea (lingua) sunt duo orificia ex quibus procedit saliva* (*b*), il a pratiqué l'opération de la bronchotomie sur une Domestique.

ÆROS. *Page* 168. Eros dit que Maître Gérard est un des premiers qui ait fait usage des lunettes, & que par ce moyen il lisoit les plus petits caracteres

THYPHERNAS. Thyphernas (Angelus), étoit Grec de Nation, nous ne savons rien de positif sur sa vie; il est Auteur du Livre intitulé :

De genitura hominis. Bononiæ 1488, in-4°.

Cet ouvrage nous est parvenu de la Bibliotheque du Roi, & il est inconnu aux meilleurs Bibliographes; l'Auteur croit à l'Astrologie judiciaire; pense que la matrice de la femme est pourvue de certains cotyledons, dans quelques-uns desquels les fœtus mâles se développent, & dans d'autres croissent les fœtus femmelles; l'Auteur disoit connoître par l'inspection des urines, les différentes especes de maladie, les tempéramens, les diverses affections de l'ame, &c. &c.

ROLAND. *Page* 176. Roland & non Rolland, avertit à la fin de son Traité, qu'il a suivi de très près Roger; il a grossi son livre de formules; & il se servoit du suc de chelidoine pour détruire l'onglet : il conseille l'extirpation du polype des narines, & la regarde comme le moyen curatif le plus sûr; cependant s'il a son siege à la partie postérieure des narines, & qu'on ne puisse point le saisir avec les pinces, il faut, dit ce

---

(*a*) Lib. 3. Fen. 6. C. 1.
(*b*) Tract, 4. Cap. 2.

Médecin, dilater les narines, & par le moyen d'une canule porter le cautere sur l'excroissance, &c. *Et si nullo modo venit polypus, tastâ de malo terra sicco vel medulla sambuci, vel bryoniæ, vel draguntiæ, vel viticellæ, aut aristolochiæ rotundæ nares elargentur; & instrumentum concavum, factum ad modum cannæ, per nares elargatas mittimus: per ipsam verò cannam ferream vel æneam ferrum immittatur, & locus diligenter incendatur; & vitellus ovi cum oleo communi super mittatur, quousque ignis cadat ab eo. Postea cura ut cætera vulnera, cap.* XIX. Ce que dit Roland sur le traitement des fractures & des luxations appartient à Oribaze, &c. ROLAND.

Page 178. Brunus nous apprend lui même qu'il avoit fini la premiere partie de son ouvrage dans le mois de Janvier 1252. Il définit la Chirurgie, *Postremum medicinæ instrumentum*...... & cet Auteur en parlant des opérations, dit que les Médecins en ont abandonné la pratique: *Ac ipsorum operationum noluerunt medici, propter indecentiam exercere; sed illas barberiorum in manibus reliquerunt.* Ce Médecin blâme l'usage des huiles & emplâtres dans le traitement des plaies, & il recommande celui des tentes dans le pansement des plaies dont on veut extraire un corps étranger; mais il dit qu'il faut s'en servir avec beaucoup de circonspection dans les autres circonstances: voyez à ce sujet ce qui a été dit à l'article Magatus, & dans les recueils des mémoires de prix de l'Académie de Chirurgie. Il me paroît que Brunus qui suit à plusieurs égards les préceptes d'Albucasis, a beaucoup plus détaillé la méthode de traiter la fistule à l'anus; il veut qu'on se serve des sondes de plomb au lieu d'argent, parcequ'elles se ployent plus facilement, ce qui est très nécessaire, dit-il, pour connoître les divers contours, le nombre & la profondeur de ses clapiers... Il cite plusieurs bons effets produits par l'application des cauteres. BRUNUS.

Page 184. Théodoric prétend que rien n'est plus avantageux dans le traitement des plaies simples, que de les laver d'abord avec du vin chaud, il rapporte quelques observations heureuses: & prétend que lorsque les plaies ont leur siége dans quelqu'une des THÉODORIC

THÉODORIC. parties au-dessous du diaphragme, il faut préférer l'usage des purgatifs à celui des vomitifs ; les vomitifs, dit-il, sont au contraire indiqués lorsque les plaies sont au-dessus du diaphragme : je ne crois pas qu'on doive mettre une si grande différence dans l'administration de ces remédes. Théodoric n'eût peut-être pas tenu ce langage, s'il eut connu la circulation ; cependant Théodoric recommande, après Albucasis, l'usage de la ligature pour arrêter l'hémorrhagie des vaisseaux : *Secundùm me vero si vulnus, & locus ligaturæ sint apta sicut expertus sum pluries, solâ ligaturâ curatur*, Cap. XIV.

SALICET. Pag. 189. Salicet.

Chirurgia, &c. ajoutez que cet ouvrage a été traduit en François par Nicolas Prevost, Médecin. *Lyon* 1492, in-4°. *Paris* 1596, in-4°.

Salicet insiste beaucoup sur l'usage des vésicatoires dans le traitement des maladies des yeux & de l'oreille, qui tiennent de la paralysie ; il a donné une histoire suivie de la grenouillette, & a recommandé de cautériser ou avec le fer ou avec le cautere actuel la luette, ou les amigdales lorsque par leur grosseur elles empêchent la déglutition, la respiration ou la prononciation : il ne craignoit point d'appliquer le cautere actuel sur les tumeurs scrophuleuses qui ont leur siége autour du col, & il vouloit qu'on en fît l'extraction ; si ces moyens ne suffisoient pas. Selon ce Médecin, les mêmes opérations aidées des remédes intérieurs sont indiquées contre le goêtre, & pour y réussir il faut, dit-il, faire une incision qui pénétre jusqu'au kiste qu'on pousse pour lors au-dehors, ou qu'on déracine en le saisissant avec un crochet. Salicet recommande avec raison de s'éloigner des vaisseaux sanguins du col, &c. cependant si le kiste n'étoit pas détaché, il faudroit, dit cet Auteur, remplir le vuide avec des corrosifs, ce qu'il indique fort en détail.

Cependant, quoique Salicet fît un plus grand usage du fer & du feu qu'on n'avoit fait depuis long-tems, il est très réservé dans le traitement du bubonocele ; il en a réduit plusieurs, sur-tout dans les enfans, sans faire aucune incision ; les intestins rentrés dans le bas-ventre, il appliquoit par-dessus l'aîne un emplâtre astringent dont il donne la formule, & un bandage de son invention qu'il faisoit porter pendant long-tems.

SALICET.

Il traitoit les hémorrhoïdes par l'incision & par la ligature, lorsque les saignées & le régime rafraîchissant ne suffisoient point pour le dissiper. Il nous apprend avoir guéri des nodus placés sur la verge par l'incision de la peau, & par l'extraction du kiste, &c. &c. &c.

Pag. 194. Lanfranc.

LANFRANC.

Chirurgia magna & parva, &c. ajoutez que cet ouvrage a été traduit sous le titre suivant :

L'art complet de Chirurgie, ou le grand Alanfranc, traduit du Latin par Mᵉ Guillaume Yvoire. *Lyon* 1490, in-4°.

C'est sans fondement qu'on l'a placé parmi les Chirurgiens François, & il paroît qu'il étoit Médecin par ce qu'il dit lui-même de l'accueil favorable que lui ont fait les Ecoles de Médecine ; il nous assure avoir composé sa Chirurgie : *Propter preces praeceptaque venerabilium physicae magistrorum, propter fraternum amorem valentium medicina scholarium mihi tam honorabilem facientium commitivam.* Practic. Magist. Lanfran. Proem.

Il recommande dans le traitement des plaies de ne faire jamais cicatriser l'ouverture avant le fond, & les préceptes qu'il établit pour éviter cet inconvénient lui font honneur. Il craint que le retour des hémorrhagies, après l'application du cautere actuel, ne vienne de la chûte de l'escarre, c'est pourquoi il en blâme l'usage ; mais les plaies du cerveau avec déperdition de substance, quoi qu'en ayent dit les anciens, ne lui paroissent point mortelles : Lanfranc s'est plus étendu sur les plaies en général & en particulier.

Pag. 224. Gui de Chauliac.

GUI DE CHAULIAC.

L'extrait avantageux que j'ai donné des ouvrages de Gui de Chauliac, est une preuve du cas que j'en fais, on doit y ajouter que Gui de Chauliac a traité des fractures des os du bassin beaucoup mieux que ses Prédécesseurs ; qu'il recommande d'ouvrir les apostemes qui ont leur siége autour du fondement avant leur parfaite maturité, & il avertit qu'il ne faut jamais entreprendre la suture des nerfs, ce que plusieurs Médecins Grecs & autres avoient conseillé d'après la spéculation, plutôt que d'après la pratique... On doit encore consulter le Traité de Gui de Chauliac sur les maladies de la peau, & principalement l'Article de la lepre.

GUTIEREZ DE TOLEDO.

Gutierez de Toledo (Jean), Médecin du Roi & de la Reine d'Espagne, Ferdinand & Elisabeth, a publié en Espagnol un ouvrage où on trouve quelques détails relatifs à notre Histoire.

De la cura de la piedra, dolor de hijada, y colica renal. Toledo, 1498.

VIGO.

Page 269. Vigo (Jean de), nous n'ajouterons rien à l'extrait avantageux que nous avons donné des ouvrages de ce célebre Chirurgien; nous dirons seulement que son Livre intitulé *Practica in Chirurgia*, a paru pour la premiere fois à *Rome* en 1514, in-folio, cette édition est fort rare & n'a été indiquée par aucun Bibliographe que nous ayons vu; nous avons eu occasion de la consulter, elle est à la Bibliotheque du Roi: l'ouvrage de Vigo a été aussi traduit en Catalan, par Michel Jean *Pascal*, & a été imprimé à *Perpignan* en 1627, in-fol. & en François, *Paris* 1530, in-fol.

1523. COLUMNA.

Columna (Ægidius), Romain, fut dabord Religieux Augustin, devint ensuite Archevêque de Borgo-di-san-Sepolcro, ville d'Italie, & finit par être Cardinal, on lui accorde un ouvrage rempli d'indécences & de préjugés superstitieux.

De humani corporis formatione. Venetiis 1523, Arimini 1626, in-4°.

Ce singulier ouvrage est divisé en vingt-cinq Chapitres, & l'Auteur y traite des questions les plus singulieres & les plus indécentes qu'il soit possible d'imaginer; il pense que la liqueur que les femmes fournissent pendant l'acte vénérien, n'est point féconde, & que c'est à tort qu'on lui donne le nom de semence, elle est cependant active, & elle a la propriété de modifier celle de l'homme: l'Auteur est surpris qu'on ait douté qu'une femme peut concevoir sans copulation avec un homme; il rapporte l'histoire de celle qui, au rapport d'Averroes, devint enceinte pour s'être plongée dans un bain chaud duquel des hommes impudiques venoient de fortir (*a*) ; toutes les parties, dit-il, ne fe développent point à la fois, le cœur, le cerveau & le foie font les premiers vifceres qui fe forment, &c. Cet ouvrage eft très mal écrit & rempli de définitions fcholaftiques. COLUMNA.

P. 289. artic. Jean de Romanis. Nous avons avancé que cet Auteur exerçoit la Chirurgie, mais par un paffage de Beverovicius (*a*), qui a traité fort au long de la méthode de Jean de Romanis, nous voyons qu'il étoit Médecin de Cremone. ROMANIS.

Page 294. Gerftorf (Jean), & non *Gerfdorf*, comme nous l'avions dit d'après la plûpart des Hiftoriens, étoit Chirurgien de Strasbourg, & exerça fon Art avec célébrité : on ajoutera au dernier ouvrage que nous avons annoncé de cet Auteur, qu'il a été imprimé à Strasbourg en 1517, in-fol. GERSTORF.

Ce Chirurgien ordonne que dans toutes les amputations, on retire la peau en haut avant que de couper les mufcles ; qu'on fe ferve d'une veffie pour recouvrir le moignon, & qu'on ne recoure au cautere actuel, que lorfque les vaifleaux fourniffent une trop grande quantité de fang ; du refte, M. de Haller lui reproche d'avoir fait un trop grand ufage des médicamens.

Page 298. Fracaftor (Jérôme), le nombre confidérable d'éditions qu'a eu le Traité *de Siphilide*, eft trop confidérable pour en faire l'énumération ; nous rapporterons feulement celle qu'en ont donné MM. Lacombe & Macquer, Avocats, en vers François, imprimée à *Paris* en 1753, in-8°. 1530. FRACASTOR.

Page 339. Charles Etienne a connu le feptum du fcrotum. 1536. ETIENNE.

Page 350. La grande Chirurgie de Paracelfe, a été traduite en François par Claude *Dariot*, & a paru à *Lyon* en 1593, in-4°. *Mont.* 1608, in-8°. Edit. 3. PARACELSE.

Dupuis (Guillaume), Médecin qui vivoit au commencement du feizieme fiecle, a publié : DUPUIS.

(*a*) Quæ juravit fibi in anima fua, quod impregnata fuerat fubito in quodam balneo aquæ calidæ, in quo fpermatizaverant mali homines, qui balneati fuerant ibidem. Non eft ergo neceffaria emiffio fpermatis in feminâ, *Caput* 5.

(*b*) De calculo, pag. 200. édit. 1638.

DUPUIS.

Phlébotomie artificielle utile aulx Médecins, & très nécessaire à tous Chirurgiens & Barbiers, instructive quant & comment il fault artificiellement phlébotomer toutes veines du corps humain, nouvellement composé par Monsf. Maistre Guillaulme Dupuis, Médecin ordinaire du très humble & vénérable Couvent de Sainct Chiefz, & Citoyen de la très renommé Cité de Grenoble en Dauphiné, 1536, in-12.

Cet Ouvrage ne contient rien de bon, & il est si mal écrit, qu'on a beaucoup de peine à le lire.

CHRESTIAN.

Chrestian (Guillaume), Docteur en Médecine.

Phylalethes sur les erreurs anatomiques de certaines parties du corps humain, n'a gueres réduittes & colligées, selon la Sentence de Galien. Orléans 1536, in-12.

Cet ouvrage se ressent bien du tems auquel il a été composé; l'Auteur, au lieu de rendre plus clair le texte de Galien, ne fait que l'obscurcir : Chrestian a encore publié une traduction d'un Ouvrage de Galien qu'il a intitulé :

Galien, de la formation des enfans au ventre de la mere, & de l'enfantement de sept mois. Paris 1556, in-12.

1539.
SYLVIUS.

Pag. 367. Sylvius (Jacques), Médecin, dont nous avons déjà parlé fort au long, a publié en Latin un ouvrage sur la génération dont nous avons rapporté le titre : on ajoutera qu'il a été traduit en François sous le titre suivant.

Livre de la génération de l'homme, mis en François par Guill. Christian Med. Paris 1559, in-8°.

J'ajouterai ici que Sylvius observa, dans le cadavre d'une personne morte en couches, les trois bandes du colon & leur épanouissement sur le rectum.

1542.
FERNEL.

Pag. 389. Fernel (Jean), célebre Médecin dont nous avons parlé fort au long ; ajoutez à l'ouvrage intitulé *Universa Medicina*, qu'il a été imprimé à Utrect en 1656, in-4°. avec les Notes de Heurnius ; nous dirons aussi, d'après M. Morgagni (a), que Fernel a connu l'artere bronchique.

1543.
VESALE.

Pag. 399. On ajoutera à l'ample extrait que nous avons donné des ouvrages d'Anatomie de Vésale, qu'il a décrit les deux apophyses du marteau ; qu'il s'est

(a) Adv. Anat. I. pag. 31.

convaincu par l'observation, des hernies de l'épiploon, que plusieurs Médecins n'avoient point admises.

1550. ARMA.

Arma (Jean François), Médecin d'Emmanuel Philibert, Duc de Savoie, a publié parmi quelques ouvrages de Médecine, le Livre suivant.

De vesica & renum affectibus. Bugellæ 1550, in-8°.

On y trouve l'histoire de plusieurs ouvertures de cadavres ; ce Médecin a indiqué quelques variétés sur la structure des reins, qui sont curieuses.

ROGIER.

Rogier de Baron, Chirurgien de Paris, a écrit à-peu-près dans le même tems un ouvrage intitulé, *des signes des plaies de la téte* : ce Livre n'a pas été imprimé, nous l'avons eu en Manuscrit de la Bibliotheque du Roi ; l'Auteur paroît avoir été beaucoup employé dans la pratique de la Chirurgie : & il paroît avoir emprunté principalement de Gui de Chauliac.

1552. CATTI.

Catti (François Antoine) de Luques, qui exerçoit l'Anatomie & la Chirurgie à Naples, vers le milieu du seizieme siecle ; a composé un ouvrage d'Anatomie inconnu aux meilleurs Bibliographes.

Anatomes Enchiridion partes corporis humani brevi ordine mire explicans, Medicinæ candidatis admodum necessarium. Neapoli 1552, in-4°.

L'Auteur suit dans la description des parties, l'ordre avec lequel elles se présentent en procédant de l'extérieur à l'intérieur : il donne une description méthodique des parties intérieures, & une dénomination fort exacte des parties extérieures ; il suit de très près ce que Galien a dit sur les os ; fait une énumération des glandes, dont la plûpart, dit-il, sont destinées à remplir le vuide formé par l'écartement de deux branches vasculaires ; elles font l'office de fulcre ou de point d'appui : cette explication a été exposée par Galien. Catti dit encore avec ce célèbre Anatomiste, que le foie est le véritable organe de la sanguification, &c. Il admet l'existence de l'hymen ; & quoiqu'il donne une description du cerveau extraite des ouvrages de Celse & de Galien, il s'étend plus qu'ils n'avoient faits sur le septum lucidum, sur la lyre, &c. Ce que dit Catti sur les muscles, est encore extrait de l'Anatomie de Galien ; cependant il a écarté de sa description, cette théorie prolixe dont Galien a surchargé ses écrits, & y a ajouté des observations de Vésale; ainsi il dit, avec ce célebre Anatomiste, que l'œil est pourvu de sept muscles, quatre droits & trois obliques.

1553. COLLADO. *Page 523.* Collado (Louis); en lisant avec plus d'attention l'ouvrage que j'ai annoncé de cet Auteur, j'ai vu, & après M. Morgagni, que Collado se flattoit d'avoir découvert l'étrier en 1555, quatre ans avant que l'ouvrage de Columbus parut; six ans avant celui de Falloppe, & sept ans avant les opuscules d'Eustache : *ego*, dit Collado (a), *unâ cum Cosmo Medicinæ in inclita Academiæ Salmanticensi nunc publico Anatomes Professore, longe doctissimo, discipulo meo mihi charissimo, aliud os reperi, cui, quod simile esset equitandi instrumento quo pedes firmantur, stapedæ nomen imposui, &c.*

1556. FRANCO. *Page 536.* Franco (Pierre) : ajoutez que cet Auteur a dit avant Ambroise Paré, mais après plusieurs autres, qu'il falloit tourner l'enfant dans la matrice lorsqu'il étoit dans une position vicieuse. Franco a pratiqué l'opération du bec de lievre avec succès ; il a inventé un bandage dont on s'est servi pendant long-tems : il préféroit la suture séche, quand on n'a point à réparer une grande perte de substance ; cependant Franco ne rejetta pas la suture entortillée ; il l'a décrite fort au long, & telle qu'on la pratiquoit de son tems : on trouve de plus longs détails sur cette méthode, dans les mémoires de M. Louis, sur l'opération du bec de lievre.

1557. MOLINA. *Page 538.* Molina (Roderic de), le véritable titre de l'ouvrage que nous avons annoncé est :

Institucion chirurgica en que facilmente se hallaran todas la species de llagas que son y pueden ser hechas en la cabeça. Granad 1557.

ROGERIUS. Rogerius (Jean Vincent), de Salerne, Docteur en Philosophie.

Quæsitum quam utillimum an mater ad prolis generationem concurrat activè, &c. Neapoli 1558.

Cet ouvrage est le comble de l'ignorance & de la déraison : l'Auteur entasse les citations sans rien prouver ; il entreprend de combiner les systêmes les plus disparats, & termine son ouvrage d'une maniere singuliere : *Ponimus*, dit-il, *duas conclusiones res-*

ponsivas ad quæsitum. *Prima conclusio : Mater in generatione prolis, sicut bajulus, ministrat sacculum, & probatur*, &c. &c.

Goddin (Nicolas), Mécecin d'Arras, a publié un ouvrage qui a été traduit du Latin par Jacques Blondel sous le titre suivant :

La Chirurgie Militaire. Anvers 1558, in-8°.

Ce livre contient peu de bon, & l'Auteur a tiré beaucoup des anciens.

1558.
GODDIN.

Pag. 609. Eustache : ajoutez que les planches de ce célèbre Anatomiste ont paru pour la seconde fois à *Leyde* 1761, in-fol. par les soins de M. Albinus.

1563.
EUSTACHE.

Page 638. Costeus (Jean), Médecin, a publié comme nous l'avons dit quelques ouvrages d'Anatomie que j'ai consultés ; mais comme ils ne contiennent rien d'original, je me dispenserai d'en parler plus au long.

1565.
COSTEUS.

Page 649. Gourmelin Etienne : ajoutez que ses ouvrages de Chirurgie ont été traduits en premier lieu par Antoine de Malezieu. *Paris* 1571.

1566.
GOURMELIN.

Eusebe (Jean).

La Philosophie nationale, apprenant la dialectique pour les Chirurgiens François. Lyon 1566, in-8°.

EUSEBE.

Cet ouvrage est dans le goût de celui d'Adrien l'Allemand : l'Auteur voyant avec peine que les Chirurgiens François ne parloient pas le jargon de l'Ecole, a voulu leur faciliter l'étude de la Philosophie ; mais il eut mieux fait de les ramener à l'observation, qu'à ses faux raisonnements.

Le Paulmier (J.), Docteur en Médecine de Paris.

Traité de la nature & curation des plaies de pistolle, harquebouse & autres bastons à feu. Paris 1568, in-8°. *Caen* 1569, in-4°.

1569.
LE PAULMIER.

La brûlure, suivant cet Auteur, est le principal symptome qu'il faut combattre, & le Paulmier décrit à ce sujet un nombre prodigieux de médicaments ; il recommande l'usage des injections.

Pellegrini (Antoine), Auteur Italien, a publié l'ouvrage suivant :

PELLEGRINI.

I sequi de la natura nel' huomo in. Venet. 1569, in-8°.

Nous avons eu occasion de consulter cet ouvrage, dont les Historiographes ne parlent point ; l'Auteur y donne un traité sur l'économie animale, **mais ce qu'il dit n'est rien moins qu'intéressant.**

BRUNFELS. Brunfels (Othon).
Chirurgia parva. Francof. 1569, in-8°.

1570. SORBIN. Sorbin, dit de Sainte Foi (Arnaud), Evêque de Nevers, naquit à Montech, petite Ville du Diocèse de Montauban, alla à Toulouse pour y faire ses études de Théologie, & y reçut le bonnet de Docteur. Après avoir occupé pendant quelque-tems la Cure de Sainte-Foi, il fut pourvu de la place de Théologal de l'Eglise de Toulouse ; il vint ensuite à Paris & fut Prédicateur des Rois Charles IX & Henri III : celui-ci le nomma à l'Evêché de Nevers, & il fut sacré à Paris le 22 Juillet 1558, dans l'Eglise de Sainte Genevieve-du-Mont. Après 28 ans d'Episcopat, il mourut le premier Mars 1606, âgé de 74 ans. Parmi plusieurs ouvrages qui sont sortis de sa plume, le suivant est de notre objet.

Tractatus de monstris, &c. Parisis 1570.

Sorbin y donne la description & la figure de plusieurs monstres nés dans divers pays ; mais il ne parle que d'après les rélations des Historiens.

DALECHAMPS. Pag. 657. Dalechamps (Jacques) : ajoutez que son ouvrage est intitulé :
Chirurgie Françoise, & a été imprimé à *Paris* 1610, in-4°.

Cette édition est enrichie de plusieurs bonnes observations de Jean Girault.

1572. I. Tom. II. I (M.) Compagnon Barbier.
Discours des harquebousades en forme d'Epître, pour répondre à certaines Apologies, publiées par Ambroise Paré. Lyon 1572, in-4°.

L'Auteur entreprend de justifier Gourmelin, des invectives qu'avoit fait contre lui Ambroise Paré ; il accuse ce Chirurgien d'avoir traité Gourmelin avec indécence. ,,Ce Chirurgien apologique, dit-il, est ,, indigné que tout le monde ne suit son avis com- ,, me un oracle, & pour s'en ressentir fait escrire des ,, Apologies par ses louagers, pleines de sottes ca- ,, lomnies & impostures intollérables ,,. Notre Auteur reproche à Ambroise Paré d'avoir acheté tous ses ouvrages des Médecins, & de n'avoir rien publié

qui lui appartint : » Il n'y a perſonne qui ne die que
» ce bon perſonnage, qui a eſcrit, ou pluſtoſt fait
» eſcrire ceſte apologie par un Secrétaire du Roy,
» nommé M. Moyen, chez lequel j'en ay veu les mé-
» moires, penſe être le premier du monde, encores
» qu'il ſache à peine décliner ſon nom »; mais, ſelon lui, Ambroiſe Paré ne peut diminuer en rien la
gloire de Gourmelin, » qui ne ſe ſoucie aucunement
» des écrits de tel Auteur, acheptez de quelques jeu-
» nes Médecins, qui ſont à ſes gages, mendiez de
» ſes compagnons, & façonez par ſon Secrétaire ».

Murillo (Jérôme). MURILLO.
Therapeutica metodo de Galeno, en lo que toca a cirurgia. Saragoſſ 1572, in-8°.

Giardinus (Claude). 1573.
Reſponſum ad defenſam humani partus dierum 171. GIARDINUS.
Anconæ 1573, in-4°.

L'Auteur regarde comme vital un fœtus de 167 jours, & à plus forte raiſon celui de 171.

Pag. 62. Wurtzius (Felix) : nous n'ajouterons rien 1576.
à l'éloge que nous avons fait du Traité de Chirurgie WURTZIUS.
de cet Auteur, d'après MM. Boerhaave & Haller; je me ſuis procuré la traduction Françoiſe de l'ouvrage de Wurtzius, publiée par François Sauvin. *Paris* 1672, in-12. & j'ai vu que cet Auteur ne méritoit pas l'amere critique, que Fabrice de Hildan a fait de ſon Précis de Chirurgie.

Poupard (Olivier), Médecin du Prince de Condé. POUPARD.
Traité de la ſaignée, contre les nouveaux Eraſiſ- tratiens qui ſont en Guyenne. La Rochelle 1576, in-12.

Cet Auteur diſcute avec beaucoup de ſavoir les cas qui indiquent la ſaignée, & ceux qui en contre indiquent l'uſage. Il blâme ces deux ſectes de Médecins, dont l'une ſaigne toujours, & l'autre ne ſaigne jamais : » Concluons donc, dit-il, que la ſaignée eſt
» une partie fort utile & néceſſaire, dont l'abus en-
» gendre de grands maux ; & que partant les nou-
» veaux Eraſiſtratiens, pour avoir mal-entendu la
» diſpute de Galien, faiſant comme les fols & lour-
» dots, quand ils fuient le danger, tombent dans un
» autre contraire, ſe panchent trop ſur l'autre coſté ;

» car quitans leur premiere opinion, qui eſtoit de
» ne ſaigner jamais; & craignans d'eſtre appellé hæ-
» maphobes, deviennent tout au contraire ſaignans
» à tout propos ſans diſcrétion, & tirent ſang pire que
» ſang ſues, & ne peuvent tenir moyen non plus
» que les aſnes à chanter, qui commencent toujours
» trop haut, & ne peuvent jamais changer de ton,
» & pour ce jamais ne chantent bien ». *Chap.* XVII.
ſans numero aux pages.

1577. RIOLAN. Riolan (Jean), pere: ajoutez qu'il eſt Auteur de l'ouvrage ſuivant, quoiqu'il ait gardé l'anonyme.

Ad impudentiam quorumdam chirurgorum, qui medicis æquari, & chirurgiam publicè profiteri volunt, pro veteri dignitate medicinæ apologia philoſophica. Pariſiis 1577, *in-12.*

Riolan s'éléve contre les Chirurgiens, qui vouloient de ſon tems profeſſer la Chirurgie ſans avoir aucune connoiſſance des Belles-Lettres; il fait voir la ſupériorité des Médecins ſur les Chirurgiens, par les grands hommes qui ont été Médecins; il reproche aux Chirurgiens une ignorance craſſe, même pour leur profeſſion; cependant Pierre Caballi entreprit de défendre les Chirurgiens, & publia en leur faveur l'écrit ſuivant:

Ad cujuſdam incerti nominis medici apologiam parum philoſophicam pro chirurgis reſponſio. Pariſiis 1577, in-12.

L'Auteur y parle avec mépris des Médecins de Paris, & fait un éloge pompeux de la Chirurgie; il y célèbre Ambroiſe Paré, en oppoſant les ſuccès de ſes travaux à ceux des Médecins de Paris: *Ille contra, chirurgus peritiſſimus jam à longo tempore (ut boni norunt omnes) tantam in caſtris vulneratorum militum copiam magna cum laude curavit, ut non ſolùm ſummis honoribus dignum multi putarint, ſed etiam nomine Chirurgi Regii à Carolo nono, Rege potentiſſimo (quem Deus abſolvat) fuerit decoratus* (a); cet ouvrage donna lieu à pluſieurs écrits qui parurent enſuite. Bonaventura Grangerius publia les deux ſuivants.

(a) Pag. 9.

Satyra

SUPPLÉMENT.

Satyra in perfidam chirurgorum quorumdam à medicis defectionem. Parisiis 1577, in-12.

1577.
RIOLAN.

In chirurgos emendicato mendicatis versibus auxilio medicorum famæ oblatrantes.

Ces deux ouvrages sont en vers & assez bien écrits : il en parut peu de tems après un autre, que je crois être de *Guillaume Baillou*, d'après un manuscrit qu'on trouve à la Bibliotheque du Roi avec le recueil que j'annonce.

Comparatio medici cum chirurgo ad castigandam quorumdam chirurgorum audaciam, qui nec possunt tacere, nec benè loqui. Parisiis 1577, in 12.

L'Auteur après avoir fait l'éloge de la Médecine, passe à l'examen de la Chirurgie, qu'il traite d'art méchanique. *Chirurgia*, dit il, *ut nomen ipsum indicat, est artificiosa manus operatio in medendo, ut in phlebotomia.... Medicus enim quâ vena secanda sit præscribit, designatam secat chirurgus ; medicus cauteria, hirudines, cucurbitulas, cui videt expedire parti admoveri jubet, chirurgus præsto esse debet qui pareat mandato* (a). De tels propos ne manquerent pas de choquer les Chirurgiens, qui publierent pour leur défense l'ouvrage suivant :

Animadversio in Sycophantæ cujusdam & chirurgis iniqui medici libellos duos imposturis scatentes, quorum alteri apologia philosophica, alteri comparatio medici cum chirurgo, nomen est. Parisiis 1577, in-12.

Les Médecins afin de combattre les raisons qu'employoit l'Auteur de cet ouvrage, publierent les deux suivans :

Examen barbaræ & insulsæ cacurgorum responsionis. Paris 1577, in-12.

Avec cette épigraphe.

Ne novacula in cotem.

Examen plusquam barbaræ & monstrosæ responsionis cacurgorum. Parisiis 1577, in-12.

Ces deux ouvrages sont bien écrits, l'Auteur y réfute les preuves qu'opposoient les Chirurgiens, & leur reproche de copier les Médecins jusques dans leur

(d) Pag. 5

Tome V. Q q

maintien & leurs habits ; c'est ce qui lui fait dire, *ergo togam exue ; rescinde vestem, illa pedes, & manus implicatas libere operari non sinit.*

ULMUS. Page 65. Ulmus (François); le véritable titre de l'ouvrage sur la circulation du sang, que nous avons annoncé de cet Auteur est :

Exercit. anatomica in circulationem sanguinis Harveianam. Pictav. 1659, in-4°.

JOUBERT. Page 69. Joubert (Laurent), célébre Médecin dont nous avons donné une histoire très circonstanciée, a publié outre les ouvrages déja annoncés :

Traité des arcbusades. Lyon 1581, in-8°. édit. 3.

Ce Traité renferme les préceptes les plus judicieux sur la nature & le traitement des plaies d'armes à feu ; l'Auteur après avoir prouvé qu'elles ne sont point produites par le venin ni la brûlure, conclut que » ès playes faictes du project de l'arcbuse, ou d'au- » tres tel instrument à feu, il n'y a que la contusion, » avec manifeste solution d'unité. » Conduit par une telle théorie, Laurent Joubert recommande l'usage des suppuratifs & des détersifs ; il entre dans des détails très circonstanciés sur le régime, &c. Joubert résout plusieurs problêmes de Chirurgie, qu'on ne pourra mieux faire que de consulter : il nie l'existence du contre-coup à la tête, &c. &c.

POGET. On trouve dans le même volume un écrit publié par Poget (Nicolas), Maître en Chirurgie de l'Université de Montpellier, Chirurgien ordinaire du Roi de Navare.

Apologie contre M. Joseph du Chesne, Médecin, pour M. Laurent Joubert, &c. touchant le problême, s'il est possible d'envenimer les balles d'arcbouse, & que le venin en soit porté dans le corps.

Poget soutient la négative d'après Laurent Joubert.

XIMENES. Ximenès (Jérôme), Médecin.

Institutiones medicæ. Epilæ 1578, 1596, in-4°. *Toleti* 1583, in-fol.

C'est d'après M. de Haller, que je place cet ouvrage parmi les livres d'Anatomie.

1579. REULIN. Reulin (Dominique), Médecin de Bordeaux.

SUPPLÉMENT.

Chirurgie fort utile & nécessaire à tout homme exerçant cet art. Paris 1579, in-8°.

1579. REULIN.

Ce Médecin nous avertit, dans la préface de son ouvrage, qu'il a consulté les meilleurs Traités de Chirurgie, & qu'il en a extrait ce qu'il a crû le plus exact; en effet, après avoir parcouru cet ouvrage je n'y ai rien trouvé de particulier à l'Auteur.

Calvo (Jean), Professeur de Médecine à Valence, a écrit en Espagnol plusieurs ouvrages d'Anatomie & de Chirurgie.

1580. CLAVO.

Primera y secunda parte de la chirurgia universal y particular del cuerpo humano, 1580, in-4°. *Matrit.* 1625, in fol.

Brice Gay, Chirurgien de Poitiers, a traduit de l'Espagnol un ouvrage de Calvo, qu'il a intitulé :

L'épitome des ulceres, &c. Poitiers 1614, in-12.

Cet ouvrage contient peu de bon; l'Auteur s'étend beaucoup sur les topiques: tout ce qu'il dit de meilleur concerne les scarifications.

Calvo a publié une traduction Espagnole de la Chirurgie de Gui de Chauliac, avec le Commentaire de Falcon qu'il a augmenté. Cet ouvrage a été imprimé à *Valence* en 1596, in-fol.

Thionneau (René), premier Médecin ordinaire à la suite de l'Artillerie du Roi.

THIONNEAU

Histoire estrange d'une femme qui a porté enfant vingt & trois mois, & qui enfin a esté tiré par le costé os à os. Tours 1580, in-8°.

L'opération réussit, mais l'enfant étoit mort avant qu'on la tentât.

Baillif (Roc le), sieur de la Riviere, Conseiller & Médecin ordinaire du Roi, & de Monseigneur le Duc de Mercueur.

BAILLIF

Premier traité de l'homme, & de son essentielle anatomie, &c. Paris 1580, in 8°.

On trouve peu d'anatomie dans cet ouvrage; l'Auteur l'a rempli d'un verbiage inintelligible.

Hotman (Antoine), fils de Pierre Hotman, & frere de François Hotman, qui se sont rendus célèbres dans la Jurisprudence, étoit Avocat Général au Parlement de Paris dans le tems de la Ligue. L'allian-

1581. HOTMAN.

Qq ij

ce qu'il avoit contractée avec Etienne de Brai, l'engagea à défendre sa cause contre Marie de Corbie, épouse de celui-ci, qui avoit accusé son mari d'impuissance. Hotman publia plusieurs écrits en faveur de son allié, en gardant toujours l'anonyme.

Traité de la dissolution du mariage par l'impuissance & froideur de l'homme ou de la femme. Paris 1581, 1610, in-12. édit. 3.

Hotman, sans faire mention du fait d'Etienne de Brai, blâme la dissolution du mariage, d'après l'autorité des Jurisconsultes ; mais il s'éleve sur-tout contre l'usage du Congrès, qu'il regarde comme infâme : ce Traité fut attaqué par Etienne Pasquai, qui écrivoit pour Marie Corbie.

VEYRAS. Veyras (Jacques), Médecin de Montpellier & disciple de Laurent Joubert.

Traité de Chirurgie contenant la vraye méthode de guérir playes d'arquebusade, &c. avec la réfutation de ce traité par M. Tannequin Guillemet, & l'advis & jugement de M. Laurent Joubert. Lyon 1581, in-12.

L'Auteur y soutient que les médicaments suppuratifs onctueux & emplastriques sont nuisibles aux plaies par armes à feu, & il vante l'usage d'une décoction de simples exsicatifs faite avec du vin blanc, qu'il applique sur la plaie & aux environs, renouvellant l'appareil trois ou quatre fois par jour. Veyras prétend que rien n'est plus nuisible que de temponer les plaies, & il dit qu'à peine il faut les recouvrir avec un plumaceau, &c. &c. Veyras prétend que les plaies d'armes à feu sont produites par contusion & non par brûlure.

Tannequin Guillemet, Maître en Chirurgie de Nîmes, attaqua ces points de doctrine, & soutint principalement que les plaies d'armes à feu sont faites par brûlure.

On trouve à la fin de ce traité trois discours de Laurent Joubert, recueillis par *Pierre Veyras, Escolier en Médecine, escrivant soubs ledit sieur Joubert* ; de ces trois discours il n'y en a qu'un de Chirurgical.

Savoir, » si quelqu'un peut mourir de sa blessure,

» ayant passé le quarantieme jour » : l'Auteur y soutient l'affirmative.

Pag. 80. Rousset (François) : on ajoutera que ce Médecin, dans son excellent *Traité sur l'enfantement Césarien*, recommande l'opération au haut appareil ; il s'appuye sur les raisons les plus solides. Rousset joint à ses propres remarques celles de Franco, mais il avoue qu'il n'a jamais pratiqué cette opération sur le vivant ; il a écrit que la vessie étoit hors du péritoine, &c. &c.

1581. ROUSSET.

Dionyse (Alexandre).

Savoir, si, avec la seule eau froide on peut guérir les plaies des harquebusades, &c. Paris 1581.

DIONYSE.

Albosius (J.).

Lithopædium portentosum in utero per 28 annos contentum putrefactum. Sens 1582, in-8°. Basil. 1588, Francof 1601. Amst. 1662, in-12.

1582. ALBOSIUS.

On trouve encore cet ouvrage dans le livre de Rousset, & dans la collection des observations sur les longues grossesses.

Pag. 88. Magni (Pierre Paul) : ajoutez à l'ouvrage que j'ai annoncé de cet Auteur, qu'il a été traduit en François sous le titre suivant :

1583. MAGNI.

Discours touchant le saigner des corps humains, le moyen d'attacher les sangsues & ventouses, & de faire frictions & vésicatoires, avec très bons & utiles advertissemens. Lyon 1586, in-12. il en a aussi paru en Italien. *A Rome* 1626, in-40.

On perdra son tems & sa peine en lisant cet ouvrage : l'Auteur entre dans les détails les plus minucieux, & oublie les plus essentiels ; il consacre une grande partie de son livre, pour prouver qu'il ne faut jamais plusieurs chandelles lorsqu'on saigne, » parceque une lumiere ou chandelle combat avec l'au- » tre, & les Chirurgiens ne voyent ce qu'ils font. » Autres, dit-il, veulent avoir une chandelle grosse: » erreur aussi grand, & nonobstant qu'ils ont la » chandelle allumée, veulent avoir les fenêtres ou- » vertes ; en quoi ils errent encore, car la meilleure » clarté occupe la moindre, &c. ». On voit par ce lambeau, que si jamais on prend le parti de brûler les livres inutiles, on devra commencer par celui de Magni.

1583.

LIEVRE. Lievre (Isaie le), Chirurgien.
Officine & jardin de Chirurgie Militaire, &c. Paris 1683, in-8°.

Cet Auteur traite dans cet ouvrage des plaies d'armes à feu, de tête, du thorax, &c. Il a fait dépeindre plusieurs instruments de son invention, dont il s'est servi avec succès.

LUCAS. Lucas (Constant).
Expositiones in Avicennæ capita de Phlebotomia, cucurbitulis ac hirudinibus. Ticini 1583, in-4°.

1585
COMPERAT. Comperat (B.), de Carcassone, Docteur en Médecine, Disciple de Gourmelin, écrivit pour la défense de son Maître, l'écrit suivant.
Réplique à une Apologie publiée soubz le nom de M. Ambroise Paré, Chir. contre M. Gourmelin, Docteur Régent en la Faculté de Médecine de Paris. Paris 1585, in-12.

L'Auteur traite Ambroise Paré d'ignorant, & célèbre les travaux de Gourmelin; il expose dabord les raisons qui l'ont obligé à écrire. » Le différent donc, » qui est entre M Gourmelin & M Ambroise Paré, » est que M. Ambroise ayant trouvé, ce luy semble, un » moyen plus court & plus gracieux pour couper le » chemin au flux de sang qui se fait après l'amputa- » tion d'un membre gangrené, que n'est l'applica- » tion du cautere actuel. ... ne peut porter patiem- » ment d'estre condamné, &c. « Comperat refuse à Ambroise Paré, l'honneur de l'invention; & fait une amere critique des découvertes que ce Chirurgien s'étoit attribuées

1586.
PICCOLHOMINI. Page 93. Piccolhomini (Archange), nous avons dit que cet Auteur étoit né à Ferrare, en 1556, mettez qu'il florissoit en 1556 : son Livre intitulé *Anatomicæ prælectiones*, dont nous avons donné un ample extrait, a été imprimé par les soins du célèbre Jean Fanton. *Veronnæ* 1754, in-fol.

FONSECA. Page 99. Fonseca (Roderic de), ajoutez à l'histoire que nous avons donnée de ce Médecin, qu'on trouve dans son Livre intitulé *Consultationes Me-*

dicæ, &c. *Francof.* 1625, in-8°. 2 vol. plusieurs détails intéressans sur l'opération de la bronchotomie; Fonseca la conseille dans ces violentes esquinancies produites par l'inflammation des muscles intérieurs du larynx, dont la tuméfaction gêne le passage de l'air, &c.

Touche (Gervais de la), Gentilhomme Poitevin.

1587.
LATOUCHE.

La très haute & très souveraine science de l'art & industrie naturelle d'enfanter, contre la maudicte & perverse imperitie des Femmes que l'on appelle Saiges-Femmes, ou Belles-Meres, lesquelles par leur ignorance, sont journellement périr une infinité de Femmes & d'Enfans à l'enfantement : ad ce que désormais toutes Femmes enfantent heureusement, & sans aucun peril n'y destourbier, tant d'elles que de leurs Enfans, estant toutes saiges & perites en icelle science. Paris 1587, in-12.

L'ouvrage est dédié à toutes Roynes & Princesses, à toutes Dames & Damoiselles d'honneur, à toutes Femmes débonnaires, de vertu & de patience.

Cet Auteur se récrie principalement contre les Sages-Femmes qu'il accuse d'ignorance, d'impéritie & de témérité : rien ne lui paroît plus avantageux pour l'humanité, que de confier aux hommes la pratique des accouchemens, ” parceque, pourveuz de la raison, ils sont susceptibles de raisonnement ”. De la Touche recommande avec raison, de ne point accélérer le travail de l'accouchement : voici un lambeau de cet ouvrage qui en fera connoître le style; ” & ” quoy? ne voyons-nous pas ordinairement, que le ” Laboureur, avec toute patience, attend neuf ou dix ” mois, que par nature le bled qu'il a semé soit parvenu à pleine & entiere maturité? n'attendons-nous ” pas, avec toute patience, que les fruits de la terre ” soient bons & meurs, par nature, pour nous en ” servir à nostre nécessité. Quoy? penserions-nous ” bien, par nostre impatience, estre si saiges que de ” donner conseil à Dieu & à Nature, pour avancer ou ” retarder les choses par lui déterminées? Nature ne ” veut elle pas, avec toute patience, avoir son cours ” aussi-bien comme toutes les choses terrestres? que ” nous servira-t-il donc, de penser seulement, par

» noſtre impatience, pouvoir forcer & violenter na-
» ture, en abbregeant ou allongeant l'exécution de
» ſes effets ? Ah ! poſtérité, poſtérité, donnez-vous
» bien garde déformais, de penſer ſeulement que
» ceſte Grande-mere, Nature, Gouvernante de toutes
» choſes par l'ordonnance de Dieu, ait aucunnement
» affaire de voſtre aide, ès choſes qui déppendent de
» ſa charge «. Tout l'ouvrage répond à cet Article;
ainſi, on doit le placer parmi les Livres de l'Art.
recommendables par les préceptes qu'ils renferment,
mais preſqu'inintelligibles par le ſtyle.

ROBIN. Robin (Paſchal), Gentilhomme Angevin.

Hiſtoire admirable & veritable d'une Fille d'Anjou, laquelle a eſté quatre ans ſans uſer d'aucune nourriture que de peu d'eau commune, &c. Paris 1587, in-12.

L'Auteur met tout le Pays d'Anjou à contribution pour conſtater la validité de ſon hiſtoire.

MINUT. Minut (Gabriel de), Chevalier, Baron de Caſtera, Sénéchal du Rouergue.

De la beauté, avec la Paulegraphie, ou deſcription des beautés d'une Dame Tholoſaine nommée la belle Paule Lyon 1587, in-12.

C'eſt plutôt un Roman, qu'un Livre d'Anatomie; cependant l'Auteur entre dans quelques détails ſur les parties de la génération de la Femme : mais qui ſont peu intéreſſants par la maniere libre avec laquelle il écrit.

PROCACCINI Procaccini (Caliſte), Médecin Italien.

Libellus de nutritione corporis in re medica. Romæ 1587, in-8°.

CARYES. Caryes (Walther), a publié un ouvrage que M. Haller annonce ſous le titre ſuivant.

Hammer of the ſtone. 1587, in-12.

1588.
LUCIUS. Lucius (Cyriacus), Profeſſeur de Médecine à Ingolſtad

Diſp. de humoribus & ſuperfluitatibus. Ingolſtadii 1588, in-4°.

L'Auteur y traite principalement de la bile & du ſang, &c.

1590.
MORELLUS. Morellus (Georges), Médecin Italien.

De uſu ſcarificationis malleolarum frequentiſſimo apud

SUPPLÉMENT.

antiquos, & omisso à modernis maxime ab europeis occidentalibus. Brixiæ. 1590, in-4°.

Il rapporte quelques observations favorables à cette méthode.

Agerius (Nicolas). 1593. AGERIUS.
Theses Medico-Physicæ de homine sano. Argent. 1593, in-4°.

Pag. 148. Dulaurens (André), ajoutez que son grand ouvrage d'Anatomie a été imprimé de nouveau sous le titre suivant. 1595. DULAURENS.

Anatomie universelle de toutes les parties du corps humain, représentée en figures, &c., revue par H.... Paris 1741, in-fol.

Speroni (Speron), Auteur Italien, a publié un ouvrage intitulé: 1596. SPERONI.

Dialoghi del Signor Speron Speroni. in Venezia. 1596.

Dans un Chapitre qui traite *del tempo del partorire*; il admet des grossesses de onze, douze, treize & même de quatorze mois.

Pag. 179. Innocent (G), Chirurgien de Toulouse, dont nous avons rapporté un Commentaire sur la Chirurgie de Guy de Chauliac, est Auteur d'un ouvrage d'Anatomie, intitulé: 1597. INNOCENT.

Ostéologie ou Histoire générale des os du corps humain Bourdeaux 1604, in-8°.

Il y a peu d'original dans cet ouvrage, l'Auteur a presque traduit l'Ostéologie de Galien dans les descriptions qu'il donne; il y a joint seulement quelques observations que sa pratique lui a fournies sur les luxations, fractures, &c.

Leriza (Michel de). LERIZA.
Libro de cirurgia que tratta sobre las llagas en general, con un trattado proprio, il qual se ensenna el modo de curar las carnosidades que estan en la via de la orina. Valent. 1597, in-8°.

Harvet (Israel). HARVET.
Discours contre Laurent Joubert, où il est montré, qu'il n'y a aucune raison que quelques-uns puissent vivre sans manger. Nyort. 1597, in 8°.

Vezosius (Amilius), Médecin d'Arractem. 1598. VEZOSIUS.

Vezosius.

Gynæcyeseos, sive de mulierum conceptu, gestatione, ac partu Libri tres. Venetiis. 1598, in-4°.

L'Auteur a écrit cet ouvrage en vers hexametres; & il a traité plutôt sa matiere en Poète, qu'en Anatomiste.

1600.
Rouillard.

Rouillard (Sébastien), de Melun, Avocat en Parlement de Paris, mort en 1639.

Capitulaire auquel est traitté qu'un homme nay sans testicules apparens, & qui ha néanmoins toutes les autres marques de virilité, est capable des œuvres du Mariage. Paris 1600, in-8°.

Il parle de plusieurs sujets qui avoient leurs testicules cachées dans la cavité du bas-ventre, &c., & remplit son ouvrage d'une savante érudition; on pourra y puiser des notes très intéressantes sur l'histoire de la virginité : on trouve, à la fin de ce Traité, une Approbation de la Faculté de Médecine de Montpellier, *signée* d'Heucher, de Saporta, Schyron, Varanda, &c., & Cabrol.

Casserius.

Page 232. Ajoutez que Casserius a donné une bonne figure des muscles mirtiformes, & qu'il n'a pas donné les noms de testicules aux deux éminences du cerveau (*a*). Casserius a parlé de la membrane arachnoïde, &c. Il croyoit avoir découvert le muscle petit rond, & le nomme *musculus peculiaris à nemine adhuc annotatus*, quoiqu'il eut été décrit par Fallope, qui l'avoit appellé le huitieme muscle du bras.

1601.
Riva.

Riva (Girolamo), Médecin de Véronne.

Giudicio intorno il tempo del parto humano. In Verona 1601, in-4°.

L'Auteur soutient que dans l'espece humaine, il n'y a point de terme fixe pour l'accouchement, comme cela est dans les animaux (*b*) : Riva détaille les causes qu'il croit pouvoir le retarder, ou l'accélérer.

1602.
Peleus.

Peleus (Julien), célebre Avocat au Parlement de Paris, qui s'est rendu recommandable, par plusieurs ouvrages, tant sur les Belles-Lettres que sur la Juris-

---

(*a*) Sanctorini, Obs. 60.
(*b*) Chiaro è dunque, e per la sperienza stessa, e per lo testimonio di tanti celebri auttori, che non potamo presinire all' huomo tempo alcuno nel nascere, come a gli altri animali.

prudence, trouvera place dans mon Histoire, par les suivants.

1602.
PELEUS.

Quæstio de solutione matrimonii ob defectum testium non apparentium, &c. Paris 1602, in-8°.

De solutione matrimonii ex causa frigoris. Ibid. 1602, in-8°.

L'Auteur a emprunté des Anciens Anatomistes, tout ce qu'il dit de relatif à l'Anatomie.

Citois (François), Médecin de la Faculté de Médecine de Montpellier, vint à Paris où il acquit l'estime du Cardinal de Richelieu qui le prit pour son Médecin: Citois jouit d'une brillante réputation, & pratiqua la Médecine avec distinction, tant à la Ville qu'à la Cour, où il étoit fort estimé: il a publié divers ouvrages de Médecine; il n'y a que le suivant qui soit de notre objet.

CITOIS.

Histoire merveilleuse de l'abstinence triennale d'une Fille, traduite du Latin. Paris 1602, in-12.

Citois y examine le tems que peut vivre un homme sans prendre aucune nourriture, & fait plusieurs réflexions qui appartiennent plutôt à l'histoire de la Médecine, qu'à celle de l'Anatomie: je n'ai pu trouver l'Edition Latine de cet ouvrage.

Cagnatus (Marsilius), Médecin de Véronne, qui a écrit plusieurs ouvrages de Médecine.

CAGNATUS.

De morte caussa partus disputatio. Romæ 1602, in-4°.

L'Auteur a écrit cette Dissertation pour la Médecine du Barreau; il y recherche les causes de l'avortement, & entre dans plusieurs détails sur l'accouchement: il blâme Avicenne d'avoir avancé que les os pubis se séparoient pendant l'accouchement, *hoc tamen*, dit-il, *ut sensus testimonio caret, ita est a naturæ consilio alienum, quæ tantam adhibuit diligentiam ad conjungendum ossa ilii interventu cartilaginis in parte antica, ut hoc solo intelligamus nullam debuisse fieri ejusmodi disjunctionem.*

Thevet (Etienne), Chirurgien de Poitiers, & du Prince de Conti.

1603.
THEVET.

Les erreurs & abus ordinaires commis au fait de la Chirurgie. Poitiers 1613, in-12.

1603.
THEVET.

L'Auteur prétend relever les erreurs qu'on commettoit de son tems en Chirurgie : mais il tombe lui-même dans d'autres aussi absurdes ; il s'occupe à rechercher quelles sont les qualités qui forment un Chirurgien empirique, ou un véritable Chirurgien, & s'il est permis d'avoir recours aux Sorciers, &c. &c.

ANONYME.

Anonyme. *Petit Traité sur la forme & façon d'un brayer, avec le moyen de le bien accommoder*. Paris 1603, in-4°.

1604.
CABROL.

Pag. 249. Cabrol a connu la structure vasculaire des testicules. Riolan & Graaf ont fait la même remarque après lui.

CHABODIE.

Pag. 260. Chabodie (David), Docteur en Médecine.

Le petit Monde où sont représentées au vrai les plus belles parties de l'homme. Paris 1604, in-8°.

L'Auteur y donne plutôt un Traité de Métaphysique qu'un Livre d'Anatomie.

1605.
ANONYME.

Pag. 263. Anonyme. *Discours sur les jumelles jointes qui sont nées à Paris le 18 Janvier 1605*. Paris 1605, in-12.

1606.
GOSIUS.

Gosius (Jean Vincent), Médecin de Turin.

Tabulæ Anatomicæ ex optimorum Authorum sententiâ, quibus accesserunt Chirurgica aliquot operationes, quæ inter secandum commonstrantur. Augusta Taurinorum 1606, in-4°.

Ces Tables Anatomiques ont beaucoup de rapport à celles que Cabrol a publiées ; mais elles sont plus étendues & plus nombreuses : Gosius y a joint quelques réflexions physiologiques & chirurgicales ; il s'est assuré de la communication de l'épididyme, avec le didyme, &c., & a décrit la méthode de réparer le nez, suivant Taliacot, dont il promet d'heureux effets.

1607.
RIOLAN.

Pag. 279. Riolan, (Jean), Fils, &c.

De monstro nato Lutetiæ 1605, Disputatio Phylosophica. Parisiis, in-12.

Nous avions mal à-propos, d'après plusieurs Bibliographes, attribué cet ouvrage à Riolan Pere, quoiqu'il appartienne au Fils ; il y donne la description & la figure de ce monstre.

Discours sur les hermaphrodites, où il est démontré

contre l'opinion commune, qu'il n'y a point de vrais hermaphrodites. Paris 1614, in-12.

Riolan a publié cet ouvrage pour combattre l'opinion de Jacques Duval, qui avoit avancé qu'il y avoit de véritables hermaphrodites. Duval répondit à Riolan ; mais il défendit mal sa cause.

Claudii Galeni liber de ossibus ad tyrones, Jacobi Sylvii commentario illustratus. In eundem librum Joannis Riolani Fil. explanationes apologeticæ pro Galeno adversus novitios & novatores anatomicos. Parisiis 1613, in-8°.

Curieuses recherches sur les Escholes en Médecine de Paris & de Montpellier, par un ancien Docteur en Médecine de la Faculté de Paris. Paris 1551, in-8°.

Cet ouvrage est remarquable par l'érudition & le style agréable de l'Auteur : Riolan y célébre la Faculté de Médecine de Paris, qui mérite en effet des plus grands éloges ; mais il critique la Faculté de Médecine de Montpellier d'une maniere outrageante, quoiqu'elle fût à tous égards digne de son estime, par les savans qu'elle a produits. Riolan parle de Courtaut, pour lors Doyen de la Faculté de Médecine de Montpellier, en termes injurieux, & couvre de sarcasmes & de railleries les partisans de l'antimoine, qu'il nomme *Médecins Antimoniaux.*

Opuscula nova anatomica judicium novum de venis lacteis tam mesentericis quam thoracicis adversus Thom. Bartholinum. Parisiis 1653, in-8°.

Riolan critique à sa maniere les Anatomistes qui ont découvert les vaisseaux lactés & le canal thorachique ; quoiqu'il en trouve la description dans des livres bien plus anciens que ceux de Bartholin & de Pequet, il ne croit pas devoir ajouter foi aux paroles ni de l'un ni de l'autre : *An ridiculus ero, si istis duobus juvenibus anatomicis me interponam, & dicam istas venas lacteas esse propagines mesenterici rami, qui, dum distribuitur chylus per istas venas, candidè apparent ; ubi verò chylus ad truncum portæ pervenit per mistione sanguinis color albicans evanescit, &c.*

Animadversiones secundæ ad anatomicam reformatam Thomæ Bartholini. Parisiis 1653, in-8°.

1607.
RIOLAN.

Joannis Riolani responsio prima, edita anno 1752, ad experimenta nova anatomica Joannis Pecqueti adversus hæmastosim in corde, ut chylus hepati restituatur, & nova Riolani de circulatione sanguinis doctrina sarta tecta conservatur, &c. Parisiis 1655, *in-8°.*

Responsio altera. Parisiis 1655, *in-8°.*

Riolan commente ici les plaintes qu'il a faites précédemment, contre les jeunes Anatomistes qui pensent faire tous les jours de nouvelles découvertes : il ne veut point admettre l'existence des vaisseaux lactés, ni du réservoir du chyle.

On trouve à la fin de son grand ouvrage d'Anatomie (a), un recueil d'observations, parmi lesquelles on lit celles d'un cœur dont la pointe étoit dirigée vers le côté droit, & la base vers le côté gauche. M. *Bedeaut*, Doyen de la Faculté de Médecine de Nantes, Auteur de cette observation, dit avoir trouvé dans le même sujet la rate placée du côté droit au-dessous du foie.

LANAY.

Lanay (Jean), ancien Chirurgien de Paris, a publié les ouvrages suivants :

Response au paradoxe de Maistre Jacques de Marque, où il dit que la moëlle n'est pas la nourriture des os. Paris 1607. *in-8°.*

Cet ouvrage est dédié aux Docteurs Régens de la Faculté de Médecine de Paris : l'Auteur y recourt avec raison, comme à un tribunal capable de décider la question ; mais il la soutient d'une maniere trop foible pour détruire l'opinion que Jacques de Marque avoit établie sur d'assez bonnes preuves.

Jacques de Marque répondit à cet ouvrage ; mais loin de déférer à l'avis de ce Chirurgien, Lanay publia :

Le triomphe de la moëlle, pour réplique au traité médullaire, ou réplique de M. J. de Marque. Paris 1609, *in-12.*

Une théorie inintelligible en fait la base, & l'Auteur veut l'étayer de mille citations superflues.

BANIOS.

Banios (J. de).

―――――

(a) *Opera omnia.*

SUPPLÉMENT.

De la verdadera cirurgia medicina y astrologia. 1607, in-fol.

Page 310 & 311. Je me suis procuré les ouvrages de *Knoblockius* & de *Sclanovius*, dont j'avois parlé d'après Goelike ; je n'ajouterai rien à ce que j'en ai dit, parceque l'extrait que j'ai fait de ses ouvrages suffit pour les faire connoître.

1608.

Page 321. Marque : le traité médullaire a été d'abord imprimé à Paris en 1602, in-12. L'ouvrage que j'avois annoncé est une réponse à la critique de Lanay.

1609.
MARQUE.

Je me suis procuré l'ouvrage qui parut contre Habicot, intitulé : *Jugement des ombres d'Héraclite & Démocrite*, &c. avec toutes les autres piéces qui ont été publiées sur la dispute des géans ; mais comme je me suis étendu sur ce sujet, tant à l'article Riolan, qu'à celui Habicot ; je ne dirai rien de plus, touchant cette dispute littéraire, j'ajouterai seulement qu'il parut un ouvrage sous le titre de :

1610.
HABICOT.

Extrait des œuvres non encore imprimées de N. Habicot.

On y tourne Habicot en ridicule : il y est dépeint monté sur une mule, & on lit ces vers sous son portrait :

> La main du Peintre qui te feit,
> Et sur ta mule te peignit,
> De la raison fut bien regie :
> Car autrement par tes escripts,
> Habicot, l'on ne l'eust pas pris
> Pour un Docteur en Chirurgie.

Page 368. Fontaine (Jacques) : ajoutez l'ouvrage suivant :

1611.
FONTAINE.

Deux paradoxes appartenants à la Chirurgie ; le premier contient la façon de tirer les enfants de leur mere par la violence extraordinaire ; l'autre est de l'usage des ventricules du cerveau, contre l'opinion la plus commune. Paris 1611, in-12.

Fontaine veut qu'on tire l'enfant du ventre de la

mere par les pieds, & jamais par la tête; quelqu'obstacle qui s'y oppose, » il faut patienter & gaigner » les pieds tout doucement, & les ayant saisis, il ne » sera jamais besoin de fer ni de croc pour arracher » l'enfant par la tête ou par les aisselles »: il dit avoir vu pratiquer cette méthode avec beaucoup de succès par un Médecin d'Avignon, où Fontaine a exercé la Médecine pendant plus de vingt ans.

Dans le second traité, Fontaine donne une nouvelle description des ventricules du cerveau, qu'il dit tenir de Pierre Bontemps, Anatomiste d'Aix.

TAGEREAU. Tagereau (Vincent), Angevin, Avocat du Parlement de Paris, qui s'est acquis de la célébrité par l'ouvrage suivant:

Discours sur l'impuissance de l'homme & de la femme. Paris 1711, in-8°. 1612, in-8°.

Tagereau emprunte des Auteurs Sacrés & Profanes, des preuves pour empêcher la dissolution du mariage; il s'étend sur-tout sur l'abus du Congrès, & prouve qu'il ne donne aucune certitude sur l'impuissance, & que son usage est contraire à la pudeur.

GUILLAUMET. *Pag.* 369. Guillaumet (Tannequin), Chirurgien, dont nous avons déja parlé, a publié un traité d'armes à feu, où il soutient contre l'opinion de Jacques Veyras, Médecin de Montpellier, que les plaies d'armes à feu sont produites par la brûlure, & non par la contusion, ce que prétendoit Veyras: comme celui-ci avoit répondu à la critique que Guillaumet avoit faite de son traité des plaies d'armes à feu; Guillaumet pour confirmer son opinion par de nouvelles preuves, publia l'ouvrage suivant:

Réplicque à la réponce de Jacques Veyras. Lyon 1590, in-8°.

MARCHANDET. Marchandet (Jean), Maître Chirurgien de la Ville de Salins.

Histoire mémorable advenue à la Franche-Comté... d'une femme qui a produit un enfant par le nombril, après l'avoir porté vingt-cinq mois & demi. Lyon 1611, in-12.

Une femme enceinte sentit vers le neuvieme mois de sa grossesse des douleurs approchantes de celles d'un accouchement

SUPPLÉMENT.

accouchement naturel ; elles cesserent pour un tems, mais elles reparurent bientôt après avec tant de violence, qu'on craignit pour la vie de la mere & de l'enfant ; cependant l'accouchement n'eut point lieu, les douleurs cesserent, & la mere porta près d'un an une tumeur vers le côté gauche, laquelle s'entrouvrit & laissa suinter une matiere ichoreuse : » lors, dit Marchandet, il me sembla qu'il falloit » ayder à nature en dilatant l'ouverture qu'elle avoit » déja commencé...... ce que feis à son imitation, » faisant une incision de quatre grands doigts au » ventre de ladicte femme, du costé gauche, trans- » versalement, & treuvay le corps dudit enfant si » corrompu, qu'il n'y restoit plus en quelque partie » que les os tous dénuez & spoliés de leur chair, re- » présentant plustost la forme d'un schqueletos, que » d'autre chose, &c. &c ». Ce Chirurgien eut soin d'extraire tous les os du corps du petit enfant ; il travailla ensuite à cicatriser la plaie du ventre de la mere ; » ce que fut exécuté en peu de jours, avec tel » & si heureux succès, que la malade en reçeut par » l'aide divine guérison entiere ». Cette observation est attestée par divers Médecins & Chirurgiens, témoins oculaires.

1611.
MARCHAN-
DET.

Page 377. Duval (Jacques) : je me rétracte des éloges que j'ai donnés aux ouvrages de Duval, d'après le témoignage de Moréri : je me suis enfin procuré la plûpart des écrits de ce Médecin, & je les ai trouvés remplis de fables ou de fictions puériles, fades & dignes du quinzieme Siecle : Duval croyoit à l'existence des Hermaphrodites, & à l'Astrologie judiciaire, & il est très libre dans ses discours, sur-tout lorsqu'il traite des parties de la génération de la femme : il pense qu'Adam étoit Androgyne; il dit avoir vu & démontré l'himen plusieurs fois : c'est principalement dans l'ouvrage suivant qu'il a voulu faire parade de son esprit.

1612.
DUVAL.

Des Hermaphrodites, accouchemens des femmes, & traitement qui est requis pour les relever en santé, & bien élever leurs enfans, où sont expliqués la figure des laboureurs, & verger du genre humain, signes de pucelage, défloration, conception, & la belle industrie dont

Tome V. R r

1612.
DUVAL.

use nature en la promotion du concept, & plante prolifique. Rouen 1611, in-8°.

Le célebre Riolan crut cet ouvrage digne de sa critique, & publia un excellent Traité.

Discours sur les Hermaphrodites, où il est démontré, contre l'opinion commune, qu'il n'y a point de vrais Hermaphrodites Paris 1614; in-8°.

Riolan étaie son opinion des raisons les plus fortes : cependant elles ne purent convaincre l'esprit crédule & superstitieux de Duval.

Réponse au Discours fait par le Sieur Riolan, &c., contre l'histoire de l'Hermaphrodite de Rouen. Rouen 1615, in-8°.

CARON.

Caron (Charles le) Médecin d'Amiens.

Oratio habita in dissectione corporis humani. Ambiani 1612, in-12.

Cet Auteur s'occupe plus à faire connoître la dignité de l'homme, qu'à donner la description de ses parties.

1613.
PERLINUS.

Page 384. Perlinus (Jérôme), Médecin de Forli, ville d'Italie, & dont nous avions déja indiqué quelques ouvrages.

De Morte caussa graviditatis, abortus vel partus, &c Roma 1610, in-4°. Edit. 2.

Je ne connois par la premiere Edition de cet ouvrage ; à peine les Historiographes l'annoncent-ils : Perlinus a écrit cette Dissertation pour un cas de Médecine légale.

1614.
PINCIERUS.

Page 397. Pincierus. (Jean).

Otium Marpurgense, &c.

Je n'avois parlé de cet ouvrage, que d'après les Historiens ; & c'est sans fondement que j'ai dit qu'il avoit été imprimé après sa mort ; je l'ai eu de la Bibliotheque du Roi : il est en vers hexametres, & traite de l'Anatomie & de la Physiologie : on y lit quelques Descriptions assez bonnes. Pincierus pense que les os pubis s'écartent pendant l'accouchement : que l'hymen existe : il explique la génération par le mélange des deux semences : croit que toutes les parties du fœtus se développent à la fois ; qu'il se nourrit immédiatement du sang de la mere ; & parle des ligamens qui fixent la matrice à l'intestin rectum, & à la vessie.

Recto intestino postea namque cohæret
Anticæ madidæ vesicæ & pectinis ossi.

Voyez ce qui a été dit sur ces ligamens à l'Article A, Petit.

Vouldy (G. du).

Discours des accidens arrivés en l'extraction de deux pierres, avec les particularités de l'opération. Paris 1614, in-8°.

Dissier (J.), Docteur en Médecine, pratiqua long-tems son Art à Auxerre, & y mourut en 1615.

Discours d'un monstre. Auxerre 1614, in-4°.

L'Auteur joint à sa description la figure de ce monstre, qui est des plus singulieres.

Foissey (Nicolas), Lieutenant des Chirurgiens de la Ville de Chaumont en Champagne.

Prérogatives de la Chirurgie. Paris 1614, in-12.

L'Auteur a composé cet ouvrage, pour répondre à un procès que les Médecins de Chaumont avoient intenté aux Chirurgiens de cette même Ville, pour leur défendre ›› de n'ordoner & pratiquer diete, potion, ›› phlébotomie & cautere, sans leur advis ››. Foissey n'oublie rien pour faire voir la supériorité de la Chirurgie sur la Médecine, & pour le prouver il étale toutes les régles de la Logique, ›› son sujet est ›› triple : le premier est le subject *in quo*, savoir le ›› corps humain..... Le second est le subject *circa* ›› *quod*, qui sont les maladies externes.... Le troi- ›› sieme est le subject *ex quo*, savoir les remédes, &c. Foissey se perd dans d'autres raisonnemens aussi pédantesques ; mais je doute que cette éloquence lui it gagné l'esprit de ses Juges.

Pag. 403. Merindolus (Antoine) : ajoutez qu'il étoit Professeur de Médecine à Aix, & qu'il a publié la dissertation suivante :

Diss. de possibili sexuum metamorphosi aquis-sextiis, 1608, in-12.

L'Auteur ne croit pas aux vrais hérmaphrodites ; il dit que ceux qu'on a regardés comme tels, étoient des hommes dont les testicules étoient cachés dans le bas-ventre, & qui se sont développés avec l'âge.

Pag. 404. Guillemeau (Charles), dont les ancêtres avoient exercé dans le Royaume la Chirurgie avec célébrité pendant deux cents ans (a).

L'histoire de tous les muscles du corps humain, où leurs noms, nombre, scituation, origine, insertion & action, sont démontrez. Paris 1612, *in* 12.

Guillemeau blâme les anciens Anatomistes d'avoir décrit les muscles myloglosses, " lesquels appartiennent & doivent estre rapportez à l'os hyoïde " : il distingue les cerato-glosses des basio-glosses.

Il remarque que les mouvemens de rotation de la tête dépendent de ceux que la premiere vertébre exécute sur la seconde, & que ceux de flexion & d'extension se font immédiatement sur la premiere vertébre cervicale. Guillemeau décrit le muscle coracobrachial comme nouvellement découvert, on l'appelloit de son tems coracoïdien. On lit dans l'avant discours de cet ouvrage, " que l'archet de la voix est ce " qui bat l'air, ce qui doit estre attribué à la lan- " gue, qui représente l'archet ; & les dens les cordes " contre lesquelles elle frappe " ; ce systême est singulier. Guillemeau attribue à la langue & aux dents des usages à peu-près pareils à ceux que M. Ferrein a accordés aux bandes ligamenteuses de la glotte.

Aphorismes de Chirurgie tirez d'Hippocrate, avec les commentaires. Paris 1622, in-12.

L'Auteur y donne une traduction des aphorismes de Chirurgie d'Hippocrate, avec le commentaire qu'en a donné Galien. Guillemeau y a ajouté quelques réflexions sur le commentaire de Galien, en développant le sens concis que ce Médecin avoit donné à ses paroles.

Il parut contre le premier ouvrage une critique dont l'Auteur est,

Bertrand (Gabriel), Maître Chirurgien Juré à Paris.

Réfutation des erreurs contenues au livret intitulé, l'histoire de tous les muscles du corps humain, composé par Charles Guillemeau ; par un Escolier en Chirurgie, G. Bertrand, 1613, in-8°.

En général cette critique n'est pas mal faite : l'Au-

(a) L'histoire de tous les muscles du corps humain. *Epître au Lecteur.*

teur prétend que les muscles frontaux sont joints aux occipitaux par une membrane intermédiaire, & qu'il est inutile de les séparer; » c'est une absurdité gran- » de, de dire que les muscles buccinateurs font enfler » les lévres & les joues, &c. ». Il dit avec raison que les muscles buccinateurs se contractant, les joues s'applatissent au lieu de se gonfler. Bertrand blâme Guillemeau d'avoir donné, d'après Riolan, une description des muscles interosseux; il préfére la description que les anciens en ont donnée, & il ne cite point Habicot.

1615. BERTRAND.

Question Chirurgicale. Paris 1636, *in* 12.

Sçavoir si en la curation des os fracturez on doit après les premieres bandes appliquer plustost les compresses longitudinales pour affermir, que les transversales, pour remplir l'inégalité du membre rompu.

L'Auteur y soutient l'affirmative, mais il est si diffus qu'à peine on peut l'entendre.

Les vérités Anatomiques & Chirurgicales des organes de la respiration, & des artificieux moyens dont la nature se sert pour la préparation de l'air, &c. Paris 1639, *in*-12.

L'Auteur prétend, avec juste raison, que le diaphragme est dans un état de contraction pendant l'inspiration, & dans le relâchement pendant celui de l'expiration. Il veut aussi que le sternum soit élevé par les côtes dans le tems de l'inspiration Bertrand pense que dans certaines espéces d'empyemes le pus est repompé par la veine azygos & conduit dans la veine émulgente, d'où il passe dans les voies urinaires, & sort avec l'urine, &c.

Manialdus (Etienne), Médecin de Bordeaux.
De partu prodigioso, &c. Burdigalæ 1616, in-12.

MANIALDUS

Coudin (Laurens), Docteur de la Faculté de Médecine de Montpellier, commença d'étudier en Médecine en 1604, succéda à Pierre Dortoman en 1612, & mourut, suivant M. Astruc, en 1620. Il a publié quelques dissertations pour le concours des Chaires vacantes par la mort de Dortoman & de Varanda, dont le titre nous a été envoyé par M. Pelissier, Médecin de Montpellier; nous eussions souhaité qu'il y eut joint la conclusion, &c.

1617. COUDIN.

R r iij

Quæstiones medicæ duodecim pro cathedra regia vacante. Monspel.

1617.
COUDIN.

Quæstio secunda. An in rabiei caninæ curatione cauteria cervici vel fronti admota aliis remediis physicis & metaphysicis sint præferenda?

Quæstio quarta. An biennali gravidarum gestatione, si natura ad partum non moveatur, cæsarea sectio tentanda sit?

Quæstio octava. An pulsus dicrotus ab intercepto aut intercurrente differat?

Quæstio nona. An à calore naturali & extraneo simul agentibus puris generatio in tumoribus præter naturam?

Quæstio decima. An in vulneratorum nervorum curatione probanda sutura?

MOREL. Morel (Michael), Docteur en Médecine de Montpellier.

Quæstiones medicæ duodecim. Monspel. 1617, in 4°.

Quæstio prima. An aquæ Bellilucanæ plus prosint in hydropis curatione, quam hydragoga medicamenta, vel caustica tibiis admota?

Quæstio secunda. An hydrargiri usus sit præferendus decocto guaiaci in luis venereæ curatione?

Quæstio sexta. An vulnera pulmonis sint ex necessitate lethalia?

Quæstio septima. An recte tradita sit partium divisio in arte parua?

Quæstio decima. Quid sit fames? quid sitis? & in qua parte sedem habeant?

Quæstio undecima. Quotuplex & à quibus causis pulsuum inæqualitas? & an iis rhythmi dignosci possint?

SCHARPE. Scharpe (Georges), Médecin de Montpellier.

Quæstiones medicæ duodecim. Monspel. 1617, in-4°.

Quæstio secunda. An post factam amputationem partium gangrænâ infestarum, cauterium actuale admoveri debeat?

Quæstio quarta. An ulceribus suppurantia?

Quæstio quinta. An variolæ boni moris fastigiatæ esse debeant?

Quæstio sexta. An podagricis doloribus vesicantia?

Quæstio septima. An detur ΑΠΗΧΗΜΑ?

SUPPLÉMENT.

Quæstio nona. An solo contactu, visu, voce, afflatu, osculo, vel nudi lintei applicatione, vulnera, & morbi naturaliter infligi & curari possint?

Quæstio decima. An excretionis periodicæ menstruorum & dierum criticorum ratio ad lunam referenda?

Quæstio undecima. An lues venerea & elephantiasis sint affectus congeneres, & iisdem remediis curabiles?

Quæstio duodecima. An certa sint signa quæ virginitatem, fœtus conceptionem, sexumque notent?

Abrenethée, Médecin de Montpellier.

Quæstiones medicæ duodecim. Monspel. 1617, in-4°.

Quæstio prima. An vulnera occisorum præsentibus occisoribus sanguinem fundere possint naturaliter, atque occisores indicare?

Quæstio quinta. An virginum chlorosi, venus & chalybs?

Quæstio sexta. An præciso cerebro necesse sit febrem & bilis vomitum supervenire?

Quæstio septima. An conceptio fieri possit sine voluptate?

Quæstio octava. An epilepsiæ, cranii perforatio?

Quæstio undecima. An cancrorum in mammis curatio scindentibus, causticis, vel erodentibus tentanda?

Genestet, Médecin de Montpellier.

Quæstiones medicæ duodecim. Monspel. 1617, in-4°.

Quæstio prima. An noctambuli & somniantes delirent, dum loquuntur, rident, aliasve humanas functiones exercent?

Quæstio secunda. An phrenitidi narcotica & vesicantia?

Quæstio quinta. An colicus dolor in paralysin possit migrare?

Quæstio sexta. An gravidis acuto morbo correptis venæ sectio & purgatio?

Quæstio septima. An parotis retrocedens lethalis?

Quæstio nona. An mulieres crassæ tenuibus, albæ rubicundis, parvæ proceris, sint salaciores & fæcundiores?

Quæstio decima. An ad sanitatis conservationem, veneris sit salubris usus?

Quæstio undecima. An certi colores urinarum certum substantiæ perpetuo sequantur modum?

Durane (Jacques), Médecin de Montpellier.

1617.
DURANE.

Quæstiones medicæ. Monspel. 1617, in-4°.

Quæstio secunda. An de morsu à cane rabido balneum, & aquæ potio ?

Quæstio quarta. An liceat medico medicamenta venenata, abortiva vel conceptionem impedientia propinare ?

Quæstio quinta. An cephalææ narcotica & trypanum rectè decernantur ?

Quæstio sexta. An in synocho phlebotomia ad lipothymiam instituta psychroposiæ præferenda ?

Quæstio septima. An fæminæ utero gestare solitæ salubriorem, quam steriles vitam vivant ?

Quæstio octava. An elephanticis vinum viperinum ?

Quæstio nona. An in maligna febre sparsis per corpus papulis secanda vena ?

Quæstio undecima. An calculi in renibus & vesica concrescentis eadem sit causa efficiens & materialis ?

Quæstio duodecima. An hydrargyri usus incipientem elephantiasin minimè hæreditariam intercipiat, hæreditariam differat ?

SAILLENS.

Saillens, Médecin de Montpellier.

Quæstiones medicæ. Monspel. 1717, in-4°.

Quæstio prima. An renum, vesicæ & partium genitalium ulceribus therebenthina conveniat, & unde violarum martiarum odor in urinis, non in fæcibus, ex illius usu ?

Quæstio tertia. An quartanariis amuleta ?

Quæstio quarta. An semel in mense inebriari salutare ?

Quæstio quinta. An singultum sanet sternutatio & vomitio ?

Quæstio septima. An ulcera rotunda, vel sinuosa cæteris sint curatu difficiliora, hisque postremis linamenta ?

Quæstio octava. An urinæ nigræ & fœtidæ perpetuo lethales ?

Quæstio nona. An decernenda in principio anginæ repellentia ?

Quæstio undecima. An morbis melancholicis fluxus hæmorrhoïdum salutaris ?

Quæstio duodecima. An in paroxismo artritidis vacuantia ?

1618.

Langlés, Médecin de Montpellier.

LANGLES.

Quæstiones medicæ. Monspel. 1618, in-4°.
Quæstio secunda. An luxationibus & fracturis astringentia ?
Quæstio tertia. An vesicæ calculo laborantes secare liceat ?
Quæstio quarta. An res mirabilis sanandi strumas regibus galliæ concessa sit naturalis an divina ?
Quæstio quinta. An in qualibet cranii fractura adhibenda terebra ?
Quæstio octava. An detur aliquod medicamentum AIMAGOGON ?
Quæstio nona. An ex coitu cum menstruata fœtus nascatur elephanticus ?
Quæstio undecima. An censendus salutaris superveniens vulneribus tumor ?

Perier, Médecin de Montpellier.

PERIER.

Quæstiones medicæ duodecim. Monspel. 1618, in-4°.
Quæstio secunda. An hemicraniæ pilulæ ex aloe & rheo, potius quàm jejunium conveniant !
Quæstio tertia. An schirrhro emollientia potius quàm suppurantia ?
Quæstio quarta. An dentur medicamenta sympathica & anthipathica, in partes & humores agentia ?
Quæstio octava. An in vertigine arteriotomia ?
Quæstio nona. An plicæ conveniat per alexipharmaca curatio ?

Chance, Médecin de Montpellier.

CHANCE.

Qæstiones medicæ duodecim. Monspel. 1618, in-4°.
Quæstio prima. An philtris amor conciliari possit ?
Quæstio secunda. An ophtalmia sit morbus contagiosus ?
Quæstio quinta. An in lycantropia vera fieri possit metamorphosis ?
Quæstio sexta. An priapismo caphura & frigidæ balneum ?
Quæstio octava. An eadem scorbuto, quæ ictero nigro apta remedia ?
Quæstio nona. An ingenium tenuem cerebri substantiam indicet, tarditas vero intellectus crassam ?

Quæstio decima. An in empiemate latus aperiendum?

WINSEMIUS. Winsemius (Ménélas), Professeur ordinaire de Médecine dans l'Université de Franequer, sa patrie, a publié plusieurs dissertations d'Anatomie, qui ont été soutenues sous sa Présidence :

Disp. prima. De anatome. Resp. Gerardo de Leew. Franck. 1618, in-4°.

Disp. secunda. De humani corporis divisione & partium differentiis, ibid. 1618, in-4°.

Disp. tertia. De ossibus humani corporis. Resp. Anchis. Andela, ibid. 1618, in-4°.

Disp. quarta. De ossibus humani corporis. Resp. Paul. Bergius, ibid. 1618, in-4°.

Disp. quinta. De ossibus humani corporis. Resp. Joh. le Piper, ibid. 1618, in-4°.

Disp. sexta, de ossibus humani corporis. Resp. Jacob. Thomæus, ibid. 1618, in-4°.

Disp. septima. De cartilaginibus ligamentis, ibid. 1618, in-4°.

Disp. octava. De venis & arteriis, ibid. 1618, in-4°.

Disp. nona. De nervis humani corporis, ibid. 1618, in-4°.

Disp. decima. De carnibus, ibid. 1619, in-4°.

Disp. undecima. De musculis, ibid. 1619, in-4°.

Disp. duodecima. De cute, pinguedine, &c. ibid. eod. ann. in-4°.

Disp. decima tertia. De organis chylificationi inservientibus, ibid. in-4°.

Disp. decima quinta. De partibus chyli distributioni inservientibus, ibid. in-4°.

Winsemius a donné un recueil de ces theses qui a paru, *Franekeræ* 1619, in-4°.

J'ai parcouru ces dissertations sans y rien trouver d'original, à peine contiennent elles la nomenclature des parties ; car on n'y lit aucune description : les Auteurs ont puisé dans les anciens qu'ils ont mal entendus.

GIGOT. Gigot (Claude), de Dijon, Médecin de Montpellier, soutint sous la Présidence de Ranchin la Dissertation suivante :

An coitus à ligatura arceatur? Monfpel. 1718, in-8°.

L'Auteur y conclut l'affirmative.

Pag. 426. Tarduin (Jean), Médecin François, dont nous avons rapporté une Differtation fur la nature des poils, eft Auteur de l'ouvrage fuivant:

Difquifitio de ea quæ undecimo menfe peperit. Turroni 1640, in-8°. Paris 1765, in-8°. avec l'ouvrage de M. Bouvart, fur les naiffances tardives.

Cette Differtation eft bien faite, & eft fur-tout recommandable, en ce que Tarduin y expofe fidellement le fentiment d'Hippocrate fur les naiffances tardives.

Bury (Jacques), Chirurgien, natif de Châteaudun.

Le propagatif de l'homme, & fecours des femmes en travail d'enfant. Paris 1623, in-8°.

Il y a peu de bon dans cet ouvrage; & l'Auteur l'a rempli de queftions indécentes fur la caufe de la ftérilité, qu'il n'a pû réfoudre: il confeille pour éteindre les feux de l'amour, de mettre fous le chevêt du lit, quelques feuilles de verveine, &c. &c.

Heurtault (Pierre), Chirurgien de Caen.

Traité de la phlébotomie. Caen 1622, in-12.

Cet Auteur s'étend plus fur les propriétés de la faignée, que fur le manuel de cette opération; tout ce qu'il dit eft tiré des Auteurs qui l'avoient précédé: il traite de l'artériotomie, &c.

Gilles (Arnould), Chirurgien Dentifte.

La fleur des remedes contre le mal des dents. Paris 1622, in-12. Edit. 2.

Cet Auteur y donne une courte defcription des dents, mais qui eft de beaucoup inférieure à celle qu'en avoit donné Hémard.

Hiftoire merveilleufe & épouvantable, d'un monftre engendré dans le corps d'un homme. Paris 1622, in-8°. Traduite de l'Efpagnol.

L'Auteur a cru rendre le fervice le plus important, en traduifant cette Differtation de l'Efpagnol; non-feulement il eft affez crédule que d'ajouter foi à ce prétendu prodige; mais encore il tâche de convaincre de la vérité; & entre jufques dans les plus petits détails de l'hiftoire de cet homme qui, » voyant

1622.
GILLES.

» que la grosseur de son ventre continuoit toujours à
» s'enfler; dit un jour à sa femme, parbieu femme,
» je croy que je suis gros d'enfant, pourceque je sent
» je ne sçay quoy qui remue dans mon ventre: sa
» femme bien estonnée de ceste inauditenouvelle,
» lui tasta le ventre & trouva estre vray qu'il estoit
» gros, & s'escria; qui diable vous a engrossy, mon
» amy? Le pauvre homme ne sçavoit que dire....:
» mais un jour il se sentit fort fatigué & lassé, s'esva-
» nouissant à tout propos: ce que voyant; fut appel-
» lée la Sage-femme, laquelle luy aydoit en ses an-
» goisses... & luy dit, courage, Monsieur, courage,
» poussez fort, retenez bien votre haleine, de peur
» que la créature ne s'estouffe, car tout le péril gist
» en la longueur du tems.... & après avoir descoché
» un bien grand soupir, jetta de ses entrailles ceste
» figure endiablée «. L'Auteur s'amuse ensuite à décrire les parties de ce monstre: il attribue l'effet de
cette prétendue grossesse, au breuvage qu'une Sor-
ciere avoit fait prendre à cet homme, pour le punir
de ce qu'il avoit abandonné une femme pour en
épouser une autre. On voit par ce que je viens de rapporter, jusqu'où l'Auteur a porté sa crédulité, ou sa
fourberie, s'il a voulu tromper le Public.

1625.
SERRES.

Serres (Louis de), Docteur en Médecine, & Aggrégé au Collége des Médecins de Lyon.

*Discours de la nature, causes, signes, & curation des
empêchemens de la conception & de la stérilité des femmes.* Lyon 1625, in-8°.

C'est plutôt une Histoire sur la stérilité, qu'un
Traité pathologique: l'Auteur a ramassé nombre
d'anecdotes éparses dans les ouvrages des Anciens &
des Modernes, & il y a ajouté quelques formules peu
intéressantes.

GERMAIN.

Page 448. Germain (Jean), de l'ordre des Minimes.
La quintescence de la Chirurgie. Lyon 1630, in-12.

L'Auteur dit avoir pratiqué la Chirurgie, en Provence, en Flandres, en Angleterre & en Italie, & l'a-
voir cultivée dans sa profession de Minime: Germain
donne dans cet ouvrage un assez mauvais Traité de
Chirurgie: il s'amuse à assigner le siege des différentes
passions de l'ame; ainsi il croit, d'après les Anciens,

SUPPLÉMENT.

que la colere réfide dans la véficule du fiel, la mélancolie dans la ratte, &c. &c. Germain examine qu'elles font les propriétés de nos humeurs, &c. &c.

Cet Auteur nous paroît le même que celui que nous avons appellé, d'après M. de Haller, *Girolamo Germano Medico Francefe*.

Page 506. Bonnart (Jean), Chirurgien de Paris, a encore publié :

Méthode pour bien faigner, utile à tous Chirurgiens. Paris 1628, in-8°.

L'Auteur entre dans de longs détails, fur les avantages & les dangers qui fuivent la faignée ; mais on voit que Bonnart étoit fort fuperftitieux ; il veut qu'on ait égard aux faifons pour la maniere de faigner : » les corps céleftes font à confidérer pour la fai-
» gnée, tant en la faifant, qu'après qu'elle eft fai-
» te, &c «.

Page 506. Framboifiere (Nicolas Abraham), célebre Médecin, que nous avons dit mal-à-pros, être né en 1595, puifque les Hiftoriens ne nous difent rien de pofitif fur fa naiffance, ni fur fa mort : a publié, outre les ouvrages que nous avons déja annoncés,

Canons de la Chirurgie. Paris 1595, in-12.

L'etat des Parties du corps humain, &c. Paris 1609, in-12.

Comme ce Livre fe trouve renfermé dans le Receuil des ouvrages de la Framboifiere, dont nous avons parlé, nous nous difpenferons d'en donner l'extrait : nous dirons feulement que c'eft un Précis d'Anatomie, que l'Auteur avoit compofé en faveur des Etudians.

Carrion (Emmanuel Ramires de), a publié en Efpagnol l'ouvrage fuivant.

Maravillas de natureleça qua fe contienta los mil fecretos da caufas naturales. 1629.

C'eft un des premiers Auteurs qui aient écrit fur l'art d'apprendre les fourds à parler : cependant, comme l'obferve M. de Haller, Pierre Pontius Efpagnol, de l'Ordre de S. Benoît, s'étoit occupé de cet Art vers la fin du feizieme fiecle, & Jean Paul Bonet avoit auffi publié un ouvrage en Efpagnol fur ce même objet.

1625.

1629.
BONNART.

FRAMBOI-
SIERE.

CARRION.

1631.

BABYNET. Babynet (Hugues), Conseiller & Médecin de Monseigneur le Duc d'Orléans.

La maniere de guérir les descentes du boyeau, sans tailler ni faire incision. La Haye 1630, in-16.

Ce petit ouvrage est rempli de formules & de recettes, dont on ne doit faire aucun cas.

OLIVIER. Ollivier (L.), Chirurgien de Rouen.

Traité des maladies des reins, & de la vessie, contenant la cure de la pierre & de la gravelle. Rouen 1631, in-8°.

Ce Traité renferme plusieurs observations curieuses, & des remarques de pratique intéressantes : l'Auteur blâme ceux qui, après avoir opéré un calculeux, tiennent la plaie en dilatation, par les moyens des tentes & des canules, &c.

HEROARD. Heroard (Jean), premier Médecin.

Hippostologie, ou Discours des os du cheval. Paris 1599, in 4°.

L'Auteur y applique les connoissances sur la structure du cheval, à celles de l'homme.

RIVERIUS. Riverius (Alexandre), de Paris.

Carmen in quosdam Medicos & Chirurgos certa esse virginitatis indicia asserentes. Parisiis 1602, in-4°.

Cet ouvrage est écrit en vers hexametres : l'Auteur prétend qu'il n'y a aucun signe qui puisse faire connoître la virginité : ni l'existence de l'hymen, que Riverius révoque en doute, ni plusieurs autres marques n'en font point une preuve : il dit qu'on peut toujours y remédier.

. . . . . Neque est labefactio muti,
Tanta, vel obstreperis adeo via rupta quadrigis,
Transitus aut sepis quæ non reparentur acuto,
Quorumdam ingenio. . . . .

CHAPUYS. Chapuys (Claude), qui exerçoit la Médecine en Franche-Comté, a publié un ouvrage de Chirurgie, intitulé :

Traité des cancers tant occultes qu'ulcérés : auquel est enseigné leur curation certaine, comme aussi des fistules. Lyon 1607, in-12.

Cet ouvrage est rempli de formules : l'Auteur dit avoir quelques remedes qui lui ont bien réussi pour la cure du cancer.

Pag. 532. Gelée (Philippe), l'ouvrage de ce Chirurgien, intitulé : *l'Anatomie Françoise*, a été imprimé de nouveau à *Paris*, en 1742, &c. 1635. GELÉE.

On ajoutera que Gelée y parle du septum, du scrotum, &c.

Caillet (Paul), Jurisconsulte. CAILLET.
Le Tableau du Mariage représenté au naturel. Orange 1635,

Page 534. Sperlingius (Jean), Professeur de Médecine à Wittemberg, qui a publié plusieurs Dissertations dont nous avons déja parlé. SPERLINGIUS.

Diss. Osteologia. Wittemberg 1631, in-4°.

L'Auteur n'y donne qu'une simple nomenclature des os du corps humain.

Diss. De calido innato. Witteberg 1631, *Lips.* 1666, in-8°.

Page 535. Raynaud (Théophile), ajoutez l'ouvrage suivant. 1637. RAYNAUD.

Zacharia pasqualigi (Theophili Raynaudi) eunuchi nati, sacti, mystici ex sacra & humana litteratura illustrati. Divioni. 1655, in-4°.

Herman, (David de), célèbre Chirurgien de la ville de Nuremberg, qui pratiqua la Lithotomie pendant plus de quarante ans avec tant de succès, qu'on lui donna des Lettres de noblesse, est l'Auteur d'un ouvrage intitulé : HERMAN,

Manuale Anatomicum. Gedani 1637, in-12.

Ce Chirurgien y donne un Précis d'Anatomie pour les Etudians, & y a joint quelques observations tirées de Sanctorius & de Sennert.

Page 539. Back (Jacques), Médecin de Rotterdam qui a publié une bonne Dissertation que nous avons déja annoncée sous le titre suivant : 1638. BACK.

Dissertatio de corde in quâ agit de nullitate spirituum, &c.

Ajoutez que ce Livre a été imprimé plusieurs fois avec les ouvrages d'Harvée sur la circulation du sang, & en dernier lieu à *Leyde* 1766, in-12.

1638.
BACK.

Back nie l'existence d'un fluide spiritueux dans le corps hu main, *quod asserere imaginarium, neque ullis demonstrationibus firmatum est :* il dit que les sensations se transmettent trop vîte des parties au cerveau, pour que la cause de leur propagation puisse dépendre de la circulation d'un fluide : il compare les nerfs à des cordes de violon, &c.

COVILLARD.

Page 545. Covillard (Joseph), ajoutez que son ouvrage, intitulé *le Chirurgien Opérateur*, a été dabord imprimée à Lyon en 1633, in-8°.

GASSENDI.

Page 554. Gassendi parle dans le Livre VII. Chap. V. *De visu & visione* de sa Physique, d'un Chirurgien célebre de Paris, qui croyoit que la cataracte étoit produite par l'opacité du crystallin.

1640.
FLAGEL.

Page 558. Slegel (Paul Maquard), ajoutez qu'il étoit Professeur de Botanique & de Chirurgie dans l'Université d'Iene, & qu'il exerça la Médecine dans cette ville avec quelque célébrité.

1642.
WIRSUNGUS.

Page 623. Wirsungus (Georges), célebre Anatomiste, que nous avions fait Bavarois, d'après plusieurs Historiens, étoit originaire d'Ausbourg, comme l'ont prouvé les célebres Auteurs du Journal de Léipsic (a) : on ajoûtera, à l'histoire tragique que nous avons donnée de Wirsungus, que c'étoit vers l'entrée de la nuit qu'il fut assassiné.

1644.
HELMONTIUS.

Page 640. Helmontius (Jean-Baptiste), Médecin dont nous avons déja parlé assez au long.

Disp. de mag. vulnerum curatione contra opinionem D. Joan. Roberti Presbyteri, &c., in brevi suâ Anatome sub censurae specie exaratam. Parisiis 1621, in-8°.

L'Auteur célebre plusieurs topiques de son invention, & se récrie contre la méthode de Taliacot.

DURELLE.

Durelle (Jean), natif du Forez, & de l'Ordre des Minimes, a publié l'ouvrage suivant.

Onomatologie Chirurgique, ou explication des mots Grecs appartenans à la Chirurgie. Lyon 1644, in-12.

L'Auteur donne dans cet ouvrage, une nomenclature des parties du corps : il parle dabord de l'Ostéologie;

(a) *Commentarii de rebus in scientia naturali & medicina gestis*, Tom. V. p. 11.

mais

mais tout ce qu'il dit est extrait des Ecrivains qui l'avoient précédé : il n'y a rien qui lui soit propre : il donne l'étymologie des parties qu'il décrit : mais elle n'est presque jamais juste : » l'os, dit-il, qui est » au-dessous des vertebres, est appellé *sacrum*, non » qu'il ait quelque chose de sacré ou de mystérieux ; » mais à cause de sa grandeur, à la façon que dit le » Poëte, *Auri sacra fames* «.

1644.
DURELLE.

Lamy (Honoré), Aggrégé au Collége des Médecins de Lyon.

LAMY.

Abbrégé Chirurgical, tiré des meilleurs Auteurs de la Médecine, nouvelle Edit. corrigée par G. Sauvageon, Médecin de Lyon. Paris 1644.

Je n'ai pu me procurer la premiere Edition de cet ouvrage : Lamy donne un Précis de la Chirurgie, qu'il a emprunté principalement de Galien, sans presque y rien ajouter qui lui soit propre : Lamy prétend que la brûlure n'est pas la principale cause des plaies d'armes à feu : mais c'est, dit-il, » la grande contusion & bri-» seure que fait la balle ronde qui, estant portée d'une » grande roideur, ne meurtrit pas seulement, ains » transperce toutes les parties qu'elle rencontre, &c «. On trouve à la fin de l'Edition que nous avons annoncée, un Discours de l'Editeur sur l'usage de la poudre de sympathie, dans le traitement des plaies : Sauvageon n'ajoute aucune foi aux effets qu'on lui attribuoit : il croit, au contraire, que la guérison des plaies, après l'application de la poudre de sympathie, doit être attribuée à la nature & non au médicament.

Nicaud (Robert), Docteur en Médecine de Mont-Luçon.

NICAUD.

Histoire mémorable de deux estranges Accouchemens d'une Femme de Mont-Luçon. Paris 1644, *in*-12.

Il s'agit d'une Femme qui conçut deux fois en trois ans, & chaque fois l'enfant vécut jusqu'au neuvieme mois : mais elle porta pendant neuf autres mois ces enfans morts & pétrifiés dans son ventre : on fut obligé de les extraire par l'opération Césarienne ; & cette Femme y survécut.

Nible (A. de), Médecin.

1645.
NIBLE.

Promethei furtum, seu de nova curatione vulnerum. Lutetiæ 1645, *in*-4°.

Tome V. S s

1645.
NIBLE.

L'Auteur prétend avoir un spécifique pour la cure des plaies ; & blâme l'usage de la poudre de sympathie ; il s'avise de critiquer les Ecrivains les plus célèbres qui avoient traité des plaies, & de vouloir relever leurs erreurs.

1646.
RIVIERE.

Pag. 646. Riviere (Lazare), publia quelques Dissertations pour le concours de deux Chaires qui se trouvoient vacantes par la mort de Dortoman & de Varanda.

Dissertationes medicæ duodecim. Monspel. 1617.

Quæst. prima. An vulnera sclopetorum refrigerantibus & alexipharmacis potius indigeant quàm tergentibus & digerentibus?

Quæst. secunda. An mulieres ratione animi & corporis sint viris perfectiores?

Quæst. tertia. An & quomodo cucurbitulæ trahant?

Quæst. decima. An cum claudicante, quàm cum non claudicante muliere major in coitu sit viro voluptas?

Quæst. duodecima. An vitiosi & monstrosi partus eadem sit causa?

1647.
RENAUDOT.

Renaudot (Eusebe), Docteur Régent de la Faculté de Médecine de Paris, Médecin de Monseigneur le Dauphin.

Spicilegium seu historia medica mirabilis, spica graminea extracta è latere agri pleuritici qui eam ante menses duos incautè voraverat. Parisiis 1647, in-8°.

1648.
VIGIER.

Pag. 654. A l'article Jean Vigier, ajoutez : qu'il étoit Médecin de la Faculté de Montpellier, résident à Castres en Albigeois, & les ouvrages suivants :

La grande Chirurgie des tumeurs Lyon 1657, in-8°.

L'Auteur s'occupe à déterminer quelles sont les tumeurs produites par la pituite, la mélancolie, la bile & le sang, & n'y joint aucune observation digne de remarque.

Œuvres Chirurgicales, troisieme partie, contenant un manuel Anatomique, où se trouve une exacte description de toute la structure du corps humain, & l'histoire du fœtus. Lyon 1658.

Le Manuel Anatomique est un extrait des plus mauvais livres : l'Auteur consacre la majeure partie de ce traité à la comparaison des parties du corps avec celles du globe terrestre.

Pag. 655. Fierabras (Hervé), Médecin, & non *Fierraras*, comme nous l'avons dit d'après M. de Haller, vivoit vers la fin du seizieme siecle ; il publia un ouvrage qu'il intitula :

Méthode de la Chirurgie. Paris 1583, in-12. revue & corrigée par Jean de Montigny. *Paris* 1647, in-8°.

1638.
FIERABRAS.

Cet ouvrage ne contient rien de bon, il est rempli de formules ; l'Auteur étoit grand partisan des onguens & topiques.

Pomarius.

Dissertationes quatuor de modo visionis. Norimb. 1650, in-4°.

1650.
POMARIUS.

Tom. III. Stollius (David), Médecin de Basle, soutint pour son Doctorat la Dissertation suivante :

Quæstionum eudoxarum & paradoxarum sylva. Basil. 1652, in-4°.

1652.
STOLLIUS.

L'Auteur y propose les questions les plus absurdes, & les soutient avec chaleur ; cependant il accorde la découverte de la circulation du sang à Harvée, & rapporte après lui l'expérience de la ligature. Il dit que les blessures du cœur ne sont pas toujours mortelles.

Pag. 47. Glisson (François) : ajoutez que tous ses ouvrages ont été recueillis sous le titre :

Opera medico-anatomica. Leidæ 1691, in-12. 3 vol.

1654.
GLISSON.

Pag. 57. Le Recueil d'observations de Pierre de Marchettis a été imprimé pour la seconde fois à *Padoue* en 1685, in-8°.

MARCHETIS

Pag. 59. Kornmann (Henri), l'ouvrage que nous avons annoncé de cet Auteur avoit été imprimé à *Francfort* en 1610, in-12. Kornmann a ramassé tout ce qui se trouvoit de part & d'autre en faveur des vierges & de la virginité ; il est quelquefois un peu libre dans son discours, mais du reste son ouvrage est rempli de recherches curieuses, & une traduction Françoise pourroit amuser le public.

KORNMANN.

Meyssonier (Lazare), Médecin de Lyon, dont l'histoire appartient plutôt à la Médecine qu'à l'Anatomie ou à la Chirurgie, a publié divers ouvrages dans lesquels on trouve plusieurs objets relatifs à la

MEYSSONNIER.

S s ij

1654.
MEYSSON-NIER.

Chirurgie. Meyssonier parle assez au long de la Bronchotomie; il dit à ce sujet avoir « sauvé la vie à trois » personnes, usant de l'opération d'Antylus; mais je » ne mettois pas, dit-il, de tente de plomb dans la » plaie, seulement de charpis là dessus, & un emplâ- » tre de diapalme dissout en huile rosat, & ne recou- » sois la plaie, mais la laissois se refermer par l'œu- » vre de nature ». Meyssonier n'approuve donc pas l'usage de la cannule; on peut voir sur ce sujet le mémoire de M. Louis, sur la Bronchotomie.

Pag. 66. Courvée (Jean Claude de la) : ajoutez à ce que nous avons dit de cet Anatomiste les ouvrages suivants.

Frequentes phlebotomiæ usus & cautio in abusum. Paris. 1647, in-8°.

Ostentum seu historia trium ferramentorum notandæ longitudinis ex insanientis dorso & abdomine extractorum, qui ante decem menses ea voraverat. Paris 1648, in-8°.

Discours sur la sortie des dents aux petits enfants. Varsovie 1651, in-4°.

Ce Médecin, bien loin de croire comme le faisoient quelques Anatomistes de son tems, que les dents permanentes fussent produites par le développement des racines des anciennes dents, soutient après les plus exacts Anatomistes, que « dans chaque cellule est » enfermé le germe de chaque dent, tant des pre- » mieres que des secondes; & comme la nature met » plus ou moins de tems dans la génération des cho- » ses, suivant qu'elles doivent plus ou moins durer; » elle demeure sept mois à former les premiers dents, » & sept années à former les secondes; car en effet, » dit la Courvée, celles-ci durent ordinairement » sept fois autant que les autres ».

1655.
GARZAROLL

Garzaroll (Jean-Baptiste), Médecin.
Epitome vel synthesis quæstiuncularum de coitu, seu de oportunitate coitus. Utini 1655, in-4°.

L'Auteur croit que la liqueur prolifique est un esprit si subtil qu'il le compare au gas; il croit que les femmes sont plus portées au coït que les hommes, & qu'elles y trouvent un plaisir bien plus grand : *Ex eo etiam quia ipsæ humidiores viris, in humido autem facilior impressio, quàm in sicco*, quelle singuliere explication !

Germain (Charles de Saint), Docteur en la Faculté de Médecine de Paris, Médecin ordinaire du Roi.

Traité des fausses couches. Paris 1655, in-12.

L'Auteur y donne l'histoire d'une fausse couche ; il indique le traitement qu'il suivit, & parle d'un remede propre à arrêter les pertes de sang qui surviennent aux femmes en couche.

Quillet (Claude), naquit dans la Tourraine vers le commencement du XVIIe. siecle ; il exerça d'abord la Médecine, mais des affaires particulieres l'ayant obligé de quitter la France, il abandonna aussi sa profession. Il mourut dans le mois d'Octobre 1661, âgé de 59 ans.

Callipædia, seu de pulchræ prolis habendæ ratione : pœma didacticon ad humanam speciem belle conservandam apprime utile. Leydæ 1655, in-4°. Paris 1656, in-8°. & traduit en François par M. Monthenot d'Egly.

Cet ouvrage est un tissu de préceptes absurdes que l'Auteur donne pour avoir de beaux enfants ; quoique Quillet ne manquât pas de génie, il se laissa dominer par les préjugés les plus ridicules : il a écrit cet ouvrage en vers, & il s'égare dans son anthousiasme poétique. Rien de plus singulier que les régles qu'il prescrit aux peres pour avoir un garçon ou une fille ; il dit que pour éviter d'avoir une fille, le pere doit avoir soin d'empêcher que des deux testicules il n'y ait que le droit qui puisse agir, & pour cela de lier le gauche avec un cordon un peu serré :

>....... Stricto lævum constringere nodo,
> Testiculum . . . . .

Quillet ajoutoit foi à l'Astrologie, aussi veut-il qu'on évite certaines constellations, qui sont dangéreuses pour la perfection des enfants ; cependant parmi toutes ces rapsodies, Quillet blâme l'usage des corps & des maillots, &c.

Lambert (Antoine), Chirurgien de Marseille.

Commentaire sur la carie & corruption des os, &c. Marseille 1656, in-8°.

1656.

LAMBERT. L'Auteur avertit dans la préface qu'il y a très peu du sien dans cet ouvrage, dont il se glorifie d'avoir extrait la majeure partie des anciens ; il prétend avec raison que tous les os qui n'ont été exposés au contact de l'air, que très peu de tems ne s'exfolient point, & il blâme l'usage des exsicatifs pour empêcher l'exfoliation, qui l'accélerent au contraire selon lui.

MARINIUS. Marinius (Ægid).

De natura humana principiis, sive de compositione hominis poëma. Paris 1656, in-12.

L'Auteur donne une espece de physiologie, mais qui ne contient rien de bon ; il s'est plus attaché à la versification, qu'à la matiere qu'il traite.

1657.
UBERIUS. Uberius publia, selon Borelli & Fanton (a), en 1657 ou en 1658, une Dissertation sur la structure des testicules : elle a été approuvée par la Société Royale de Londres, & on voit par le rapport que Henri Oldenburg en a fait, que cet Uberius regardoit les testicules comme un composé de vaisseaux ; il fit cette observation en Italie, & long-tems avant que Graaf donnât sa description des testicules.

QUEYRAT. Queyrat (Louis).

Tractatus de vulneribus capitis. Tolosæ 1657, in-8°.

Cet ouvrage est fort rare, je n'ai pu me le procurer ; j'en ai tiré le titre du catalogue de la Bibliothéque de M. Burette, c'est peut-être le même que celui que nous avons nommé *Cluyeratus* : voyez Tom. III, pag. 78.

HANNASCH. Hannasch (Gaspard), Médecin de Bâle.

Disp. de miscellaneis medicis. Basil. 1657, in-4°.

La plûpart des objets qui sont traités dans cette these sont d'Anatomie : l'Auteur fait plusieurs réflexions sur la sanguification ; il regarde les nerfs comme des vaisseaux destinés, non-seulement à produire la sensation, mais encore à contenir un fluide pour le porter dans toutes les parties : *Nervos opinor esse vasa non solum sensui ac motui dicata, verùm humorem etiam quemdan fluidum in se continere, quem in partes omnes, in quas disseminantur, tempore suo effundant.*

(a) *Dissert. Anat.* pag. 166. édit. Taurini 1701.

Pag. 75. Schenckius (Jean Théodore).
Commendatio anatomes. Jenæ 1656, in-4°.
De partibus generationi inservientibus masculis, ibid. 1662, in-4°.
De macie puerorum ex fascino. Jenæ 1664, in-4°.
Ophtalmographia, ibid. 1667, in-4°.
De diaphragmatis natura & morbis, ibid. 1671, in-4°.

1657.

SCHENCKIUS

Ces ouvrages ne contiennent rien d'original.

Graindorge (André), Médecin.

1658.

In futilem figuli exercitationem de principiis fœtus animadversiones, seu dissertatio ad mentem Aristotelis de principio materiali generationis fœtus. Narbonæ 1658, in-8°.

GRAINDORGE.

L'Auteur y critique les ouvrages de Restaurand ; & pour contrarier son sentiment sur la génération, il rapporte celui d'Aristote, qu'il commente à sa manière : Restaurand répondit à cette Dissertation par l'ouvrage suivant :

Responsum figuli ad lutosas figulo-figuli animadversiones, &c. &c. Arausconi 1658, in-8°.

Questier (George) de Valogne, Aggrégé au Collége des Médecins de Rouen.

1660.

QUESTIER.

De Naturalibus & legitimis matrimonii dissolvendi causis Medica decisio. Rothomagi 1660, in-12.

L'Auteur entre dans plusieurs détails sur les parties de la génération de l'un & de l'autre sexe : Questier ne regarde pas la présence de l'hymen comme un signe de virginité. *Vana sunt & chymerica quæ Anatomicis de exploranda virginitate hactenus lucubrata : vana de cantatissima membrana hymen :* mais ce Médecin se récrie contre le Congrès ; *O tempora ! O mores ;* dit-il, *congressus publicus insolens hujus sæculi commentum, ... divortium matrimonii fructus hodiernus.*

Vattier (P.), Docteur en Médecine, & Sécretaire Interprète du Roi, pour la Langue Arabe.

VATTIER.

Le cœur déthroné, &c. Paris 1660, in-12.

C'est un Discours que l'Auteur prononça à une Assemblée de Physiciens qui se tenoit chez M. Montmor, mais qui ne dût pas mériter l'approbation de

1660.
VATTIER.

cette savante Compagnie : Vattier y soutient les questions les plus absurdes : il dit que « le cœur ne fait pas le sang, & qu'il n'est pas même une des principales parties de l'animal » : il regarde le foie comme un des principaux organes de la sanguification ; cependant le sang se perfectionne dans le poumon, & est porté delà dans le ventricule gauche du cœur : « la provision estant faite, il s'agit de faire la distribution : c'est donc ce que fait la nature par l'aorte & par tous ses rameaux, qui sont comme autant de rues par où le Meusnier envoye la farine à tous ses Chalans, où l'Apothicaire son syrop à tous ses Malades » : cette comparaison suffit pour faire juger du reste de l'ouvrage.

1661.
STEPHANUS.

Stephanus (Nicolas), Médecin & Disciple de Thomas Bartholini.

Castigatio Epistolæ Bilsianæ. Amstelod. 1661, in-12.

Cet Anatomiste prend le parti de Th. Bartholin, contre Bilsius ; & comme celui-ci n'a pas craint de tenir mille propos insultans contre Bartholin, Stéphanus son Disciple, se croit en droit d'insulter Bilsius ; il n'y a pas d'épithete grossiere qu'il ne lui donne : il lui reproche d'avoir écrit qu'un Homme Noble comme lui honoroit la Médecine : *nam Medici non Nobiles tantum, sed Dii, Imperatores, Reges, Principes fuére, ut mirum sit tecum, tuâ nobilitate musitare audere, quam negligis & à medicinâ tibi nomen quæstumque exambis : certè in te tua forsan nobilitas desiisset, nisi arte anatomicâ servasses eam, nec tamen dubitas impudenti ausu Medicos spernere & Professores* (a).

MALPIGHI.

Page 119. Malpighi, ajoutez que son ouvrage intitulé,

De viscerum structura exercitatio anatomica, a été imprimé à *Montpellier*, en 1683, in-12.

Au long extrait que j'ai donné de cet ouvrage, j'ajouterai que Malpighi décrit un vaisseau sanguin de l'épiploon dans lequel il vit des globules de graisse circonscrits, rouges & assez semblables à des grains de corail rouge : cette Description caractérise les globules

---

(a) Pag. 40.

que Leewenhoeck croyoit avoir découverts en 1643, comme il le dit dans les Transactions Philosophiques. N°. 102.

Page 190. Bellini (Laurent), son ouvrage de *Structura renum*, a été imprimé *Leidæ* 1752, in-8°. M. Cocchi a publié, après la mort de Bellini, un ouvrage de cet Auteur, auquel il ajouté une Préface.

Discorsi di Anatomia. In Firenza 1741. in-8°.

Phelippeaux (Vincent).

De præcipuis actionibus automaticis in homine. Lovanii 1662, in-4°.

Pag. 212. Sebisch (Jean Albert), fut, autant que nous avons pu le savoir par nos recherches, le premier Professeur d'Anatomie en l'Université de Strasbourg; cette Chaire fut créée par le Magistrat de cette Ville pour être occupée par Sebisch. L'Université de Strasbourg est en tout subordonnée au Magistrat de cette Ville; c'est lui qui confirme le choix & l'élection des Professeurs, & il peut ériger ou abolir les Chaires de l'Université. Sebisch dont il est ici question sut mériter l'estime du Magistrat; ses profondes connoissances en Médecine, & sa vaste érudition lui avoient mérité ce dégré d'honneur. Il répondit très bien au choix qu'on avoit fait de lui; il attira à Strasbourg une grande affluence d'étrangers. Sebisch étoit né dans cette Ville en 1615, il prit le bonnet de Docteur en 1640, & fut fait Professeur d'Anatomie en 1652; on le fit aussi Chanoine de Saint Thomas (a) en 1656. Sebisch eut aussi le *Physicat* de la Ville en 1675, & il mourut le 8 Février 1685, regretté de tout le monde. Il laissa Melchior Sebisch le jeune, qui fut aussi dans la suite Professeur d'Anatomie à Strasbourg.

De partibus corporis humani in genere consideratis.
Anatomicæ theses miscellanæ. Argent. 1663, in-4°.

___

(a) Tous les Professeurs de l'Université sont faits avec le tems Chanoines de Saint Thomas, poste qui vaut aujourd'hui près de cinq mille livres. Quand un Professeur n'a point de Canonicat, & que ces places sont remplies, pour lors la Ville lui paie une pension de six cents livres, jusqu'à ce que par son tour il obtienne un Canonicat.

De tumoribus præter naturam in genere, ibid. 1669, in-4°.

1664.
MARLET. Marlet (Jean), Maître en Chirurgie, Démonstrateur Royal d'Anatomie en la Faculté de Médecine de Montpellier, & Commis pour les rapports de Justice.

Abrégé des nouvelles Expériences Anatomiques, des veines, réservoirs du chyle avec leur continuité jusques aux veines sousclavieres, &c. Paris 1664, in-12.

L'Auteur y expose d'une maniere assez claire, la méthode qu'il a suivie lui-même pour démontrer les voies lactées : il suit d'assez près la description que Peignet en a donnée.

BIMET. Bimet (Claude), Maître Chirurgien de Lyon.

Quatrains Anatomiques des os & des muscles du corps humain : ensemble un Discours de la circulation du sang. Lyon 1664, in-8°.

L'Auteur a entrepris de donner en vers un Traité d'Ostéologie & de Myologie : mais pour s'accommoder à la rime, il a presque toujours tronqué les descriptions des parties ; cependant il présumoit assez de ses productions, comme on peut le voir par les vers suivans :

> Faire un squelet n'est pas un grand mystere,
> Mais en beaux vers estaler à nos yeux,
> Ce fondement du chef-d'œuvre des Cieux ;
> Cela n'est pas une chose ordinaire.
> . . . .
> L'Anatomie est chose assez vulgaire,
> Nous en trouvons des leçons en tous lieux ;
> Mais l'enseigner en langage des Dieux ;
> C'est ce qu'Auteur jusqu'ici n'a sçeu faire.

Bimet a joint à son ouvrage une Description de la circulation du sang, mais il n'est pas plus exact ; car on n'y lit rien de bon.

WEPFER. Page 240 Wepfer. Son ouvrage de *De cicuta aquatica*, a été imprimé. Basil. 1671, Venet. 1759. in-8°.

LOWER. Page 302. Louwer, le *Tractatus de corde* a paru. Lodini 1680, in-8°. Amst. 1708, 1728, 1740 : on trouve dans ces dernieres Editions, l'ouvrage *de Catharro* : j'ajouterai que je me suis procuré le Livre *Diatribæ T. Willisii vindicatio*.

Ochlitius (Samuel), Médecin d'Iene, soutint sous la Présidence de Jean Théodore Schenckius, la Dissertation suivante :

De immoderato mensium profluvio. Ienæ. 1665, in-4°.

Seidelius (Jacques), Médecin.

Observationes medicæ rariores. Hafniæ 1665, in-8°. &c. avec l'Anatomie de Lyserus.

Ces observations ne sont qu'au nombre de cinq, dont il y en a trois de Chirurgie qui sont très intéressantes ; il y en a une sur une fracture du fémur, que Seidelius détaille fort au long.

Page 327. Ettmuller (Michel) : la Dissertation sur la respiration, que nous avons attribuée à cet Auteur, appartient à Zacharie Neverante, qui la soutint à Léipsic en 1676, sous la Présidence d'Ettmuller.

Betbeder (Pierre de), Médecin, natif de Pau.

Questions nouvelles sur la sanguification & la circulation du sang : ensemble un Traité des vaisseaux lymphatiques, découverts depuis peu. Paris 1666, in-12.

L'Auteur se range avec raison, parmi les Partisans d'Harvée : il adopte la circulation dans tous ses points, & il paroît qu'il a répété les expériences dont Harvée avoit étayé son opinion. Betbeder croit avec Bartholin, que le cœur est l'organe de la sanguification, & non le foie comme le vouloient les Anciens : il décrit les vaisseaux lactés & lymphatiques.

Betbeder promet dans la Préface de ce Traité, plusieurs autres ouvrages tels qu'une Chirurgie universelle, & une Histoire Anatomique & Pathologique des parties du corps humain ; mais ces ouvrages n'ont point paru.

Page 341. Provanchieres (Siméon), Médecin du Roi, ajoutez l'ouvrage suivant :

Histoire de l'inappetence d'un enfant de Vauprofonde, près de Sens, de son désistement de boire & de manger. Paris 1615, 1616, in-12. 4e Edit.

Selon l'Auteur, cet enfant vécut quatre ans & onze mois sans prendre aucune nourriture.

1667.
TARDY.
Page 344. Tardy (Claude), ajoutez qu'il a publié un ouvrage intitulé.

Cours de Médecine. Paris 1662. in-4°.

On y trouve des Traités d'Anatomie, sur le cœur, les glandes, les os, les parties de la génération de l'homme & de la femme, &c., & sur les accouchemens à sept & à huit mois, &c. Tardy a tiré ce qu'il dit d'Hippocrate, & il ne fait que commenter les ouvrages de ce Pere de la Médecine : il y a joint une Chirurgie qu'il a prise du même Auteur.

1672.
BARRA.
Pag. 437. Barra (Pierre), Médecin de Lyon, & grand partisan des écrits d'Hippocrate.

De veris terminis partus humani libri tres ex Hippocrate. Lugduni 1666, in-12.

Cet ouvrage est tissu de lambeaux extraits des ouvrages d'Hippocrate, qui prouvent les naissances tardives & précoces ; Barra y joint ses réflexions, & l'on voit qu'il ajoutoit servilement foi à tout ce qui émanoit d'Hippocrate... Barra a eu en vue, en publiant cet ouvrage, de critiquer Peissonel.

MARTINUS.
Martinius (Henri), fils, Médecin de Bâle, soutint pour son Doctorat la Dissertation suivante :

Theses medicæ miscellaneæ. Basil. 1672, in-4°.

L'Auteur croit, après Glaserus, que le fœtus se nourrit par la bouche, & qu'il respire dans le sein de sa mere, &c.

1673.
SERRIER.
Serrier (Trophime), Conseiller & Médecin du Roi à Arles, a publié parmi plusieurs ouvrages de Médecine un assez bon Recueil d'Observations, intitulé :

Observationes medicæ. Lugduni 1673, in-8°.

L'Auteur se montre partisan de l'opération de la bronchotomie, & il rapporte divers exemples de personnes attaquées d'esquinancie qui fut suivie de la mort, avec les accidents de la suffocation.

DESFORGES.
Desforges (Etienne), Chirurgien de Paris, & un des plus habiles Accoucheurs de son tems, mort le 5 Septembre 1718.

Les principes de la Chirurgie réduits par tables, avec

leurs explications en faveur des aspirans audit Art. Paris 1673, in-8°.

1673.
DESFORGES.

Cet ouvrage est rempli de définitions Chirurgicales tirées de la Logique pédantesque ; l'Auteur y recherche fort au long ce que c'est que la faculté innée, influente, animale, pulsifique, sanguifique, &c. &c. &c.

Pag. 522. Fasche (Augustin Henri), Professeur d'Anatomie, de Chirurgie & de Botanique dans l'Université d'Iene.

1676.
FASCHE.

Disp. de ventriculi seu coqui naturâ cura circa sustentanda corporis humani organa & viscera. Ienæ 1687, in-4°.

Pag 557. Scheidt (Jean Valentin), Médecin de Strasbourg dont nous avons parlé, naquit dans cette Ville en 1651 : après avoir fait ses premieres études dans sa patrie, & pris ses degrés en Médecine en 1687, Scheidt entreprit divers voyages, il parcourut les principales Universités d'Allemagne, d'Hollande, d'Angleterre ; il vint en France & alla ensuite en Italie. Scheidt se trouvoit à Padoue lorsqu'il fut nommé à la Chaire d'Anatomie dans l'Université de Strasbourg. Il revint dans sa patrie pour y prendre possession de sa nouvelle place, qu'il a remplie avec beaucoup de distinction jusques vers le milieu du dix-septieme siecle ; car pour lors il se démit de cette Chaire, avec l'agrément du Sénat, en faveur de Melchior Sebisch le jeune, dont nous parlerons bien-tôt. Scheidt occupa la place de Professeur de Pathologie & de Pratique jusqu'à sa mort, qui l'enleva en 1731. Il fut aussi Chanoine de Saint Thomas, & Physicien de la Ville. Outre les Dissertations que nous avons indiquées de ce Médecin, nous rapporterons les suivantes.

1677.
SCHEIDT.

De duobus ossiculis in cerebro mulieris apoplexiâ extinctæ repertis. Resp. Marco Mappo. *Argent.* 1687.

Splanchnologica doctrina dissertatio prima. Resp. Boecler. *Argent.* 1705. *Secunda, Resp.* Sainctlo, ibid. 1705. *Tertia, Resp.* Neubaur, ibid. 1706, in-4°.

Ces Dissertations sont intéressantes, l'Auteur y donne la description des visceres, & indique leurs maladies.

SUPPLÉMENT.

Gallarati (Joseph).

1677. *Systema renovatum physiologiæ medicæ.* Lugd. 1677, in-12.

1678. **Marinis** (Dominique de), Médecin de Rome.

Diss. physico-medica de monstrosa à Capucino Pisauri per urinam excreta; plura de sanguinis grummis, polypis, &c. Romæ 1678, in 12.

Scarabicius (Sebastien), Professeur de Médecine dans l'Université de Padoue.

Historia bovini cerebri in lapidem mutati, qua humanum quoque cerebrum in petram se commutare posse ostenditur. Patavii 1678, in-12. (a).

On n'avoit apperçu aucun signe de maladie dans le bœuf qui avoit le cerveau pétrifié; ainsi cette observation se rapproche beaucoup de celle que Thomas Bartholin a rapportée, & de celle qu'on lit dans les Mémoires de l'Académie des Sciences.

1679. *Pag.* 570. **Rivinus** (Augustus Quirinus), dont nous avons rapporté plusieurs dissertations.

Disp. de sanguine stagnante Lips. 1741, in-4°.

Correction à faire à la ligne 8, après les mots *partie postérieure*: ajoutez, *de la membrane du tympan.*

Maynwaringe (Everard), Médecin Anglois, a publié en cette langue une traité sur *les cauteres, les tentes, canules*, qui a été imprimé à Londres en 1679, in-12.

1681. **Pax** (Bonaventura).

Quid sit sonus? Mediol. 1681, in-8°.

L'Auteur y traite cette matiere en Physicien, cependant il y entre dans quelques détails d'Anatomie.

Camerarius (Elie Rudolphe), célebre Professeur de Médecine à Tubinge, premier Médecin du Duc de Wittemberg, mort le 7 Juin 1695, exerça la Médecine avec beaucoup de célébrité; il laissa un fils nommé Elie, qui fut aussi Professeur à Tubinge, & qui soutint avec distinction la réputation de son pere. Elie Rudolphe Camerarius, dont nous parlons ici, est Auteur de la Dissertation suivante:

(a) M. de Haller annonce une édition de cet ouvrage, qu'il avoue n'avoir point vue; de 1655, cependant l'Epître dédicatoire de l'Auteur est de 1678.

Diss. de palpitatione cordis. Tubingæ 1681, in-4°.

L'Auteur rapporte des observations frappantes sur plusieurs palpitations du cœur ; ce Médecin a rapporté dans les Ephémérides d'Allemagne l'exemple d'une ischurie qui n'eût point de suites fâcheuses.

1681. CAMERARIUS.

Pag. 621. Michault (Jean), a encore publié :

Le Barbier Médecin, ou les fleurs d'Hippocrate, dans lequel la Chirurgie a repris la queue du serpent. Paris 1672, in-12.

1682. MICHAULT.

Le titre d'un tel livre fait assez comprendre ce qu'il peut renfermer.

Tom. IV. Grove (Robert).
Carmen de sanguinis circuitu. Lond. 1685, in-8°.

1685. GROVE.

Hempel (Christian).
Ex ungue homo. Lips. 1685, in-4°.

HEMPEL.

Je n'ai pu me procurer les ouvrages de ces deux Auteurs.

Pag. 91. Vater (Christian), Professeur de Médecine dans l'Université de Wittemberg, dont nous avons rapporté plusieurs Dissertations.

1687. VATER.

Ulceris vesicæ origines, signa, & remedia. Wittembergæ 1719, in-4°.

Pag. 92. Zeller (Jean Godefroi), Professeur de Médecine à Tubinge, a publié encore les Dissertations suivantes :

ZELLER.

De morbis ex strictura glandularum præternaturali, Diss. prima. Tubingæ 1694. *Secunda*, ibid. 1695, in-4°.

Molæ viriles, ibid. 1696, in-4°.
Theses inaugurales medicæ, ibid. 1704, in-4°.

Kellerus (Jean Christian).
Disp. de visu. Lips. 1693, in-4°.

1693. KELLERUS.

Eglingerus (Nicolas), Professeur de Médecine à Bâle.

1695. EGLINGERUS.

Disp. de saliva. Resp. Seb. Hoegger. Basil. 1695, in-4°.

Franciosius (Odoard).

1696. FRANCIOSIUS.

Spontaneæ generationis assertio. Ferrar. 1696, in-12.

Schererus (Jean Jacques), Médecin de Bâle.

1697. SCHERERUS.

De actionibus corporis humani viventis plerisque. Basil. 1696, in-4°.

1697.
SCHERERUS.
L'Auteur traite dans cette Dissertation des principaux points de Physiologie, comme de la génération, de la nutrition, &c. &c.

VANSELOW.
Vanselow (Michel), Médecin.
Disp. exhibens historiam de ruptura lienis. Herfordiæ 1696, in-4°.

LAVAUS.
Lavaus (G.), Docteur en Médecine.
Traité de la mauvaise articulation de la parole, &c. Paris 1697, in-12.

Ce Médecin recherche les usages des parties servant à la voix, d'après les vices de la prononciation ; & le tableau qu'il en fait est très suivi. Les matieres de cet ouvrage sont présentées avec ordre, & le style de l'Auteur est très correct. Lavaus divise en trente classes les altérations de la voix, & il les décrit fort au long, de sorte que je crois la lecture de cet ouvrage très utile, &c.

EUTH.
Euth (J. Ægidius), Médecin.
Anatome umbilici. Leid. 1697, in-8°.

Cet ouvrage contient de bonnes recherches, que l'Auteur a faites sur l'Anatomie du fœtus.

1701.
MORIN.
Morin (Louis), Docteur Régent de la Faculté de Médecine, Médecin de l'Hôtel Dieu de Paris, reçu à l'Académie Royale des Sciences pour la Botanique en 1699, & mort en 1715.

Projet d'un système touchant les passages de la boisson & des urines. Mém. de l'Académie des Sciences, 1701.

L'Auteur propose un nouveau système pour expliquer le prompt passage de la boisson par les voies urinaires. Morin croyoit que le liquide couloit avec facilité de la cavité des intestins dans la capacité du bas-ventre, d'où elle s'insinuoit dans la vessie par ses propres pores ; suivant lui, les pores du ventricule sont tels que le liquide peut couler du dedans au-dehors, & que ceux de la vessie permettent l'entrée du liquide, & s'opposent à sa sortie.

1702.
CHRISTIANUS.
Christianus (Wolfgang), Médecin de Bâle, soutint pour son Doctorat.
Diss. de principio vitali, ejusque cura in declinante senectute. Basil. 1702, in-4°.

L'Auteur

SUPPLEMENT. 645

L'Auteur y entre dans plusieurs détails sur la circulation du sang.

1702. PALFYN.

Pag. 290. L'anatomie Chirurgicale de Palfin a été traduite en Italien par Jean Larber, célebre Professeur de Médecine à Venise, sous le titre de :

Anatomia chirurgica del J. Palfyn, tradotta da un celebro professore di medicina. Venezia 1758, in-8°. 3 vol.

Sebisch (Melchior), le jeune, Professeur d'Anatomie à Strasbourg, naquit dans cette Ville le 18 Février 1664, de Jean Albert Sebisch, Professeur d'Anatomie : il succéda à Jean Valentin Scheidt, fut Chanoine de Saint Thomas, & mourut le 13 Novembre 1704; il a écrit quelques dissertations, les principales sont :

1704. EBISCH.

De risu & fletu.
De sudore.
De urinatoribus & arte urinandi.

Pag. 333. Saltzmann (Jean), célebre Professeur d'Anatomie & de Chirurgie de Strasbourg, étoit fils de Jean Rudolphe Saltzmann, Professeur de Médecine dans l'Université de la même Ville. Jean Saltzmann dont il est ici question, fit ses premieres études dans sa patrie; il y étudia aussi la Médecine : après avoir été gradué, il fit des voyages dans presque toutes les Universités de l'Europe : de retour à Strasbourg, Saltzmann se distingua sur-tout dans l'Anatomie & la Chirurgie; il fut élu à la Chaire d'Anatomie en 1708; & fut le premier qui enseigna la Chirurgie, aussi est-ce à lui qu'on doit rapporter l'époque & l'institution d'une Chaire de Chirurgie, qui depuis a été toujours réunie à celle d'Anatomie. Saltzmann occupa ces deux Chaires avec la plus grande distinction; il attira à Strasbourg une grande affluence d'étrangers; il avoit su mériter l'estime de tous les Savans qui entretenoient avec lui une correspondance littéraire; cependant la mort le surprit au milieu de tous ses honneurs. Il mourut regretté de tout le monde en 1734, après avoir été élu plusieurs fois Recteur de l'Université. Saltzmann étoit aussi Chanoine de Saint Thomas. Il nous a laissé plusieurs bonnes disserta-

1705. SALTZMANN.

Tome V.   T t

tions que nous n'avions pas indiquées, il soutint la suivante pour son Doctorat.

Disp. de degenere naturæ filio, sanguine. Argent. 1703, in-4°.

De chirurgia curtorum, 1713, in-4°.

De articulationibus analogis, quæ fracturis ossium superveniunt, ibid. 1718, in-4°.

De ratione observandi medica, ibid. 1720, in-4°.

On trouve dans cette Dissertation plusieurs détails d'Anatomie, & des préceptes judicieux que Saltzmann donne pour porter dans les parties un examen réfléchi, qu'on peut appliquer à la pratique de la Médecine.

De ossificatione præter naturali anatomice & physiologice considerata. Argent. 1720, in-4°.

Les expériences que Saltzmann a faites sur l'ossification sont fort curieuses, & prouvent le goût singulier qu'il avoit pour l'observation.

De verme naribus excuso, ibid. 1721, in-4°.

Cet Auteur a joint à sa Dissertation la figure de ce ver, qui est assez surprenante

De glandula pineali lapidescente. Argent. 1730, in-4°.

Saltzmann a composé plusieurs autres dissertations, je n'ai rapporté que les plus intéressantes.

Pag. 335. Henninger (Jean Sigismond), dont nous avons rapporté quelques theses, fut élu en 1704 à la Chaire d'Anatomie dans l'Université de Strasbourg, par la mort de Melchior Sebisch le jeune. Henninger n'occupa cette place que quatre ans, & il fut remplacé par Saltzmann dont je viens de parler. Henninger est mort en 1719; on ajoutera aux theses que nous avons indiquées les deux suivantes :

Anatomicæ theses miscellaneæ. Argent. 1707, in-4°.

De abdominis paracenthesi, ibid. 1710, in-4°.

Cette dissertation est bonne : Henninger avoit des connoissances assez étendues sur la Chirurgie.

Gauteron : ajoutez à ce que nous avons dit de cet Auteur, qu'il a communiqué un mémoire en 1728 à la Société de Montpellier, dans lequel il rapporte des expériences curieuses. M. Gauteron muzela un chien, uniquement pour l'empêcher de mordre & non d'avaler : il fit une ouverture entre des anneaux de la trachée-artere de cet animal, il adapta à cette ouverture un tuyau d'argent qui se joignoit avec un autre tuyau de même espece, par une bonne vis à écrou : ces deux tuyaux joints ensemble faisoient environ quinze pouces de hauteur. On a plongé le chien, ainsi accommodé, au fond d'une cuve pleine d'eau, ensorte que le tuyau surmontoit l'eau de quelques pouces. Le chien a resté plus d'un quart d'heure dans cet état, respirant toujours par le tuyau qui étoit adapté à sa trachée-artere, après quoi il a été délié & mis en liberté. Le chien parut alors un peu étourdi par l'humidité & la froideur qu'il avoit contractée ; mais peu de tems après il a secoué les oreilles, & s'est sauvé en courant dès qu'il a senti qu'il étoit libre.

1706.
GAUTERON.

Cette expérience a été répétée plusieurs fois, elle a toujours réussi de même ; l'on a conclu 1°. qu'elle prouve démonstrativement que l'animal n'a pu être noyé, c'est-à-dire, qu'il n'a pu mourir dans l'eau, tant que sa respiration a été libre. 2°. Que les noyés mouroient suffoqués comme ceux à qui on auroit bouché les conduits de la respiration. Mais ces conséquences, suivant M. Louis, ne peuvent se déduire de l'expérience qu'on a faite. Peut-on établir la cause de la mort des noyés d'après des expériences faites sur des animaux qu'on n'a point noyés ? Dès que l'air a pû entrer & sortir librement du poumon dans les animaux qui ont subi les expériences de M. Gauteron, la respiration a dû se faire comme s'ils eussent eu la tête hors de l'eau : l'expérience est donc sans application à l'égard des noyés, & le raisonnement est en contradiction avec les faits.

Pag. 399. Anel (Dominique), ajoutez qu'il a encore publié l'ouvrage suivant :

1707.
ANEL.

Relation d'une énorme tumeur occupant toute l'étendue du ventre d'un homme cru hydropique, & remplie de plus de 7000 corps étrangers, &c. Paris 1722, in-8°.

Pag. 411. Paulus (Jean Guillaume), Vice-Chancelier dans l'Université de Léipsick.

PAULUS.

De transcolatione in ventriculo tam extrorsum ad

venas ipsius, quàm introrsum per arteriolarum extremitates; & de continua sanguinis variorumque succorum ex arterioso sanguine secretione in ipso canali arterioso ad diversos ductus secretorios, contra Vieussens. Lips. 1719, in-4°.

P. 434. Vater (Abraham), naquit à Wittemberg en 1684, de Christian Vater, Docteur en Médecine. Après avoir fait ses humanités & son cours de Philosophie, il étudia d'abord la Médecine sous Jean Godefroi Berger, & alla ensuite à Leipsick pour y entendre les leçons des célebres Bohnius, Rivinus, Paulus, Schacher & Ettmuller; Vater revint dans sa patrie, & y reçut en 1710 le bonnet de Docteur en Médecine, sous la Présidence de Berger. Après son Doctorat Vater entreprit des voyages dans les plus fameuses Universités, pour y entendre les célebres Professeurs; il alla en Hollande où il vit Ruysch, Boerhaave & Albinus: Vater passa en Angleterre, où il fréquenta les Savans de la Capitale, il y connut M. Sloane. Après un court séjour à Londres, Vater revint en Hollande pour y entendre particulierement le célebre Ruysch, & assister à ses dissections.

Après avoir parcouru plusieurs Villes d'Allemagne, Vater revint à Wittemberg sa patrie, & fut nommé en 1718 à la Chaire de Professeur en Médecine; en 1746 il devint premier Professeur, & Doyen du Collége des Médecins. Vater fut reçu de plusieurs Académies, & mourut en 1752, âgé de 77 ans.

Outre les ouvrages que nous avons déja annoncés de Vater, on ajoutera les suivans:

Diss. de mechanismo actionum vitalium prior, de principio vitali. Resp. A Woldicke 1707.

Epistola ad Fred. Ruyschium, 1708. Amst. 1714.

L'Auteur croit que l'air s'insinue des vaisseaux aériens dans les vaisseaux sanguins du poumon, & il décrit les voies de communication entre ces deux canaux; il s'étend aussi sur la structure des vaisseaux sécrétoires, & sur l'origine des nerfs du cerveau: cependant Vater ayant attaqué plusieurs points de doctrine adoptés par Ruysch, celui-ci lui répondit:

De actionibus vitalibus, diss. secunda. Res. C. I. Scheffler, 1709.

De succi nervei secretione mechanicâ, 1711.

Disp. de œconomia sensuum ex speciali organorum sensoriorum, & sigillatim ex papillarum nervearum textura demonstrata. Resp. J. G. Klepperbein, 1717.

De calculi in vesica fellea generatione. Resp. J. F. Schimmer, 1721.

Prog. de vasis lacteis, 1722.

Progr. de umbilici dignitate, 1725.

Progr. de ossificatione præternaturali partium membranacearum corporis, inprimis trunci aortæ, 1726.

Prog. de hymene, 1727.

Epist. ad Ruyschium de musculo orbiculari in fundo uteri & lacunis uteri gravidi ; cum responsione Ruyschii. Amstel. 1727, in-4°.

Prog. de utilitate observationum . . . . . in anatome & varia in cadavere viri nonagenarii observata, 1728.

De injectionis ceræ coloratæ utilitate ad viscerum structuram genuinam detegendam, 1731.

De situ singulari & præternaturali intestini coli, 1737.

De lithontriptico novo Anglicano, 1741.

De lienis prolapsione, 1746.

De deglutitionis difficilis & impeditæ causis, 1750.

Abrahami Vateri museum anatomicum proprium, &c. Accesserunt observationes quædam auctoris anatomicæ & chirurgicæ, cum præfatione L. Heisteri. Helmstad. 1750, in-4°.

On voit par la description de ce cabinet, qu'il étoit fort vaste & riche en fines injections, & en piéces relatives aux maladies des os. L'Auteur y joint l'histoire de plusieurs maladies, & la description de quelques parties, avec des explications physiologiques. Vater y recherche la cause par laquelle le trou ovale s'oblitere ; il y décrit un nouveau canal salivaire qu'il a découvert en disséquant la langue d'un enfant, des canaux excréteurs des amygdales, de la thyroïde, &c. Il donne une description de la rate, & traite d'une fausse grossesse, & de la sympathie des nerfs.

Pag. 435. Bianchi (Jean - Baptiste), Professeur d'Anatomie à Turin, de l'Académie des Curieux de la Nature, de l'Institut de Bologne, & Correspondant de l'Académie des Sciences de Paris, mort le 20 Janvier 1761, a publié outre les ouvrages que nous avons annoncés la dissertation suivante :

Lettera sull insensibilità, &c. Turin 1755, in-8°.

Cet Auteur attaque le syftême de M Haller fur la fenfibilité des parties ; il dit avoir obfervé " beaucoup de fenfibilité dans toutes les parties du corps, " dans la tête, dans la poitrine, dans le bas-ventre, " dans les articulations, & fur-tout dans les tendons, " les ligaments & les membranes " M. Bianchi rapporte plufieurs obfervations, pour donner à fon opinion le plus grand degré de probabilité qu'il lui eft poffible. Cependant le favant M. de Haller accufe M. Bianchi de n'avoir pas porté dans fes obfervations toutes les précautions néceffaires : " M. Bianchi s'eft " rendu célèbre par fes erreurs; je ne lui imputerois pas " des défauts d'exactitude qui l'auroient furpris dans " une Encyclopédie d'Anatomie & de Phyfiologie. " Dans un pays immenfe, le meilleur Géographe peut " déplacer une colline, & ignorer la fituation d'un " bourg : mais M. Bianchi prétendoit découvrir ; il a " donné pour nouveaux des mufcles de fa façon, & " a voulu ajouter aux parties connues du corps humain ; & ces mufcles & ces parties ne fe font plus " retrouvées après lui. La critique de fes fautes a fait " la matiere de deux des meilleurs ouvrages d'Anatomie que nous ayons (a) ". M. Haller examine enfuite les obfervations de M. Bianchi en particulier, & il fait voir leur peu d'exactitude ; il lui reproche de n'avoir prefque rien vu par lui-même, & de s'être fié à une main étrangere pour les expériences qu'il rapporte.

SABOURIN. Sabourin, Chirurgien de Geneve, a publié dans les Mémoires de l'Académie Royale des Sciences, année 1710, une nouvelle méthode d'amputer les membres, qu'il nomme l'amputation à lambeau. Ce Chirurgien eft perfuadé qu'en laiffant quelques lambeaux de chair autour de l'os qu'on auroit fcié & dont on recouvriroit le moignon, on empêchera l'exfoliation qui entraîne fouvent des fuites fâcheufes, bien plus qu'il arrêteroit l'hémorrhagie prefque toujours

(a) Les cinq derniers Adverfaires Anatomiques de M. Morgagni, & les deux Epîtres imprimés à Leyde en 1728.

fâcheuse, & qu'il diminueroit la compression que la jambe de bois fait sur l'extrémité du membre amputé; M. Sabourin après avoir mis le malade dans une situation convenable & placé le tourniquet, faisoit à la peau & à la graisse, sur le tibia & le péronné, à trois travers de doigt au-dessous des condyles, une incision demi-circulaire; il faisoit entrer au côté intérieur de la jambe, à l'une des extrémités de l'incision, un couteau tranchant des deux côtés qu'il poussoit jusqu'à l'autre côté; ensuite il le faisoit glisser entre la partie postérieure des os de la jambe & les chairs, jusqu'à peu de distance du tendon d'Achile; il coupoit les muscles jumeaux & solaire, en retirant le couteau du dedans au-dehors; Sabourin scioit ensuite les os, & relevoit le lambeau sans se donner la peine de chercher & de lier les gros vaisseaux: ce Chirurgien prétendoit que le lambeau arrêtoit l'hémorrhagie, &c. &c.

1710.
SABOURIN.

Pag. 451. Cheselden (Guillaume), l'ouvrage que nous avons annoncé sous le titre de:
Anatomy of human body, a été imprimé à Londres dans la même langue en 1726, in-8°. 1730, in-8°. 1741, in-8°. 1750, in-8°. 1752, in-8°.

CHESELDEN.

P. 454. Heister (Laurent), premier Médecin des Ducs de Brunswick & Lunebourg, Professeur de pratique & de Chirurgie dans l'Université d'Helmstadt, des Académies des Curieux de la Nature, de Londres, de Berlin & de Florence, naquit à Francfort sur-le-Mein le 21 Septembre 1683, de Jean-Henri Heister, Aubergiste de cette Ville, & de la fille d'un Marchand. Ses parents reconnoissant dans le jeune Laurent des dispositions pour les sciences, prirent tous les soins possibles pour son éducation; ils le mirent d'abord dans le Collége de Francfort où il fit ses humanités avec distinction. Heister montra dès sa jeunesse un goût singulier pour la lecture; tandis que tous ses condisciples étoient à se divertir, il se retiroit dans son cabinet avec des livres; c'étoit-là ses amusements: la poésie sur-tout étoit son étude favorite, il y fit de grands progrès ainsi que dans la peinture; mais voyant que ces deux sciences ne pouvoient pas le conduire à une

HEISTER.

Tt iv

grande fortune qu'il n'avoit pas lieu d'attendre de ses parents, Heister embrassa le parti de la Médecine : il alla en 1702 à Gieffen, & il y suivit les leçons de Moeller ; mais celui-ci ayant été appellé ailleurs, Heister l'y suivit ; il revenoit cependant à Gieffen pour assister aux dissections que faisoit Bartholdus, Professeur d'Anatomie ; Heister s'adonna aussi à la Botanique.

En 1706 Heister alla à Leyde, & de là à Amsterdam ; deux Seigneurs qui étoient dans cette Ville l'y fixerent pendant long-tems, Ruysch & Raw y exerçoient l'Anatomie & la Chirurgie avec célébrité.

Heister profita d'une si belle occasion pour s'appliquer à ces deux sciences ; il se lia d'amitié avec le célebre Ruysch, qui lui fournissoit tous les cadavres dont il avoit besoin ; il suivit aussi les leçons de Raw, sur-tout pour la Lithotomie.

Cependant Heister vouloit mettre en pratique les préceptes qu'il tenoit de ces deux grands Maîtres ; il alla joindre l'Armée qui étoit dans le Brabant, & vit en passant à Louvain Verheyen, pour qui Ruysch lui avoit donné une lettre de recommendation. Heister revint sur la fin de l'été de la même année à Leyde, & suivit les leçons des célebres Boerhaave & Albinus ; il alla aussi à Gand pour y fréquenter les Hôpitaux, mais le désir de revoir Ruysch l'engagea à revenir à Amsterdam ; il y fit connoissance avec Almeloveen, Recteur de l'Université d'Hardervic, qui l'engagea à aller prendre le bonnet de Docteur dans son Université. Heister se rendit à ses instances quoique avec peine ; il soutint en 1708 pour son Doctorat une Dissertation, *de tunica oculi choroidea*, dont nous avons rendu compte. Heister revint ensuite à Amsterdam où Ruysch l'engagea à s'y établir pour y exercer la Médecine, & donner des leçons d'Anatomie & de Chirurgie ; mais comme la guerre n'étoit pas finie, il se rendit encore à l'Armée, & par les recommandations de Ruysch il fut premier Médecin de l'Armée.

Heister profita de cette occasion pour s'appliquer aux opérations de Chirurgie ; il fit sur-tout plusieurs expériences sur la cataracte, & il se convainquit un des premiers qu'elle confiftoit dans l'opacité du cryftallin.

Heifter étoit fur le point de revenir à Amfterdam après la fin de la guerre, pour y continuer fes cours d'Anatomie & de Chirurgie, lorfqu'on lui offrit une Chaire d'Anatomie & de Chirurgie dans l'Univerfité d'Altorf: Notre Anatomifte fe rendit à des offres fi flatteufes; cependant comme il défiroit depuis long-tems de vifiter l'Angleterre, il demanda la permiffion de paffer dans ce Royaume avant que de fe rendre à Altorf, ce qui lui fut accordé. Heifter parcourut donc les principales Univerfités d'Angleterre, & fit connoiffance avec les Savans de ce pays; il fe rendit à Altorf & y prit poffeffion de fa place le 5 Décembre 1710. Heifter profeffa l'Anatomie & la Chirurgie dans cette Ville pendant l'efpace de dix ans avec beaucoup de célébrité, & y publia nombre d'ouvrages qui lui méritèrent une des plus brillantes réputations; plufieurs Académies s'empreffèrent de le recevoir au nombre de leurs Membres.

En 1719 on lui offrit deux Chaires de Profeffeur, l'une dans l'Univerfité de Keil, & l'autre dans celle d'Helmftadt; Heifter eut préféré la premiere, il prit cependant la feconde par déférence pour le Duc de Lunebourg. En 1720, dans le mois de Juin, il alla à Helmftadt & y prononça un difcours que j'ai annoncé fous le titre: *De incrementis anatome in hoc fæculo*. Heifter profeffa dans cette Ville l'Anatomie & la Chirurgie jufqu'en 1730, qu'il prit la Chaire de Théorie & de Botanique, & enfuite celle de Pratique; cependant il ne voulut jamais fe défaire de la Chaire de Chirurgie, qui étoit la partie qui lui attiroit le plus grand nombre d'auditeurs. Heifter exerça en outre la pratique de la Médecine avec un grand fuccès; il fut confulté par les Princes des pays les plus éloignés. Le Czar Pierre premier vouloit l'attirer dans fes Etats pour y profeffer l'Anatomie & la Chirugie; mais Heifter ne voulut point abandonner fon pays. Il mourut à Helmftadt le 18 Avril 1758, regretté de tout le monde; il n'y eût que deux enfants qui lui furvécurent de douze, qu'il eût du mariage qu'il avoit contracté avec Marie, fille de Henri Hildebrande, premier Professeur d'Altorf. Plusieurs Savans Médecins se sont occupés à faire l'éloge d'Heister ; Christian Polycarpe Leporinus le fit dans un ouvrage particulier, qu'il publia en 1725 ; Jean André Schmid, Professeur de Chymie, dans un discours, *de Germanorum in anatomiam meritis* ; Frédéric Boerner, dans son ouvrage, *de vitis Medicorum & Physicorum*, Tome I. & enfin Jean Christian Werfud Orsius fit son éloge après sa mort par ordre du Sénat d'Helmstadt.

On ajoutera les Dissertations suivantes, à celles que nous avons déjà rapportées de cet Auteur.

Diss. de rachitide. Helmstad 1725, in-4°.

Diss. de partu tredecimestri legitimo, ibid. 1727, in-4°.

Heister dit dans cette Dissertation, qu'on ne sauroit assigner un tems fixe pour l'accouchement.

Epistola de pilis, ossibus & dentibus in variis corporis humani partibus repertis. Helmstad 1746, in-4°.

Diss. de medico vulnera curante à sectione cadaveris non excludendo, ibid. 1749, in-4°.

Heister a donné une édition de l'ouvrage de Bohnius, *de renunciatione vulnerum.* Amstel. 1710, in-8°. & y a ajouté une préface ; il a traduit en Allemand & a augmenté le Cours de Chirurgie de Dionis. Aug. Vin. 1722, in-8°.

Pag. 493. Walther (Auguste Frédéric), Vice-Chancelier de l'Université de Leipsick.

De pulsu sanguinis in durâ meningis sinu. Lips. 1737, in-4°.

Pag. 499. Ludolf (Jérôme), Professeur de Médecine à Erford, dont nous avons rapporté quelques dissertations :

Diss. sistens incommoda placentæ à fundo uteri aberrantis. Erford 1757, in-4°.

Demongé (Claude Jacques), Médecin de Strasbourg, soutint sous la Présidence de Jean Sigismond Henninger.

Theses physiologicæ. Argent. 1714, in-4°.

L'Auteur y traite de la génération, & de plusieurs autres objets de physiologie.

Notter (Jean George), de Strasbourg, Médecin de cette Ville.

De depuratione sanguinis per renes. Argent. 1714, in-4°.

Kupfferschmid (Jean), Médecin de Bâle, soutint pour son Doctorat :

Diatribe medico-chirurgica de machina humana ejusque conservatione. Basil. 1715, in-4°.

On y trouve diverses remarques d'Anatomie & de Chirurgie sur la consolidation des plaies, &c. L'Auteur rapporte l'histoire d'une fracture des os pariétaux, qui occasionna une extravasion de sang entre la dure-mere & la pie-mere. Quoique le sujet parût avoir perdu tout sentiment, un habile Chirurgien qu'on avoit appellé appliqua le trépan, & fit une incision à la dure-mere, d'où il découla une grande quantité de sang épanché ; bientôt après le sujet recouvra le sentiment, & fut entierement rétabli.

Weisser (Jean Christophe), Médecin de Strasbourg.

Theses medicæ miscellaneæ inaugurales. Argent. 1715, in-4°.

L'Auteur y traite principalement de la circulation du sang, &c.

Decaux, Médecin de Rouen dont nous avons parlé dans le Tome III. pag. 417, est encore Auteur de l'ouvrage suivant :

Varia philosophica & medica. Rothomagi. 1674, in-12.

Ce Médecin y traite fort au long de la circulation du sang, de la génération, de l'usage des reins, & de la cause du mouvement des poumons dans la respiration. Decaux a joint à son ouvrage quelques observations Anatomiques, mais qui ne sont point nouvelles.

Rabus (Pierre), Médecin de Leyde, a publié suivant M. de Haller la dissertation suivante :

De dentibus. Leidæ 1716, in-4°.

Harcourt (Longueville), est Auteur d'un ouvrage sur la durée de la vie humaine.

Histoire de plusieurs personnes qui ont vécu plusieurs siecles. Bruxelles 1717, in-4°.

1717.
RELING.

1718.
MAUCHART.

Reling (François Antoine), Médecin d'Altdorf, soutint pour son Doctorat.

Disp. de ganglio, 1717, in-4°.

Pag. 531. Mauchart (Burchardus David), naquit en 1696 dans le Duché de Wittemberg, de Jean David Mauchart, Docteur en Médecine : après avoir fait ses humanités & son cours de Philosophie dans sa patrie, il alla à Tubinge où il étudia la Médecine pendant cinq ans, sous Camerarius & sous les autres Professeurs qui enseignoient dans cette Université. Mauchart alla ensuite à Altdorf pour y écouter le célèbre Heister, & après avoir soutenu une these sous la Présidence de ce Médecin, il reçut en 1718 le bonnet de Docteur en Médecine. Orné de ce grade, Mauchart revint dans sa patrie où il exerça la Médecine pendant l'espace de six mois sous les yeux de son pere ; mais comme il vouloit encore se perfectionner dans l'étude de l'Anatomie & de la Chirurgie, il résolut de parcourir les principales Universités ; il alla d'abord à Strasbourg pour y voir Jean Saltzmann qui jouissoit d'une brillante réputation ; il vint ensuite à Paris où il fit connoissance avec les célebres MM. Duverney & Winslow ; il se lia aussi d'amitié avec MM. Petit & Thibaut, Chirurgiens, pour s'exercer sous eux aux opérations les plus difficiles. Il suivit la pratique de M. Gerard, premier Chirurgien de la Charité, chez qui il logeoit. Après un séjour de deux ans, & avoir puisé ses principales connoissances en Chirurgie dans cette Capitale, Mauchart revint dans sa patrie pour y exercer la Médecine, & il soutint en 1722 une these sur les hernies, sous la Présidence d'Elie Camerarius, pour se faire aggréger dans le Collége de Tubinge. Mauchart étoit encore sur le point de quitter sa patrie pour faire divers voyages, excité principalement par les promesses que lui faisoient plusieurs Savans de Paris ; cependant la place de Médecin de la Cour de Wittemberg, qu'il occupoit, lui fit abandonner son projet ; bien-tôt après, Zeller, Professeur de Médecine à Tubinge, lui donna sa fille en mariage. En 1726 il obtint la Chaire d'Anatomie & de Chirurgie, place qu'il a remplie avec distinction jusqu'à sa mort, qui arriva le 11 Avril 1752.

SUPPLÉMENT. 657

Ajoutez les ouvrages suivants, à ceux que nous avons indiqués à l'article MAUCHART. 1718 MAUCHART.

Diss. de inflammatione in genere. Tubing. 1740.

De resolutione massæ sanguineæ præternaturaliter aucta & imminuta, ibid. 1740.

De pulsu intermittente & decrepitante, 1748.

De indole & vario usu liquoris amnii, 1748.

Oratio in D. Tayloris Angli merita famamque habita, 1750, in-4°.

Mauchart a publié plusieurs autres écrits insérés dans les Transactions Philosophiques, & dans divers Journaux.

Pag. 563. Cocchi (Antoine Célestin), célébre Professeur d'Anatomie, & Antiquaire de l'Empereur. 1720. COCCHI.

Epistolæ physico-medicæ ad clarissimos viros Lancisium & Morgagnum, 1720, 1731, in-4°.

On y trouve deux observations, l'une sur un anévrisme de la poitrine, & l'autre sur une dilatation prodigieuse de la veine-cave, remplies de remarques très intéressantes.

M. Cocchi a publié & traduit en Latin un manuscrit Grec de Chirurgie, tiré des ouvrages de Soranus & d'Oribase, sur les fractures & les luxations; il a été imprimé à *Florence,* 1754, in-fol.

Pag. 579. Stæhelin (Benoît), Professeur de Médecine à Bâle, dont nous avons rapporté quelques programmes, soutint pour son Doctorat la dissertation suivante: 1721. STÆHELIN.

De solidorum attritione & dissipatione. Basil. 1715, in-4°.

Cet Auteur s'étend fort au long sur la trituration; il mesure d'après Pitcarne la force du ventricule, &c. Selon lui les arteres sont coniques, & il déduit de ce principe plusieurs remarques relatives à la circulation du sang, &c. &c.

Pag. 586. On ajoutera que M. Lamorier envoya en 1733 à l'Académie des Sciences, un mémoire dans lequel il examine pour quoi les chevaux ne vomissent point... Il croit le pilore muni d'une valvule. LAMORIER.

Held (Gottfried). 1722. HELD.

De tempore partus. Baruth. 1722, in-4°.

Pag. 596. Benevoli (Antoine) : ajoutez l'ouvrage suivant :

1722.
BENEVOLI.

Due relazioni chirurgiche istruttive, una dell' ultima malattia del S. G. G. Panciatichi, consistente in uno abscesso nella cavita del abdomine ; l'altra, dell' ultima malattia del S. Compaini, cagionata da un ernia assai particolare In Fiorenze 1750.

APINUS.

Apinus (Sigifmond Jacques).

Diss. an liceat brutorum corpora mutilare. Altorfii 1722, in-4°.

1723.
JANTKIUS.

Jantkius (Jean Jacques), Professeur de Médecine à Nuremberg.

Diss. de sanguificatione, 1723, in-4°.

L'Auteur s'étend fort au long sur la sanguification, qu'il ne croit pas se faire dans le foie en particulier, comme l'ont pensé plusieurs Auteurs : *Hoc saltem asserimus, quod organum primarium non existat (hepar), aut prærogativam aliquam præ aliis visceribus habeat.* Jantkius ne pense pas non plus attribuer cette fonction au cœur ni aux poumons, mais il croit que tous ces visceres contribuent à la sanguification.

LOESCHER.

Lœscher (Martin Gotth.), Professeur de Médecine à Wittemberg, dont nous avons rapporté quelques dissertations :

Tentamen de novo succi nervei motu. Wittemberg. 1710, in-4°.

GAUPP.

Gaupp (Jean), Médecin de Strasbourg.

Diss. med. chir. de novo membra amputandi modo. Argent. 1722, in-4°.

1725.
VERDIER.

Pag. 616. On ajoutera aux éditions que nous avons annoncées de l'*Abrégé d'Anatomie*, qu'il a été imprimé à *Bruxelle* en 1752, in-8°. 1765, in-8°. 2 vol. & traduit en Anglois par INGRAM. *Londres* 17...., in-8°.

MARTINE.

Pag. 636. Martine (George), célebre Médecin Ecossois, dont nous avons rapporté quelques ouvrages.

In Bartholomei Eustachii tabulas anatomicas Commentaria. Edimburg. 1755, in-8°.

Cet ouvrage est posthume, & c'est M. Monro qui a déterminé les parens de l'Auteur à le rendre public ;

il étoit en effet bien digne de voir le jour. Il regne dans cet ouvrage un genre de critique admirable, & qui prouve que Martine avoit prodigieusement lu, qu'il avoit beaucoup de justesse dans l'esprit, & qu'il jugeoit les Ecrivains sans partialité. Martine fait plusieurs remarques historiques sur la vie & les travaux de Vesale, de Charles Etienne, de Jacques Sylvius, de Realdus, de Columbus, de Valverda, de Fallope, il apprécie les découvertes d'Eustache qui sont en grand nombre, & en corrige plusieurs défauts; il le blâme, par exemple, de n'avoir point parlé de l'hymen, &c. Mais il donne à l'Auteur les éloges qu'il mérite pour ses travaux sur les nerfs; & c'est en examinant cette partie de l'Anatomie, si supérieurement traitée par Eustache, que M. Martine indique les différentes découvertes qu'on y a faites; ce Chapitre seul eut mérité la réputation la plus brillante à l'Anatomiste Anglois.

Pag. 649. Simson (Thomas), ajoutez l'ouvrage suivant:

An inquiry how far the vital and animal actions of the more perfect animals can be accounted for independent of the brain. Edimburgh. 1742, in 8°.

Cet ouvrage est divisé en cinq articles: le premier traite du mouvement musculaire: le second de la circulation du sang; dans le quatrieme l'Auteur fait une analyse succinte du sang, & traite des sécrétions en général, & on lit dans le cinquieme article une description du cerveau. Simson y a ajouté un supplément, dans lequel il fait part de ses réflexions touchant la structure des organes des sens. Simson déduit de l'irritabilité du muscle les principales causes de son mouvement; il fait plusieurs remarques utiles sur les nerfs & les vaisseaux sanguins des muscles. Il croit qu'il y a de l'air entre la plévre & les poumons, &c.

Pag. 654. Buchner (André Elie), célebre Professeur de Médecine dans l'Université de Halles, des Académies des Curieux de la Nature, de Londres, de Berlin, & de Montpellier, a publié les dissertations suivantes, qu'on pourra ajouter à celles que nous avons rapportées de cet Auteur, *pag.* 654.

De natura somni. Halæ 1750, in-4°.

De vulneribus cerebri non semper lethalibus, ibid. 1750, in-4°.

De fame, ibid. 1751, in-4°.

De inflammatione oculorum à rachitide cum tuberculis in interiori palpebrarum tunica, ibid. 1751, in-4°.

De cautelis circa theoriam & curationem hæmorrhagiarum observandis, ibid. 1751, in-4°.

De trepanatione, ibid. 1752, in-4°.

De inflammatione sanguinea, ibid. 1752, in-4°.

De cataractâ omni tempore deponenda, ibid. 1753, in-4°.

De uteri connexione cum mammis, ibid. 1753, in-4°.

De contusione uteri ejusque effectibus in gravida, ibid. 1753, in-4°.

De mutua uteri cum ventriculo consensione, 1753, in-4°.

De differentia sensationis & irritationis, 1755, in-4°.

De causis pulsus intermittentis, 1755, in-4°.

De schirrho mesenterii exulcerato, 1756, in-4°.

De dolorum ad partum directione naturali, 1756, -4°.

De difficultate pariendi ex malâ conformatione pelvis, 1756, in-4°.

De vasorum ossificatione & concrescentia ut causis morborum, 1757, in-4°.

De necessaria brevi post partum secundinarum extractione, 1757, in-4°.

De vesicatorium efficaci usu, ibid. 1758, in-4°.

De fluxus menstrui ratione ad ventriculum & intestina. Halæ 1764, in-4°.

De consensu primariarum viarum cum perimetro corporis humani, ibid. 1764, in-4°.

Toutes ces dissertations sont intéressantes ; l'Auteur qui jouit de la réputation la mieux méritée, y rapporte plusieurs observations Chirurgicales qui sont fort curieuses.

MILHAU. Milhau, Docteur en Médecine, qui vivoit dans le dix-septieme siecle, publia l'ouvrage suivant :

Le Jansénisme de la Médecine. Besiers, 1660, in-12.

L'Auteur

L'Auteur prétend qu'il y a une nombreuse secte de Médecins Jansénistes, & le crime dont il les accuse est de ne point admettre certaines propositions d'Hippocrate & de Galien, &c. Il les blâme beaucoup de négliger l'étude de l'Anatomie & de la Chirurgie, &c.

1726. MILHAU.

Pag. 657. J'ignore si l'ouvrage sur les nefs appartient à Alexandre Monro, pere, ou au fils ; plusieurs Historiens l'attribuant au premier, les autres au second. Quoi qu'il en soit, il a paru en Anglois sous le titre suivant :

MONRO.

Anatomy of the human bones and nervy, with an account of the reciprocal motions of the Heart, and a description of the human lacteal sacand Duct. 5 édit. Edimburgh. 1758, in-8°.

Pag. 687. Hamberger (George Erhard), Professeur de Chymie & de Pratique dans l'Université d'Iene, Médecin du Duc de Saxe, & de l'Académie des Curieux de la Nature, naquit à Iene le 21 Décembre 1697 ; de George Albert Hamberger, Professeur de Mathématiques & de Physique dans cette Ville. Il fit ses premieres études dans sa patrie, sous André Samuel Gesner, & apprit de son pere les Mathématiques, dont il a fait dans la suite une savante application en Médecine. Hamberger montra dès sa plus tendre jeunesse un goût décidé pour l'Anatomie ; il se déroboit de la vue de ses parents pour assister aux leçons d'Anatomie de Slevogt. Cependant son pere étant mort, Hamberger abandonna l'étude des Mathématiques à laquelle il s'étoit appliqué avec succès pendant plusieurs années, & se livra entierement à la Médecine. Il étudia d'abord sous les célebres Wedelius, pere & fils, sous Fickius & Slevogt ; mais comme il ne pouvoit faire que des progrès ordinaires dans l'étude de l'Anatomie, Hamberger résolut de saisir la premiere occasion qu'il trouveroit pour s'y livrer de plus près ; elle ne tarda pas à se présenter : Slevogt manquant de Prevôt, il offrit à Hamberger de lui laisser préparer ses leçons ; celui-ci ne refusa pas des offres si avantageuses : il s'adonna aux dissections avec la plus réguliere assiduité. Après avoir étudié la Médecine pendant quelques années, il reçut le bonnet de Docteur à

1727. HAMBERGER

Iene en 1721 ; le goût qu'on lui avoit remarqué pour inſtruire la jeuneſſe, le fit nommer en 1726 à la Chaire de Profeſſeur extraordinaire en Médecine, & il a rempli celle de Profeſſeur de Chymie & de Pratique, juſqu'à ſa mort qui arriva le 22 Juin 1755.

Hamberger s'étoit marié à Sophie Margaerite Wedelius, fille de Jean Adolphe Wedelius, célebre Médecin d'Iene : il a laiſſé de ce mariage ſix fils & trois filles. Outre les ouvrages que nous avons annoncés d'Hamberger, il a encore publié les ſuivants :

De venæ ſectione, quatenus motum ſanguinis mutat, contra eruditorum dubia. A l'édition de 1729 que nous avons annoncée, ajoutez que cet ouvrage a paru en 1737 & en 1747, in-4°.

De tumoribus generatim. Ienæ 1744, in-4°.

De inflammationum pathologia, ibid. 1745, in-4°.

De hæmorrhoidibus doctrina generalis, ibid. 1745.

Diſſertation ſur la méchanique des ſécrétions dans le corps humain, qui a remporté le prix au jugement de l'Académie de Bordeaux. *A Bordeaux* 1746, in-4°.

J'ai rendu compte du ſyſtême de M. Hamberger ſur les ſécrétions, en donnant l'extrait de ſa grande Phyſiologie.

De inflammationum verarum diagnoſi. Ienæ 1746, in-4°.

De hepate obſtructo multorum morborum cauſa, ibid. 1746, in-4°. Reſpond. Joh. Chriſtoph. Reimmann.

De ſpina ventoſa, 1746. Reſp. Phil. Erneſt. Maler.

De luxationibus & ſubluxationibus, Reſp. Joh. Henr. Hieronymi, ibid. 1746.

De tumore abdominis poſt partum non ceſſante, ibid. 1746.

De morte ſubitanea, omni aqua paracenteſi abdominis ſimul educta, plerumque contingente, Reſp. Frid. Buchner, ibid. 1747.

De calore humano naturali, Reſp. Adolp. Frid. Hamberger, 1749.

Pag. 690. lig. 33. *Munus pulſationis*, &c. liſez *unius pulſationis*.

De rigiditate fibrarum, Reſp. Joh. Gottl. Hanſch. Ienæ 1750, in-4°.

De nutritione, *Resp. Joh. Andr.* Muttwill, 1750, in-4°.

De schirro, *Resp. Joh. Christoph.* Paetzel, ibid. 1751, in-4°.

De fœtu in utero materno liquorem amnii deglutiente, *Resp. & auct. I. F.* Kessel, ibid. 1751, in-4°.

Elementa physiologiæ medicæ in usum prælectionum academicarum concinnata. Ienæ 1751, in-8°.

M. Hamberger donne dans cet ouvrage un extrait de sa Physiologie, l'on peut voir ce que j'ai dit sur cet ouvrage, Tom. IV. pag. 690.

Disp. de suffocatione, *Resp. Joh.* Sailler, ibid. 1753, in-4°.

De obstructione, *Resp. Joh. Berun.* Gottschalck, ibid. 1753, in-4°.

Ulcerum pathologia, *Resp. Paul.* Lanyi, ibid. 1753, in-4°.

De gangræna, ibid. 1754, in-4°.

Tom. V. pag. 14. Schreiber (Jean Frédéric), dont nous avons déja parlé, naquit le 26 Mai 1705 à Konigsberg, de Michel Schreiber, Docteur en Théologie. Après avoir fait dans sa patrie son cours de Philosophie, il alla en 1726 à Francfort-sur-l'Oder, & de là à Léipsick; mais il fit un court séjour dans ces Villes. La réputation du célebre Boerhaave l'attira à Leyde, & il y prit le bonnet de Docteur en Médecine en 1728; bientôt après l'Empereur de Russie ayant besoin de six Médecins pour ses Armées, Schreiber fut du nombre de ceux qu'on choisit; l'Académie de Petersbourg connoissant son mérite l'admit parmi ses membres, & Schreiber en a rempli les devoirs jusqu'à sa mort, qui l'enleva le 28 Janvier 1760.

Kurze doch zulangliche Anweisung zur Erkenntniß und. Cur der vornehmsten Krankeiten des menschlichen leibes, doch vornehmlich in absicht auf erwachsene Mannspersonen, &c. Leipzig. 1756, in-8°.

On trouve à la tête de cet ouvrage des principes généraux sur la Chirurgie; Schreiber décrit ensuite avec beaucoup de détail les maladies externes.

Almagestum medicum, introductio physiologiæ medicæ, pars prima. Lipsf. & Viennæ 1757, in-4°.

1728.
SCHREIBER.

Schreiber décrit l'irritabilité de la fibre presque de la même maniere que M. de Haller ; il tâche de concilier les avis différents des Anatomistes sur le mouvement de la mâchoire inférieure ; il ne croit pas que les côtes s'éloignent lorsqu'elles se relevent : ses recherches sur la nature du sang sont très étendues ; il adopte l'opinion de Leevenhoeck touchant la composition du globule du sang en six globules de sérosité, & ceux-ci en trente-six globules de lymphe ; & il blâme M. de Senac d'avoir eu une opinion contraire. Schreiber admet l'existence du fer dans le sang ; on y trouve plusieurs remarques particulieres sur le mouvement du cœur & des vaisseaux, sur celui du cerveau, &c. Et bien loin d'admettre le système de M. Ferrein sur la voix, il dit qu'avant d'être admises, les expériences doivent être scrupuleusement réitérées.

Schreiber est Auteur de plusieurs bonnes observations d'Anatomie, insérées dans les Actes de Petersbourg : il a traduit de l'Anglois en Latin l'ouvrage de Douglas sur la Myologie, & y a ajouté une préface ; & celui de Clopton Havers sur l'Ostéologie.

1729.
WEISS.

Pag. 21. Weiss (Jean Nicolas), Professeur d'Anatomie, de Chirurgie & de Théorie.

Disp. quod alia sensatio alium motum inferat. Altorf 1756, in-4°.

1730.
DAVIE.

Davie (Raphael), Médecin de Strasbourg.

Disp. in qua ventriculi actio juxta triturationis systema ventilatur. Argent. 1730, in-4°.

1731.
BERGEN.

Pag. 49. Bergen (Charles Auguste de), célebre Médecin, naquit le 11 Août 1714 à Francfort-sur-l'Oder, de Jean George Bergen, Professeur en Médecine dans l'Université de cette Ville. Après avoir fait ses premieres études dans sa patrie, Bergen se livra à la Médecine ; il alla à Leyde pour y entendre les célebres Boerhaave & Albinus ; il vint à Paris où il s'appliqua à la pratique de la Chirurgie ; il se rendit à Strasbourg pour y voir Salzmann & Nicolai ; il parcourut ensuite les principales Villes d'Allemagne, & se rendit à Francfort sa patrie où il prit le bonnet de Docteur en Médecine en 1731 ; il fut nommé en 1732 Professeur extraordinaire, & en 1738 à la

SUPPLÉMENT.

Chaire de Professeur ordinaire d'Anatomie & de Botanique, vacante par la mort de son pere; enfin il prit en 1744 la Chaire de Thérapeutique & de Pathologie qu'occupoit Goelicke son Maître. Bergen remplit toutes ses places avec beaucoup de distinction jusqu'à sa mort, qui arriva le 7 Octobre 1760. Bergen s'est beaucoup occupé de l'Anatomie, & a publié de très bons ouvrages sur cette partie: on ajoutera les suivants à ceux que nous avons déja annoncés.

1731.
BERGEN.

Diss. de palpitatione cordis, Resp. L. D. Hermann. *Francof.* 1740, in-4°.

De inflammatione sanguinea ex principiis anatomicis & mechanicis deducta, Resp. J. F. de Haase, ibid. 1741, in-4°.

De pilorum praternaturali generatione, & pilosis tumoribus, Resp. C. C. Wiel, ibid. 1745, in-4°.

De lethalitate vulnerum hepatis, Resp. R. F. Riedel, ibid. 1753, in-4°.

De nyctalopia seu visu nocturno, 1754, in-4°.

Pag. 57. Leproti (Antoine), Médecin, &c. ajoutez qu'il a communiqué à la Société Royale des Sciences de Londres l'observation suivante:

LEPROTI.

Sur une femme qui a rendu une grosse pierre par les voies urinaires. Transact. Phil. 1743, n°. 468.

Pag. 78. Stock (Jean Christian).

1732.
STOCK.

Progr. partus difficilis ex brachio primum ex utero prodeunte, & delirii, à medicamenti partum provocantis abusu originem habentis, curationem sistens. Ienæ 1757, in-4°.

Ibid. lig. 23. Wereden (Otto Just.).

WEREDEN.

Unterricht vom chirurgischen Feldkasten. Hamburg. 1757, in-8°.

Pag. 77. Ferrein (Antoine), célèbre Anatomiste: ajoutez qu'il a publié dans le volume des Mémoires de l'Académie des Sciences 1767 qui vient de paroître:

FERREIN.

Mémoire sur le véritable sexe de ceux qu'on appelle hermaphrodites.

M. Ferrein parle dans ce mémoire de deux femmes dont le clitoris étoit si prolongé & si gros, qu'il avoit le volume de la verge virile; au-dessous de ce clitoris paroissoit l'ouverture de l'uretre, &c. M. Ferrein fait plusieurs intéressantes remarques sur les prétendus hermaphrodites, & il croit que les deux sujets qu'il a vu étoient femelles. Il termine son mémoire par un paradoxe qui pourroit, dit-il, paroître bien singulier.

C'est que s'il suffisoit pour être hermaphrodite ou pour réunir les deux sexes, d'avoir une verge apparente comme celle de l'homme, jointe aux parties du sexe feminin ; il n'y auroit jamais eu de femme qui n'eût été hermaphrodite, au moins pendant quelques mois. M. Ferrein dit avoir observé que dans les premiers mois de la grossesse tous les embrions femelles ont une verge attachée aux os pubis, saillante & figurée à-peu-près comme celle des mâles ; ensorte que ceux qui les voient sans être au fait de l'Anatomie, les prennent pour tels ; c'est ce que M. Ferrein dit avoir vu arriver plus d'une fois : » chacun peut se » rappeller, continue M. Ferrein, que s'il a entendu » parler d'avortons de trois à quatre mois, ce sont » presque toujours, dit-on, des mâles, & rarement » des femelles, dont la mere s'est blessée ; ils paroissent tels en effet au premier coup d'œil...... Mais » qu'on examine de près les uns & les autres, on » verra que le titre d'hermaphrodites ne convient pas » mieux aux derniers qu'aux premiers ; la seule différence un peu frappante qu'on trouvera, c'est que » dans les embrions femelles, la partie des nymphes » qui s'attache en-dessous à la petite verge est fort » saillante », au lieu qu'elle l'étoit très peu dans les sujets dont parle M. Ferrein dans son mémoire.

Pag. 90. Passavant (Claude), que nous avions confondu avec *Daniel*, d'après Tarin & les Auteurs de la table du *Methodus studendi* d'Haller, a composé la premiere dissertation que nous avions attribuée à *Daniel* ; il avoit aussi publié pour son Doctorat la these suivante :

Diss. de perforatione calvariæ. Basil. 1705, in-4°.

Pag. 92. Porterfield (Guillaume), Médecin d'Edimbourg dont nous avons annoncé quelques mémoires sur les mouvemens des yeux, a écrit sur la même matiere l'ouvrage suivant :

A treatise on the eye, the manner and phœnomena of vision. London 1759, in-8°. 2 vol.

1733. PORTERFIELD.

Cet ouvrage est le fruit de l'observation : Poterfield y considere l'œil dans l'état sain, & promet un autre Traité dans lequel il examinera les maladies des yeux ; comme cet Auteur répéte ici ce qu'il a dit dans ses mémoires sur les yeux, dont nous avons parlé fort au long, nous nous dispenserons de donner un extrait de cet ouvrage.

Pag. 96. *lig.* 37. Barry (Edouard), Professeur de Physique dans l'Université de Dublin, &c. & dont j'ai rapporté quelques observations, est Auteur de l'ouvrage suivant :

BARRY.

A treatise on a consomption of the lungs, with a previous account of nutrition and of the structure and use of the lungs. Lond. 1727, in-8°. 1759, in-8°.

Barry y donne une description assez détaillée des poumons, & y traite de la digestion, de la sanguification, &c. Il m'a paru par l'ample extrait qu'on en donne dans les Journaux de Léipsick (*a*), que cet Auteur étoit plus partisan des explications que des expériences ; cependant la description de la pthisie peut être consultée avec avantage.

Pag. 107. Atckins (Jean), l'ouvrage que nous avons annoncé de cet Auteur a été imprimé à *Londres* en 1758, in-8°.

1734. ATCKINS.

Pag. 98. Gunzius (Justus Godefroi), célebre Médecin dont nous avons rapporté plusieurs ouvrages, naquit le premier Mars 1714 à Kanigstein, petite Ville d'Allemagne, dans l'Electorat de Saxe, de Godefroi Gunzius, Ministre Luthérien, & de Marie Magdeleine, qui lui donnerent une bonne éducation. Le jeune Gunzius montra un goût singulier pour les Sciences ; il fit ses premieres études dans sa patrie, & alla ensuite à Gorlitz où il fit ses humanités & son cours de Philosophie. En 1733 Gunzius alla à Léipsick pour y étudier en Médecine ; il lia une étroite amitié avec les Professeurs de cette Université, sur-tout avec Platner & Hebenstreit : quoiqu'il

GUNZIUS.

_____
(*a*) Commentarii de rebus in scientia naturali & medicina gestis, vol. IX. pag. 506.

1734.

GUNZIUS.

ne fût encore qu'Etudiant, Gunzius fut envoyé en 1736 pour visiter quelques bains du pays; il revint la même année à Léipsick, & y fut reçu Bachelier en Médecine; enfin en 1738 il prit le bonnet de Docteur, & soutint pour cela une these *de oscitatione*, sous la Présidence de Walther; il en avoit soutenu une autre en 1734, *de mammarum fabrica*, qui lui avoit fait beaucoup d'honneur.

Des talents si précoces mériterent à Gunzius une des plus brillantes réputations : elle parvint à l'Electeur de Saxe; ce Prince qui aimoit à récompenser le mérite, charmé des bonnes qualités de Gunzius, le nomma Professeur extraordinaire d'Anatomie & de Chirurgie dans l'Université de Léipsick ; cependant Gunzius voulant encore s'instruire, demanda la permission de voyager, ce qui lui fut accordé : il parcourut donc plusieurs Villes d'Allemagne, & visita les Savans qui y étoient; il alla à Strasbourg & vint de là à Paris, où il se perfectionna dans l'Anatomie & la Chirurgie; il étudia sous MM. Hunault & Bertin : Gunzius leur témoigna sa reconnoissance dans un ouvrage *de arteria maxillari interna*; il apprit aussi la Chirurgie sous MM. le Dran, Guerin, Yves, &c Après avoir acquis beaucoup de connoissances dans l'Anatomie & la Chirurgie, Gunzius quitta Paris; il alla en Hollande pour y entendre les célebres Albinus & Swieten, il eut voulu entendre plus long-tems ces grands Maîtres, mais la mort de son pere le rappella dans sa patrie; il revint en 1739 à Léipsick pour s'y fixer, & il y enseigna avec beaucoup de célébrité. En 1744 l'Académie Royale des Sciences de Paris le mit au nombre de ses Correspondans, & bientôt après à celui d'Associé Etranger. En 1746 il fut reçu de l'Académie de Rouen, & ensuite de celle de Suede Après la mort de Walther & de Platner, Gunzius fut nommé Professeur en titre; mais il ne garda pas long-tems cette place : l'Electeur de Saxe étant malade, Gunzius fut appellé en 1750 à Dresde pour veiller à sa santé, & il fut nommé son premier Médecin, & Directeur du Collége de Médecine de Dresde; mais Gunzius jouit peu long-tems de tous

SUPPLÉMENT. 669

ces honneurs : il tomba malade & mourut le 22 Juillet 1754, âgé seulement de quarante ans, trois mois, trois semaines, & un jour.

1734.

En 1745 Gunzius communiqua à l'Académie Royale des Sciences de Paris un mémoire :

GUNZIUS.

Observations anatomiques. Mémoires des Savans Etrangers, Tom. I. pag. 283.

Ces Observations roulent sur divers objets : l'Auteur y donne une nouvelle description de la glande thyroïde, qu'il dit être composée de divers corps glanduleux. Gunzius donne une exacte description du cartilage cricoïde, celle des muscles sterno hyoïdiens, sterno-thyroïdiens, stilo-thyroïdiens, digastriques, mylo-hyoïdiens, crico-thyroïdiens, thyro pharingiens, crico pharyngiens, &c. Ce célebre Anatomistes fait observer que les capacités du corps sont divisées en deux parties par une cloison intermédiaire, &c. Il a vu les veines pulmonaires se communiquer avec les veines bronchiales, & une transposition des visceres, &c.

Pag. 112. Kaltschmid (Charles Frédéric), célebre Professeur d'Anatomie, de Chirurgie & de Botanique dans l'Université d'Iene, de l'Académie des Curieux de la Nature, &c. a encore publié les Dissertations suivantes :

1745.
KALTSCHMID

Diss. de virginitate, Resp. Joh. Benj. Ross. Ienæ 1750, in-4°.

De partu cæsareo, Resp. eod. Ienæ 1750.

De sanguinis in venam portarum ingesti vera natura, ibid. 1751, in-4°.

Progr. de hernia incarcerata exulcerata cum vesica, ita ut fæces & urina ex rupto perinæo profluerent, ægro per 17 annos conservato, ibid. 1751, in-4°.

De variis præternaturalibus in sectione cadaveris inventis, ibid. 1751, in-4°.

Progr. de casu partus difficilis, ubi infanticidium licitum est, 1751, in-4°.

De experimento pulmonum infantis aquæ injectorum, adjecta observ. de dextro infantis lobo aquæ immissa supernatante, sinistro fundum petente, ibid. 1751, in-4°.

1735.

KALTSCHMID

De signis graviditatis certis, ibid. 1752, in-4°.
Progr. de perverso in investigandis vulneribus specillorum usu, ibid. 1752, in-4°.
De partu legitimo, ibid. 1752, in-4°.
Progr. de nervis opticis in cadavere latis, inventis à compressione per undas facta, causa ante mortem subsecutæ guttæ serenæ, ibid. 1752, in-4°.
Progr. de necessitate exsecandi fœtum ex gravida mortua, ibid. 1752, in-4°.
Diss. de via chyli ab intestinis ad sanguinem, Resp. Lebrecht. Christ. Daniel Mittelhauser, ibid. 1752, in-4°.
Progr. de tumore schirrhoso trium cum quadrante librarum glandulæ parotidis extirpato, ibid. 1752, in-4°.
Diss. de bilis interno & externo usu medico, Resp. Joh. Frider. Hufeland, ibid. 1752, in-4°.
Progr. de raro coalitu hepatis & lienis in cadavere invento, 1752, in-4°.
Progr. de vulnere capitis à chirurgo intempestive consolidato, fissura cranii neglecta, & trepanatione feliciter instituta, detecta, ibid. 1754, in-4°.
Progr. de vulnere vasorum intercostalium non lethali, ibid. 1754, in-4°.
De uno rene in cadavere invento, ibid. 1755, in-4°.
De raro spinæ ventosæ casu, ibid. 1755, in-4°.
De necessaria fœtus in omni partu præternaturali, quæ a situ fœtus vitiato dependet, versione, cum suis cautelis, 1756, in-4°.
De methodo hæmorrhagias vulnerum sistendi optima, 1756, in-4°.
Progr. de ægro inflammatione ventriculi demortuo, calculis post mortem renum & vesiculæ felleæ raræ magnitudinis & figuræ per sectionem detectis, ibid. 1757, in-4°.
Diss. sistens casum de hæmorrhoidibus cœcis vesicæ mutatis, 1757, in-4°.
De necessaria post paracentesim abdominis deligatione, 1757, in-4°.
De secretionibus, ibid. 1767, in-4°.

Le nombre de ces Dissertations est trop considérable pour que je puisse en donner un extrait particulier ; elles sont toutes intéressantes & dignes de la réputation que l'Auteur s'est acquise dans la Médecine.

Pag. 121. Bohemer (Phil. Adolphe), célebre Médecin dont nous avons parlé :

Observationum anatomicarum fasciculus notabilia circa uterum humanum continens. Halæ 1752 , in fol.

Cet ouvrage contient le détail de plusieurs observations d'Anatomie : l'Auteur a trouvé des sujets qui n'avoient que dix côtes, & d'autres qui en avoient quatorze ; il a cherché en vain les muscles stiloglosses dans plusieurs sujets, tandis que dans d'autres il a trouvé le stilo-pharingien double, ainsi que le muscle du marteau ; il a vu le canal thorachique s'ouvrir dans la veine sous-claviere droite, les veines pulmonaires & bronchiques communiquer avec des rameaux de l'azigos. Bohemer parle d'un sujet dont le pancréas avoit un double conduit. Il fait plusieurs observations sur la structure des glandes bronchiques, & sur diverses maladies de l'utérus dont on lira vraisemblablement le détail dans l'ouvrage avec beaucoup de satisfaction, &c.

Observationum fasciculus alter circa uterum humanum, cum figuris ad vivum expressis. Halæ 1756, in-fol.

Les ouvrages de M. Bohemer répondent à la haute réputation dont leur Auteur a joui ; celui-ci est rempli d'observations Anatomico-médicinales très intéressantes, & qui portent toutes un air de vérité, qui prouve combien cet Anatomiste en faisoit cas. Il a vu le grand pectoral fournissant un faisceau musculeux qui communiquoit avec le brachial interne, une excrescence fongueuse sur le corps calleux, dans le cadavre d'un homme mort de violentes convulsions, des reins d'un volume prodigieux ou extrêmement petits, des spina bifida, &c. M. Bohemer parle de concrétions calculeuses qu'il a trouvées dans la cavité de la matrice ou dans quelques autres de ses parties, & il fait part de ses remarques sur cette cruelle maladie: voyez un mémoire que M. Louis a écrit sur cet objet. Il a trouvé de faux germes dans les trompes de Fallope.

1736.
BOHEMER.

1736.
BOHEMER.

Cet habile Médecin décrit dans le même ouvrage une tumeur enkistée remplie d'une liqueur glaireuse très visqueuse, qui avoit son siege au fond de l'utérus ; il donne l'histoire d'un fœtus monstrueux à deux corps, d'une femme qui avoit l'utérus divisée en deux parties, avec deux vagins, & on lit dans cet ouvrage d'importantes observations sur les vaisseaux de l'utérus, dont il a trouvé l'orifice entierement oblitéré dans plusieurs sujets ; enfin M. Bohemer parle d'une chûte de matrice accompagnée de plusieurs accidents.

1737.
KNIPHOF.

Pag. 127. Kniphof (Jean Jérôme) : ajoutez qu'il est Professeur d'Anatomie, de Chirurgie & de Botanique dans l'Université d'Erford, Membre & Bibliothécaire de l'Académie des Curieux de la Nature. On peut joindre à l'ouvrage que nous avons déja annoncé les Dissertations suivantes, qui sont très savantes :

Diss. de sectione venæ medianæ nonnumquam periculosa. Erford 1752, in-4°.

Diss. de capite coniformi fœtus partum facilitante, Resp. Aug. Gottf. Gravel, ibid. 1752, in-4°.

De compressione, ibid. 1754, in-4°.

HEBENS-
TREIT.

Pag. 127. Hebenstreit (Jean Ernest), Professeur de Médecine dans l'Université de Léipsick, Doyen du Collége des Médecins, de l'Académie des Curieux de la Nature, & de celle des Sciences de Marseille, dont nous avons déja rapporté plusieurs ouvrages, naquit le 15 Janvier 1702 à Neustadt, petite Ville du Marquisat de Misnie, de Jean David Hebenstreit, Ministre de l'Eglise, qui lui apprit les premiers élémens des Langues Grecques & Latines. Le jeune Hebenstreit montra dès son enfance des talents supérieurs pour les humanités ; mais sur-tout pour la Poésie dont il s'occupa dans la suite avec succès. En 1721 il alla à Léipsick pour y trouver des secours qu'il ne pouvoit pas attendre de sa famille, & se lia d'amitié avec les célebres Rivinus & Heucher. En 1730 il prit dans cette Ville le Bonnet de Docteur en Médecine : après avoir fait divers voyages dans les principales Villes d'Allemagne, de Suisse & de France, Hebenstreit revint à Léipsick, & y fut fait en 1735 Professeur de Physiologie par la mort d'Ettmuller, & il occupa dans la suite les Chaires d'Anatomie & de Chirurgie, de

Pathologie par la mort de Platner, & de Thérapeutique par celle de Walther. Hebenstreit remplit ces places avec beaucoup de distinction jusqu'à sa mort, qui arriva le 5 Décembre 1757 : on peut ajouter les ouvrages suivants à ceux que nous avons déja rapportés de cet Auteur.

1737.
HEBENS-
TREIT.

Progr. de organis piscium externis. Lips. 1733, in-4°.

De venis corporis humani, ibid. 1740, in-4°.

De fœtu vegetabili, ibid. 1747, in-4°.

De homine sano & ægro carmen sistens physiologiam. &c. Lips. 1753, in-8°.

L'Auteur y donne une description de divers âges de la vie, en vers hexametres qui nous ont paru très bien faits.

De læsionibus ex dispositione vulnerati morbosa lethiferis, ibid. 1755, in-4°.

Pag. 136. Disdier (François Michel), Chirurgien : ajoutez l'ouvrage suivant :

DISDIER.

Exposition exacte, ou tableaux anatomiques, &c. Paris 1758, in-fol.

On y trouve plusieurs remarques concernant les accouchements & les hernies.

Pag. 138. Brendel (Jean Gottfroid) : ajoutez à son histoire les ouvrages suivants :

1738.
BRENDEL.

Progr. de calculi vesicæ urinalis & renum natalibus. Gotting. 1751, in-4°.

De herniarum natalibus, ibid. 1751, in-4°.

Observationum chirurgicarum tetras. Resp. Ernest. Gottlob. Schmidt, ibid. 1751, in-4°.

Progr. de fabrica oculi in fœtibus abortivis observata, ibid. 1752, in-4°.

Diss. sistens experimenta circa submersos in animalibus restituta, ibid. 1753, in-4°. & 1754, in-4°.

De abscessibus per materiam & nervos, ibid, 1555, in-4°.

De spasmo maxillæ inferioris, 1755, in-4°.

Pag. 149. Kaau Boerhaave (Abraham), célebre Professeur de Physiologie à Petersbourg, a encore publié :

KAAU.

Historia anatomica infantis, cujus pars corporis inferior monstrosa. Petropoli 1754, in-4°. Cum fig.

Historia altera anatomica infantis, &c. ibid. 1757, in-4°.

Ce célebre Médecin y fait part des observations, que lui ont fournies deux enfants monstrueux ; elles sont toutes curieuses & intéressantes.

Ottman (Isaac) , Médecin de Strasbourg.

De secretionis atque excretionis necessitate , &c, Argent. 1738 , in-4°.

Sachs (François George) , Médecin de Strasbourg, soutint sous la Présidence d'Eisemann.

Theses medicæ miscellaneæ. Argent. 1738, in-4°.

L'Auteur y traite de la respiration, de la digestion, &c. Il donne la description de quelques parties, comme des poumons, du cœur, du péricarde, &c. mais qui sont empruntées de M. Winslow.

Thébésius (Jean Ehren Fried) , Docteur en Médecine, de l'Académie des Curieux de la Nature, naquit à Hirschberg le 5 Décembre 1717, de Adam Christian Thébésius, Docteur en Médecine ; après avoir fait ses humanités dans sa patrie, Thébésius alla à Léipsick pour y étudier la Médecine , il y suivit les leçons des célebres Professeurs, Wather, Platner, Hebenstreit, Quelmalz & Ludwig. Il reçut en 1739 le Bonnet de Docteur ; orné de ce grade, Thébésius entreprit divers voyages : après avoir parcouru plusieurs Villes d'Allemagne, il alla à Strasbourg & vint ensuite à Paris, d'où il passa en Hollande pour y voir les Professeurs des plus célebres Universités ; enfin il revint dans sa patrie où il se fit aggréger au Collége des Médecins, & y mourut en 1758 âgé de 40 ans.

De natura sanguinis. Lipsf. 1739.

L'Auteur a soutenu cette these sous la Présidence du célebre Ludwig.

D. EHREN FRIED THEBESII *dy Konib. Preuss. glogavischen collegii medici & sanitatis adjuncti , und Creyss-und stadt-physici zu Hirschberg , Hebbammen kunkunst. mit Kupfern. Hirschberg und lietgnitz ; bey David Siegert* , 1756, in-8°.

C'est un précis sur l'art des accouchements dont les Auteurs du Journal de Léipsick font grand cas ; il nous apprennent que Thébésius y donne une courte mais bonne description des parties de la génération de la femme & du fœtus; qu'il y décrit les signes de la grossesse, en détaille les maladies & en indique le traitement; & qu'il y expose les différentes manœuvres qu'il convient d'employer. Thébésius ne croit pas que les taches & les tumeurs que les enfants portent en naissant, soient l'effet de l'imagination dépravée de la mere, &c. &c.

Thébésius a publié plusieurs Mémoires intéressants dans les Actes de l'Académie des Curieux de la Nature; il rapporte l'exemple d'une superfétation, & d'un enfant venu à sept mois, qui vécut plus de cinq ans. Thébésius y fixe le tems de l'accouchement, & y indique différens remédes pour prévenir l'avortement, &c. &c.

Pag. 157. Huber (Jean Jacques), Docteur en Médecine, célebre Professeur d'Anatomie & de Chirurgie, Conseiller Aulique du Landgrave de Hesse, de la Société Royale de Londres, de l'Académie des Curieux de la Nature dont nous avons déja parlé: ajoutez qu'il est l'Auteur du Mémoire suivant:

Observationes anatomicæ. Acta Helvetica, 1758, Tom. III. pag. 249.

Cet Auteur croit avoir découvert les muscles souscruraux connus par Dupré, & décrits par Albinus: il leur accorde l'usage de soulever la capsule du genou, & il croit que le muscle plantaire ne doit point être placé parmi les extenseurs du pied, mais qu'il doit être regardé comme un modérateur de la capsule du tendon d'Achille.

Ses remarques Anatomiques sont très intéressantes, & prouvent le goût exquis de leur Auteur pour l'observation: Huber trouva en ouvrant le cadavre d'une personne morte de pthisie des corps glanduleux dans le cerveau, d'une couleur & d'une structure presque semblable aux glandes bronchiques, qui étoient altérées dans ce sujet. Huber croit que la cavité du septum lucidum est en général plus constante que l'on ne se l'imagine; il l'a placée parmi les ventricules du cerveau. Cet habile Médecin communique ses observations sur la véritable position de la plevre, ou pour mieux dire des plevres; car il en admet deux

1739.
HUBER.

dont il donne une description curieuse & que je crois très exacte. En examinant le diaphragme d'une fille de dix ans, cet Anatomiste vit le trou qui donne passage à la veine cave, double, quoiqu'il soit ordinairement simple. Huber joint à ces observations Anatomiques celles qu'il a faites touchant les vaisseaux des reins, & elles méritent d'être consultées.

LUDWIG.

Pag. 161. Ludwig, célebre Professeur de Léipsick, a publié nombre de dissertations intéressantes, que nous n'avons pu nous procurer; nous ajouterons seulement les suivantes:

Progr. monita de exscindendis tumoribus tunica inclusis, sistens. Lips. 1758, in-4°.

De abscessu latente, ibid 1758, in-4°. & en François dans la Collection de piéces sur la Chirurgie & l'Anatomie, par M. Simon, Tom. II. pag. 93.

Progr. quo observationem, quæ viam bilis cystica declarat, proponit. Lips. 1758, in-4°. & en François, ibid. Tom. III. pag. 146.

Ludwig trouva dans le cadavre d'une femme maigre la vésicule du fiel au moins trois fois plus grosse que dans l'état naturel; elle couvroit une partie du duodenum, & une grande partie du colon, &c. Ce Médecin croit que la bile reflue dans la vésicule du conduit hépatique par le canal cystique.

Il prétend que la bile portée du conduit hépatique au canal cholidoque, rentre dans le canal cystique quand l'orifice du canal cholidoque qui s'ouvre dans le duodenum ne laisse rien passer, ou n'en laisse entrer qu'une très petite quantité, &c.

Disp. de la sâ ossium nutritione Lips. 1759, in-4°.

L'Auteur rapporte une observation sur un ramollissement des os, à peu près semblable à celui qu'éprouva la femme Supiot, il y a joint plusieurs bonnes remarques sur le ramollissement des os.

1740.
DEMOURS &c.

Pag. 221 Demours (Pierre), célebre Oculiste, &c. ajoutez que ses excellentes observations sur les yeux & sur l'Histoire Naturelle, & sa traduction des *Essais de Médecine de la Société d'Edimbourg*, ont été traduites en italien, & imprimées à *Venise* en 1751, in-8°.

BERTIN.

Pag. 242. On ajoutera à l'article Bertin.

Conséquences

Conséquences relatives à la pratique, déduites de la structure des os pariétaux. Journal de Médecine 1756, mois de Juillet, Tom. II.

1740. BERTIN.

Suivant M. Bertin les os pariétaux sont plus facilement fracturés que les autres os du crâne, & cela par des raisons que M. Bertin détaille fort au long; il se forme à la suite des fractures de ces os, comme dans les autres, un épanchement de sang sur le cerveau, mais ils ne produisent de fâcheux symptomes que quelques jours, après &c. &c. M. Bertin cite des observations de M. Hunauld son maître, analogues au sujet qu'il traite, &c.

Pag. 249. Fabricius (Philippe Conrad): ajoutez les ouvrages suivans:

1741. FABRICIUS.

Progr. sistens observationes anatomicas in tribus cadaveribus factas. Helmst. 1750, in-4°.

Diss. de præcipuis cautionibus in sectionibus & perquisitionibus cadaverum humanorum pro usu Fori observandis, ibid. 1750, in-4°.

Progr. curatio juvenis prægrandi effusione puris in abdomine laborantis, ibid. 1750, in-4°.

Diss. de lethalitate vulnerum ventriculi, secundùm principia anatomica & medica expensa, ibid. 1751, in-4°.

Progr. sistens nonnullas observationes anatomicas, ibid. 1751, in-4°.

Prolusio anatomica dubia quædam circa novum systema evolutionis vasorum cutaneorum naturalis, &c. sibi enata exponens, ibid. 1751, in-4°.

Observationes anatomicæ, ibid. 1753, in-4°.

Diss. sistens genuinam calculi renalis genesin, 1753, in-4°.

De motibus convulsivis, Resp. & auctore Schobelt, ibid. 1763, in-4°.

On trouve dans cette dissertation plusieurs remarques Physiologiques sur la moëlle épiniere; les autres theses que nous venons de rapporter sont aussi fort curieuses.

Alary (M.), Maître en Chirurgie à Versailles, Chirurgien en Chef de l'Hôpital de la Charité de la même Ville, & Associé de l'Académie de Chirurgie, est l'Auteur d'une dissertation qui a remporté le prix

1742. ALARY.

Tome V. X x

proposé par l'Académie Royale de Chirurgie pour l'année 1742.

Déterminer les différentes espèces de répercussifs, leur manière d'agir, & l'usage qu'on en doit faire dans les différentes maladies Chirurgicales, 1742.

KULBEL. Kulbel (Jean Adam), Médecin du Roi de Pologne, a aussi concouru pour le même prix par la dissertation suivante,

Propositæ de remediis repellentibus quæstionis solutio, 1742.

Le Mémoire de cet Auteur se trouve en Latin & en François, avec celui de M. Alary, dans le premier volume des pièces qui ont concouru pour le prix de l'Académie Royale de Chirurgie.

SIEGWART. *Pag.* 279. Siegwart (Georges Frédéric), célèbre Professeur d'Anatomie & de Chirurgie dans l'Université de Tubinge; on ajoutera à l'Histoire que nous avons donnée de ce Médecin, les Dissertations suivantes:

Diss. inaug. systens novas observationes de infarctibus venarum abdominalium internarum eorumque resolutione per enemata potissimum instituenda. Tubingæ 1754, in-4°.

Diss. Cor humanum, veri hominis antlia, hydraulica, pressoria, methodo analytica-systematica summatim delineatum. Resp. David Mauchard. Ibid 1755, in-4°.

Diss. Antagonismus fibrarum cordis humani musculosarum. Ibid. 1755, in-4°.

De hæmorrhagia intestino hepatica.... vulgo neglecta. Ibid. 1758, in 4°.

Conspectus pathologiæ, physiologiæ, anthropologiæ 1759, in-4°.

Cystotomia lateralis Moreaviana nova eademque receptis longè præstantior quia omnino tutior Resp. & Auctore Carol. Lud. Frid. Breyer. Tubingæ 1762, in-4°. & dans un Recueil de Theses. *Roterodami* 1769, in-4°.

Cette Dissertation est fort intéressante : l'Auteur, après avoir exposé les différentes méthodes qu'on a proposées pour l'opération de la taille, décrit celle que M. Moreau habile Chirurgien de l'Hôtel-Dieu de Paris, pratique avec succès, & il lui accorde la supériorité sur toutes les autres. L'Auteur a donné une longue description & une figure des instrumens dont se fert M. Moreau pour l'opération de la taille : la méthode de ce Chirurgien a du rapport avec celle de Cheſelden, quoiqu'elle en diffère en pluſieurs points.

1743.

Pontier (M.), Maître en Chirurgie à Aix en Provence, eſt Auteur d'un mémoire qui a remporté le prix propoſé par l'Académie Royale de Chirurgie.

PONTIER.

Diſtinguer les différentes eſpeces de réſolutifs, expliquer leur maniere d'agir, & déterminer l'uſage qu'on en doit faire dans les différentes maladies Chirurgicales ?

Cette diſſertation contient des préceptes judicieux, & eſt bien digne du jugement qu'en a porté l'Académie Royale de Chirurgie.

Hugon (M.), le fils, Maître en Chirurgie à Arles en Provence, de l'Académie des Beaux Arts de Lyon, &c. a auſſi publié un mémoire qui a concouru pour le même prix, dans lequel ce Chirurgien explique la maniere dont les réſolutifs agiſſent, & il détermine leur uſage dans les maladies Chirurgicales, &c.

HUGON.

Page 314. Nous connoiſſons enfin, par l'ouvrage de M. Arnaud ſur les hernies, les recherches de M. Guillaume Hunter ſur la hernie de naiſſance : ce célebre Anatomiſte naquit à Kilbride dans la Province de Clydeſdale, obtint le bonnet de Docteur en Médecine dans l'Univerſité de Glaſcow, & devint Licencié du Collége des Médecins de Londres ; après des Etudes ſuivies en Angleterre & en France, il ſe fit recevoir Chirurgien à Londres en 1747, deux ans après il parcourut la Hollande & la France, pour y viſiter les Savans, & en 1750, il ſe fit aggréger au Collége des Médecins de Londres en vertu du Diplôme qu'il avoit reçu de l'Univerſité de Glaſcow. Son goût décidé pour l'Anatomie l'attira vers cette Etude : il s'occupa à diverſes préparations anatomiques dont il a ſi fort accru le nombre & qui ſont ſi belles & ſi ſingulieres, qu'il a aujourd'hui le plus riche Cabinet d'Anatomie de l'Europe ; il fait des Cours d'Anatomie qui ſont extrêmement ſuivis, & il eſt aidé par ſon frere Jean Hunter qui a un talent ſingulier pour les préparations d'Anatomie, & pour l'obſervation.

HUNTER.

C'eſt à lui qu'on doit de très importantes remarques sur la descente des testicules & sur la hernie de naissance; on voit par son Mémoire que les testicules sont placés dans les fœtus du premier âge, sous les reins; qu'ils descendent peu-à-peu dans le scrotum, dans quelques Sujets plutôt, & dans d'autres plus tard, qu'ils sont attachés dans l'enfance à un ligament que M. Hunter décrit, auquel il attribue l'usage de diriger les testicules dans les bourses, c'est ce qui lui a donné lieu d'appeller ce ligament *gubernaculum*: cet habile Anatomiste décrit la vraie position des vaisseaux spermatiques, celle des testicules relativement aux parties voisines; les différens contours des canaux déférens, les gaînes propres ou communes, leurs variétés, &c. On doit chercher dans ce premier Mémoire les raisons pourquoi dans certaines hernies, le boyau est quelquefois renfermé dans le même sac que le testicule, &c.

Medical commentaries. Tom. I. Lond. 1762, in-4°.
Supplément to the medical commentaries. Ibid. 1764, in-4°.

M. Hunter est encore Auteur de quelques Mémoires qu'il a publiés dans un Recueil d'observations (a) &c. par une Société de Médecins de Londres. M. Hunter y traite principalement de l'anevrisme, sur-tout de celui qui est produit par l'anastomose de l'artere & de la veine du pli du bras; il dit que cet anevrisme differe de l'anévrisme faux par ses symptômes, la veine se dilate ou devient variqueuse; elle a une pulsation tremblante à cause du sang qu'elle reçoit de l'artere par le moyen de son anastomose, &c. M. Hunter détaille en habile Praticien tous les symptômes de cette maladie, & indique le traitement qu'elle exige: il rapporte quelques observations curieuses qui lui ont confirmé ce qu'il avance; une jeune Dame s'étant fait saigner à la veine basilique, le Chirurgien qui lui fit cette opération eut le malheur d'ouvrir l'artere après avoir traversé la veine de part en part; il s'apperçut sur-le-champ de l'accident par la violence & les secousses alternatives

(a) Medical observations and inquiries. By a society of Physicans, Lond. vol. 1. 1757, vol. 2. 1762, in-8°.

SUPPLÉMENT. 681

du jet du sang ; comme l'anevrisme avoit acquis un volume considérable, la Malade se détermina d'aller à Londres. M. Hunter, appellé, trouva cette tumeur fort singuliere & différente de toutes celles de ce genre : les veines situées au pli du bras, & particulierement la basilique qui avoit été ouverte, étoient prodigieusement grosses à cet endroit, & revenoient par degrés à leur diametre naturel &c. Quand on vuidoit les veines par compression, elles se remplissoient presqu'aussi-tôt, ce qui arrivoit aussi lorsque l'on fixoit une ligature très serrée autour de l'avant-bras, immédiatement au-dessous de la partie affectée, &c. ; il y avoit dans les veines qui étoient dilatées, une pulsation très marquée, & qui répondoit à celle de l'artere : on entendoit dans ces veines un sifflement & un mouvement pareil à un tremblement : M. Hunter, convaincu par ces symptômes que tout cela ne venoit que par la communication de l'artere avec la veine, fut d'avis de de n'y rien faire : ce savant Médecin rapporte plusieurs observations à-peu-près semblables, qui lui sont propres, ou qu'il a tirées des Ecrivains les plus véridiques.

M. Hunter a encore publié dans le Recueil que j'ai annoncé la description d'un emphyseme très singulier, d'où il prend occasion de donner une explication Anatomique & Physiologique de l'origine, de la nature & du tissu cellulaire.

Pag. 327. Akinside : ajoutez qu'il est Auteur d'un ouvrage très estimé :
Notes on the postscript of a pamphlet intitled observations anatomical and physicological. London 1758, in-8°.

Fickel (Christ.), Médecin de Gottingue, soutint pour son Doctorat la dissertation suivante :
Disp. de arteriis bronchialibus & œsophageis. Gotting. 1744, in-4°.

Pag. 331. Mopiller le jeune : ajoutez qu'il est Auteur d'un Mémoire qu'il avoit composé pour le prix de 1743, proposé par l'Académie Royale de Chirurgie.
Distinguer les différentes especes de résolutifs, expliquer leur maniere d'agir, & déterminer l'usage qu'on en doit faire dans les différentes maladies Chirurgicales.

Cette dissertation est bien faite : aussi l'Académie de Chirurgie l'a-t-elle jugée digne d'être imprimée dans le recueil des piéces qui ont concouru pour le prix.

ANONYME. *Pag.* 331. *lig.* 31. *Chirurgie complette*, &c. ajoutez que cet ouvrage a été encore imprimé à Paris en 1757, in-12. & traduit en Italien *in Venezia* 1753, in-12. 2 vol.

FABRE. Fabre (Pierre), Professeur de Chirurgie, & Prevôt du Collége de Saint Côme, Conseiller du Comité de l'Académie Royale de Chirurgie, composa en 1744 un Mémoire qui concourut pour le prix proposé par l'Académie Royale de Chirurgie, & remporté par M. Louis.

Déterminer ce que c'est que les remédes anodyns, expliquer leur maniere d'agir, distinguer leurs différentes especes, & marquer leur usage dans les maladies Chirurgicales ?

Cette Dissertation est bien faite, & est digne à tous égards du jugement qu'en a porté l'Académie Royale de Chirurgie.

M. Fabre a publié dans les Mémoires de la même Académie Royale de Chirurgie :

Mémoire ou l'on prouve qu'il ne se fait point de régénération des chairs dans les plaies & les ulceres avec perte de substance, Tom. IV. pag. 74.

M. Fabre combat par diverses observations curieuses & nouvelles, l'opinion de ceux qui admettent la régénération des chairs pour la production de la cicatrice, ce qui se fait, selon lui, le plus communément par le simple allongement des fibres favorisé par l'affaissement du tissu cellulaire, &c. &c. Ce Mémoire est intéressant, & par la théorie & par les observations qu'il contient ; l'Auteur y établit sur des preuves solides les principes fondamentaux de la Chirurgie, &c.

M. Fabre vient de donner au public un ouvrage sur divers points de Physiologie, dont nous allons donner un extrait.

Essais sur différents points de Physiologie, &c. Paris 1770, in-8°.

Cet ouvrage traite des points les plus intéressants, & qui n'ont point été assez discutés, quoiqu'ils aient été l'objet des recherches des plus célébres Physiciens de ce siecle. M. Fabre répand un nouveau jour sur toutes les questions dont il s'occupe, l'expérience sert de base à une théorie ingénieuse; il traite d'abord de la sensibilité des parties du corps humain, & après un exposé succint, mais fidéle, des principales opinions; il croit qu'il en résulte, » 1°. que » les parties tendineuses, aponévrotiques, &c. n'ont » qu'une sensibilité relative, suivant leur état pré- » sent, & suivant la nature des corps qui les irri- » tent ou qui les blessent ».

» 2°. On a donc conclu mal-à-propos, d'après les » expériences faites sur les animaux, que ces parties » étoient d'une insensibilité absolue, & que leurs » blessures étoient indifférentes & sans danger. On » doit juger combien cette conséquence seroit dan- » gereuse dans la pratique de la Chirurgie, soit par » la sécurité qu'elle pourroit inspirer à contre tems, » soit par des procédés téméraires qu'elle pourroit » engager de hazarder dans le traitement de ces bles- » sures. J'ai fremi, par exemple, lorsque j'ai lu dans » le Recueil des Mémoires sur les parties sensibles & » irritables, que des Médecins & des Chirurgiens » avoient osé par pure curiosité, faire des expérien- » ces relatives à cet objet sur des hommes vivants; » c'est-à-dire, qu'ils avoient piqué, brûlé, cautéri- » sé la dure-mere, les tendons, les aponévroses, » qui étoient à découvert dans des plaies, dans la » seule vue d'éprouver si le malade sentiroit de la » douleur ».

» 3°. Il est certain qu'on s'est abusé en s'en rap- » portant aux expériences faites sur les animaux & » aux recherches anatomiques, pour affirmer que les » tendons, les aponévroses, le tissu cellulaire, &c. » n'ont point de nerfs: la pratique de la Chirurgie » démontre le contraire; car je le répete, il est évi- » dent que les chairs qui s'élevent sur toutes ces par- » ties lorsqu'elles sont ulcérées ont des nerfs, puis- » qu'elles sont sensibles, & qu'elles le sont quelque- » fois à un tel point, qu'elles causent les douleurs les » plus vives, comme on en a des exemples dans cer- » taines excroissances qui s'élevent sur les os, sur le » périoste, sur la dure-mere, &c. ».

» 4°. Enfin les partisans de M. de Haller ont
» beaucoup exalté les avantages que la Chirurgie
» devoit retirer de ses expériences par la hardiesse
» qu'elles devoient inspirer à faire sur les parties
» dont il s'agit, les opérations que la nécessité re-
» quiert, sans craindre les accidents que le préjugé
» vulgaire pouvoit faire redouter ; mais il y avoit
» long-tems que les Chirurgiens François avoient
» enseigné dans leurs écrits, qu'il ne falloit point
» hésiter à faire ces opérations lorsque les circonstan-
» ces les exigeoient, & qu'on pouvoit les pratiquer
» sans danger ».

L'irritabilité est une propriété des fibres animales, par laquelle elles se contractent & se racourcissent. M. Fabre croit avec M. Zimmermann, qu'on doit attribuer l'irritabilité au suc médullaire des nerfs, & non au mucus gélatineux qui lie les particules terrestres des fibres comme M. de Haller l'a avancé. M. Fabre regarde la sensibilité comme une sensation qui affecte l'ame ; & l'irritabilité est, selon lui, un mouvement qui se communique à une partie qui peut subsister indépendamment de l'irritabilité, & quoique ces deux propriétés aient un même principe & dépendent de la même cause, la sensibilité, dit ce Chirurgien, exige la communication du nerf irrité avec le cerveau, ce qui n'est pas nécessaire à l'irritabilité.

M. Fabre traite fort au long des mouvements du cerveau ; il croit contre l'opinion de M. de Haller, qu'ils ont lieu dans l'état naturel, & qu'il n'est pas nécessaire pour que le cerveau se meuve, que la duremere soit ouverte. » Je pense bien, dit-il, que la dure-
» mere & le crâne étant entiers, le mouvement d'é-
» levation & d'abaissement du cerveau ne peut être
» aussi considérable que lorsque ces barrieres sont dé-
» truites, parceque le cerveau n'a pas assez d'espace
» pour s'élever dans toute l'étendue de l'impulsion
» qu'il reçoit de la part des vaisseaux sanguins ; mais
» je conçois aussi que la même cause n'agit pas moins
» sur le cerveau dans l'état naturel, & qu'il s'exerce
» sur lui une pression alternative, proportionnée au
» reflux du sang veineux, & à la diastole des arteres
» de la baze du crâne ; pression qui est d'autant plus

» forte & efficace, que le cerveau qui est étroite-
» ment entouré de barrieres inflexibles lui résiste : le
» cerveau reçoit donc l'impulsion d'un mouvement
» réglé & continuel ; or je pense que c'est cette im-
» pulsion qui détermine le suc médullaire ou le suc
» nerveux, qui est séparé & préparé dans ce vis-
» cere à prendre la route des nerfs, pour être distri-
» bués dans toutes les parties. Un nombre infini d'ob-
» servations donnent à cette opinion toute la pro-
» babilité dont elle peut être susceptible ; » & M.
Fabre les rapporte avec beaucoup de détail.

Ce Chirurgien croit que le suc médullaire ne retourne point vers le cerveau ni vers la moëlle épiniere, que le mouvement du cerveau le pousse continuellement dans la même direction, & que les nerfs en sont toujours pleins, &c. &c. M. Fabre ramene aux principes de l'irritabilité diverses fonctions animales. Il croit après M. Bordeu que les sécrétions & excrétions s'operent par l'irritabilité des glandes ; en effet M. Bordeu a démontré, comme nous l'avons déja dit en rendant compte des ouvrages de ce célebre Médecin, que les glandes sont à l'abri de toute compression. M. Fabre faisant une application des principes de M. Bordeu sur l'irritabilité des glandes, explique de la maniere la plus naturelle le méchanisme des sécrétions en général & en particulier. Il prétend après Vanhelmont, la Caze & M. Bordeu, qu'il y a une correspondance de tous les mouvements entre les parties précordiales, l'estomac & les entrailles, & toutes les autres parties du corps, par le moyen des nerfs sympatiques.

Le chapitre qui traite de la circulation des fluides dans les vaisseaux capillaires & dans le tissu cellulaire est digne de remarque : M. Fabre combine avec soin les observations microscopiques faites par divers Anatomistes ; il dit que lorsqu'on observe avec le microscope les vaisseaux capillaires des grenouilles vivantes, on voit le sang suivre des directions contraires à celles que parcourt le sang dans les gros vaisseaux. Ce Chirurgien a écrit après M. de Senac, que le foie peut être complettement obstrué sans que le sang soit arrêté dans les vaisseaux de l'estomac, de l'épiploon ou de la ratte.

Il se fait, suivant M. Bordeu dont M. Fabre suit avec raison la doctrine, une espece de circulation dans le tissu, différente de celle des fluides contenus dans les gros vaisseaux.

« La force qui fait mouvoir les fluides dans les
» vaisseaux capillaires, & dans le tissu cellulaire,
» n'est point, dit M. Fabre, celle du cœur, ni
» celle des arteres, puisque les fluides y suivent des
» directions contraires à l'impulsion de ces organes
» de la circulation. Il faut donc que les vaisseaux
» capillaires & le tissu cellulaire aient une action
» propre, qui détermine les fluides à se mouvoir dans
» des sens opposés. Mais quelles sont les causes qui
» sont capables d'exciter l'irritabilité de ces organes
» & de produire, dans le cours des liqueurs qu'ils
» contiennent, ces révolutions contraires aux loix de
» la circulation ? C'est ce que l'observation va nous
» apprendre.

» L'action du tissu cellulaire dirige naturellement
» vers la peau le courant de la matiere de la trans-
» piration ; mais cette direction est souvent changée
» par certaines causes. On sait que le froid supprime
» l'écoulement de cette matiere, & qu'il la détermi-
» ne quelquefois vers les poumons, vers la mem-
» brane pituitaire, vers les intestins, ou vers quel-
» qu'autre partie ; d'où il naît des fluxions, des ca-
» tarrhes, des coliques, des dévoiemens, des dou-
» leurs de rhumatisme, &c. La promptitude avec la-
» quelle cette répercussion se fait, & les effets su-
» bits qu'elle produit, ne permettent point de penser
» que dans ces cas la matiere de la transpiration ren-
» tre dans le courant de la circulation générale, &
» que c'est par cette voie qu'elle va se déposer dans
» les parties dont nous venons de parler ; car si elle
» se remêloit avec la masse sanguine qui circule dans
» les gros vaisseaux, elle rentreroit dans son premier
» état ; & dispersée avec le sang dans toutes les par-
» ties du corps, elle n'en affecteroit aucune, ou elle
» les affecteroit toutes. Il est donc plus probable que

» lorsqu'elle est répercutée sur les intestins ou sur les
» poumons par le froid des pieds, par exemple,
» elle est parvenue dans ces parties par la voie du
» tissu cellulaire ».

» Les remedes répercussifs, qui sont composés de
» substances froides, acides, astringentes, acerbes,
» &c., produisent le même effet que le froid ; c'est-
» à-dire, qu'ils changent la direction du mouvement
» oscillatoire des vaisseaux ou du tissu cellulaire, en
» le rendant inverse ou rétrograde. On observe que
» le vinaigre, appliqué sur les levres, les rend blan-
» ches, de vermeilles qu'elles étoient ; & que les hu-
» meurs dartreuses, psoriques, goutteuses, érésipé-
» lateuses, sont quelquefois subitement déplacées de
» l'habitude extérieure du corps par l'effet des re-
» medes où il entre de l'alun, du vitriol, du sel
» de saturne, &c., & que l'instant d'après la pré-
» sence de ces humeurs se manifeste souvent dans la
» poitrine, dans l'estomac, dans les intestins, &c.

» Mais il est une autre cause qui produit l'effet
» contraire du froid & des remedes répercussifs ;
» c'est l'irritation des fibres nerveuses, laquelle loin
» de repousser les fluides, les attire en dirigeant le
» mouvement oscillatoire des vaisseaux capillaires &
» du tissu cellulaire vers le point irrité. Lorsqu'un
» courant d'humeurs est dirigé vers la peau ou vers
» les poumons, & que ces humeurs s'évacuent par
» la transpiration ou par les crachats, l'expérience
» nous apprend qu'une irritation excitée dans les in-
» testins par un purgatif un peu fort, supprime ces
» évacuations en attirant les fluides vers les entrail-
» les ; & l'on éprouve tous les jours que l'application
» d'un vessicatoire, ou de l'écorce de garou, rap-
» pelle une humeur goutteuse ou dartreuse de l'in-
» térieur à l'extérieur, par l'irritation que l'épispas-
» tique excite à la peau ».

» D'un autre côté nous avons déja observé dans
» les expériences faites sur les grenouilles, que lors-
» qu'on irrite les nerfs, la partie rouge du sang
» afflue avec rapidité vers l'endroit irrité, sans que
» l'ordre général de la circulation soit dérangé dans

» les gros vaisseaux : c'est ce qui arrive dans certai-
» nes parties qui exercent actuellement leur fonc-
» tion, comme les parties de la génération dans les
» deux sexes, le mamelon & la mamelle dans les
» femmes, & la plupart des autres glandes conglo-
» mérées ; les agacements, les frottements, & les
» secousses attirent le sang dans le tissu spongieux
» de ces parties, dont les fonctions dépendent du
» gonflement & de la fermeté de ce tissu ; c'est ce qui
» arrive encore par l'effet de certaines affections de
» l'ame, comme la pudeur, la colere, qui rendent
» le visage d'un rouge éclatant, par l'action qu'elles
» communiquent aux nerfs de cette partie.

» Nous aurons occasion dans les chapitres sui-
» vants d'observer une infinité de phénomenes, dans
» l'état contre nature, qui prouvent, de la maniere
» la plus évidente, que l'action des nerfs attire le
» sang vers le lieu où ils sont stimulés : je me con-
» tenterai dans celui-ci de faire voir que les régles,
» & le mouvement hémorrhoïdal doivent se rappor-
» ter à la même cause, & non à la pléthore locale,
» comme on l'a imaginé ».

M. Fabre combinant cette théorie avec celle de M. de Bordeu, qui admet une espece d'irritabilité particuliere à chaque organe, explique les sécrétions & excrétions qui se font dans la machine humaine.

Peu satisfait de la théorie de Boerhaave sur l'inflammation, M. Fabre assure que l'inflammation dépend de l'irritation des vaisseaux capillaires & du tissu cellulaire, laquelle détermine contre les loix de la circulation le sang dans un foyer dont le point irrité est le centre : avec un tel principe il donne la raison de toutes les especes de tumeurs inflammatoires. En admettant pour cause de l'inflammation l'obstruction des vaisseaux capillaires, on ne peut rendre raison du volume prodigieux de certaines tumeurs inflammatoires, les vaisseaux capillaires ne pourroient jamais se dilater à un point aussi grand, & il faut de toute nécessité que dans ces sortes de tumeur, il y ait épanchement de sang dans le tissu cellulaire, &c.

M. Fabre explique d'une maniere nouvelle la formation du pus dans les tumeurs inflammatoires ; suivant lui la suppuration dépend du feu rassemblé & agité dans le centre d'une tumeur qui raréfie l'air enfermé entre les mollécules des fluides, change leur texture & les convertit en pus ; de même à-peu-près, dit-il, que le feu ouvert reduit en cendres les matieres combustibles. M. Fabre établit son principe sur diverses observations, & par là en confirme la validité, &c. &c. Il fait voir les différences qu'il y a de la suppuration putride, à la suppuration purulente.

1744.
FABRE.

Les suites des amputations sont presque toujours fâcheuses : M. Fabre pense que la ligature des vaisseaux entraîne après elle la plupart des accidents ; un passage qu'il a lu dans les voyages de Dampierre lui a suggéré un nouveau moyen très ingénieux d'arrêter l'hémorrhagie : » J'aurois, dit-il, une vessie de
» bœuf ou de cochon qui auroit trempé dans l'eau
» tiede pour la rendre bien souple, j'en enveloppe-
» rois le moignon à nu ; & pour éviter qu'elle ne se
» fronçât à sa circonférence, je lui ferois sur les cô-
» tés deux grands plis que je coucherois dans le sens
» que la bande destinée à la fixer seroit roulée au-
» tour du moignon. Cette bande auroit deux travers
» de doigt de largeur, & deux ou trois aunes de
» longueur ; je l'appliquerois trois ou quatre lignes
» plus haut que le bord de la plaie, je ferois trois
» quatre tours dans cet endroit ; ensuite je ferois
» monter les autres tours, par doloires, jusqu'au-
» delà des bords de la vessie, & je les serrerois au-
» tant que je le jugerois nécessaire pour empêcher
» que le sang ne s'échappât par les côtés du moi-
» gnon ; sans cependant serrer trop fort, dans la
» crainte d'intercepter le cours du sang dans les vais-
» seaux capillaires. Pour modérer la force de l'im-
» pulsion du sang de l'artere coupée, la vessie étant
» posée & fixée de la maniere que je viens de le
» dire, j'appliquerois sur l'endroit qui répond à l'o-
» rifice de cette artere, une petite pelote de charpie
» que j'assujettirois avec deux longuettes mises en
» croix, que j'arrêterois avec une autre bande roulée
» autour du moignon, moins longue que la pre-
» miere. Si j'éprouvois que ces précautions ne suf-

1744.
FABRE.

» fissent pas pour arrêter le sang, j'en imaginerois
» d'autres pour m'en rendre le maître: avant d'appli-
» quer la vessie, par exemple, je mettrois sur l'ori-
» fice de l'artere coupée plusieurs morceaux d'agaric
» bien épais & bien souples, que je couvrirois de la
» vessie, & qui seroient maintenus exactement en
» place par la pelote; ou bien si l'artere étoit consi-
» dérable, comme la crurale, je lierois son extré-
» mité, en la comprenant exactement seule dans la
» ligature, & j'appliquerois ensuite l'appareil de la
» maniere que je viens de le dire. Enfin, au lieu de
» vessie, on pourroit se servir d'un sparadrap fait
» avec un emplâtre un peu tenace, comme le dia-
» chilon gommé ou autre, lequel, par son adhésion
» à la peau, s'opposeroit plus efficacement au suin-
» tement du sang par les côtés du moignon». Mr.
Fabre entre dans des détails suivis sur d'autres objets,
qu'il faut lire dans l'ouvrage même.

GUIOT.

Guiot (M.), Chirurgien de l'Hôpital François à
Geneve, Associé Etranger de l'Académie Royale de
Chirurgie de Paris, est l'Auteur de quelques Mémoires qui ont concouru pour le prix de l'Académie de
Chirurgie, dont l'un est sur les remedes émollients,
qui a été remporté par M. Grassot, Chirurgien de
Lyon, & l'autre est sur les anodyns qui a concouru
avec M. Fabre, pour le prix remporté par M. Louis;
ces deux mémoires sont recommendables par les sages préceptes Chirurgicaux que l'Auteur y donne.

1745.
BOEHMER.

Pag. 335. Boehmer (Jean Benjamin), célebre Professeur de Médecine à Leipsick, naquit à Lignitz
Ville de Silésie, le 14 Mai 1719, de Benjamin Boehmer, Apothicaire de cette Ville, qui eut un soin
particulier de l'éducation de son fils; il l'envoya en
1737 à Leipsick pour y continuer l'étude des Belles-
Lettres. Boehmer y étudia en Médecine, & il lia amitié avec Platner, Gunzius & Ludwig, qui y enseignoient avec célébrité: en 1745 il reçut le bonnet de
Docteur, & soutint une bonne dissertation sur l'hydrocele sous la Présidence de Platner, qui lui servoit
de protecteur & d'ami, mais la mort le priva peu après
des secours que Platner lui rendoit; en reconnoissance
Boehmer travailla à la version Allemande de la Chi-

rurgie de Platner, que ce célebre Médecin avoit laissée imparfaite En 1750 Gunzius étant appellé à la Cour de Saxe, Boehmer fut nommé à sa place de Professeur d'Anatomie & de Chirurgie, mais il jouit peu de tems de cet honneur : il mourut le 11 Mai 1754 âgé de 35 ans, on ajoutera les dissertations suivantes à celles que nous avons annoncées de cet Auteur.

De sanguinis circulo in fœtu adversus Mery. Lips. 1739, in-4°.

An à nervi phrenici alterna compressione alternus thoracis motus ? 1740, in-4°.

An musculi intercostales interni externorum antagonistæ 1743, in-4°.

Pag. 342. L'ouvrage que j'ai annoncé d'un anonyme sous le titre de : *Lettres sur le pouvoir de l'imagination des femmes enceintes*, appartient à M. Isaac Bellet, Médecin de l'Académie de Bordeaux, Inspecteur des eaux Minérales de France ; nous dirons aussi que ce livre paroît avoir été traduit en Italien sous le titre suivant :

Lettere XXIII. *sopra la forza dell' immaginazione delle donne incinte, nelle quali s'impugna il pregiudizio, che attribuisce all immaginazione delle Madri la forza d'imprimere sul corpo de' feti dentro il lor seno racchiusi, la figura degli oggeti che le hanno colpite.* Venezia 1751, in-fol.

Pag. 373. Camper (Pierre), &c. ajoutez à son histoire la Dissertation suivante :

Diss. de fractura patellæ, Resp. Jackoole. Franequeræ, 1754, in-4°.

Pag. 376. Eschenbach (Chr. Ehr.).

Medicina legalis brevissimis comprehensa thesibus. Rostoch 1746, in-8°.

Vulnerum ut plurimum lethalium sic dictorum nullitatem demonstrans commentatio. Rostoch 1748.

Eschenbach prouve par diverses observations que les plaies les plus dangereuses en apparence sont souvent guéries par la seule nature, ou par les soins de l'Art : il fait part de plusieurs blessures extraordinaires, & elles sont circonstanciées avec tant de détail, que la lecture en est toujours instructive.

1746.

ESCHENBACH

Obfervationes quædam anatomico-chirurgico-medicæ rariores. Roftoch 1753, in-4°.

Cet ouvrage, dont j'ai déja rapporté le titre, quoique petit par fon volume, n'en eft pas moins intéreffant par les obfervations qu'il contient : on y lit l'hiftoire d'un cœur trouvé dans une fituation renverfée, fa bafe étoit à gauche, & fa pointe à droite. Efchenbach parle de quelques enfants monftrueux, &c. d'un ftaphylome guéri par le feul fecours de la nature, d'une opération de la cataracte, qui ne produifit d'abord aucun effet falutaire ; mais le cryftallin s'étant déplacé quelque tems après, & ayant pénétré la chambre antérieure, le malade recouvra la vue. Ce Médecin prouve par une obfervation fâcheufe, qu'il n'eft rien de plus dangéreux que d'évacuer en une feule fois les eaux des hydropiques par l'opération de la paracenthèfe ; il ne veut pas que dans le cas d'une iffue des inteftins hors du bas-ventre, on pratique diverfes piquures pour en faire fortir l'air ; cette méthode eft en effet très blâmable, & nos Chirurgiens François en ont défendu l'ufage avec raifon. Efchenbach a trouvé des concrétions pierreufes dans le ventricule d'un homme qui avoit fait un long ufage des médicaments terreux, &c.

Chirurgie, mit kupfern. Roftock, 1754, in-8°.

C'eft un ouvrage élémentaire que l'Auteur a compofé en faveur de fes difciples ; il comprend un extrait de ce qui eft renfermé dans les meilleurs livres de Chirurgie. Efchenbach s'eft principalement étendu fur les bandages, machines & appareils : il rapporte plufieurs obfervations en faveur des véficatoires & des ventoufes, elles prouvent en général qu'on en néglige trop l'ufage ; il me paroît qu'on doit confulter ce qu'Efchenbach a écrit fur les maladies des yeux.

Efchenbach eft Auteur d'un Mémoire qui a concouru pour le prix propofé en 1745, par l'Académie Royale de Chirurgie.

Déterminer ce que c'eft que les remedes fuppuratifs, expliquer leur maniere d'agir, diftinguer leurs différentes efpeces, & marquer leur ufage dans les maladies Chirurgicales ?

SUPPLÉMENT.

Chirurgicales ? Ce Mémoire se trouve en Latin & en François dans le Tom. II. des Mémoires des prix.

Pag. 423. Vogel (Rodolphe Augustin), Médecin d'Erfort, fut fait Professeur de Médecine à Gottingue, & Membre des Académies des Curieux de la Nature, & de Suede, &c.

Diss. de humeri amputatione ex articulo, Resp. & Auctore Petr. Henr. Dahl. *Gotting.* 1760, in-4°. & dans un Recueil de Dissertations. *Rotterod.* 1768, in-4°.

M. Dahl propose une nouvelle méthode pour l'amputation du bras à son articulation avec l'omoplate; il veut d'abord qu'on se rende maître du sang en comprimant l'artere axillaire par le moyen d'un instrument fort ingénieux, que ce Médecin a inventé & décrit fort au long, ainsi que le reste de sa méthode; cette Dissertation est fort intéressante.

Diss. de gemino coli vulnere non lethali, Resp. & Auctore Joan. Herman. Vogel. *Gotting.* 1762, in-4°.

L'Auteur parle d'un homme qui reçut un coup d'un long coûteau au ventre, qui le perça de part en part, & dont la plaie ne fut cependant pas mortelle quoiqu'elle eut occasionné de fâcheux symptomes.

Vogel a été l'Editeur d'un ouvrage posthume de Pierre Paul Desbans.

Specimen practicum de hydrope peritonæi memorabili casu confirmato. Gotting. 1761, in-4°. & dans un Recueil de dissertations *Rotterodami* 1768, in-4°.

Vogel nous apprend que cette dissertation étoit destinée pour le concours d'une Chaire publique dans l'Université de Gottingue, mais que l'Auteur mourut avant de la soutenir; quoiqu'il en soit, Desbans y donne une collection d'observations recueillies de divers Auteurs sur l'hydropisie du péritoine; il y en joint quelques-unes sur les hydatides. Vogel y a inséré une de ses observations sur le même sujet, qui est fort curieuse.

Pag. 424. Douglas (Robert) : ajoutez que l'ouvrage que nous avons annoncé, a été traduit sous le titre suivant :

Essai sur la génération de la chaleur dans les animaux. Paris 1755, in-12.

1747.

SCHMIEDEL. Schmiedel (Casimir Christophe), Professeur d'Anatomie & de Botanique à Erlang, dont nous avons parlé :

Diss. inaug. quâ quædam de nervo intercostali. Erlang. 1754, in-4°.

Le seul éloge que M. de Haller fait de cette description du nerf intercostal, prouve assez sa supériorité sur celle qu'on avoit donnée avant Schmiedel. Ce célebre Anatomiste n'a écrit que ce qu'il a observé, ainsi son livre est fait d'après nature. Schmiedel dit que le nerf intercostal communique, non-seulement avec la sixieme paire des nerfs du cerveau ; mais encore avec la seconde branche de la cinquieme paire. Cet Anatomiste a parlé de plusieurs nouveaux rameaux de nerfs, que le nerf intercostal fournit au cœur, & il a supérieurement décrit les communications avec les ganglions sémi-lunaires du bas-ventre, &c. &c.

STRACK. Strack (Charles), Médecin d'Erfort.

De mechanismo, effectu, usu, respirationis sanæ. Erford, 1747, in-4°.

L'Auteur y donne une longue description du thorax, du diaphragme, & de toutes les autres parties qui servent à la respiration.

CHARMETTON. Charmetton (M.), Chirurgien de Lyon, & Démonstrateur d'Anatomie dans cette Ville, a remporté un prix proposé en 1747, par l'Académie Royale de Chirurgie.

Déterminer ce que c'est que les remédes déssicatifs & les caustiques, expliquer leur maniere d'agir, distinguer leurs différentes especes, & marquer leur usage dans les maladies Chirurgicales.

M. Charmetton répond à tous ces points avec exactitude.

VROOM. Nous placerons ici un certain Redegundus de Vroom, Médecin, qui vivoit vers la fin du dernier siecle, & qui a publié un ouvrage inconnu aux Historiens.

Discursus de miserabili fœtus extractione ex utero, &c. Ultrajecti 1678, in-8°.

Cet Auteur fait une amere critique de André Boekelman, qui avoit publié un ouvrage sur cette matiere: Vroom reproche à celui ci beaucoup de suffisance & d'amour propre: *O nimium nasute, quam multa ignoras! Si dubitares quandoque, addisceres plura;* mais Vroom s'occupe plus à dire des invectives à Boeckelman, qu'à relever ses erreurs.

Nihell (Jacques), Médecin, disciple de M. Ferrein, a donné en Anglois une traduction d'un ouvrage de Solano sur le pouls, qui a été traduit en Latin par Noortwyk.

Novæ observationes circa variarum crisium prædictionem ex pulsu.... addita sunt monita quædam generalia de natura crisium, &c. auctore JACOBO NIHELL, *ex anglico, latine, reddit Wilhelmus* NOORTWYK. *Venet.* 1848, in-8°.

Cet ouvrage est rempli d'observations nouvelles & intéressantes: Solano prouve que presque toutes les crises sont annoncées par des pouls particuliers dont il décrit la plupart avec beaucoup de détail; les observations qu'il rapporte sont attestées par des personnes instruites & dignes de foi, & comme elles sont extrêmement variées, je ne puis que donner une idée générale d'un ouvrage que les Médecins ne sauroient trop lire, parcequ'il contient les principes fondamentaux de leur art.

Baumgartner (George Christophe), Médecin.
De differentia partus vivi & vitalis. Altorf 1748, in-4°.

Quaet (Isaac Mobach), Médecin de Leyde.
Disp. de catameniis eorumque usu. Leid. 1749, in-4°.

Pereira (Jacques Rodrigues), Portugais, dont on a publié une dissertation sur l'art de faire parler les sourds, dans laquelle il fait plusieurs remarques sur le méchanisme de la voix.

Mémoire sur un sourd & un muet de naissance, 1749, in-4°.

Nous avons parlé dans notre Histoire de plusieurs Auteurs qui se sont occupés à apprendre les sourds à parler; M. de Buffon (*a*) paroît faire beaucoup de cas de la méthode que Pereira employoit, il dit avoir vu

---

(*a*) Histoire Naturelle, Tome III, pag. 350.

la personne qui fait le sujet du Mémoire que nous avons annoncé.

BOEHMER. Boehmer (George Rudolphe).

De consensu uteri cum mammis causa lactis. Lips. 1750, in-4°.

De polyhago & allotriophago. Witt. 1751, in-4°.

De experimentis Reaumurianis circa digestionem, ibid. eod. ann.

Je n'ai pu me procurer aucune de ces trois dissertations.

PALLUCCI. *Pag.* 486. Pallucci.

Lithotomie nouvellement perfectionnée, avec quelques essais sur la pierre & sur les moyens d'en empêcher la formation. Vienne 1757, in-8°.

AURIVILLUS *Pag.* 489. Aurivillus (Samuel), célèbre Professeur d'Anatomie & de Médecine pratique dans l'Université d'Upsal.

Disp. de naribus internis. Upsal 1760, in-4°. & dans un Recueil de dissertations. *Rotterodami,* 1768.

On reconnoît dans cette these le goût exquis que son Auteur a pour l'observation ; il y décrit les plus petites parties qui entrent dans la structure de l'organe de l'odorat. Ce savant Anatomiste prétend, que la sensation de l'odorat se fait seulement sur les branches nerveuses de la premiere paire & au haut de l'os éthmoïde, & non dans la plûpart des sinus de cet organe, qui servent plutôt à rendre la voix sonore, ou à d'autres usages ; que Aurivillius expose avec toute la clarté, l'élégance & l'ordre que le sujet exige.

Diss. exhibens hydrocephalum internum annorum 45, *Resp. Carol. Ekmark.* Upsal 1763, in-4°. & dans le même Recueil.

Cette these est remarquable par les recherches que ce Médecin a faites dans les écrits des Auteurs qui ont eu cette maladie pour objet.

JANKE. *Pag.* 491. Janke (Jean Godefroi), Professeur d'Anatomie & de Chirurgie dans l'Université de Léipsick.

Disp. de foraminibus calvariæ eorumque usu Lips. 1762, in-4°. & a été imprimée dans un excellent Recueil de dissertations. *Roterodami* 1769, in-4°.

L'Anatomie eut fait de progrès bien plus grands &

plus rapides, si on l'avoit étudiée de la même manière que l'a fait le célebre Jancke; il s'est fait une loi d'observer la nature & d'entrer dans les plus petits détails, persuadé que ce qui paroît quelquefois minutieux aux yeux du vulgaire, peut devenir très intéressant pour un vrai savant; cet Anatomiste donne une description très suivie & très claire des diverses fosses & trous du crâne, & indique les nerfs & les vaisseaux sanguins qui y passent: il parle de quelques conduits verticaux creusés dans les pariétaux par lesquels passent des vaisseaux sanguins, & afin de donner plus d'ordre à sa description, il a divisé les trous du crâne en diverses classes, &c. &c. &c.

De ratione venas corporis humani angustiores, imprimis cutaneas, ostendendi, prolusio. Lips. 1762, in-4°. & se trouve aussi dans le Recueil que je viens d'annoncer.

L'Auteur prétend qu'il n'est pas de meilleur moyen pour injecter les veines de la peau, que de pousser l'injection immédiatement dans les arteres; elle coule seulement, dit-il, des extrémités artérielles dans celles des veines: Janke nous communique la formule de son injection, on pourra, je crois, s'en servir avec beaucoup d'avantage.

Pag. 493. Guattani: ajoutez que cet Anatomiste a communiqué en 1767 à l'Académie de Sciences l'observation d'un homme qui avoit une tumeur à la région du foie; en examinant ce viscere M. Guattani trouva qu'il s'étendoit jusqu'au nombril & à la ligne blanche; qu'il étoit tendu, résistant sous le doigt & que la tumeur paroissoit circonscrite: M. Guattani détaille fort au long cette observation; il en rapporte une autre à-peu-près semblable.

Pag. 497. Nunn (André), célebre Professeur d'Erfort, &c.

De abscessu omenti feliciter curato. Erford 1767, in-4°.

Socinus (Abel), Médecin, publia pour le concours d'une chaire d'Anatomie & de Botanique qui étoit vacante dans l'Université de Bâle.

Theses anatomico-botanicæ. Basil. 1751, in-4°.

SUPPLÉMENT.

1751.

Douze de ces theses sont d'Anatomie; Socinus y parle d'après MM. Heister & Haller, & de l'organe de l'ouie, &c. &c.

Socinus a encore composé la dissertation suivante. *Diss. de fœtu hydropico. Basil* 1751, in-4°.

THURNEYSEN.

Thurneysen (Jean Jacques), Médecin de bâle.

De causis hæmorrhagiarum uteri gravidis. Basil 1751, in-4°.

1752.
HOIN.

Pag. 504. On ajoutera à l'extrait que nous avons donné des ouvrages de M. Hoin, que cet habile Chirurgien a publié dans le premier volume des Mémoires de l'Académie de Dijon.

Mémoire sur l'opération de la taille, dans lequel on trouve la description d'un dilatatoire lithotome, les différentes manieres de s'en servir dans la taille des femmes, des remarques sur ses effets, & son application à la taille des hommes.

Cette Dissertation qui est très intéressante est divisée en trois parties : M. Hoin décrit dans la premiere la méthode de tailler les femmes par la seule dilatation ; dans la seconde il expose celle de joindre une ou deux incisions à la dilatation, pour faciliter la sortie de la pierre, & dans la troisieme partie, il indique l'usage de son dilatatoire dans la taille des hommes. M. Hoin décrit ces différentes manœuvres avec beaucoup de savoir & de clarté ; il conclud,
» 1°. qu'il faut varier les moyens de tirer les pier-
» res de la vessie des femmes, principalement selon
» le volume de ce corps étranger, & selon la statu-
» re de la malade. 2°. Que la seule dilatation suffit
» toujours lorsqu'on a reconnu une petite pierre dans
» la vessie, & qu'elle suffit souvent lorsque la pierre
» d'une femme adulte est de moyenne grosseur.
» 3°. Que dans ce dernier cas il est quelquefois
» utile de joindre une seule incision à la dilatation.
» 4°. Que les pierres d'un moyen volume exigent
» quelquefois dans les enfants, que la dilatation
» soit précédée d'une double incision. 5°. Qu'il est
» difficile & même dangéreux de ne pas faire la dou-
» ble incision aux femmes de tout âge qui ont de
» grosses pierres ».

M. Hoin a joint à ce Mémoire une Observation sur une tumeur carcinomateuse, située sur le cou d'une femme, qu'il extirpa d'une maniere particuliere & qui eut un heureux succès.

1752.
HOIN.

Delius (Henri Frédéric) : ajoutez à l'Histoire de ce célebre Professeur les ouvrages suivants :

DELIUS.

Diss. hydrops ascites paracentesi imprimis feliciter curatis. Erlangæ 1755, in-4°.

Diss. cicatorix & callus, idea nutritionis, ibid. 1755, in-4°.

Ce Médecin pense qu'il se fait une nouvelle régénération des chairs, & non une simple élongation des fibres, comme quelques-uns l'ont avancé; il parle d'un lambeau de chair presque entierement séparé de la masse, qui s'est parfaitement réuni avec les parties, & cette observation lui fait présumer que la méthode de Taliacot pour réparer le nez, n'est pas sans avantage; ce Médecin n'adopte point le systéme de M. Duhamel sur l'ossification & la formation du cal. Il croit que le suc osseux transude immédiatement des bouts fracturés :

Diss. observationum medico - chirurgicarum pentas. Erlang. 1756, in-4°.

Progr. de pulsu intestinali, ibid. 1764, in-4°.

Delius a publié quelques observations de Chirurgie dans les Actes de l'Académie des Curieux de la Nature, qui sont curieuses & intéressantes.

On trouve encore du même Auteur plusieurs observations insérées dans ce Recueil intitulé : *Franckische Sammlung and Anmerkungen aus der Nat. Lehre.*

Meyer (François).

MEYER.

Diss. de hæmorrhagia. Leid. 1752, in-4°.

Schroeder (Philippe George), célebre Professeur de Médecine à Gottingue, soutint pour son Doctorat la thèse suivante :

SCHROEDER.

De convulsionibus ex hæmorrhagia nimia oriundis. Marburg. 1752, in-4°.

Cette these est remplie d'expériences, que l'Auteur a faites sur les vaisseaux du corps humain.

De puris absque progressa inflammatione origine. Goeting. 1766, in-4°. *Resp. & Auctore* Joan. Chr. Grimmann.

Faure (Mr.), habile Chirurgien, Correspondant de l'Académie Royale de Chirurgie de Paris, est Auteur de deux excellents Mémoires qui ont remporté le prix proposé par l'Académie de Chirurgie.

Déterminer le caractere des tumeurs scrophuleuses, leurs especes, leurs signes, leur cure ? 1752.

Ce Mémoire contient plusieurs observations intéressantes ; les préceptes Chirurgicaux que l'Auteur donne sont des plus judicieux.

L'amputation étant absolument nécessaire dans les plaies compliquées de fracas des os, & principalement celles qui sont faites par armes à feu, déterminer les cas où il faut faire l'opération sur le champ, & ceux où il convient de la différer, & en donner les raisons 1756.

M. Faure prétend qu'il y auroit du danger de différer l'amputation : 1°. s'il étoit question d'un membre tronqué.

2°. Dans le cas de quelques grandes articulations fracassées, soit par le boulet, par la bombe, l'obus, la grenade, &c.

3°. Dans le cas d'une extrémité presque détruite, les os s'y trouvant éclatés avec une de perdition considérable des parties molles. . . .

4°. Si les os se trouvoient, pour ainsi dire, moulus dans une grande étendue, & les parties qui les avoisinent, fort meurtries & contuses, avec déchirement des parties tendineuses & aponévrotiques.

5°. Si une articulation quelconque étoit fracturée avec lésion considérable aux parties ligamenteuses qui la tiennent affermie.

6°. S'il étoit question d'un tronc d'artere ouverte, d'où sortiroit incessamment une grande quantité de sang dont on ne pourroit se rendre maître.

C'est dans ces six cas que la soustraction prompte de la partie lésée est, suivant Mr. Faure, le seul remede que connoisse la Chirurgie, à raison des accidents fâcheux qui surviendroient si on differoit l'amputation. M. Faure prouve ce qu'il avance par dix Observations qu'il a eu occasion de faire à l'Hôpital Militaire de Douay, après la Bataille de Fontenoi.

Mais Mr. Faure pense au contraire qu'on doit différer l'amputation, s'il étoit question d'une plaie compliquée, qui ne seroit pas accompagnée d'un grand fracas d'os, ni d'une grande déperdition de partie molle, dans tel endroit des extrémités que ce fut, & même aux articulations, &c. &c.

1752.
FAURE.

Majaut (Mr.), Licentié en Médecine dans la Faculté de Douay, & Chirurgien Major du Régiment de la Reine Cavalerie, a composé un Mémoire qui a concouru pour le prix remporté par Mr. Faure, sur les *tumeurs scrophuleuses*. Mr. Majaut après avoir exposé la théorie sur cette maladie, indique le traitement qu'on doit suivre pour la guérison.

MAJAUT.

Acolutus (Chr. Fr.).
De optima methodo sanandi ulcera. Witteb. 1753, in-4°.

1753.
ACOLUTUS.

Dethleef (Pierre), Médecin de Gottingue, disciple du célebre Haller, a publié une excellente these sur les os.

DETHLEEF.

Diss. ossium calli generationem & calli naturam per fracta in animalibus rubra radice pastis ossa demonstratam exhibens Gotting. 1753, in-4°.

Cet Auteur s'oppose au sentiment de Mr. Duhamel sur la génération du cal, & il dit que tout ce que ce célebre Auteur a écrit là-dessus, est erroné. Dethleef a répété les expériences de Mr. Duhamel; il en a obtenu à la vérité un succès égal, mais les conclusions qu'en a tiré Dethleef sont différentes; il dit d'abord que rien ne change de couleur dans un animal qui s'est nourri de garance, si non les os tous seuls: le périoste, les cartilages, les ligaments & les tendons ne perdent rien de leur blancheur naturelle; suivant lui, les os deviennent plus rouges, & la couleur les pénétre d'autant plus vîte que les animaux sont plus jeunes, & que la dose de la garance a été plus forte.

Les plus petites portions d'os, dit-il, & les petits noyaux osseux, renfermés dans des membranes & des cartilages deviennent rouges: les noyaux qui naissent dans les épiphyses, sont d'un beau rouge au milieu du blanc du cartilage qui les enferme. La portion blanche, continue Dethleef, diminue avec les pro-

grès de l'âge, & la partie rouge devient plus considérable jusqu'à ce que le cartilage disparoisse entierement, & que tout soit devenu osseux & d'un rouge
uniforme.

Suivant Dethleef il y a quelquefois plusieurs petits
grains interrompus par de petites masses de cartilage,
ces grains qui deviennent rouges absorbent peu à peu
ce qu'il y a de cartilagineux : ce phénomene, dit notre Auteur, paroît annoncer que le cal rougira par
l'action de la garance. Le rouge que les os emprun-
tent de la garance n'est pas perpétuel, il se dissipe
quand ils reprennent leur nourriture ordinaire : il
pâlit dans les squélettes, & perd de sa vivacité.

Dethleef s'est convaincu par l'expérience, que la
teinture de la garance n'agit point sur les os du fœtus ; mais il avoue, contre le sentiment de M. Duhamel, que le lait d'une vache à laquelle il avoit fait
manger de la garance, n'a reçu aucune altération de
la couleur de cette racine, &c. &c. Mr. Fougeroux,
dans son Mémoire sur les os, a réfuté le sentiment
de Dethleef, pour justifier Mr. Duhamel.

Page 531. Pfeffinger (Jean) : nous ajouterons que
ce Professeur soutint sous la Présidence d'Eisemann,
la Dissertation suivante :

Theses miscellanea medica. Argent. 1731, in-4°.

Tous les points qui sont discutés dans cette these
sont d'Anatomie : l'Auteur dit que la capacité du ventricule droit du cœur, est plus grande dans tous les
animaux que celle du ventricule gauche, & qu'il en est
de même des oreillettes droites. Mr. Pfeffinger entre
dans plusieurs détails sur les vaisseaux & sur la circulation du sang.

Kyper, (Albert) Professeur de Médecine dans l'U-
niversité de Leyde, a publié quelques ouvrages de
Physiologie qui lui donnent une place dans cette Histoire.

*Anthropologia corporis humani contentorum & ani-
mæ naturam & virtutes secundum circularem sanguinis motum explicans.* Leyd. 1647, in-12. 1654, in-4°.
1660, in-4°.

Institutiones medicæ ad hypothesin de circulari san-

guinis motu competita, &c. *Amstel.* 1654, in-4°.

M. de Haller confond ces deux Ouvrages, & prétend que le premier n'est qu'une seconde Edition du dernier, dont on a changé le titre; cependant Manget & plusieurs Historiographes les distinguent comme nous l'avons fait après eux.

Connor, (Bernhard) Docteur en Médecine du Collége de Londres, de la Société Royale des Sciences de cette Ville, & ancien Médecin du Roi de Pologne.

Dissertationes Medico physicæ..... de stupendo ossium coalitu, de immani hypogastrii sarcomate. Oxonii, 1695, in-8°.

L'Auteur y donne la description d'une ankylose générale du corps humain, dont on conservoit le squelette à Paris, Connor prétend que la mole de l'hypogastre, dont il parle, étoit produite par un engorgement des glandes de l'utérus.

Evangelium Medici. Lond. 1697, in-8°.

Cet ouvrage a pour objet l'explication de divers Miracles dont l'histoire est consignée dans les Livres sacrés: mais bien loin d'y réussir, l'Auteur ne fournit que des hypotheses vagues pleines de mots & vuides de sens; il pense, par exemple, que les parties solides de l'homme sont composées de mollécules, dont chacune est formée d'une particule de souffre, d'eau de sel, & de terre; il explique la génération en admettant que la semence masculine fermente & développe les germes du fœtus que porte la femmelle; il s'imagine qu'à la résurrection, l'homme ne sera pourvu que du cœur & des organes des sens, & qu'il ne sera pas plus gros qu'une mouche; suivant lui, les solides ne sont exposés à aucun changement; l'ame corporelle voit, mais ne pense pas toujours; l'Auteur a joint à cet ouvrage rempli de paradoxes, une dissertation intitulée,

Tentamen Epistolare de secretione animali.

On y trouve une description des glandes, semblable à celle qu'avoit donnée Malpighi: Connor, pour expliquer les différentes secrétions, suppose qu'à la formation du corps, l'Auteur de la Nature a renfermé dans les glandes une certaine quantité de la liqueur qu'elle filtre dans la suite, théorie qui a été admise par P. S. Regis, J. P. Berger, Winslow, Jean Adrien Helvetius. Connor supposoit encore que les nerfs, par leur force tonique, déterminoient les glandes à recevoir telle espece, ou telle quantité de liquide.

Teichmeyer (Herman Frédéric), Professeur de Médecine dans l'Université d'Iene, & Beau-pere du célebre M. de Haller, s'est rendu recommendable dans la Médecine par un grand nombre de dissertations, & quelques ouvrages sur diverses parties de la Médecine.

De instrumento repurgatorio ventriculi. Ien. 1712.

De repellentium usu damnoso. 1716.

Elementa Anthroplogiæ, sive theoria corporis humani in qua omnium partium actiones, ex recentissimis inventis anatomicis..... Declarantur. Ienæ. 1719.

Teichmeyer traite dans cet ouvrage, qui est divisé en cinquante Chapitres, des principaux points de physiologie, comme de la chilification, de la sanguification, de la circulation du sang, de la respiration, de la nutrition du sang, de la nature & des propriétés de la graisse, de la génération, & donne une succinte description des parties destinées à cette fonction, &c.

Institutiones Medicinæ legalis vel forensis, &c. Ienæ, 1723, in-4°.

Cet ouvrage que l'Auteur a destiné pour éclaircir plusieurs questions sur la Médecine du Barreau, est bien fait : Teichmeyer y montre beaucoup de savoir dans les décisions qu'il porte ; il y parle des signes de la virginité, de l'accouchement naturel & légitime, de la superfœtation, de la mole, &c., &c.

Vindiciæ quorumdam inventorum anatomicorum. Ienæ, 1727, in-4°. & se trouve dans la Collection de dissertations anatomiques, recueillies par M. Haller.

Ce Médecin y décrit le trou de *Rivinus* dans la membrane du tympan, & il prétend qu'il est pourvû d'une valvule ; Teichmeyer y parle de quelques osselets, qu'il dit avoir découverts, il y en a un de placé entre l'enclume & le marteau, un autre dans le muscle de l'étrier, & enfin un troisieme dans la petite branche de l'enclume.

De lympha cerebri Ienæ, 1728, in-4°.
De magna cerebri valvula. Ibid. *eod. ann.*
De musculosa substantia duræ matris. Ibid. 1729, in-4°.
De septo pellucido. Ibid. 1729, in-4°.
De cancro & in specie mammarum. 1732, in-4°.
De stupendo anevrismate in brachio feliciter curato. 1734.
De calculo. 1734.
De exomphalo inflammato, exulcerato & consolidato. 1738.
De calculi vesicæ exulceratæ adhærentis sectione & felici. 1739.
De cadaveris inspectione & sectione legalis. 1742.
De gangræna & sphacelo. 1743.

Toutes ces dissertations sont bien faites, & contiennent des préceptes intéressans sur les parties qu'elles traitent.

Middleton (Jean), est Auteur d'un Ouvrage Anglois sur la lithotomie, dans lequel il célebre l'opération du haut appareil.

Short essay on lithotomy as it performed above the os pubis, and a letter of M. Maggiall to D. Douglass. Lond. 1727. in-4°.

Ce Supplément croîtroit à l'infini, si j'y ajoutois les diverses Theses que je découvre tous les jours, ou que chaque Particulier pourra découvrir. L'Histoire de l'Anatomie & de la Chirurgie est si vaste, qu'elle est au-dessus des travaux d'un seul homme, & surtout au-dessus de mes forces : je pense n'en avoir donné qu'une ébauche ou esquisse qui pourra servir de plan à ceux qui voudront, dans la suite, s'occuper du même objet ; Le célebre Leclerc s'est contenté de traiter l'histoire de l'ancienne Médecine ; c'est-à-dire, depuis son origine jusqu'à Galien, Freind a pour ainsi dire continué cette histoire jusqu'au douzieme Siecle. Douglas, profitant des travaux des uns & des autres, a traité des Auteurs d'Anatomie qui ont paru avant Harvée ; & M. de Haller, joignant ses recherches à celles de ses Prédécesseurs, a donné un ouvrage sur les Livres de Médecine, qui m'a servi de guide plus d'une fois : j'ai mis à profit les recherches de tous ces grands hommes, ayant soin de consulter les originaux autant qu'il m'étoit possible. Quant à ceux des Anciens, que je n'ai pû me procurer, je n'en ai rapporté que ce qu'en disent MM. Leclerc & Freind. Deux personnes instruites m'ont fourni quelques extraits dont j'ai fait usage ; ce sont M. Nicolas, & M. la Chassaigne mon Confrere en l'Université & à la Société Royale des Sciences de Montpellier, connu par un Traité des maladies du poulmon : j'en parlerai dans la suite dans une Histoire de la Médecine faite sur le même plan que celle que je publie aujourd'hui.

Fin du Supplément.

ERRATA.

TOME V.

Page 20, lig. 17, *fuchung*, lisez *suchung*.
41, lig. 28, *crorfnungen von korper*, lisez *croerfnungen von koerper*.
50, lig. 20, *de respiratione*, lisez *de perspiratione*.
54, lig. 13, Tipperetary, lisez Tipperary.
79, lig. 6, *woordaan*, lisez *voord aan*.
85, en marge, Robinson, lisez Helvetius.
99, lig. 22, *Lipf.* 1748, lisez *Lipf.* 1740, in-3°.
101, lig. 4, *de tumoribus*, lisez *de humoribus*.
109, lig. 1, *hartranff*, lisez *hartrauff*.
113, lig. 1, *convulsione*, lisez *evulsione*.
Ibid. lig. 2, 1733, lisez 1735.
Ibid. lig. 5, *canceri*, lisez *cancro*.
125, lig. 9, *de membranarum*, &c. *corporis humani*, ajoutez *structurâ*.
137, lig. 26, *nut dem ans*, lisez *mit dem ans*.
142, lig. 25, *anveisung*, lisez *anweisung*.
144, lig. 33, *erfahren*, lisez *erfahrenen*.
158, lig. 26, 1746, lisez 1756.
188, lig. 26, *zinkendery*, lisez *zinken der*.
Ibid. lig. 40, *leenwaapeu*, lisez *leenwaarden*.
206, lig. 34, *de transitu chyli*, cette Dissertation appartient à Christian Hahn, & non à l'Auteur auquel on l'a attribuée.
208, lig. 5, *botwin*, lisez *betweein*.
Ibid. lig. 26, *retrancher*, lisez *retoucher*.
218, lig. avant derniere, *speisesafti*, lisez *speisesafis*.
Ibid. lig. derniere, *rohre*, lisez *rœhre*.
255, lig. 12, qui ont acquis, lisez qui lui ont acquis.
328, lig. 13, *kaft*, lisez *kraft*.
Ibid. lig. 14, *korper*, lisez *koerper*.
Ibid. lig. 15, *inmuter*, lisez *immuter*.
343, lig. 38, *bahrmutter*, lisez *bœhrmutter*.
347, lig. 17, *samhung*, lisez *samlung*.
366, lig. 33, *der korper*, lisez *der koerper*.
375, lig. 13, *des*, lisez *der*.
416, lig. 30, Molinelli, lisez Molinetti.
433, lig. 16, *korper*, lisez *koerper*.
Ibid. lig. 17, *anders*, lisez *anderers*.
440, lig. 11, Kuckius (Jean), ajoutez (Jacques).
611, lig. 54, 1602, lisez 1606.
628, en marge, Flagel, lisez Slegel.

AVIS AU RELIEUR.

Le Relieur aura grande attention de fupprimer les deux premiers feuillets du Tome I, faifant les pages 1, 2, 3 & 4, & d'y mettre en place le Carton A *, Tome I, faifant les pages 1 & 4, qui tient à la demi-feuille *d* des fautes à corriger dans les quatre premiers volumes.

BIBLIOTHÈQUE NATIONALE

ATELIER DE RELIURE

COTE : _____

OUVRAGE RESTAURÉ LE : 20 juin 1946

RELIÉ LE : _____

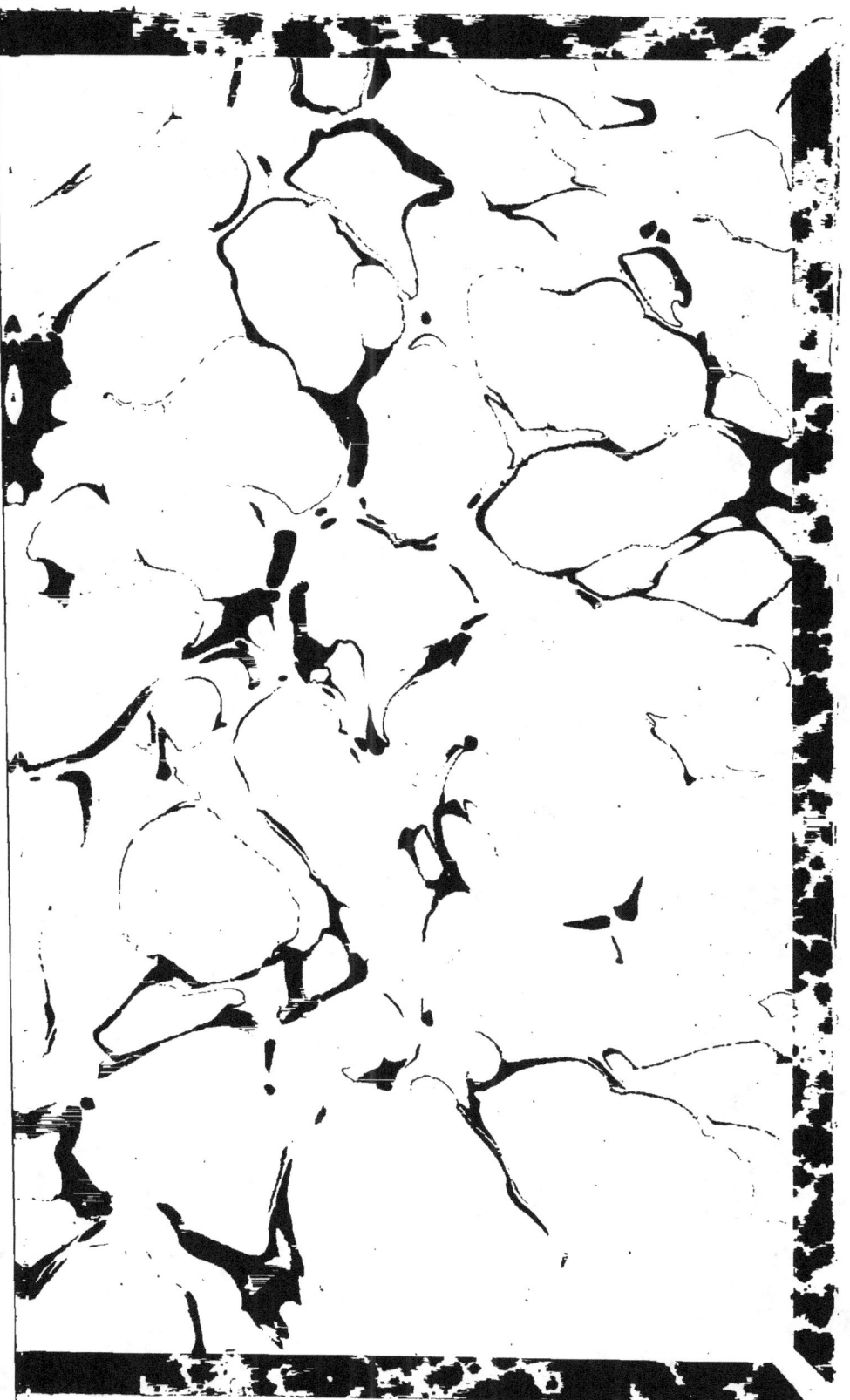

www.ingramcontent.com/pod-product-compliance
Lightning Source LLC
Chambersburg PA
CBHW071704300426
44115CB00010B/1301